Das große Buch der

MASSAGE

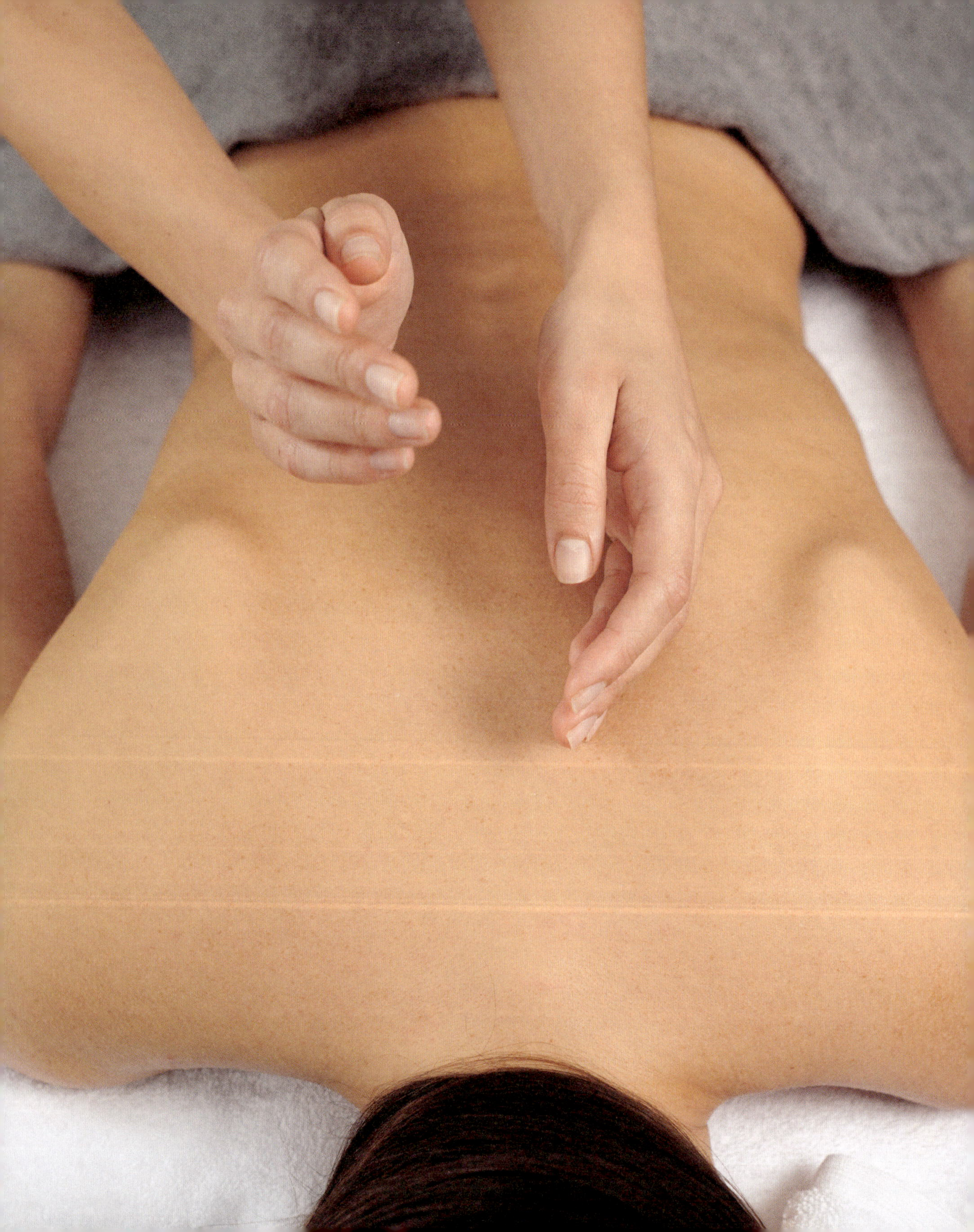

Das große Buch der

MASSAGE

Alle Techniken und Anwendungen
von Reflexzonentherapie bis Thai-Massage

DK

DK | Penguin Random House

DK London
Lektorat Mary-Clare Jerram, Megan Lea, Kiron Gill, Claire Cross, Dawn Henderson
Gestaltung und Bildredaktion Maxine Pedliham, Marianne Markham, Louise Brigenshaw, Vanessa Hamilton, Saskia Janssen, Sophie State, Sonia Charbonnier
Umschlaggestaltung Nicola Powling, Lucy Philpott
Herstellung Heather Blagden, Luca Bazzoli
Illustrationen Ryn Frank
Fotos Nigel Wright

Für die deutsche Ausgabe:
Programmleitung Monika Schlitzer
Redaktionsleitung Anne Heinel
Projektbetreuung Doreen Wolff
Herstellungsleitung Dorothee Whittaker
Herstellungskoordination Claudia Rode
Herstellung Stefanie Staat

Titel der englischen Originalausgabe:
Complete Massage. All the techniques, disciplines, and skills you need to massage for wellness.

Übersetzung Regine Brams
Lektorat Sigrun Borstelmann

ISBN 978-3-8310-4001-8
5902-313753-21653-06

Druck und Bindung Leo Paper Products, China

FSC MIX Papier | Fördert gute Waldnutzung FSC® C018179 www.fsc.org

www.dk-verlag.de

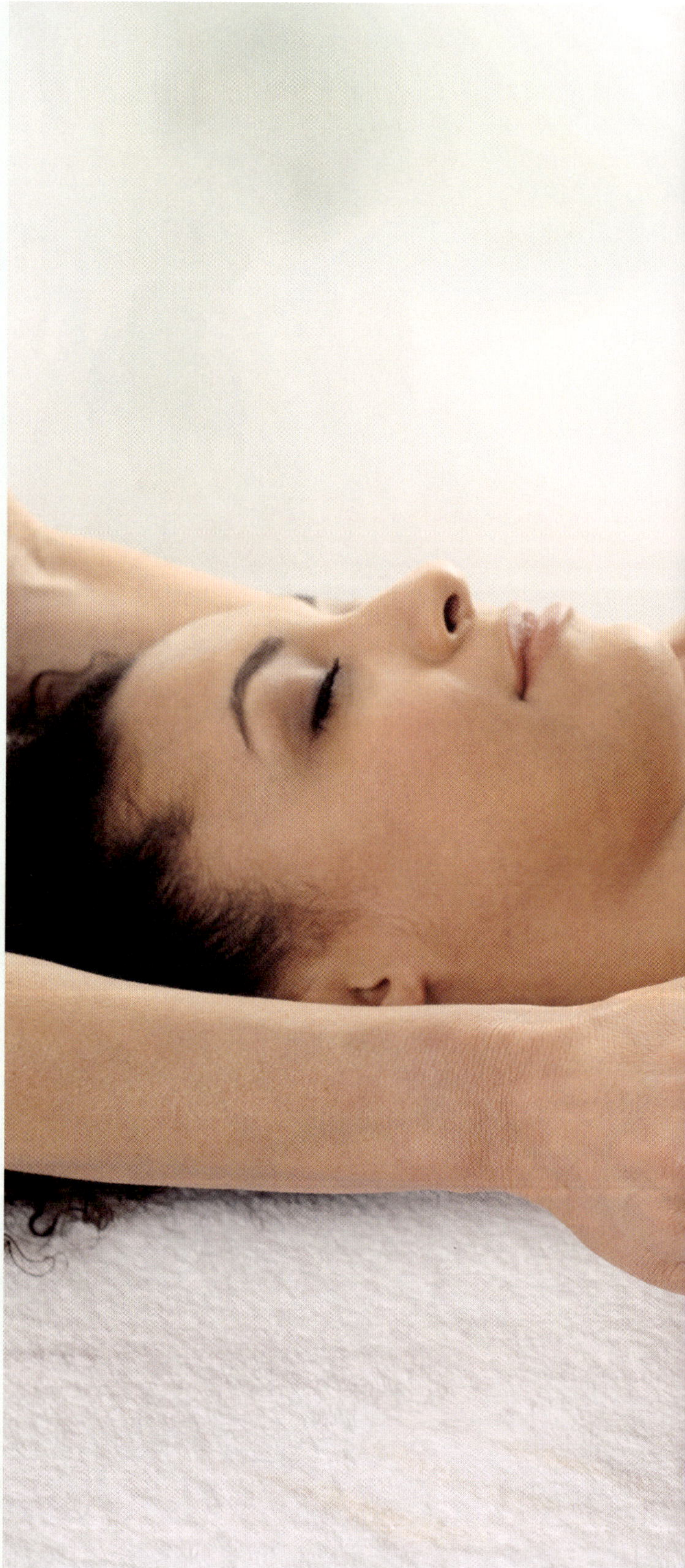

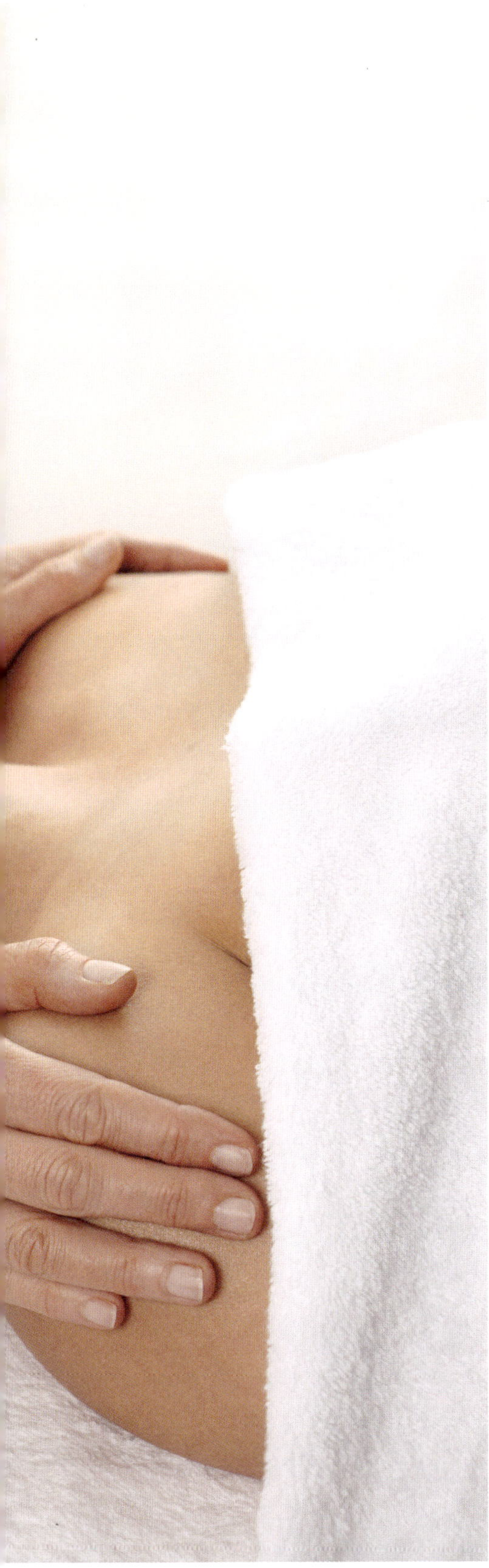

DIE AUTORINNEN

Victoria Plum ist die beratende Redakteurin für dieses Buch. Seit 1996 praktiziert sie Aromatherapie und Massage und findet, es gäbe immer noch so viel zu lernen. Victoria spezialisierte sich auf den Bereich geistig-seelische Gesundheit, erweiterte und verfeinerte dadurch ihre Fähigkeiten und schloss schließlich eine Ausbildung zur Craniosacral-Therapeutin an. Außerdem ist sie Reiki-Therapeutin. Ab 1999 lehrte sie am Tisserand Institute. Als die Schule 2005 schloss, wurde sie eingeladen, bei Neal's Yard Remedies Kurse zu geben. Sie ist überzeugt, dass Praktizieren und das Praktizieren zu lehren für beide Seiten inspirierend und nützlich ist.

Nicola Leighton ist Aromatherapeutin und Masseurin. Ausgebildet wurde sie bei Neal's Yard Remedies. Ihr Wissen um Aromatherapie und anspruchsvolle Massagetechniken wie die Triggerpunkt-Therapie setzt sie ein, um die Klienten in ihrer Praxis in Cambridge erfolgreich zu behandeln. Nicola liebt es, Menschen in allen Lebenslagen zu unterstützen und die Tools zu finden, die ihnen helfen, körperlich und seelisch zu gedeihen.

Fran Johnson ist Kosmetologin und Aromatherapeutin aus Leidenschaft und seit 2006 in der Abteilung Produktentwicklung bei Neal's Yard Remedies tätig, wo sie therapeutische Produkte für Heilung und Wohlbefinden konzipiert. Sie hat einige Kurse für Neal's Yard Remedies geschrieben und dort auch selbst unterrichtet. Ihre Themen sind dabei Aromatherapie, Naturkosmetik und die Herstellung von kosmetischen Produkten.

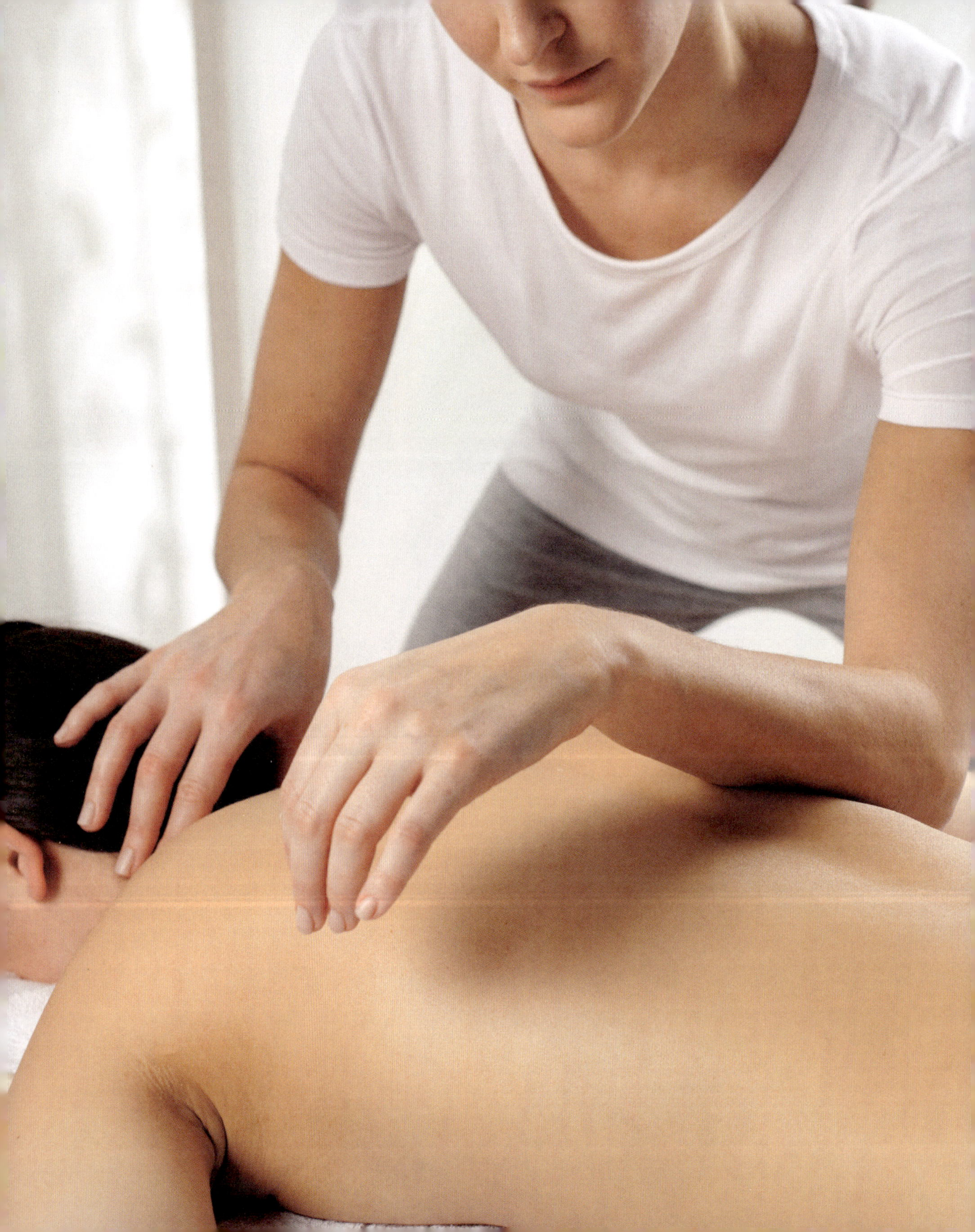

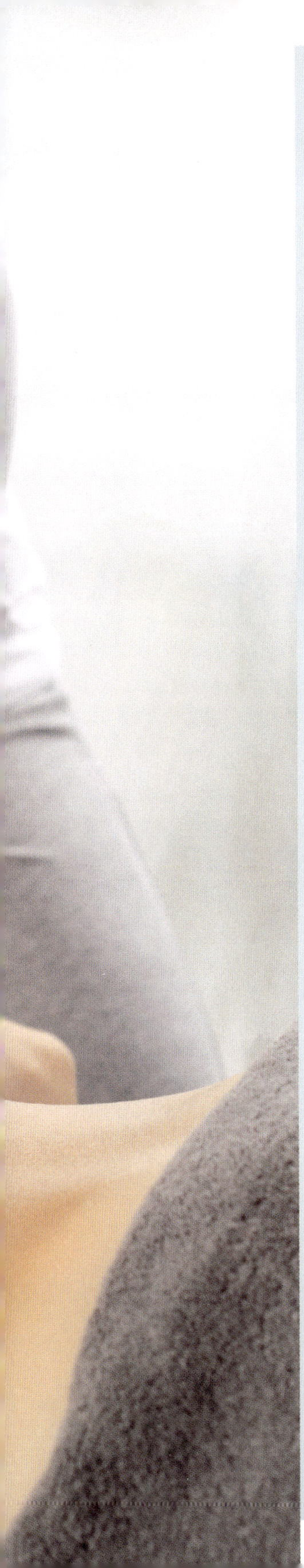

INHALT

VORWORT

Hippokrates, der »Vater der Medizin«, sagte über Massage und ihre Bedeutung als Fähigkeit von Ärzten, dass ein Arzt in vielen Dingen bewandert sein müsse, unbedingt aber im »Reiben«. Massage, so Hippokrates weiter, könne Anspannung lösen, aber auch Spannung schaffen, dort, wo in den Muskeln Kälte und Schwäche war. Je nach Tempo und Art der Streichung könne Massage auch beruhigen und entspannen oder kräftigen und energetisieren.

Jahrtausendealte medizinische Schriften aus Gebieten wie Indien, China und Ägypten liefern Massageanleitungen und erörtern die Bedeutung der Massage für den Erhalt von Gesundheit und Wohlbefinden.

Die Anwendung von Massage sollte jedoch nicht als altertümlicher Aberglauben abgetan werden. Es gibt eindeutige Beweise dafür, wie wichtig Berührung insbesondere für Säugetiere ist. Die »Massage«, die eine Säugetiermutter ihrem Neugeborenen mit ihrer Zunge zukommen lässt, setzt die gesunde Funktion mehrerer Körpersysteme in Gang. Und Studien mit Frühgeborenen zeigen, dass Frühchen, die im Brutkasten sanft gestreichelt werden, deutlich schneller das Normalgewicht eines Neugeborenen erreichen als jene, die nur die medizinische Grundversorgung erhalten. Wir sind kinästhetische Wesen mit einem angeborenen Bewusstsein für unseren Körper und unsere Bewegungen. Die Haut ist unser größtes Sinnesorgan. Sogar unsere Sprache zeigt, wie stark Berührung auf uns wirkt: Positive Worte, Gesten oder Taten »berühren« uns; und etwas, vor dem wir Angst haben oder das uns verdächtig scheint, verursacht uns eine »Gänsehaut«.

Gut gemeinte Berührung ist etwas, das wir einander – und uns selbst – instinktiv zukommen lassen. Wir reiben uns die verspannten Muskeln oder den schmerzenden Kopf, um die Beschwerden zu lindern. Andere trösten wir durch Berührung, streicheln Schulter oder Arm eines Freundes, Kindes, Elternteils, Partners, der Sorgen hat. Eine solche Geste sagt: »Ich sehe dich, ich höre dich und ich fühle mit.« Allerdings fühlen wir uns in einer Welt, in der Verbindungen zunehmend virtuell sind und wir uns daran

»Gut gemeinte Berührung ist etwas, das wir einander und uns selbst instinktiv zukommen lassen, um zu besänftigen, Schmerzen zu lindern und zu trösten.«

gewöhnen, mit computergenerierten Stimmen zu kommunizieren, zunehmend unwohl mit dem wirr-wunderbaren Zustand, der Menschsein heißt. Sicher ist nicht jede Berührung willkommen, doch die Angst vor unangemessener Berührung und das Gespräch von Mensch zu Maschine statt von Mensch zu Mensch lassen unsere Fähigkeit verkümmern, so zu berühren und berührt zu werden, dass wir mit unserer eigenen Menschlichkeit in Kontakt kommen.

Massage ist etwas Gegenseitiges, nicht etwas, das eine Person – der Geber – einer anderen – dem Nehmer – zukommen lässt. Wenn wir jemandem mit Hand oder Unterarm den Rücken massieren, massiert der Rücken im Gegenzug unsere Hand oder unseren Unterarm. Wer gibt hier Güte, und wer nimmt sie an; wer lauscht auf die Qualität der Berührung, und wer spricht durch sie?

Die Kunst – und die Wissenschaft – des Reibens ist eine Technik, die man vielleicht perfektionieren möchte oder, wenn man sie zum Beruf machen will, muss. Nun zu diesem Buch, das Sie inspirieren, bilden und befähigen soll. Es bietet einen »Werkzeugkasten« voller Techniken und Behandlungen für Anfänger und kann erfahrene Masseure anregen, sich weiterzubilden. Vor allem aber soll es Laien dazu bringen, die Hände zu ölen und den Schmerz in den Schultern eines Freundes, die Koliken eines Babys oder das Ziehen in den eigenen Waden zu lindern, oder das eigene müde Gesicht mit Selbstmassage – statt mit Gesichtscreme – wieder zum Strahlen zu bringen.

Es sind nicht nur Ärzte, die von der Kunst der Massage profitieren können – wir alle sind es!

Victoria Plum

GUT VORBEREITET

Massage ist sehr viel mehr als eine Aneinanderreihung von Techniken. Um die Komplexität der Praxis würdigen und die Massage in einen Zusammenhang setzen zu können, erfahren Sie auf den folgenden Seiten, was Sie über die wesentlichen Körperstrukturen und -systeme wissen sollten und wie Sie sich vorbereiten können. Neben einem kurzen Einblick in Anatomie und Physiologie finden Sie eine Einführung in die Aromatherapie und die therapeutischen Möglichkeiten, diese ganzheitliche Kunst mit Massage zu kombinieren. Tipps und Checklisten stellen sicher, dass Sie gut ausgestattet sowie körperlich und geistig bereit sind, und ein Leitfaden zur sicheren Praxis liefert unverzichtbare Hinweise, wie Sie sich und den Massagenehmer schützen und Ihr Handwerk perfekt ausüben.

VOM NUTZEN DER MASSAGE

Berührung, ein grundlegender, starker Instinkt des Menschen, kann gleichermaßen bestätigen und beruhigen. Therapeutische Massage setzt die Berührung nicht nur zur Entspannung des ganzen Körpers ein, sondern bietet auch eine Reihe gesundheitlicher Vorzüge – für den Massagenehmer, aber auch für den -geber. Jede Behandlung trägt ganzheitlich dazu bei, Körper und Geist zu entlasten.

WIE MASSAGE DEM KÖRPER HILFT

Massage wirkt in vielerlei Hinsicht positiv auf den Körper. Physiologisch betrachtet, kann sie die Funktion der körpereigenen Systeme (siehe Seite 18–23) verbessern und auch gezielt eingesetzt werden, um Beschwerden zu lindern.

Einer der Vorzüge der Massage ist die anregende Wirkung auf Blut- und Lymphkreislauf, die dazu führt, dass das Gewebe im ganzen Körper mit Sauerstoff angereichert und mit Nährstoffen versorgt wird und Schadstoffe wirkungsvoll entfernt werden. Die verstärkte Durchblutung des massierten Bereichs wärmt zugleich, was Muskelanspannung und chronische Schmerzen lindern kann. Generell kann die Durchblutungsförderung Gesundheit und Wohlbefinden steigern.

Die entspannende Wirkung einer Massage unterstützt einen gesunden Blutdruck, und das Lösen von Verspannungen im Körper stimuliert und stärkt das Immunsystem. Das stärkt die Abwehrkräfte und beugt Infektionen vor.

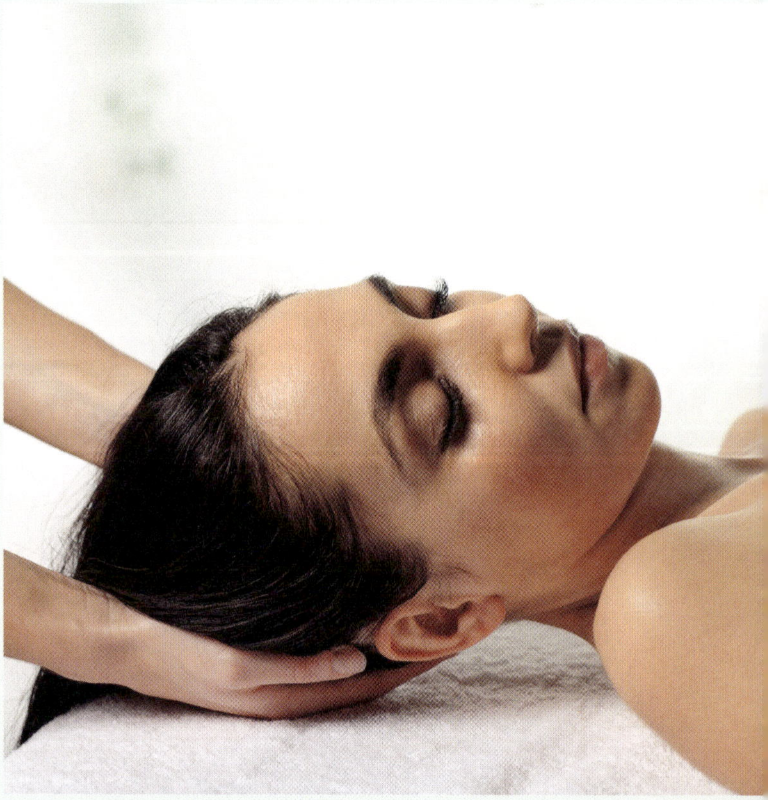

Ein weiterer Vorzug von Massage ist ihre positive Wirkung auf Mobilität und Gelenkigkeit. Weil Muskeltonus und Körperbewusstsein optimiert werden und das Gewebe gedehnt wird, steigert Massage die Beweglichkeit und sportliche Leistungsfähigkeit und verbessert die Körperhaltung. Das stellt sicher, dass die inneren Organe unbeengt optimal arbeiten.

Massage lässt sich auch gezielt einsetzen. So können bestimmte Techniken helfen, Stauungen in der Lunge zu verringern und die Lungenkapazität zu verbessern, indem sich Verspannungen der Atemmuskulatur lösen. Die Behandlung des Bauchs kann die Verdauung fördern, weil sich die Peristaltik – wellenartige Kontraktionen, die Abfallprodukte durch den Dickdarm transportieren – verbessert. Das kann bei Blähungen, Verstopfung und auch bei Koliken beim Baby helfen.

TOTAL ENTSPANNT Massage ist eine ganzheitliche Behandlung, die Körper und Geist entspannt, Heilung und Wohlbefinden fördert.▼

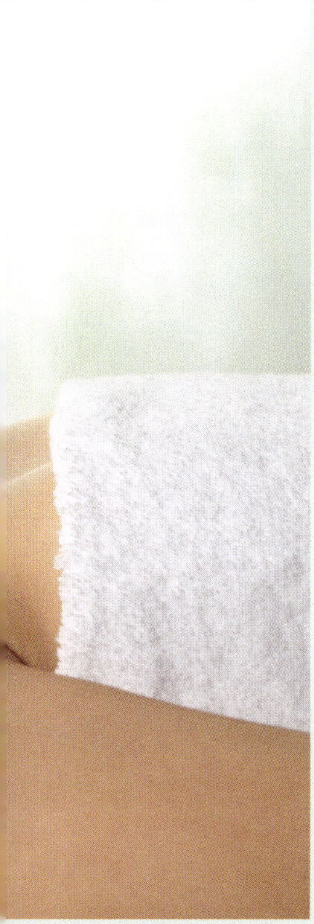

GESUND BLEIBEN

Massage spielt auch bei der Prophylaxe eine wichtige Rolle. Indem sie Muskelanspannung löst und Entspannung fördert, kann sie körperlichen Schmerzen vorbeugen und psychische wie emotionale Anspannung lockern, die sich als körperliche Symptome zeigen.

»Der ganzheitliche Nutzen der Massage kann eine tiefgreifende Wirkung auf Gesundheit und Wohlbefinden des Gebers und des Nehmers haben.«

GANZHEITLICHER ANSATZ

In unserer hektischen Zeit ist es enorm wichtig, sich auch um die emotionale Gesundheit zu kümmern. Man sollte sich Zeit dafür nehmen, Geist und Körper wieder aufzuladen und die natürlichen Ressourcen aufzufüllen. Nur so gewinnen wir ausreichend Energie, um den alltäglichen Stress zu bewältigen.

Massage wirkt nicht nur von Natur aus stimmungsaufhellend – zum Teil, weil Berührung die Ausschüttung der Wohlfühlhormone Oxytocin, Serotonin und Dopamin steigert –, sondern kann auch das Selbstwertgefühl steigern, Körper und Geist in Einklang bringen und wirksam bei der Stressbewältigung helfen. All diese Faktoren können Symptome von Angstzuständen und Depression lindern und im Gegenzug für guten Schlaf und gesteigertes Wohlbefinden sorgen.

VORZÜGE FÜR DEN MASSIERENDEN

Die starke Wirkung von Massagen nützt sowohl dem Geber als auch dem Nehmer. Jemanden zu massieren kann zutiefst meditativ sein, wenn man dabei einen Zustand fokussierter Entspannung erlangt. Man arbeitet dann besser und führt dem Nehmenden die Tiefenentspannung vor, zu der man ihn ermuntert. Auf diese Weise fördert die Macht der Berührung ein Gefühl von innerer Ruhe und Wohlbefinden, das vielleicht in den Alltag hinüberreicht.

Zu massieren ist auch geistig anregend. Schließlich ist es erfüllend, dazuzulernen und die eigenen Fähigkeiten auszubauen. Körperlich müssen Sie lernen, Ihre Haltung zu verbessern, das Gewicht richtig zu verteilen und sich flüssig zu bewegen, damit Ihr Körper keinen Schaden nimmt. All das wirkt dauerhaft und extrem positiv auf Ihre Gesundheit und Ihr Wohlbefinden.

DEN KÖRPER VERSTEHEN

Basiswissen in Anatomie und Physiologie ist für eine gute Massage unerlässlich. Vor allem sollte man den Stütz- und Bewegungsapparat verstehen: Wo befinden sich Muskeln, wie sind sie mit Knochen und Gelenken verbunden? Auch ein Grundbegriff von Gefäß- und Nervensystem, Haut und inneren Organen ist hilfreich.

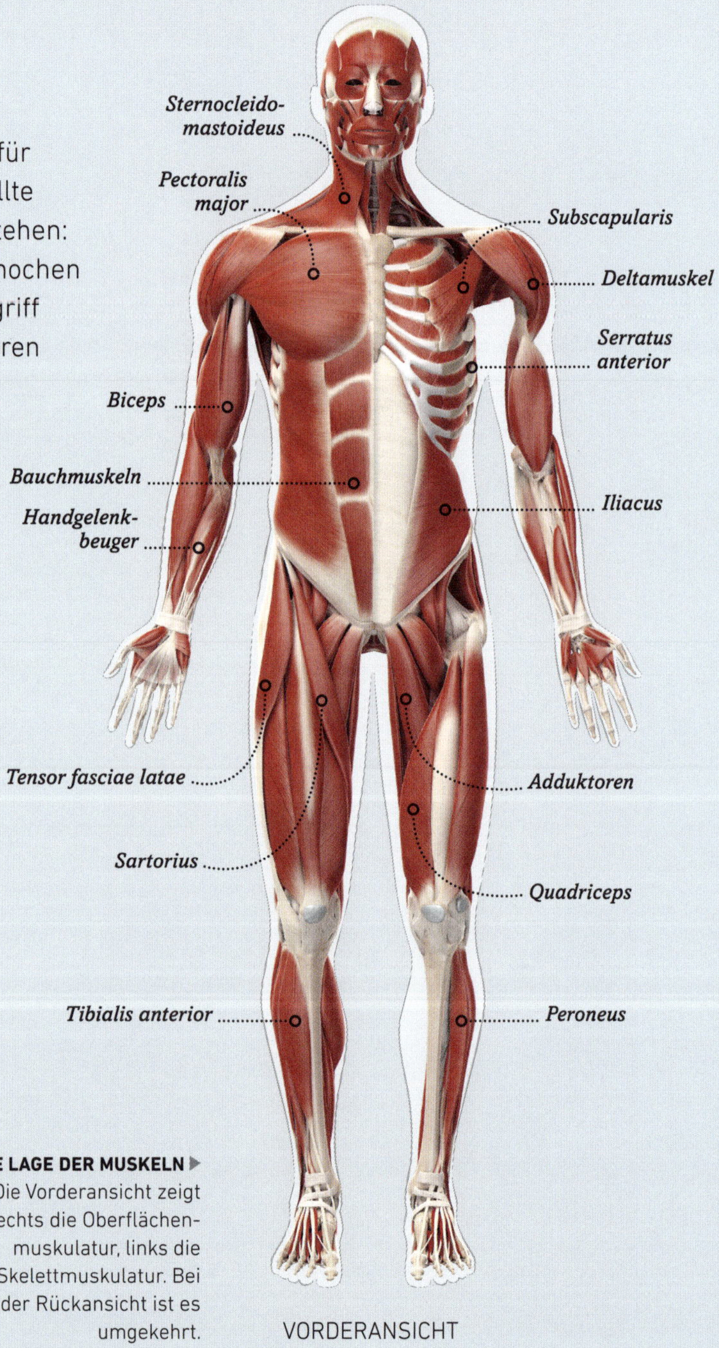

DIE LAGE DER MUSKELN ▸ Die Vorderansicht zeigt rechts die Oberflächenmuskulatur, links die Skelettmuskulatur. Bei der Rückansicht ist es umgekehrt.

STÜTZ- UND BEWEGUNGSAPPARAT

Es gibt zwei Arten von Muskeln: die unbewussten, wie den Herzmuskel, die sich nicht steuern lassen, und die bewussten, auch Skelettmuskeln genannt, etwa die Beinmuskulatur, die wir willentlich beeinflussen können. Skelettmuskeln bestehen aus Muskel- und Nervenfasern, die durch Bindegewebe verbunden und durch Sehnen an den Knochen befestigt sind. Gemeinsam mit dem Skelett geben Muskeln dem Körper Form und Beweglichkeit.

Muskeln arbeiten paarweise. Dabei antworten sie auf Signale des Gehirns. Verkürzt sich ein Muskel, gleiten Fasern übereinander und ermöglichen Bewegung; der Gegenmuskel entspannt sich und sorgt für Stabilität und Ausgewogenheit.

WAS MASSAGE BEWIRKT

Um effizient zu arbeiten und Abfallprodukte wie Milchsäure – sie wird während intensiver oder lang andauernder körperlicher Aktivität produziert – auszuscheiden, benötigen Muskeln Sauerstoff und Glukose.

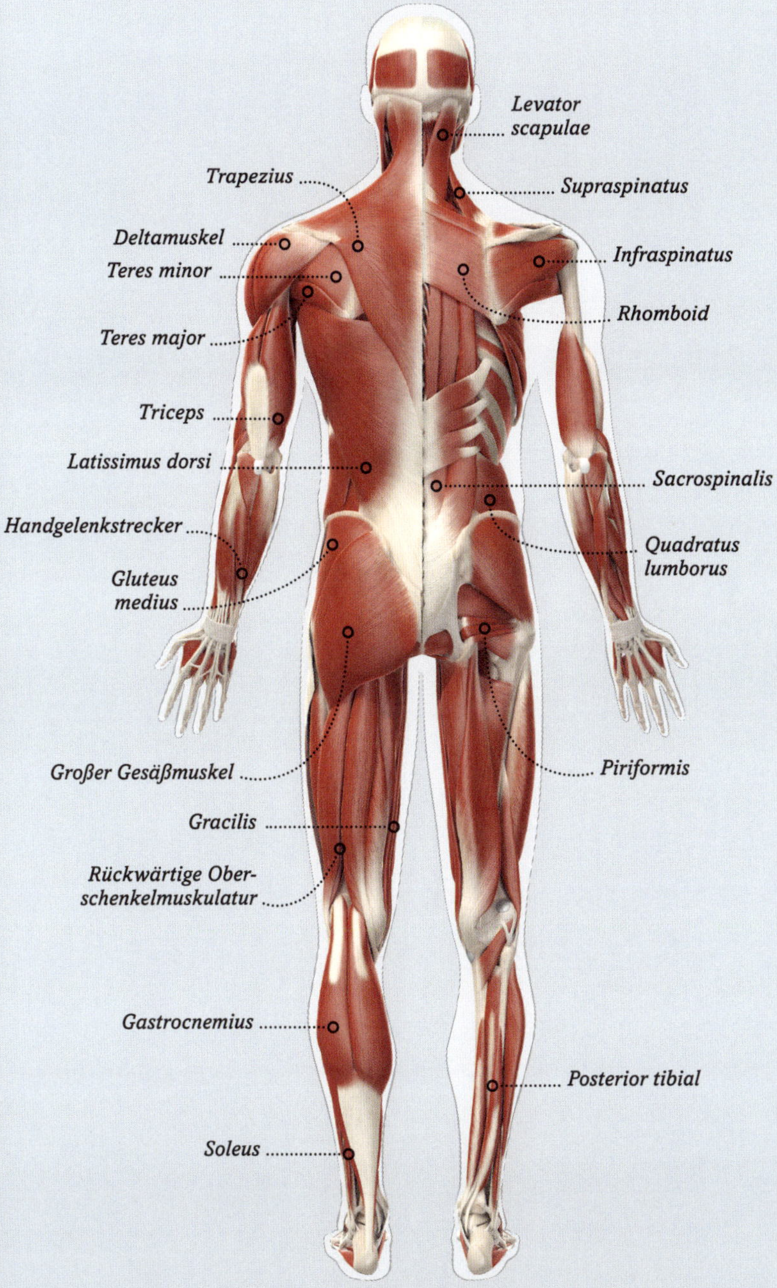

RÜCKANSICHT

Bei einer unzureichenden Entspannung sammeln sich Schlacken an, die die Durchblutung und Nährstoffversorgung beeinträchtigen und zu Versteifung führen. Bearbeitet man das Gewebe, entspannen sich die Muskeln, werden besser durchblutet und mit Sauerstoff und Nährstoffen versorgt, Abfallprodukte werden beseitigt. Das stärkt die Muskeln, lindert Schmerzen und Steifheit und erhöht den Bewegungsradius.

GELENKE UND SEHNEN

Gelenke an den Stellen, an denen Knochen aufeinandertreffen, machen das Skelett beweglich. Sehnen und Bänder sind mit Gelenkkapseln (Schulter, Hüfte) oder direkt mit Knochen (Knie, Ellbogen) verbunden. Zwischen den Knochen befinden sich Knorpel mit Gelenkflüssigkeit, die eine Reibung verhindert.

WAS MASSAGE BEWIRKT

Weil sie die Durchblutung anregt, nährt Massage die Gelenke, fördert die Heilung und beugt degenerativen Erkrankungen vor. Auch lindert sie Spannung in Sehnen und Bändern, was die Beweglichkeit verbessert.

FASZIEN

Faszien durchziehen als dichtes faseriges Netz den ganzen Körper. Bei gesundem Gewebe sind die Faszien entspannt, dehnbar und frei beweglich. Nach physischem oder mentalem Trauma, Narbenbildung, Entzündung oder einseitigen Tätigkeiten verdicken sie und verlieren an Elastizität, die Bewegung ist eingeschränkt und schmerzhaft.

WAS MASSAGE BEWIRKT

Tiefengewebsmassage dehnt die Faszien und löst Verklebungen, die den Energiefluss im Körper behindern.

NERVENSYSTEM

Das Nervensystem ist das Kontrollzentrum des Körpers, das Signale an sämtliche Körperregionen sendet und von dort empfängt. Es gliedert sich in das zentrale Nervensystem (ZNS) – Gehirn und Rückenmark. Vom Rückenmark gehen Nerven aus, die das periphere Nervensystem (PNS) bilden, das eingehende Sinnesinformationen verarbeitet.

Das autonome Nervensystem (ANS), das sich teilweise mit ZNS und PNS überschneidet, hat eigene Nervenstränge und reguliert die unwillkürliche Muskulatur, den Herzmuskel und einige Drüsen, die üblicherweise nicht unserer bewussten Kontrolle unterliegen. Innerhalb des autonomen Nervensystems gibt es eine weitere Gliederung: Das sympathische Nervensystem (Sympathikus) aktiviert die Kampf-oder-Flucht-Reaktion, das parasympathische (Parasympathikus) unterstützt Prozesse, die im Ruhezustand Energie bewahren und erneuern. Der Körper ist unaufhörlich damit beschäftigt, diese beiden Reaktionen im Nervensystem auszugleichen.

WAS MASSAGE BEWIRKT

Eine Massage stimuliert Nerven in der Haut, die auf das ZNS einwirken. Dies wiederum aktiviert den Parasympathikus, der für die Unterstützung von Erholungsprozessen verantwortlich ist. Infolgedessen wird die Stressantwort unterdrückt, der Körper erholt sich, gleicht seinen Energiehaushalt aus und findet zur Entspannung.

Der Entspannungszustand wiederum optimiert die Funktion der Körpersysteme und hilft ihnen dabei, effektiv zu arbeiten. Unterstützt er z. B. das Kreislaufsystem (siehe rechts), arbeitet es reibungslos und ernährt das Gewebe wirkungsvoll. Auch Leber und Lymphsystem (siehe Seite 22) verstoffwechseln ungestresst Abfallprodukte und leiten sie effizient aus dem Körper aus.

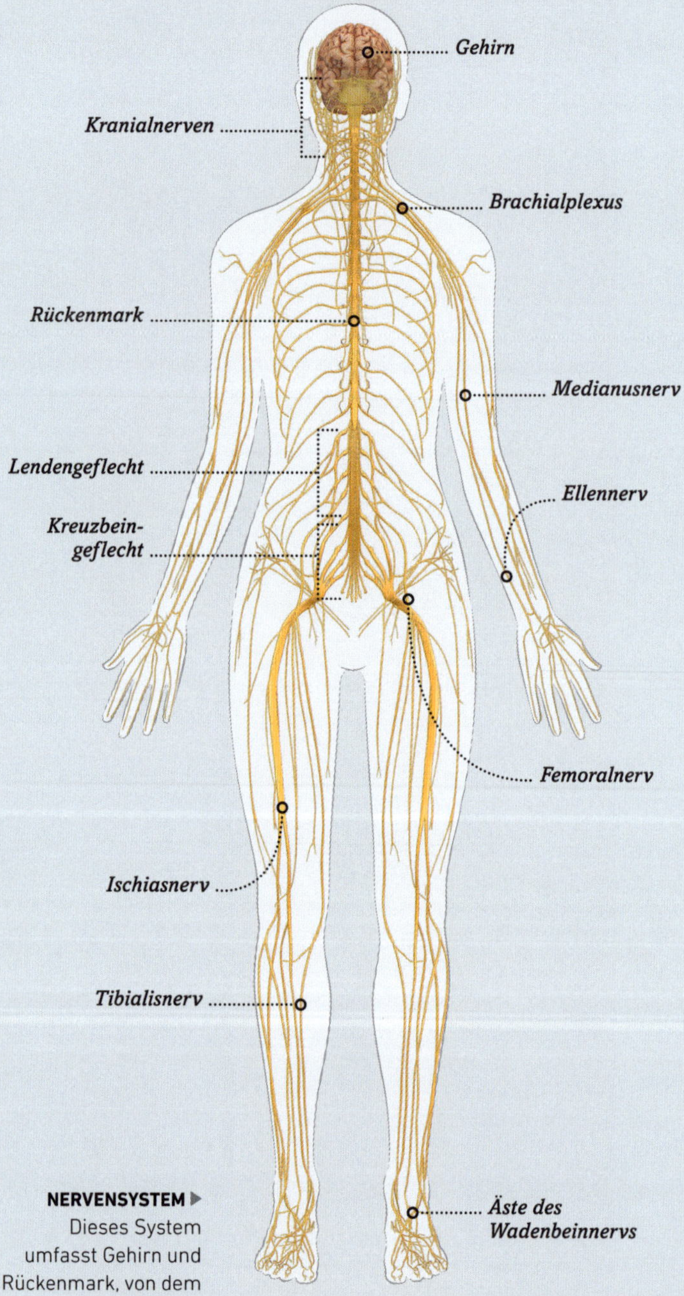

NERVENSYSTEM ▶ Dieses System umfasst Gehirn und Rückenmark, von dem paarweise Nerven ausgehen.

KREISLAUFSYSTEM

Es ist das zentrale Verkehrswegenetz des Körpers, transportiert Sauerstoff und Nährstoffe in Zellen und Gewebe im ganzen Organismus und sammelt Giftstoffe und Abfallprodukte zum Ausscheiden ein.

WAS MASSAGE BEWIRKT

Massage verstärkt die Durchblutung des behandelten Bereichs. Wird ein Teil des Körpers massiert, regt dies die Durchblutung an: Blut fließt in dieses Areal, versorgt es mit Nährstoffen und Sauerstoff und entfernt Giftstoffe. Dies wiederum regt die Produktion von roten und weißen Blutkörperchen an, erhöht ihre Anzahl und fördert die Heilung. Ein gesunder Kreislauf reguliert auch einen zu hohen Blutdruck und verringert die Herzfrequenz.

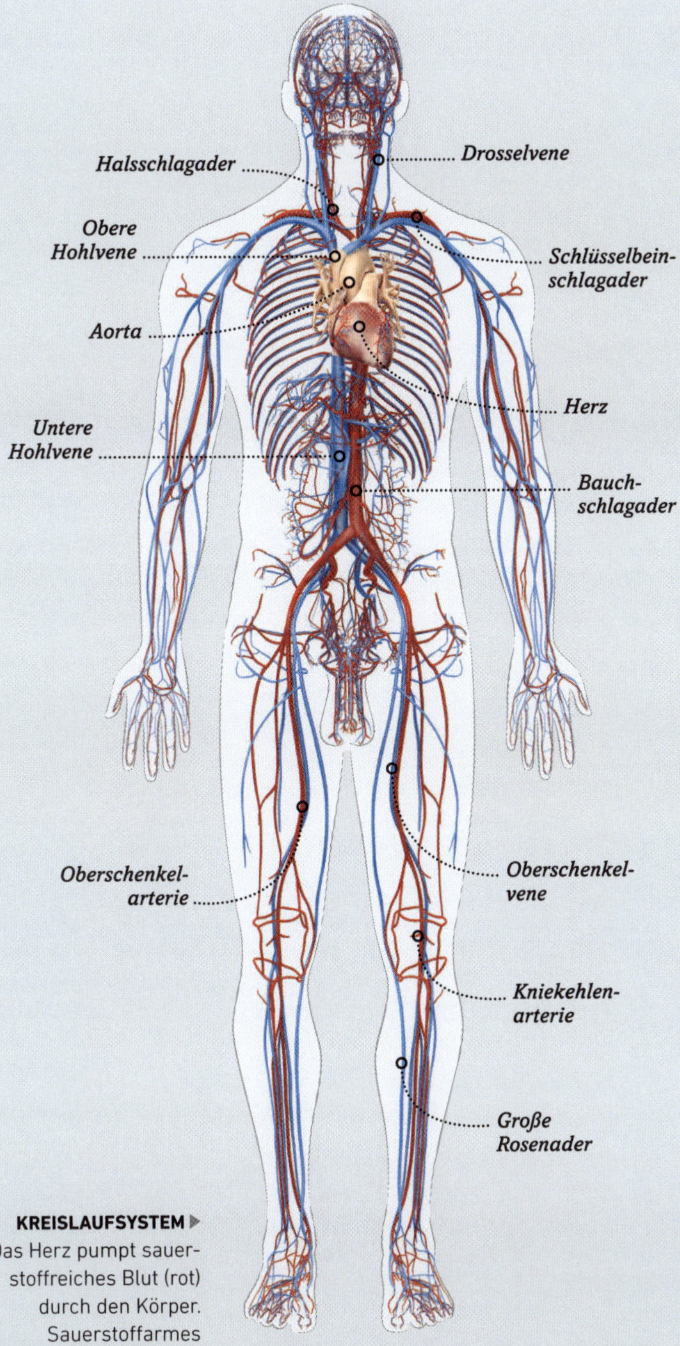

KREISLAUFSYSTEM ▶ Das Herz pumpt sauerstoffreiches Blut (rot) durch den Körper. Sauerstoffarmes Blut (blau) fließt zum Herzen zurück.

»Wird ein bestimmter Teil des Körpers massiert, verstärkt das die örtliche Durchblutung und lenkt nährstoff- und sauerstoffreiches Blut in diesen Bereich.«

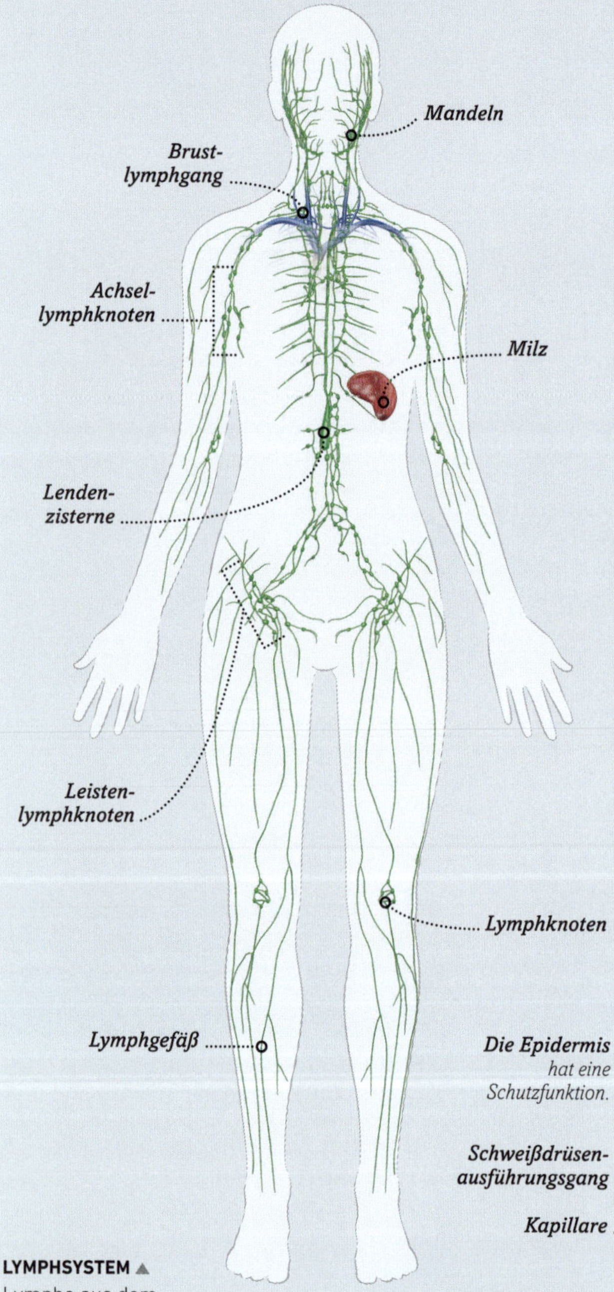

LYMPHSYSTEM ▲
Lymphe aus dem Gewebe wird von den Lymphknoten gefiltert und in den Blutkreislauf zurückgeführt.

LYMPHATISCHES SYSTEM

Dieses System aus Lymphgefäßen und -knoten zieht sich durch den ganzen Körper. Es ist an der Infektabwehr, der Zerstörung entarteter oder alter Zellen beteiligt und entfernt Abfallprodukte. Wie Blutgefäße bilden die Lymphgefäße ein Wegenetz durch den Organismus, führen aber kein Blut, sondern eine farblose Flüssigkeit, die Lymphe, die infektabwehrende weiße Blutzellen enthält.

WAS MASSAGE BEWIRKT

Das Lymphsystem hat keine Pumpe; Massage stimuliert die Zirkulation, beschleunigt den Abtransport von Abfallprodukten, beugt Schwellungen nach Verletzung oder Operation vor und stärkt das Immunsystem.

HAUT

Sie ist das größte Organ und spielt eine wichtige sensorische Rolle. Bei Berührung senden Tausende winzige freie Nervenendigungen Botschaften via ZNS (siehe Seite 20) an das Gehirn. Dieses interpretiert sie und schickt sie an die Muskeln zurück.

DIE HAUT
Sie hat zwei Schichten: Cutis (Epidermis und Dermis) und Subcutis. Die Cutis enthält Blutgefäße, die bei der Temperaturregulation helfen, Drüsen, Schweißdrüsenausführungsgänge und Nervenenden.▼

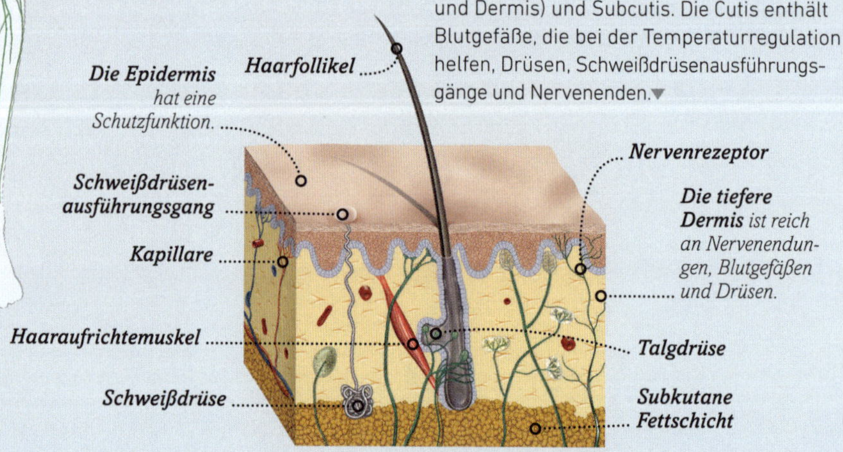

Die oberste Hautschicht, die Cutis, besteht aus der oberflächlichen Epidermis und einer darunterliegenden dickeren faserigen Bindegewebsschicht, der Dermis. Die festere wasserresistente Epidermis übt eine Schutzfunktion aus, indem sie Pigment produziert, Immunantworten bereitstellt und Berührungen fühlt. Die Dermis enthält die Proteine Kollagen und Elastin, die für Stärke und Elastizität sorgen. Sie ist ebenfalls reich an berührungsempfindlichen Rezeptoren.

WAS MASSAGE BEWIRKT

Massage setzt Endorphine – natürliche Schmerzmittel und Glückshormone – frei, indem sie Botschaften an das Nervensystem sendet, die den Körper zum Entspannen auffordern. Außerdem verbessert sie den Blutfluss zur Haut und aktiviert die Schweißdrüsen, was beides bei der Entgiftung hilft. Auch Talgdrüsen in der Dermis werden stimuliert, was die Talgproduktion fördert. Durch vermehrte Durchblutung wirkt Massage auch positiv auf die Nährstoffversorgung der Haut über das Blut ein, verbessert so ihre Konsistenz und Elastizität und unterstützt das Abschilfern toter Zellen. Die zum Massieren verwendeten Pflanzenöle steuern Nährstoffe und essenzielle Fettsäuren bei, die die Haut nähren.

INNERE ORGANE

Innere Organe wie Herz, Lunge, Leber und Magen werden vom ANS (siehe Seite 20) kontrolliert und im Körper durch den Brustkorb geschützt. Die Organe sind ein wesentlicher Bestandteil der diversen Körpersysteme und erhalten über das Kreislaufsystem Sauerstoff und Nährstoffe.

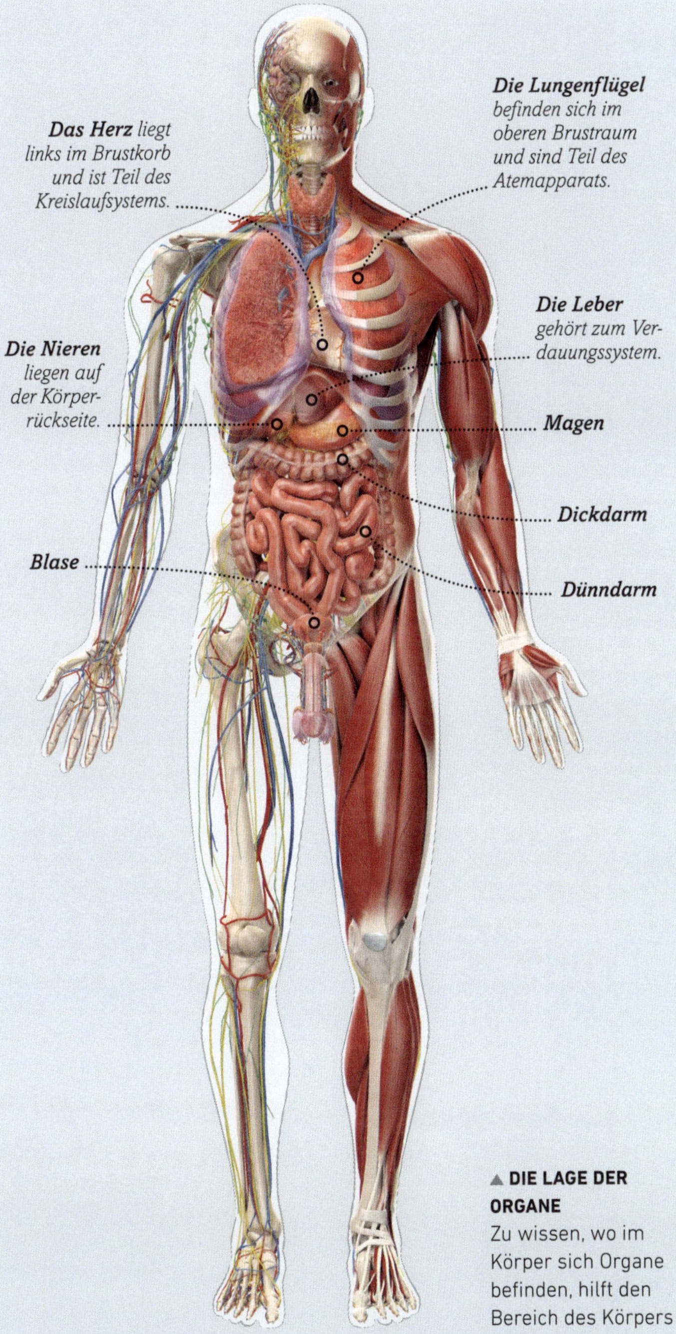

▲ **DIE LAGE DER ORGANE**
Zu wissen, wo im Körper sich Organe befinden, hilft den Bereich des Körpers zu verstehen, der massiert wird.

ÜBER DIE AROMATHERAPIE

Aromatherapie ist der Einsatz ätherischer Öle – konzentrierter, duftender, flüchtiger Essenzen aus Pflanzen. Sie hat eine lange Geschichte und ist in der ganzheitlichen Heilung fest etabliert. Körper und Geist schenkt sie Harmonie und Balance. Das jeweils ausgewählte Öl soll spezielle Beschwerden lindern oder das allgemeine Wohlbefinden fördern. Bei der Massage verstärkt das Aroma die Heilkraft der Berührung.

ÄTHERISCHE ÖLE

Das ätherische Öl einer Pflanze besteht aus aromatischen Verbindungen, die für sie vermutlich lebenswichtig sind – sie wehren Feinde ab und ziehen Bestäuber an. Der Pflanze entnommen, enthält es diese Verbindungen in konzentrierter Form, und man kann sich den Duft und den therapeutischen Wert der Pflanze zunutze machen.

Ätherische Öle werden aus diversen Pflanzenteilen gewonnen, z. B. Beeren, Blättern, Blüten, Rinden und Wurzeln. Riecht man an einer Rose oder schneidet eine Zitrone an, ist es das ätherische Öl, das man einatmet. Die Öle lassen sich mittels Dampfdestillation und mechanischer Pressung gewinnen.

QUALITÄTSSICHERUNG

Beziehen Sie ätherische Öle nur von einer vertrauenswürdigen Quelle. Bio-Öle sind frei von synthetischen Düngern, Pestiziden und Herbiziden.

WAS STECKT DRIN?

Jedes ätherische Öl enthält möglicherweise Hunderte Einzelbestandteile, von denen jeder den therapeutischen Nutzen und den Duft prägt. Einige Komponenten sind dominant, häufig verantwortlich für einen besonderen Akzent im Aroma des Öls und bestimmend für den hauptsächlichen therapeutischen Nutzen. Andere Komponenten sind unwesentlich oder nur Spurenelemente. Doch alle Komponenten arbeiten synergetisch zusammen. Das bedeutet: Die therapeutische Wirkung der Gesamtheit aller Inhaltsstoffe ist größer als die einer einzelnen Komponente. Es ist zwar möglich, synthetische Düfte herzustellen, indem man einen Hauptbestandteil eines Öls isoliert und ihn mit anderen Substanzen kombiniert, um einen vergleichbaren Duft zu erzielen. Doch die synthetischen Düfte haben nicht die Komplexität und den Zauber natürlicher ätherischer Öle, geschweige denn ihre therapeutische Wirkung.

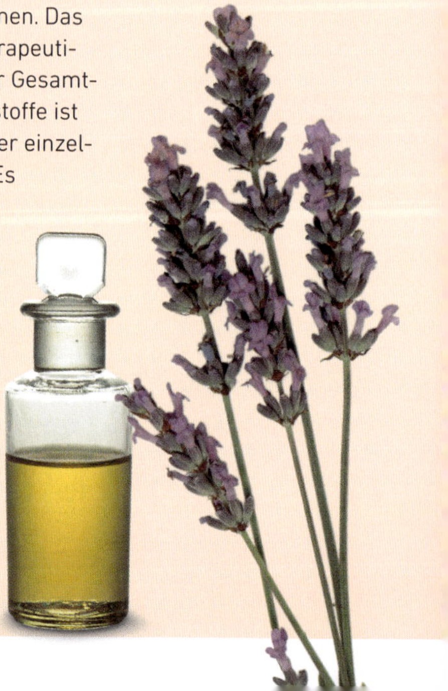

»Verwendet man beim Massieren mit Basisöl verdünnte ätherische Öle, verstärken diese die therapeutische und ganzheitliche Wirkung der Massage.«

DIE ROLLE ÄTHERISCHER ÖLE BEI DER MASSAGE

Unser Geruchssinn ist einer der mächtigsten, aber wenig beanspruchten Sinne. Die Antwort des Körpers auf Geruch entsteht im limbischen System, das für Emotionen und Erinnerungen zuständig ist. Deshalb können bestimmte Gerüche starke emotionale oder körperliche Reaktionen auslösen. Atmen wir einen Duft ein, beeinflusst er über das Nervensystem unsere Stimmung, weckt Gefühle und wirkt im positiven Fall Stress entgegen. Ruft der Geruch negative Erinnerungen hervor, fühlen wir uns dagegen gestresst.

Aromatherapie ist eine gut verfügbare und im großen Rahmen angewandte natürliche Heilmethode. Ihre ganzheitliche Wirkung ist von besonderer Bedeutung bei Beschwerden, die mit unserem hektischen Alltag zusammenhängen – Stress, Angstzustände, Depressionen. Ätherische Öle lassen sich bei der Massage sehr wirkungsvoll einsetzen: Beim Einatmen stimulieren sie sofort das Riechzentrum im Vorderhirn, und sobald die Haut sie aufnimmt, zirkulieren sie im Blut durch den Körper. So unterstützen und verstärken sie die entspannende, belebende und heilende Wirkung der Massage gleich zweifach.

Ein Masseur wählt ätherische Öle so aus, dass sie auf die besonderen Bedürfnisse des zu Behandelnden abgestimmt sind. Dann verstärken die Eigenschaften des Öls den therapeutischen und ganzheitlichen Nutzen einer Massage. So können Öle mit wärmenden, schmerzlindernden und entzündungshemmenden Eigenschaften Muskelschmerzen lindern, stimulierende können einen trägen Blutfluss anregen und beruhigende bei Schlaflosigkeit oder Stress helfen. Weil ätherische Öle hochkonzentriert sind, müssen sie verdünnt werden, bevor man sie auf die Haut gibt (siehe Seite 26).

SICHERER GEBRAUCH

Halten Sie sich an diese Richtlinien, wenn Sie konzentrierte ätherische Öle verwenden.

- Um ätherisches Öl direkt auf die Haut aufzutragen, verdünnt man es mit einem Basisöl und wäscht den Bereich mit Seifenwasser.
- Gerät ätherisches Öl in die Augen, diese mit Milch oder reichlich kaltem Wasser spülen und ärztlichen Rat einholen.
- Ein Epikutantest verrät Überempfindlichkeit: etwas verdünntes Öl (siehe Seite 27) in die Ellbeuge geben. Tritt innerhalb von 24 Stunden keine Irritation auf, kann das Öl großflächig aufgetragen werden. Da dieser Test nicht im Verlauf einer Massage durchgeführt werden kann, sollten Sie vor Beginn der Behandlung Überempfindlichkeiten feststellen und, falls es sie gibt, neutrale Öle verwenden (siehe Seite 28).
- Öle dürfen nicht in Kinderhände gelangen.
- Manche ätherische Öle sind entzündlich, man muss sie also von Kerzen, offenem Feuer und anderen Zündquellen fernhalten.

ÄTHERISCHE ÖLE MISCHEN

Weil ätherische Öle hoch konzentriert sind, müssen sie mit einem Basisöl verdünnt werden, bevor man sie auf die Haut aufträgt (siehe Tabelle rechts). Die Basisöle verdünnen nicht nur, sie sorgen auch für eine bessere Verteilbarkeit auf der Haut.

BASISÖLE

Sie alle unterscheiden sich hinsichtlich der Charakteristik und des therapeutischen Nutzens. Wer damit vertraut ist, kann leichter das geeignete Öl auswählen. Dabei spielen Faktoren wie der Hauttyp des Massagenehmers und eventuelle Unverträglichkeiten eine Rolle, aber auch, ob ein Basisöl therapeutischen Nutzen für spezielle Beschwerden aufweist.

- Leichte Öle wie Mandel-, Traubenkern- und Kokosöl sind gute Allrounder, auch für empfindliche Haut. Bei Allergikern ist auf die Anwendung von Nussölen jedoch zu verzichten. Mandelöl wird oft für Massagen verwendet – es ist reich an nährendem Vitamin E und die Haut nimmt es langsam auf. Traubenkernöl ist geruchlos, hinterlässt keinen Fettfilm und pflegt; es eignet sich auch für Allergiker. Kokosöl ist cremig, verflüssigt sich aber bei Körpertemperatur. Es wird leicht aufgenommen und versorgt die Haut mit Feuchtigkeit.
- Schwerere Öle wie Avocado-, Jojoba- und Arganöl sind oft nährstoffreich und spenden Feuchtigkeit. Avocadoöl enthält Fettsäuren sowie die Vitamine A, D und E, die rauer Haut guttun. Jojobaöl ist eigentlich ein Wachs, das bei Zimmertemperatur flüssig ist. Es bildet auf der Haut eine Verdunstungsbarriere. Arganöl spendet Fettsäuren und Vitamin E – eine gute Wahl für trockene Haut.
- Zu Ölen mit zusätzlichen therapeutischen Eigenschaften gehören mazerierte Öle mit

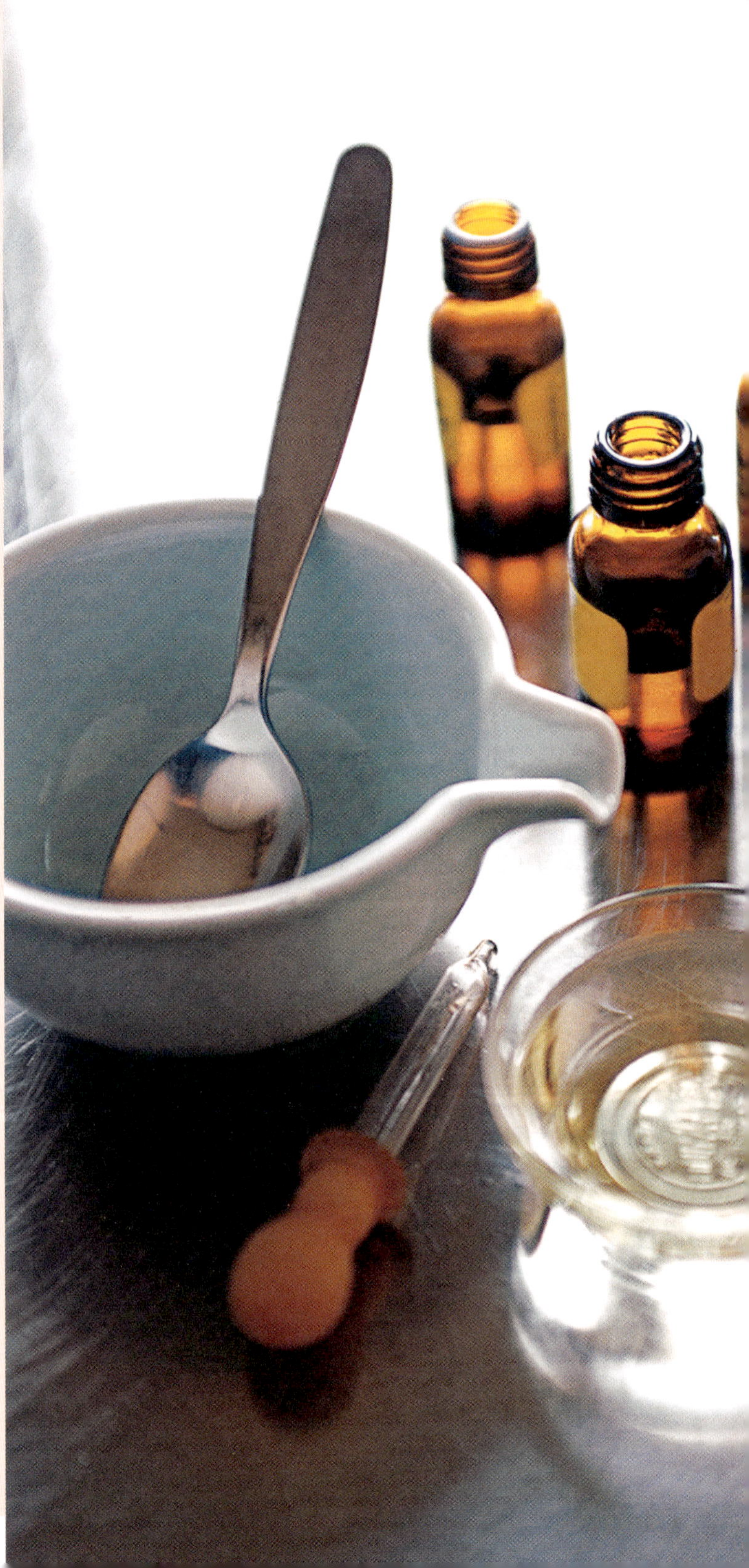

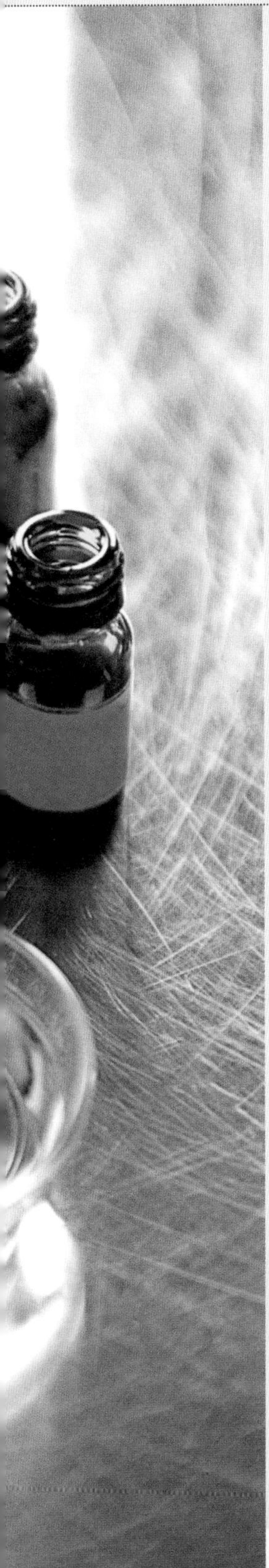

»Weil sie hoch konzentriert sind, müssen ätherische Öle mit einem Basisöl verdünnt werden, bevor sie auf die Haut aufgebracht werden.«

Pflanzenauszügen wie Ringelblume, die gereizte Haut beruhigen, Arnika für Sportverletzungen und Neemöl, das antiseptisch und entzündungshemmend ist.

ÖLE RICHTIG MISCHEN

Man rechnet etwa 30 ml (2 EL) Basisöl für eine Körpermassage, 15 ml für eine Gesichts- oder Teilmassage. Hier einige Hinweise zur Verdünnung ätherischer Öle mit Basisölen:

- 1-prozentig zur Anwendung im Gesicht, bei Senioren oder bei Kindern
- 2,5-prozentig für normale Haut
- 5-prozentig zur lokalen Anwendung

Die Tabelle unten gibt Beispiele für unterschiedliche Anwendungen und Hauttypen.

ÄTHERISCHE ÖLE AUFBEWAHREN

Ätherische Öle sind sorgfältig zu lagern, damit sie ihre flüchtigen Eigenschaften behalten.

- Die Öle in sterile Glas- oder Edelstahlflaschen mit dichten Verschlüssen füllen. Dunkles Glas ist am besten, weil UV-Licht die Ölqualität verringern kann. Meiden Sie Kunststoffbehälter: Das Öl reagiert irgendwann mit dem Kunststoff.
- Ätherische Öle kühl und dunkel lagern, fern von Hitze und Licht.
- Auf dem Etikett das Datum vermerken, an dem das Öl angebrochen wurde.

TROPFEN ÄTHERISCHES ÖL ZU BASISPRODUKT

Basisöl	10 ml/ 2 TL	15 ml/ 1 EL	30 ml/ 2 EL
Ätherisches Öl für sensible Haut oder zur Gesichtsmassage	2 Tropfen	3 Tropfen	6 Tropfen
Ätherisches Öl zur Ganzkörpermassage	5 Tropfen	7–8 Tropfen (2,5 % sind 7½ Tropfen)	15 Tropfen
Lokale Anwendung	10 Tropfen	15 Tropfen	30 Tropfen

DIE WICHTIGSTEN ÄTHERISCHEN ÖLE FÜR MASSAGEN

Wenn Sie ätherische Öle für Massagen verwenden wollen, sollten Sie sich zunächst eine Grundausstattung zulegen, die Sie dann mit zunehmendem Wissen um die Eigenschaften einzelner Öle und die richtigen Mischungsverhältnisse erweitern können. Die hier aufgeführten 25 Öle können eine solche Grundausstattung bilden. In der Tabelle finden Sie die Charakteristika der Öle und ihren Anwendungsbereich. Die Anwendung ist, wenn nicht anders angegeben, in der empfohlenen Verdünnung sicher (siehe Seite 27). Wenden Sie ätherische Öle bei Schwangeren nur unter Anleitung einer erfahrenen Aromatherapeutin an.

Anthemis nobilis
RÖMISCHE KAMILLE
WIRKT: entspannend, krampflösend, entzündungshemmend
ANWENDUNG:
- **Psyche** Schlaflosigkeit, Reizbarkeit, Angst
- **Haut** Jucken, Entzündungen
- **Muskuloskeletal** Muskelschmerzen, Entzündungen
- **Verdauung** Krämpfe, Reizdarmsyndrom
- **Frauengesundheit** PMS, Menstruationskrämpfe

Boswellia carterii
WEIHRAUCH
WIRKT: kräftigend, belebend
ANWENDUNG:
- **Psyche** Depression, Angst, Erschöpfung, Konzentrationsmangel, Stress
- **Haut** Spannungsverlust; Gesichtsmassage
- **Muskuloskeletal** stressbedingte Schmerzen, Fibromyalgie
- **Atemwege** chronische Atemnot, Verschleimung, Asthma

Cananga odorata
YLANG YLANG
WIRKT: stimmungsaufhellend, beruhigend
ANWENDUNG:
- **Psyche** Angst, Depression, Gereiztheit, Stress
- **Haut** Akne; Gesichtsmassage
- **Kreislauf** stressbedingter Bluthochdruck, Herzstolpern
- **Sicherheit** Kann bei Geruchsempfindlichkeit Kopfschmerzen auslösen.

Cedrus atlantica
ATLAS-ZEDER
WIRKT: ausgleichend, wärmend, kräftigend
ANWENDUNG:
- **Psyche** Angst, Depression, Anspannung, Erschöpfung
- **Abwehr** Abwehrschwäche, chronische Müdigkeit
- **Haut** fettige Haut, Akne
- **Lymphsystem** träger Lymphfluss
- **Atemwege** chronischer Schnupfen, Asthma

Citrus aurantium var. amara
NEROLI, BITTERORANGE
WIRKT: entspannend, belebend
ANWENDUNG:
- **Psyche** Angst, Depression, Schlafstörungen, Stress
- **Haut** Striae, Narben, alle Hauttypen; Gesichtsmassage
- **Verdauung** stressbedingte Störungen, Reizdarm

Citrus bergamia
BERGAMOTTE
WIRKT: ausgleichend, stimmungsaufhellend
ANWENDUNG:
- **Psyche** Stimmungsschwankungen, Angst, Depression
- **Abwehr** Immunschwäche
- **Haut** trockene/fettige Haut
- **Verdauung** Verdauungsstörungen, Blähungen
- **Sicherheit** bergaptenfreies nehmen, sonst phototoxisch

Citrus limonum
ZITRONE
WIRKT: reinigend, belebend
ANWENDUNG:
- **Psyche** Depression, Reizbarkeit, Abgeschlagenheit, Spannungskopfschmerz
- **Abwehr** Abwehrschwäche, Rekonvaleszenz
- **Haut** fettige Haut, Akne
- **Lymphsystem** träger Lymphfluss
- **Verdauung** Darmträgheit
Sicherheit nicht über 2 % – phototoxisch (siehe Seite 244)

Citrus nobilis
MANDARINE
WIRKT: beruhigt, krampflösend
ANWENDUNG:
- **Psyche** Angst, Schlaflosigkeit, Reizbarkeit
- **Haut** fettige Haut, Striae
- **Lymphsystem** träger Lymphfluss
- **Verdauung** Darmträgheit, stressbedingte Beschwerden

Cymbopogon martinii
PALMAROSA
WIRKT: ausgleichend, kräftigend, kühlend
ANWENDUNG:
- **Psyche** Angst, Reizbarkeit, Erschöpfung Spannungskopfschmerz
- **Haut** Akne, Entzündungen; Gesichtsmassage
- **Kreislauf** Herzstolpern
- **Verdauung** Verdauungsbeschwerden, Krämpfe

Elettaria cardamomum
KARDAMOM
WIRKT: stimmungsaufhellend, wärmend, kräftigend
ANWENDUNG:
- **Psyche** Angst, Depression, Erschöpfung
- **Abwehr** Abwehrschwäche, chronische Müdigkeit, Rekonvaleszenz
- **Atemwege** Verschleimung
- **Verdauung** Krämpfe, Reizdarmsyndrom, Appetitlosigkeit, Darmträgheit

Eucalyptus globulus
EUKALYPTUS
WIRKT: keimtötend, anregend
ANWENDUNG:
- **Psyche** Erschöpfung, Konzentrationsschwäche, Sinusitis-Kopfschmerz
- **Muskuloskeletal** Schmerzen, Arthritis
- **Atemwege** Atemwegsinfekte, Verschleimung

Juniperus communis
WACHOLDER
WIRKT: wärmend, anregend, entgiftend
ANWENDUNG:
- **Psyche** Abgeschlagenheit, Anspannung
- **Haut** fettige Haut, Akne
- **Muskuloskeletal** Schmerzen, Arthritis
- **Kreislauf** Durchblutungsstörungen
- **Lymphsystem** träger Lymphfluss, Ödeme

Lavandula angustifolia
LAVENDEL
WIRKT: ausgleichend
ANWENDUNG:
- **Psyche** Reizbarkeit, Angst, Depression, Schlaflosigkeit, Schock, Stress, Erschöpfung, Kopfschmerzen
- **Haut** alle Hauttypen, Akne, Juckreiz, Entzündungen, Narben, Striae
- **Muskuloskeletal** Schmerzen, Ischialgie
- **Kreislauf** stressbedingter Bluthochdruck
- **Atemwege** Asthma, Verschleimung, Husten
- **Frauengesundheit** PMS, Krämpfe, Wechseljahresbeschwerden

Litsea cubeba
LITSEA CUBEBA
WIRKT: entspannend, kräftigend, stimmungsaufhellend
ANWENDUNG:
- **Psyche** Depression, Erschöpfung, Antriebslosigkeit
- **Abwehr** Abwehrschwäche, chronische Müdigkeit
- **Haut** fettige Haut, Akne
- **Muskuloskeletal** stressbedingte Muskelschmerzen, Fibromyalgie
- **Kreislauf** stressbedingtes Herzstolpern
- **Atemwege** Asthma
- **Verdauung** Verdauungsstörungen, Krämpfe
- **Sicherheit** Bei Kindern oder empfindlicher Haut nicht über 2 %. Patch-Test vor der Anwendung empfohlen

Mentha piperita
PFEFFERMINZE
WIRKT: kühlt, wärmt dann, erfrischend, anregend
ANWENDUNG:
- **Psyche** Erschöpfung, Konzentrationsmangel, Sinusitis-Kopfschmerz
- **Muskuloskeletal** Schmerzen, Arthritis, Zerrungen
- **Kreislauf** Durchblutungsstörungen
- **Atemwege** Infektionen, Verschleimung
- **Verdauung** Krämpfe, Darmträgheit, Reizdarmsyndrom
- **Sicherheit** bei sensibler Haut nicht über 1 %

Origanum majorana
MAJORAN
WIRKT: schmerzlindernd, stärkend, entspannend
ANWENDUNG:
- **Psyche** Angst, Schlaflosigkeit, Erschöpfung, Spannungskopfschmerz
- **Muskuloskeletal** Schmerzen, Fibromyalgie
- **Kreislauf** stressbedingtes Herzstolpern
- **Atemwege** Verschleimung, Asthma
- **Verdauung** Verdauungsstörungen, Krämpfe

Pelargonium graveolens
GERANIUM
WIRKT: kühlend, ausgleichend
ANWENDUNG:
- **Psyche** Stimmungsschwankungen, Angst, Depression
- **Haut** Akne
- **Verdauung** stressbedingte Verdauungsbeschwerden
- **Frauengesundheit** PMS, Wechseljahresbeschwerden

Pinus sylvestris
PINIE
WIRKT: antimikrobiell, energetisierend, wärmend
ANWENDUNG:
- **Psyche** Erschöpfung
- **Muskuloskeletal** Schmerzen, Arthritis, Ischialgie, Verstauchungen, Zerrungen
- **Kreislauf** Durchblutungsstörungen
- **Atemwege** akute Infekte
- **Sicherheit** bei sensibler Haut unter 2 %

Piper nigrum
SCHWARZER PFEFFER
WIRKT: wärmend, anregend, energetisierend
ANWENDUNG:
- **Psyche** Erschöpfung
- **Abwehr** Abwehrschwäche, Rekonvaleszenz
- **Muskuloskeletal** Schmerzen, Ischialgie, Arthritis
- **Kreislauf** Durchblutungsstörungen
- **Atemwege** Husten, Verschleimung
- **Sicherheit** nicht im Gesicht anwenden

Pogostemon cablin
INDISCHES PATSCHULI
WIRKT: ausgleichend, stärkend
ANWENDUNG:
- **Psyche** Angst, Erschöpfung, Stress
- **Abwehr** Abwehrschwäche
- **Haut** fettige Haut, Akne, Narben, Striae
- **Lymphsystem** träger Lymphfluss
- **Verdauung** Darmträgheit, stressbedingte Verdauungsbeschwerden, Reizdarmsyndrom

Rosa damascena
ROSE
WIRKT: entspannend, kühlend, stärkend
ANWENDUNG:
- **Psyche** Angst, Depression, Stress
- **Haut** trockene, reife, sensible oder entzündete Haut; Gesichtsmassage
- **Verdauung** Darmträgheit, besonders bei Stress
- **Frauengesundheit** PMS, Wechseljahresbeschwerden

Rosmarinus officinalis
ROSMARIN
WIRKT: anregend, wärmend, schmerzlindernd
ANWENDUNG:
- **Psyche** Antriebslosigkeit, Konzentrationsschwäche, Depression, Kopfschmerzen
- **Muskuloskeletal** Schmerzen, Arthritis
- **Kreislauf** Durchblutungsstörungen
- **Verdauung** Darmträgheit, Krämpfe
- **Frauengesundheit** Menstruationskrämpfe

Sicherheit Vorsicht bei Epilepsie, wenn das Öl nicht aus einer vertrauenswürdigen Quelle stammt!

Thymus vulgaris CT linalool
THYMIAN LINALOOL
WIRKT: wärmend, antimikrobiell, stärkend
ANWENDUNG:
- **Psyche** Erschöpfung, Stress, Anspannung, Depression
- **Abwehr** Abwehrschwäche, chronische Müdigkeit, Rekonvaleszenz
- **Muskuloskeletal** Schmerzen, Arthritis, Zerrungen, Muskelschwäche

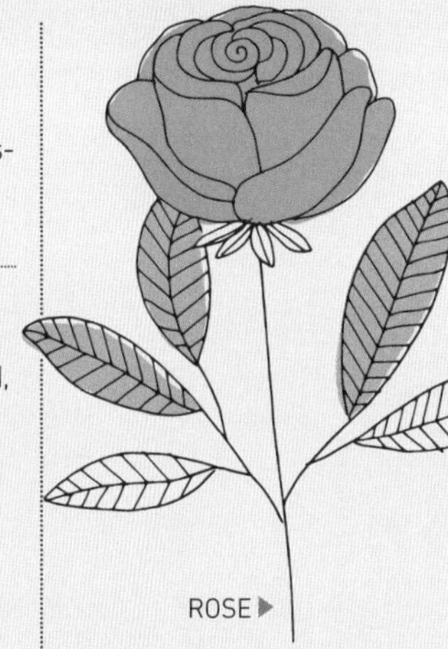
ROSE ▶

- **Atemwege** Infekte, chronische Verschleimung
- **Verdauung** Krämpfe, Reizdarmsyndrom, Appetitlosigkeit, Darmträgheit
- **Sicherheit** Öl aus sicherer Quelle verwenden

Vetiveria zizanioides
VETIVER
WIRKT: beruhigend, stärkend, wärmend
ANWENDUNG:
- **Psyche** Angst, Schlaflosigkeit, Erschöpfung
- **Haut** alle Hauttypen, Akne
- **Muskuloskeletal** Schmerzen, Zerrungen, Verstauchungen, Arthritis
- **Kreislauf** Durchblutungsstörungen
- **Lymphsystem** träger Lymphfluss

Zingiber officinale
INGWER
WIRKT: wärmend, anregend
ANWENDUNG:
- **Psyche** Erschöpfung, chronische Müdigkeit
- **Muskuloskeletal** Schmerzen, Arthritis
- **Kreislauf** Durchblutungsstörungen
- **Verdauung** Krämpfe, Verdauungsbeschwerden
- **Frauengesundheit** schmerzhafte Menstruation

BEREIT SEIN

Neben der Perfektionierung der Massagetechnik gibt es weitere wichtige Vorbereitungen: Für eine sachgemäße Ausstattung zu sorgen und sich geistig und körperlich vozubereiten (siehe Seite 32–35) stellt sicher, dass Sie sich bei der eigentlichen Massage voll und ganz auf den Massagenehmer konzentrieren können – schließlich wissen Sie, dass alles an seinem Platz ist, damit die Behandlung so reibungslos wie möglich ablaufen kann.

DAS HANDWERKSZEUG

Ob in einer Praxis, einem speziell dafür vorgesehenen Raum bei Ihnen daheim oder im Zuhause des Nehmers – die Umgebung für eine Massage sollte einladend, sauber und ruhig sein. Außerdem bewirkt eine sachgemäße Ausstattung, dass beide, Sie und der Nehmer, sich wohlfühlen und entspannen können.

DAS WESENTLICHE

Ein Massagetisch oder eine bequeme Unterlage ist unerlässlich. Ideal ist eine spezielle Massageliege. Für gelegentliche Massagen kann ein gut gepolsterter, fester Futon auf dem Boden genutzt werden. Betten sind meist zu weich, und ihre Höhe belastet den Rücken. Bei der Auswahl einer Massageliege kommt es auf die Grundausstattung (siehe rechts) und auf Stabilität an. Wenn Sie reisen müssen, ist ein leichterer tragbarer Tisch ideal.

Saubere Handtücher und Bezüge für den Massagetisch sind ein Muss. Ein Bezug ist hygienisch, Handtücher sorgen für Komfort, Wärme und Diskretion und stellen eine

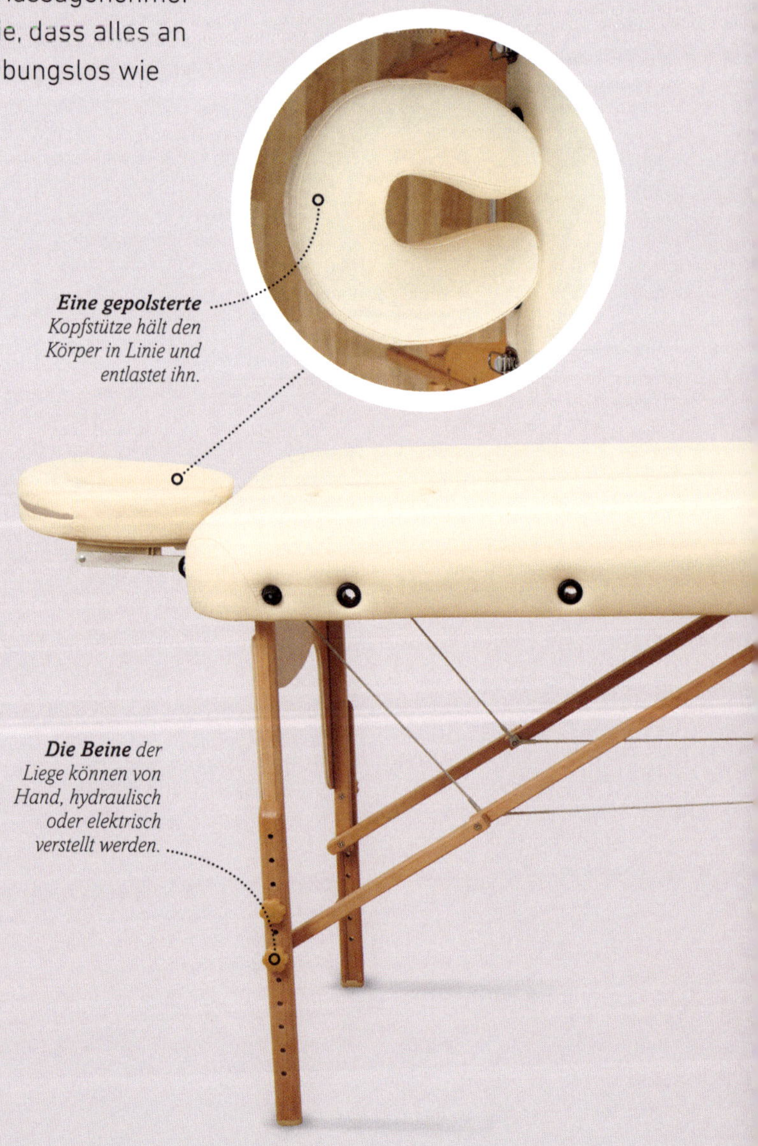

***Eine gepolsterte** Kopfstütze hält den Körper in Linie und entlastet ihn.*

***Die Beine** der Liege können von Hand, hydraulisch oder elektrisch verstellt werden.*

sichere Abgrenzung zwischen Masseur und Nehmendem dar. Sie benötigen das Folgende:

- Schutzbezug, Baumwolllaken oder große Handtücher zum Bedecken des Tischs
- Eine Papierabdeckung, die auf Bezug oder Tücher gelegt wird; ansonsten Tücher und Bezug nach jedem Klienten tauschen und waschen
- Zwei große Frotteetücher, um den Nehmenden zuzudecken (siehe Seite 81). Es wird nur jeweils der Teil des Körpers aufgedeckt, den man gerade behandelt.
- Extrahandtücher zum Aufrollen oder Falten. Sie können unter die Knöchel geschoben werden, wenn der Nehmer auf dem Bauch liegt, unter die Knie, wenn er auf dem Rücken liegt, um Druck von den Hüften zu nehmen und den unteren Rücken und Bauch zu entspannen, und als Stütze unter den Kopf.

Eine Liege *mit aufstellbarem Kopfende ermöglicht es, die Massage an die jeweilige Person anzupassen.*

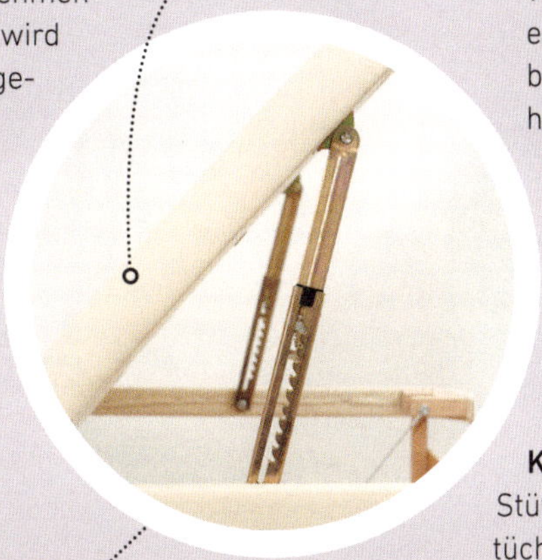

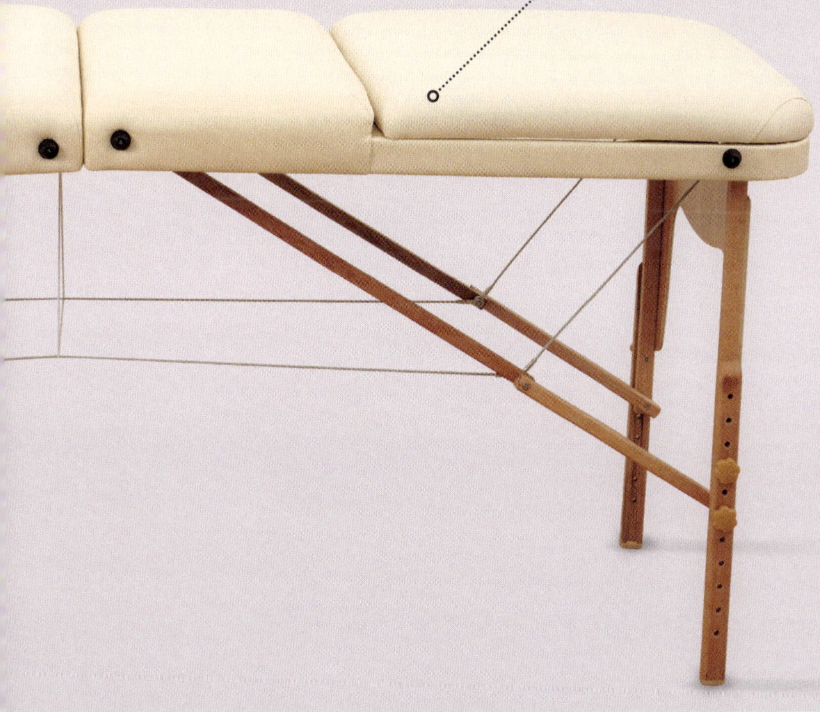

Lubrikanzien wie Öle, Lotionen, Wachse und Puder lassen die Hände leichter gleiten.

- Pflanzenöle wie Traubenkern- oder Mandelöl sind beliebt (siehe Seite 26). Sie ziehen leicht ein, nähren die Haut und sind in einer Pumpflasche aufbewahrt schnell und hygienisch zu entnehmen. Sie werden auch schnell warm.
- Wachse sind fester und bieten, falls erwünscht, einen besseren Griff. Man kombiniert sie für eine halbfeste Konsistenz häufig mit Ölen.
  - Puder eignet sich für Reflexzonenmassagen, weil er nicht rutschig ist.

EXTRAS

Zusätzlich zur Grundausstattung könnten Sie noch das Folgende anschaffen:

Kissen für die Bequemlichkeit und als Stütze. Man kann sie statt aufgerollter Handtücher unter Knöchel und Knie legen.

Einen Stuhl für Kopf-, Schulter- oder Rückenmassage, für die der Nehmende rittlings sitzt; falls nötig, mit Kissen abpolstern.

Ätherische Öle zum Mischen mit Basisölen (siehe Seite 24–29)

Meditative Musik, um auf Wunsch eine entspannte, friedliche Umgebung zu schaffen und/oder um Hintergrundgeräusche auszublenden.

Unparfümierte Kerzen können die Umgebung einladend gestalten.

◀ **BEQUEM & SAUBER**
Eine gut gepolsterte Liege mit abwaschbarer Oberfläche

PRAKTISCH UND PHYSISCH VORBEREITEN

Vergewissern Sie sich, dass die Ausstattung an ihrem Platz ist (siehe Seite 30–31), und bedenken Sie auch Praktisches, etwa die Raumtemperatur oder Kleidung. Beim Massieren erleichtern Körperhaltung, Balance und die Art der Bewegung die Massage und verringern Ihr Verletzungsrisiko. Gehen Sie die Liste unten durch, um sich vorzubereiten, und üben Sie die Haltungen (siehe rechts).

BEVOR ES LOSGEHT

Eine angenehme, warme, friedliche Umgebung schafft eine entspannte Atmosphäre für Sie und den Nehmenden. Stellen Sie sicher, dass Sie beide angemessen vorbereitet sind und mögliche Ablenkungen entfernt wurden.

- Der Raum soll so warm sein, dass der oder die Nehmende sich entkleiden kann, aber nicht so warm, dass es für Sie unangenehm ist. Massieren und massiert werden sollen gleichermaßen entspannend und wohltuend sein.
- Schalten Sie Telefone aus und bringen Sie sie möglichst außer Sichtweite.
- Tragen Sie keinen Schmuck und bitten Sie den Nehmer, seinen Schmuck abzulegen. Ringe, Uhren und Armbänder kratzen möglicherweise einen von Ihnen beiden, klappernder Schmuck lenkt ab.
- Bitten Sie den Nehmer, die Brille abzulegen oder, für eine Gesichtsmassage, die Kontaktlinsen herauszunehmen.
- Halten Sie Ihre Nägel so kurz, dass sie die Haut des Nehmenden nicht verletzen.
- Tragen Sie bequeme Kleidung, die die Bewegung nicht einschränkt. Baumwolle ist besser als synthetisches Material.
- Passen Sie die Liege Ihrer Größe an: mit hängenden Armen hinstellen und die Hände zu Fäusten ballen. Die Liege sollte auf einem Level mit den Fingerknöcheln sein. Für Tiefengewebsmassage muss der Tisch möglicherweise abgesenkt werden.
- Notizen, Stift und Referenzmaterial in Reichweite, eine Uhr in Sichtweite bringen.

KÖRPERHALTUNG BEIM MASSIEREN

Körpermechanik und -haltung sind für Masseure enorm wichtig, um das Gleichgewicht und fließende Bewegungen zu gewährleisten und Verletzungen zu vermeiden. Das Körpergewicht soll die Tiefe der Striche steuern, nicht die Anspannung oder der Druck von Händen, Armen oder Schultern.

Im Stehen sollten die Füße Bodenkontakt haben, der Rücken gerade, die Schultern entspannt und der Brustkorb weit sein. Zur Entlastung immer in Richtung der Striche lehnen und nicht zu lange in einer Position verharren.

Eignen Sie sich die Positionen rechts an, die an unterschiedliche Techniken angepasst sind. Am Kopf können Sie im Sitzen arbeiten, mit weit ausgestreckten Beinen und den Füßen am Boden.

ÖLE AUFTRAGEN

Für eine Massage braucht man nur wenig Öl. Zu viel Öl macht die Haut glitschig, zu wenig Öl kann sie reizen, weil an der Behaarung gezogen wird. Im Allgemeinen braucht man für Effleurage-Streichungen (siehe Seite 40) mehr Öl, damit die Hände richtig gleiten. Ölen Sie immer die Hände ein, statt das Öl direkt auf den Körper zu gießen. Hier eine Anleitung:

- Etwas Öl in eine Handfläche geben. Die Hände reiben, um es anzuwärmen.
- Immer wieder nach Bedarf etwas Öl hinzufügen. Damit der Kontakt dabei nicht abreißt, eine Hand mit der Handfläche nach oben auf den Rücken legen. Etwas Öl in die Hand drücken, die Flasche wieder sicher in Reichweite stellen. Die andere Handfläche auf die erste legen und das Öl behutsam dazwischen verteilen. Mit beiden Händen die Streichungen wieder aufnehmen. Idealerweise merkt der Nehmer nichts von der Aktion.

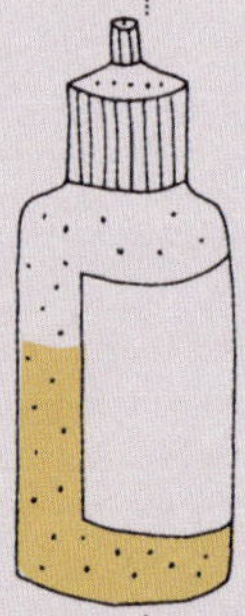

TRAPEZMUSKELDEHNUNG

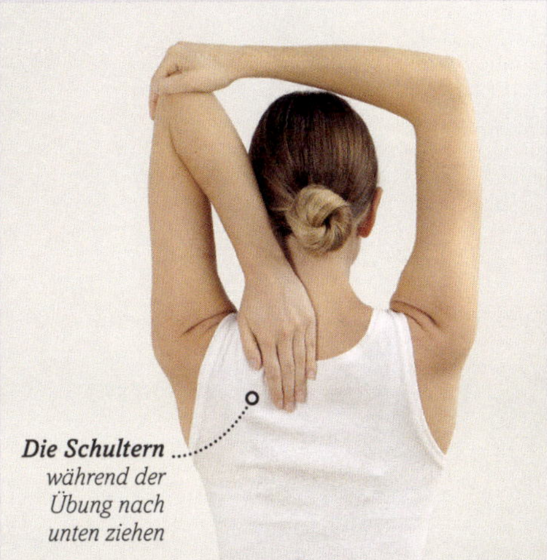
Die Schultern während der Übung nach unten ziehen

▲ **Diese Übung** weitet vor Beginn den Brustkorb und dehnt den Trapezius. Das löst Verspannungen und macht beweglich. Beidseitig ausführen.

SEITLICHER AUSFALLSCHRITT

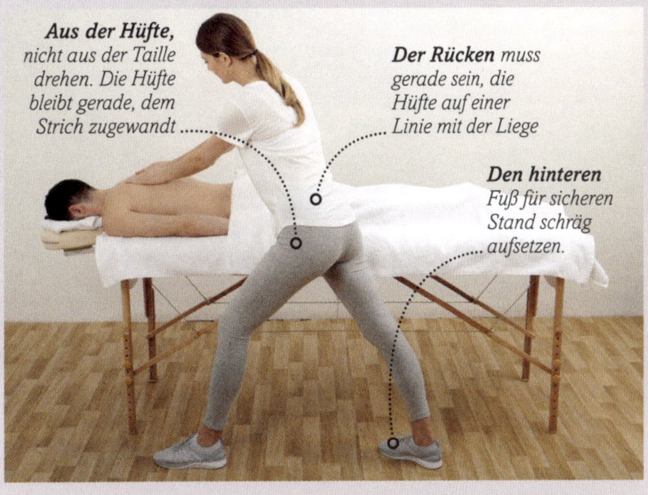

▲ **Diese Position** ist für Effleurage (siehe Seite 40) ideal. Das Bein, das dem Tisch am nächsten ist, nach hinten stellen, das vordere Knie beugen. Beim Massieren den Körper vor und zurück schwingen lassen.

KNIESTAND

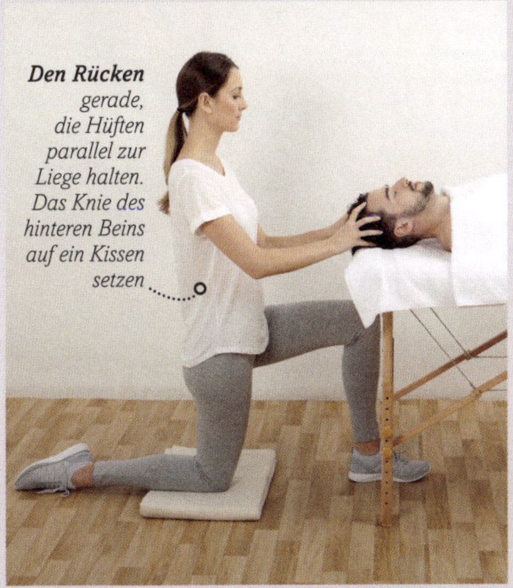
Den Rücken gerade, die Hüften parallel zur Liege halten. Das Knie des hinteren Beins auf ein Kissen setzen

▲ **Der Kniestand** ist u.a. für die Arbeit am Kopf gedacht. Aus dem Knien ein Bein im 90-Grad-Winkel zurücksetzen, Fuß und Knie bilden eine Linie.

SEITLICH STEHEN

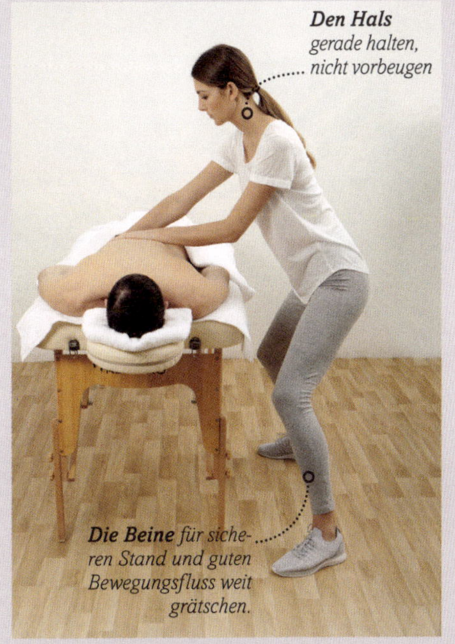

◀ **Wenn Sie** die Knie beugen, können Sie gut die von Ihnen entfernte Körperseite bearbeiten – nützlich bei tiefer Petrissage (s. S. 56). Das Becken soll parallel zur Liege sein, die Knie gebeugt, damit die Arme über den Körper hinweg tätig sein können, ohne dass die Handgelenke gebeugt werden. Mit den Beinen in Richtung der Streichungen schwingen.

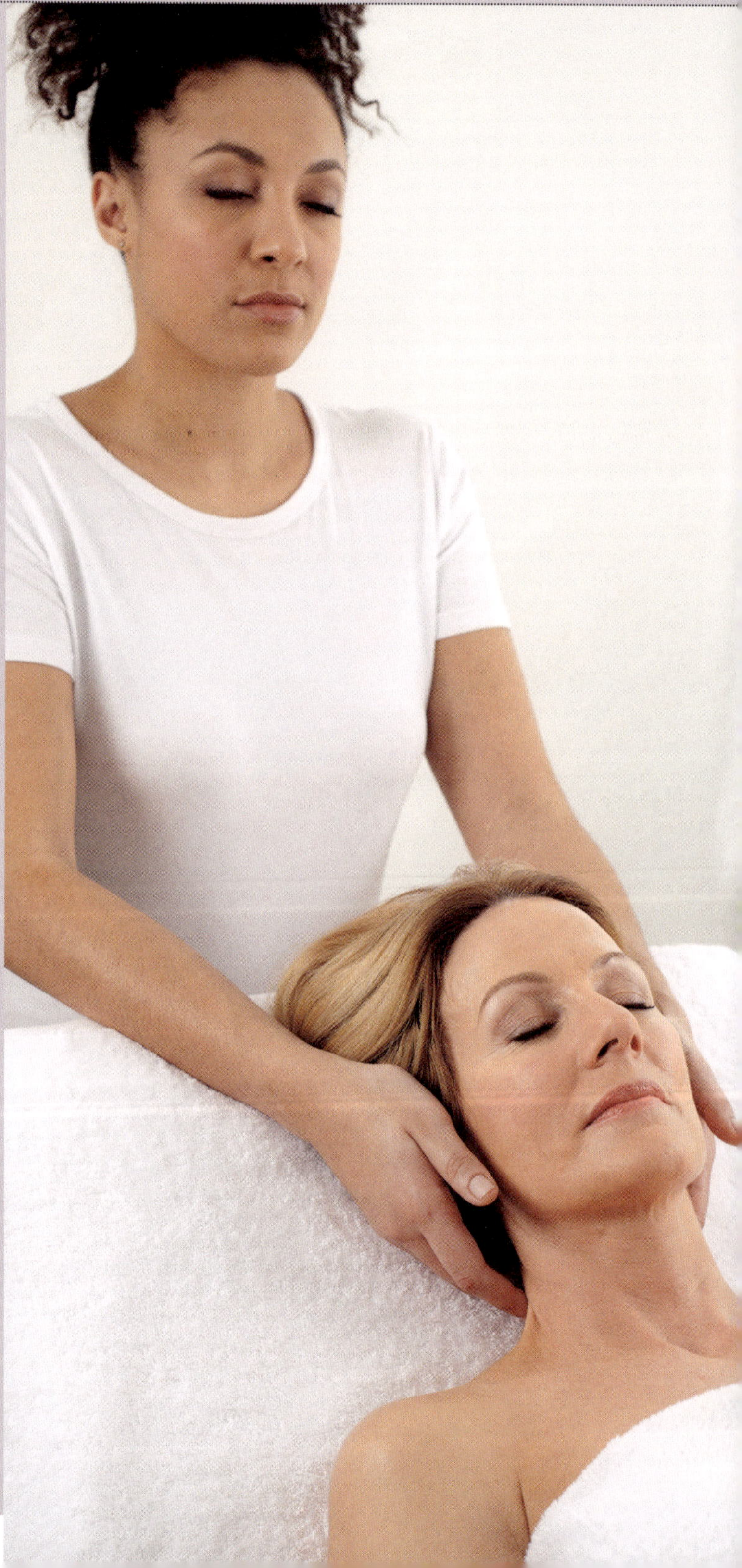

MENTALE VORBEREITUNG

Zusätzlich zur physischen und praktischen Vorbereitung (siehe Seite 32–33) ist die mentale Einstimmung ein essenzieller Teil der Massagepraxis. Wenn Sie geerdet, ruhig und konzentriert sind, können Sie der Massage Ihre ungeteilte Aufmerksamkeit widmen und so dem Nehmer helfen, loszulassen und vollständig zu entspannen.

Bevor Sie mit einer Massage beginnen, muss Ihr Geist zur Ruhe kommen und frei von Ablenkungen sein. Unterschiedliche Techniken und Lebensweisen können Ihnen helfen, die Stille und Konzentration aufzubringen, die Sie benötigen.

NEHMEN SIE SICH GENUG ZEIT

Wenn Sie genug Zeit einplanen, vor einer Sitzung in sich zu gehen, fühlen Sie sich nicht gehetzt und unkoordiniert, sondern klar und ruhig. Vereinbaren Sie Termine so, dass Ihnen dazwischen jeweils eine Pause bleibt, die Sie bei Bedarf für Entspannungs- oder Stretching-Übungen (siehe rechts und Seite 33) nutzen können. Vermeiden Sie zu viele dicht aufeinanderfolgende Termine.

Sollten Sie in eine Praxis oder zu einem Klienten fahren müssen, empfiehlt es sich, früh anzukommen, damit Sie sich nicht gehetzt fühlen und alles vorbereiten können – prüfen, ob der Raum sauber und warm und alles zur Hand ist, was Sie benötigen. Eine behagliche, einladende und angenehme Umgebung beruhigt Sie und den Massagenehmer.

GEERDET BLEIBEN

Für einen Masseur ist eine ruhige Ausstrahlung wichtig. Sind Sie geerdet und innerlich »ruhig«, fühlt sich der Nehmer von Anfang an wohl und kann Abstand von der geistigen Verfassung gewinnen, mit der er gekommen ist. Wird diese Ruhe während der ganzen Massage beibehalten, verstärkt dies das Gefühl von Entspannung. Schaffen Sie es, geerdet zu bleiben, hilft es Ihnen, die Emotionen des Nehmers nicht zu übernehmen und in weitere Sitzungen hineinzutragen. Vielleicht probieren Sie einmal ein paar der folgenden Techniken und Übungen hierfür aus:

- Machen Sie meditative Atemübungen (siehe unten), um zur Ruhe zu kommen. Atmen Sie vom Zwerchfell aus und fokussieren Sie sich auf Ihren Atem, lassen Sie alle störenden Gedanken gehen. In verspannte Bereiche zu atmen hilft, körperlichen Stress loszuwerden. Beim entspannenden Atmen spüren Sie, wie die Anspannung abflaut.
- Versuchen Sie einmal diese Yoga-Atemübung.

  1 Setzen Sie sich bequem hin. Augen schließen und ruhig durch die Nase atmen. Hören Sie auf Ihr Ein- und Ausatmen.

  2 Nach etwa 1 Minute verlängern Sie das Einatmen etwas, atmen wie gewohnt aus. Tun Sie dies fünf Atemzüge lang, dann atmen Sie einige Züge normal.

  3 Dann die Ausatmung verlängern und normal einatmen, fünf Atemzüge lang.

  4 Noch einmal normal atmen, dann das Ein- und das Ausatmen fünf Atemzüge lang verlängern; abschließend wieder normal atmen.
- Visualisierungen helfen, ruhig zu werden. Stellen Sie sich zum Entspannen vor, ein warmes Licht hülle Ihren Körper ein. Oder Sie stellen sich – um Weite zu erleben und geerdet zu werden – vor, Ihre Füße seien tief in der Erde verwurzelt, Ihre Wirbelsäule und Ihr Kopf aber schwebten aufwärts wie eine Baumkrone. Sie können auch eigene Visualisierungen verwenden.
- Hören Sie zur Vorbereitung auf eine Massage beruhigende, meditative Musik. Wenn es Ihrem Klienten gefällt, können Sie diese Musik während der Behandlung laufen lassen. Das kann auch zu seiner Entspannung beitragen, und er fühlt sich nicht gezwungen, Konversation zu führen.

AUF SICH SELBST ACHTEN

Massage kann körperlich und seelisch fordernd sein. Deshalb müssen Sie gut auf sich achtgeben, um während der Behandlung emotional resilient und auch entspannt zu sein. Fit und agil bleiben, Alkohol meiden und ausreichend schlafen – das lässt Sie besser massieren. Ebenfalls gehört dazu zu lernen, wie man Alltagsstress managt. Nehmen Sie sich möglichst Zeit für Aktivitäten, die energetisieren, vitalisieren und entspannen, etwa Aufenthalte in der Natur. Versuchen Sie auch, weniger Zeit vor dem Bildschirm zu verbringen. Legen Sie doch eine bestimmte Zeit fest, in der Sie sich Nachrichten oder sozialen Medien widmen. Achten Sie auch auf den Rhythmus Ihres Körpers und machen Sie Termine, wenn Ihre Energielevel optimal sind.

GEBEN UND NEHMEN

Massage beruht auf Gegenseitigkeit. Sind Sie entspannt, spürt das der Nehmer, und dessen Entspannung hilft Ihnen, sich zu erden.

DER AUFTAKT DER SITZUNG

Eine freundliche, aber professionelle Unterhaltung zu Beginn der Sitzung hilft, ein Vertrauensverhältnis aufzubauen. Stellen Sie sich vor, fragen Sie, wie Ihr Klient sich fühlt und warum er eine Behandlung gebucht hat. Wenn Sie dann noch Ihren Behandlungsplan erläutern (siehe Seite 176–177), sind Sie beide entspannt. Bitten Sie den Nehmer, Ihnen nach Belieben Feedback zu geben, etwa ob der Druck zu gering ist oder Bereiche mehr Aufmerksamkeit brauchen.

SICHER ARBEITEN

Massage sollte für Geber und Nehmer immer ein positives und wohltuendes Erlebnis sein. Dazu gehört auch, die Kontraindikationen zu kennen, die gegen die Durchführung einer Massage sprechen. Und achten Sie immer darauf, professionellen Abstand zwischen sich und dem Massagenehmer aufrechtzuerhalten, damit Sie beide sich voll und ganz komfortabel und sicher fühlen.

KONTRAINDIKATIONEN

Massage ist nicht angebracht, wenn sie Beschwerden verstärken oder der Gesundheit schaden könnte. Versuchen Sie auch nie, eine Diagnose zu stellen; raten Sie stattdessen dem Nehmer, einen Arzt aufzusuchen. In folgenden Fällen sollte nicht massiert werden:

- Wenn Sie oder der Nehmer Fieber oder Schmerzen haben, Sie sich unwohl fühlen oder sehr müde sind.
- Bei Thrombosen
- Bei offenen Wunden, Knochenbrüchen, Blutergüssen, Gelenkluxationen oder Weichteilverletzungen
- Wenn Sie an Händen oder Unterarmen Hautverletzungen oder -schäden haben.
- Bei Ansteckungsgefahr, z. B. durch Fußpilz, Warzen oder Herpes
- An stark entzündeten, heißen, geröteten Bereichen oder bei Verbrennungen
- An Schwellungen aufgrund von Arthritis
- Bei Epilepsie, vorher ärztlichen Rat einholen
- Möglicherweise bei Schwangeren vor Ende des ersten Trimesters, solange ein erhöhtes Risiko einer Fehlgeburt besteht
- Bei Stillenden, außer unter Anleitung eines Experten
- Bei Personen unter Alkohol oder Drogen

DER PERSÖNLICHE EINDRUCK
Persönliche Hygiene ist unerlässlich: Die Fingernägel müssen kurz und gefeilt, die Hände peinlich sauber sein.▼

MASSAGE-HYGIENE

Um Gesundheitsrisiken auszuschließen, ist Hygiene unerlässlich.

- Stets sauber und präsentabel sein. Hände vor und nach der Behandlung und vor Berührung des Gesichts waschen.
- Lange Haare zusammenbinden. Bei starkem Schwitzen ein Stirnband als Barriere tragen.
- Die Nägel kurz halten.
- Auf aufdringliches Parfum oder Eau de Cologne verzichten.
- Sicherstellen, dass die Handtücher vor und während der Massage nie Bodenkontakt haben.

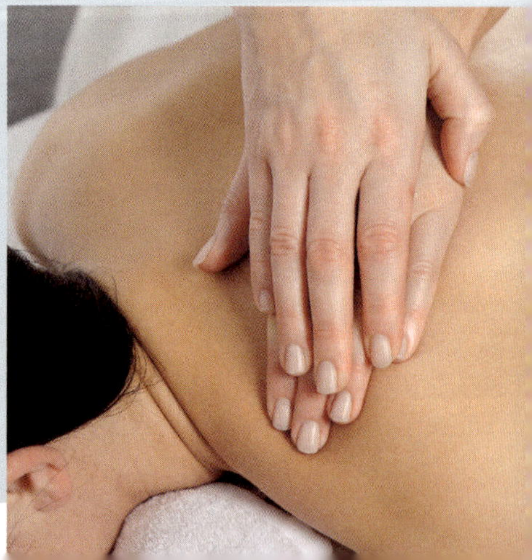

ÜBERLEGEN, WIE MAN GRENZEN SETZT

Grenzen zwischen sich selbst und dem Nehmer zu setzen, kann Missverständnissen vorbeugen und Sicherheit gewährleisten. Einige Verhaltensweisen unterliegen der persönlichen Entscheidung, etwa wie viel man miteinander spricht, was Sie anziehen, welche Produkte Sie verwenden, ob Sie Geschenke austauschen und wie Sie bei Terminvereinbarungen auftreten. Es gibt auch körperliche, emotionale und gesellschaftliche Grenzen, derer Sie sich bewusst sein sollten.

KÖRPERLICHE GRENZEN

Körperliche Grenzen zu setzen ist sehr wichtig. Der Nehmer ist während der Behandlung verletzlich; sorgfältiges und einfühlsames Vorgehen schafft Vertrauen. Handtücher korrekt verwenden, nur den Teil des Körpers entblößen, der zugänglich sein muss – das wahrt den Anstand und sorgt dafür, dass der Nehmer sich sicher und geborgen fühlt.

Bitten Sie den Nehmer zu sagen, was ihm nicht gefällt, und erklären Sie, bevor Sie ein Handtuch bewegen, was Sie vorhaben. Entblößen Sie nie Genitalien, Brüste oder Gesäß, und lernen Sie, wie man den oberen Oberschenkel ohne Kontakt mit dem Genitalbereich bearbeitet. Kündigen Sie an, wenn Sie das Tuch bewegen müssen, um das Gesäß zu behandeln.

So wenig der Masseur den Nehmer unangemessen berühren darf, so wenig darf es auch umgekehrt der Nehmer gegenüber dem Masseur. Sollte es trotzdem vorkommen, stellen Sie klar, dass dieses Verhalten unerwünscht ist, beenden Sie, falls nötig, die Sitzung und vereinbaren Sie mit dieser Person keine weiteren Termine.

SORGFÄLTIG UND EINFÜHLSAM

Korrekte Massage sollte keine Nebenwirkungen haben. Zu starker Druck oder Überbehandlung eines Bereichs kann aber zu Entzündungen führen.

EMOTIONALE GRENZEN

Emotionale Grenzen helfen dabei, eine professionelle Beziehung aufrechtzuhalten. Sollte ein Nehmer versuchen, die Beziehung persönlich werden zu lassen, nennt man das Übertragung. Das kann so aussehen, dass er oder sie ein Essen vorschlägt, Sie außerhalb der Arbeitszeit kontaktiert, Preisnachlass verlangt oder Sie beschenkt. Wenn Ihnen das bewusst ist, können Sie die Beziehung wieder auf professionelles Niveau bringen.

Gegenübertragung nennt man es, wenn der Therapeut dem Nehmer gegenüber eigene Probleme thematisiert oder es ihm schwerfällt, persönliche und therapeutische Beziehung auseinanderzuhalten. Er denkt etwa nach der Behandlung exzessiv über den Klienten nach oder glaubt, dass er ihn von allen Schmerzen befreien kann. Geschieht das, muss man diese Gefühle überprüfen. Es kann hilfreich sein, gelegentlich Supervision in Anspruch zu nehmen.

SOZIALE GRENZEN

Sie werden am häufigsten überschritten. Reden ist normal, doch als Behandler sollten Sie sich nicht nach Beruf, Privatleben oder Urlaub erkundigen. Falls der Nehmer zu plaudern beginnt, kann das ein Zeichen für Nervosität sein. Sie müssen ihn also wieder in ein entspanntes, wohltuendes Ambiente zurückbringen, in dem Stille angenehm und die Massage die Hauptsache ist.

Ist der Nehmer Kollege, verwandt oder bekannt, kann es schwer sein, Grenzen einzuhalten. Man könnte sich zu Preisnachlass oder größerer Flexibilität verpflichtet fühlen, was demotivierend sein kann. Besser vermeidet man solche Beziehungen und empfiehlt vorsichtshalber einen anderen Masseur.

GRUND-TECHNIKEN

Die Grundtechniken, die die klassische Massage ausmachen (siehe Seite 110), sind das Handwerkszeug des Masseurs. Man kombiniert sie miteinander, um die Massage in Fluss zu halten. Sie erlauben dem Masseur oder Geber, nach und nach den Druck zu verstärken. Die Techniken lassen sich auch in viele Spezialmassagen integrieren, sodass das Gewebe erweicht und entspannt, bevor gezielterer Druck angewendet wird. Während einer Behandlung erweichen Effleurage und Petrissage das Gewebe und fördern tiefe Entspannung. Lebhaftes Tapotement stimuliert und weckt den Körper. Und Vibrationen, statischer Druck und passive Bewegungen lockern hartnäckige Bereiche.

LEGENDE

- Leichter Druck
- Starker Druck
- Mittlerer Druck
- Position der Hände

GRUNDTECHNIKEN

EFFLEURAGE

Diese fließenden, rhythmischen, geschmeidigen Striche sind die Grundlage der Massage. Als einleitende Streichungen verbinden sie Geber und Nehmer, leiten durch Berührung einen Dialog ein. Praktisch gesehen, verteilen sie das Öl, damit Sie arbeiten können, ohne die Haut zu zerren, wärmen die Haut und verstärken die Durchblutung. Effleurage ist wie eine Melodie, auf die man zwischen anderen Streichungen zurückkommt. Sie verbindet unterschiedliche Streichungen miteinander und den Nehmer mit seinem Körper. Jede Streichung sollte mindestens dreimal zusammenhängend ausgeführt werden. Die Geschwindigkeit kann variieren, doch je tiefer Sie gehen, desto langsamer sollten Sie arbeiten, damit Sie merken, ob Sie zu tief gehen und Kontraktion statt Lockerung verursachen. Im Allgemeinen sind Streichungen in Richtung Herz kräftiger, beim Zurückgleiten sanfter.

FÄCHER-STREICHUNG

WANN	WOFÜR	DRUCK
Massagebeginn	**Öl auftragen, Gewebe wärmen**	**Meist mittel bis stark**

Mit der T-förmigen Fächer-Streichung wird Öl auf dem Rücken verteilt, entweder vom unteren Rücken (siehe Fotos) oder von der oberen Wirbelsäule aus, wobei sich das »T« über dem Steißbein öffnet. Die Streichung kann in Phasen, kleinen Fächern oder Fontänen, wie hier, ausgeführt werden oder, wenn bereits Öl aufgetragen wurde, als ein großer Fächer über dem Rücken. Wird die Streichung wiederholt, erwärmt und entspannt sich das Gewebe, und Sie können den Druck vertiefen.

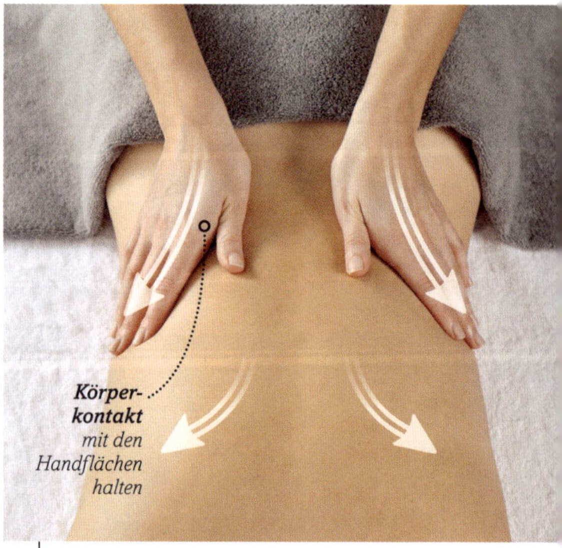

2 **Vorwärts lehnen,** mit dem Körpergewicht den Druck unterstützen. Die Hände in kleinen, fächerförmigen Bewegungen führen. Den Rücken hinauf wiederholen, erneut Öl auftragen, falls nötig (siehe Seite 32).

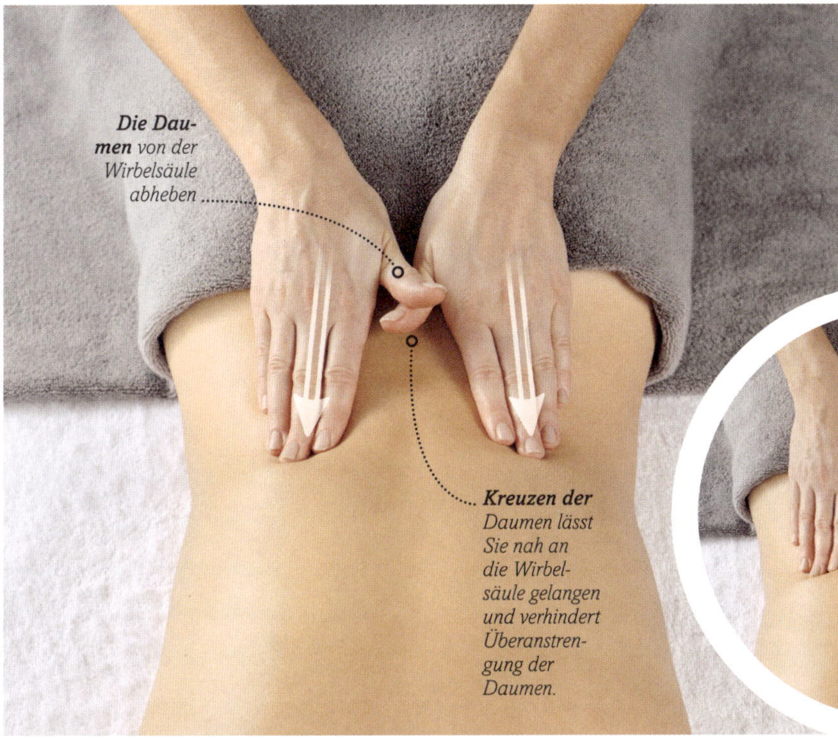

1

Die Handflächen einölen, die Hände entspannt auf den unteren Rücken legen, und zwar beidseitig neben die Wirbelsäule, ohne die Wirbel zu berühren.

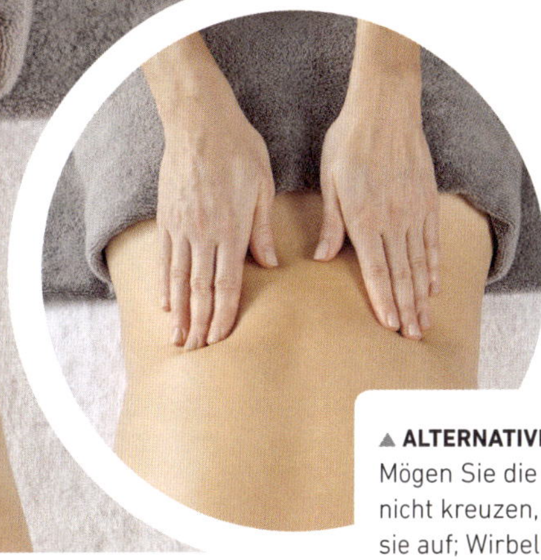

▲ **ALTERNATIVE**
Mögen Sie die Daumen nicht kreuzen, setzen Sie sie auf; Wirbel meiden

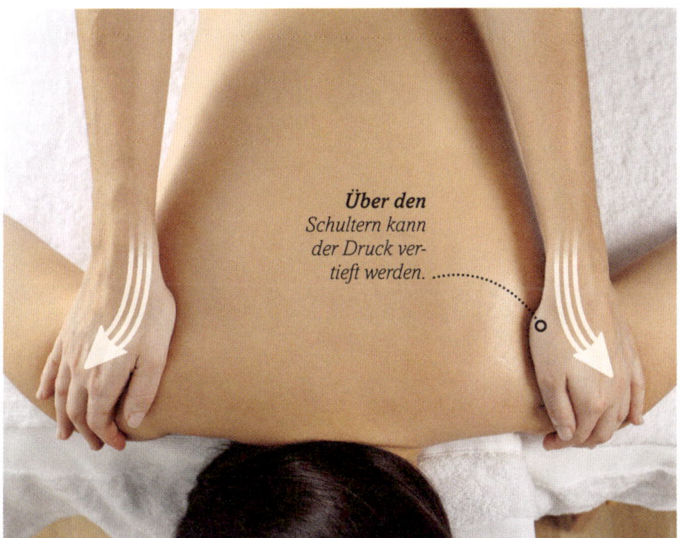

3

An den Schultern die Hände gleichzeitig zu einem großen T nach außen gleiten lassen, die Finger sind dabei entspannt. In die Streichung lehnen, den Druck etwas verstärken.

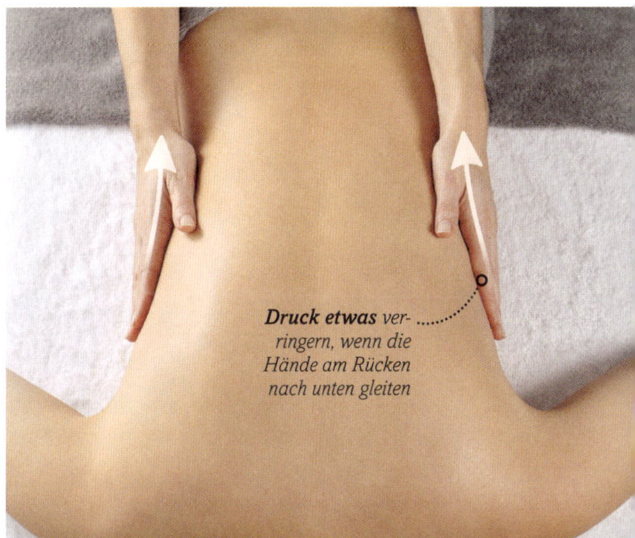

4

Die Hände seitlich zum Brustkorb, dann den ganzen Rücken entlang nach unten gleiten lassen. Dabei zu keinem Zeitpunkt den Kontakt mit dem Rücken verlieren, wenn Sie zur Wiederholung der Streichung ansetzen.

TAUSEND HÄNDE

WANN	WOFÜR	DRUCK
Auftakt; oder falls die Haut trocknet	**Öl verteilen; die Hände wärmen**	**Leicht bis mittel**

Diese Streichungen verteilen Öl auf großen Flächen, z.B. auf Rücken oder Gliedmaßen. Sie ölen die Haut, wärmen Ihre Hände und machen mit Berührung vertraut. Wenn Ihre Hände sich mit kleinen Bewegungen abwechseln, hält eine von beiden immer Kontakt. Der Nehmer hat das Gefühl, es seien viele Hände am Werk.

ÜBER DER HAUT

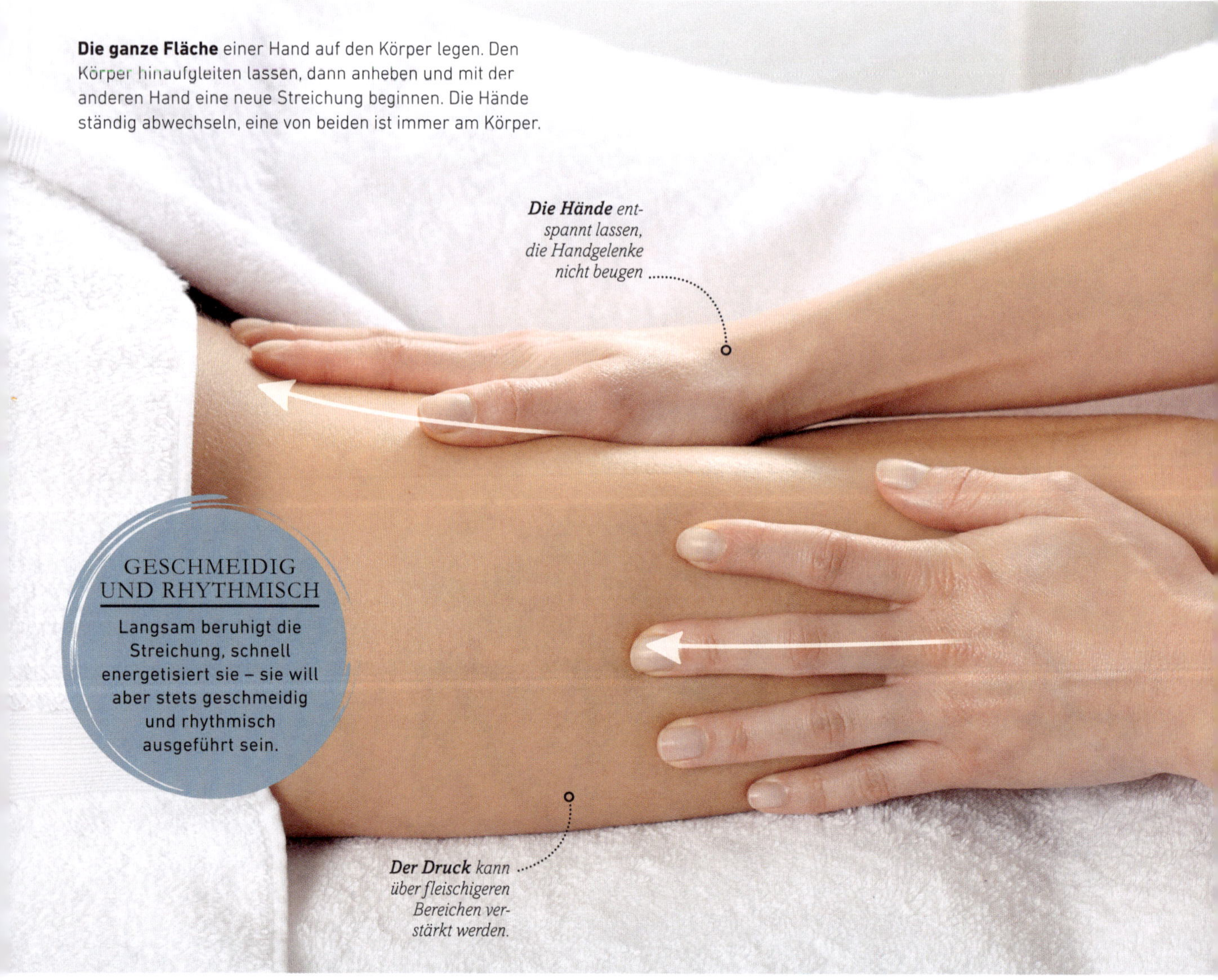

»Die Hände wechseln sich bei dieser Streichung ständig ab. Das erweckt den Eindruck, zahlreiche Hände wären am Körper tätig.«

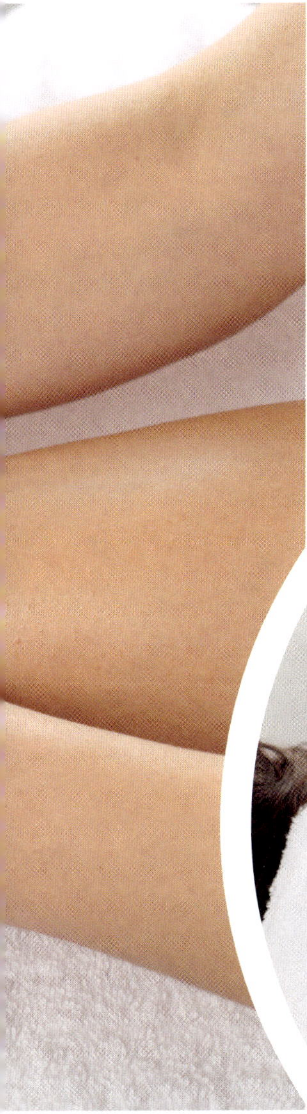

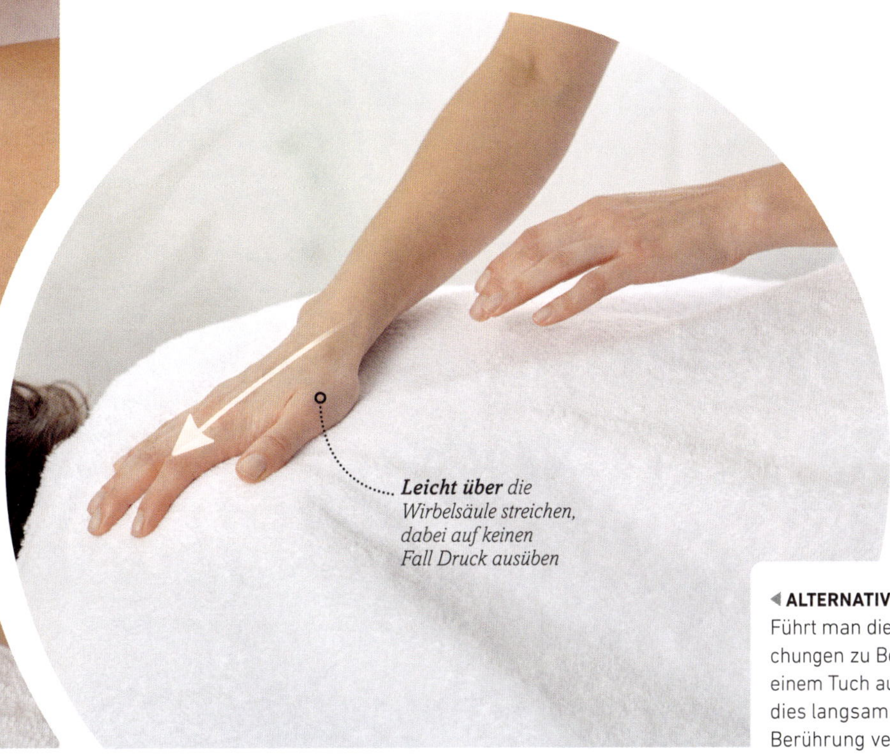

◀ **ALTERNATIVE**
Führt man diese Streichungen zu Beginn über einem Tuch aus, macht dies langsam mit Berührung vertraut.

STREICHEN UND GLEITEN

WANN	WOZU	DRUCK
Start der Behandlung eines Areals	**Öl auftragen; Gewebe erwärmen**	**Langsam bis mittel steigern**

Diese fließenden Streichungen zum Auftragen des Öls vor der Massage oder wenn die Haut trocken wird, dehnen und wärmen das Gewebe. So wird es mit Sauerstoff versorgt, und Sie spüren, wo Verspannungen sind. Die Hände dünn einölen und eine Streichung mindestens dreimal wiederholen, den Druck dabei jedes Mal verstärken.

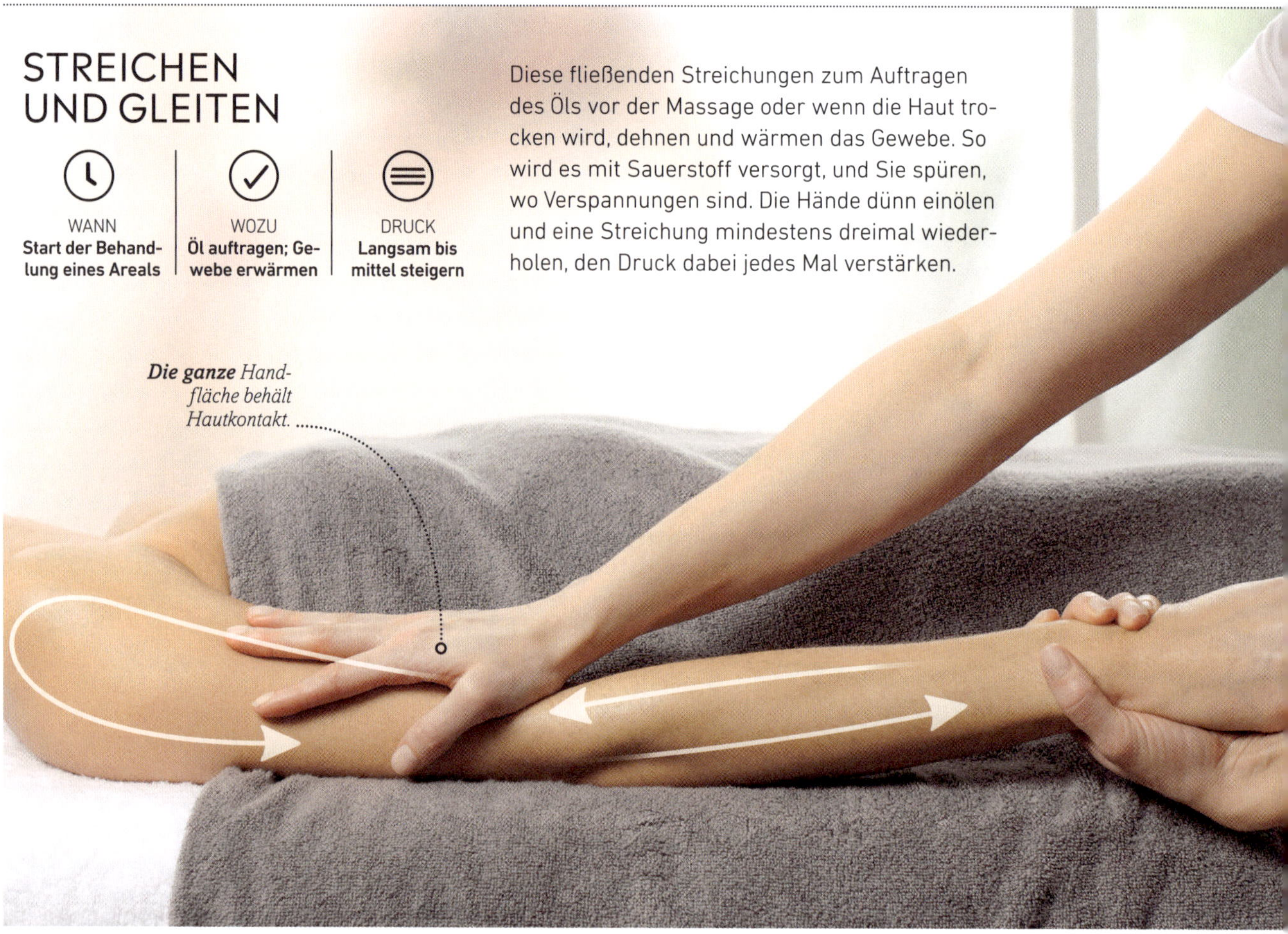

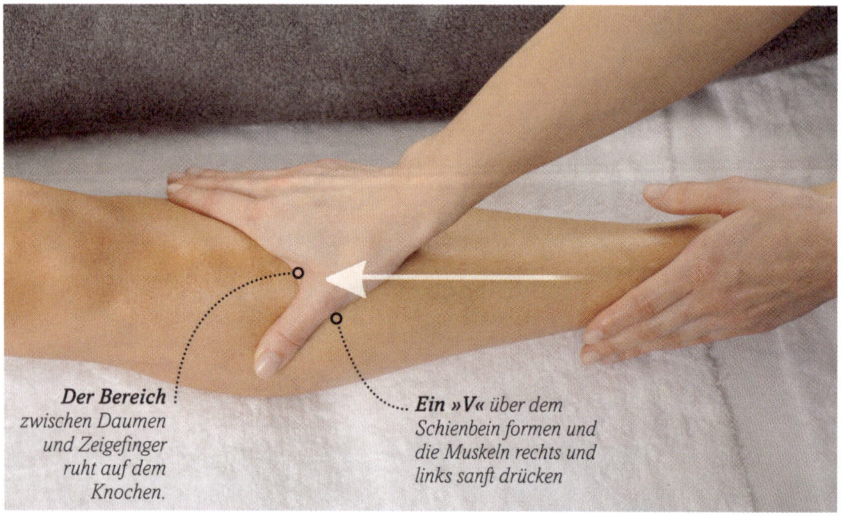

ÜBER DEM SCHIENBEIN

◂ **Bei dieser Technik,** wir nennen sie »Drachenmaul«, umschließt Ihre Hand das Schienbein. Die Methode lässt Sie ohne Druck auf den Knochen am Unterschenkel arbeiten. Die Form des Beins verhindert Überdehnen Ihres Daumengelenks. Zum Knie gleiten, dann an der Wade zurück, während die andere Hand eine neue Streichung beginnt.

DEN ARM ENTLANG

◀ **Das Handgelenk sanft** halten, um es zu stabilisieren, den Arm leicht dehnen, während die andere Hand den ganzen Arm hinaufgleitet, die Schulter umkreist und wieder hinabgleitet. Die Hände abwechseln, mehrere Male mit fließenden, rhythmischen Bewegungen wiederholen. Den Arm drehen, den Innenarm ebenso massieren.

TASTSINN

Diese einleitenden Streichungen fördern die Kommunikation zwischen Nerven und Muskeln und machen den Nehmer mit Ihren Berührungen vertraut.

ÜBER BRUST UND SCHULTERN

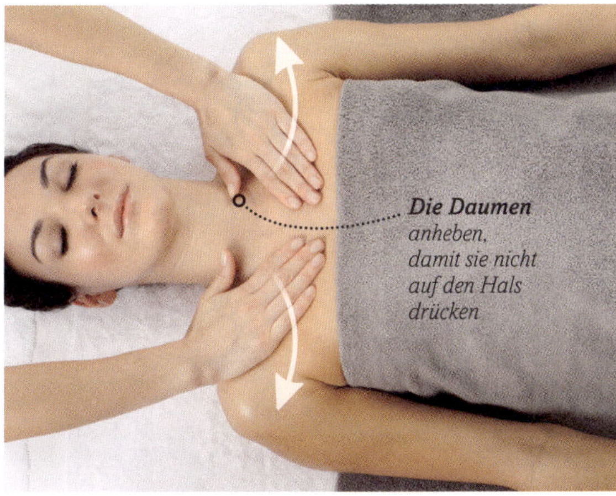

1

Mit leicht gebeugten Knien hinter den Kopf stellen. Die Hände auf beide Seiten der Brust legen, den sensiblen Bereich dabei nicht drücken. Zu den Schultern streichen.

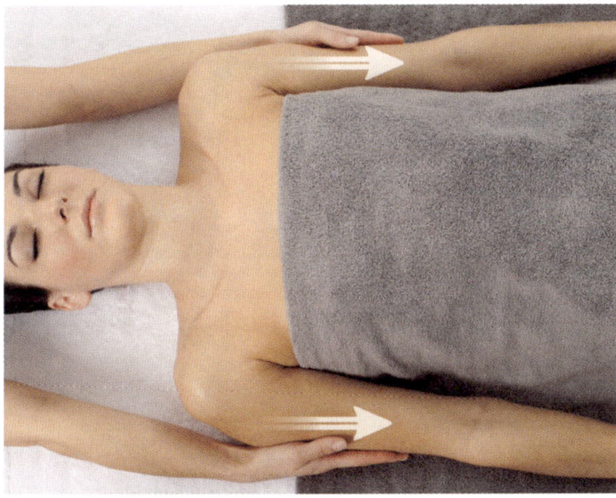

2

Die ganzen Handflächen behalten Körperkontakt. Schultern und Armoberseiten hinabgleiten, mit dem eigenen Gewicht den Druck auf diesen fleischigeren Bereich verstärken.

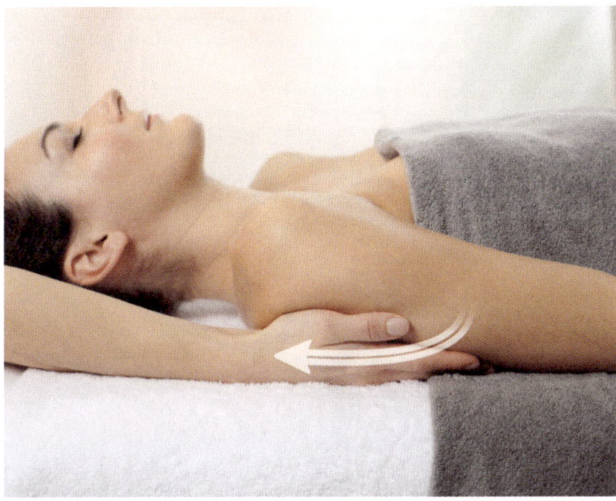

3

Die Handflächen unter die Arme führen und bis unter die Schultern wieder nach oben gleiten lassen. Die drei Schritte fortlaufend mehrmals wiederholen, in Schritt 2 den Druck jedesmal verstärken.

KREIS-STREICHUNG

WANN	WOFÜR	DRUCK
Nach eröffnenden Streichungen	**Durchblutung; Spannungsabbau**	**Mittel bis stark**

Das Gewebe kreisförmig zu bearbeiten fördert die Erwärmung und Durchblutung. Außerdem löst es Verklebungen in oberflächlichen Faszien, die möglicherweise Verspannungen und Schmerzen verursachen. Sie eignen sich deshalb gut für Areale, die häufig verspannt sind (z. B. Schultern, Rücken), oder um Anspannung in muskulösen Bereichen wie den Schenkeln zu lösen. Der Druck ist mittel bis stark, je stärker, desto langsamer die Bewegung.

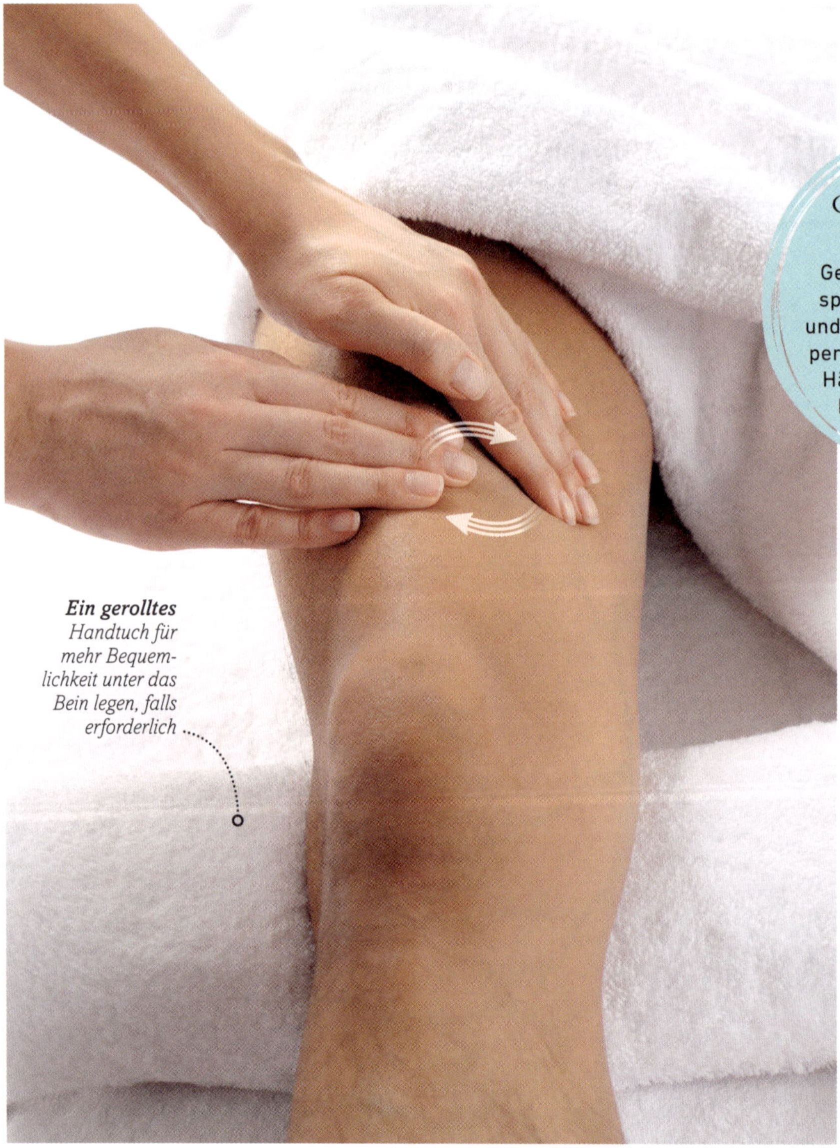

Ein gerolltes Handtuch für mehr Bequemlichkeit unter das Bein legen, falls erforderlich

GANZKÖRPER-EINSATZ

Gehen Sie in einen entspannten Ausfallschritt und bewegen Sie den Körper zu den Aktionen Ihrer Hände, wenn Sie einen Bereich bearbeiten.

MIT DEN FINGERN

◀ **Setzt man nur die Fingerspitzen** ein und hebt die Handfläche etwas an, kann man kleinere Bereiche wie den Oberschenkel bearbeiten. Auf- und abwärts kreisen, die Beschaffenheit des Gewebes beachten, um Verspannungen, etwa im Quadriceps, aufzuspüren.

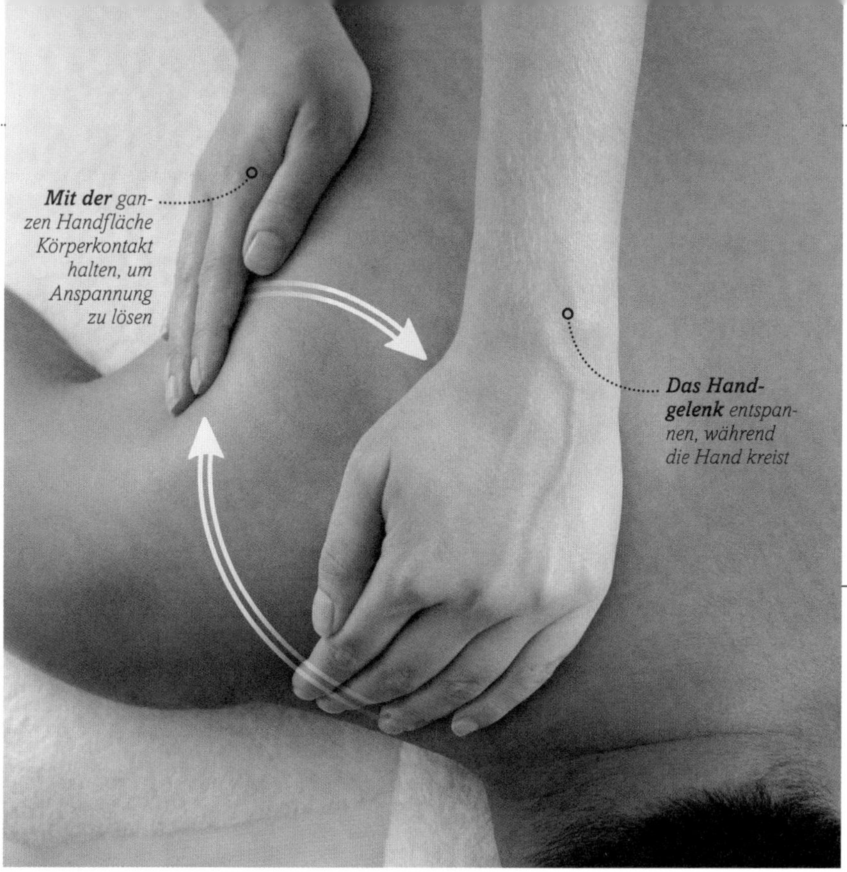

MIT DER GANZEN HAND

1

Auf großen Bereichen (Schultern, Rücken) mit der Handfläche kreisen. Mit den Händen an gegenüberliegenden Seiten des Kreises beginnen, im Uhrzeigersinn massieren und Knochen (Wirbel) meiden.

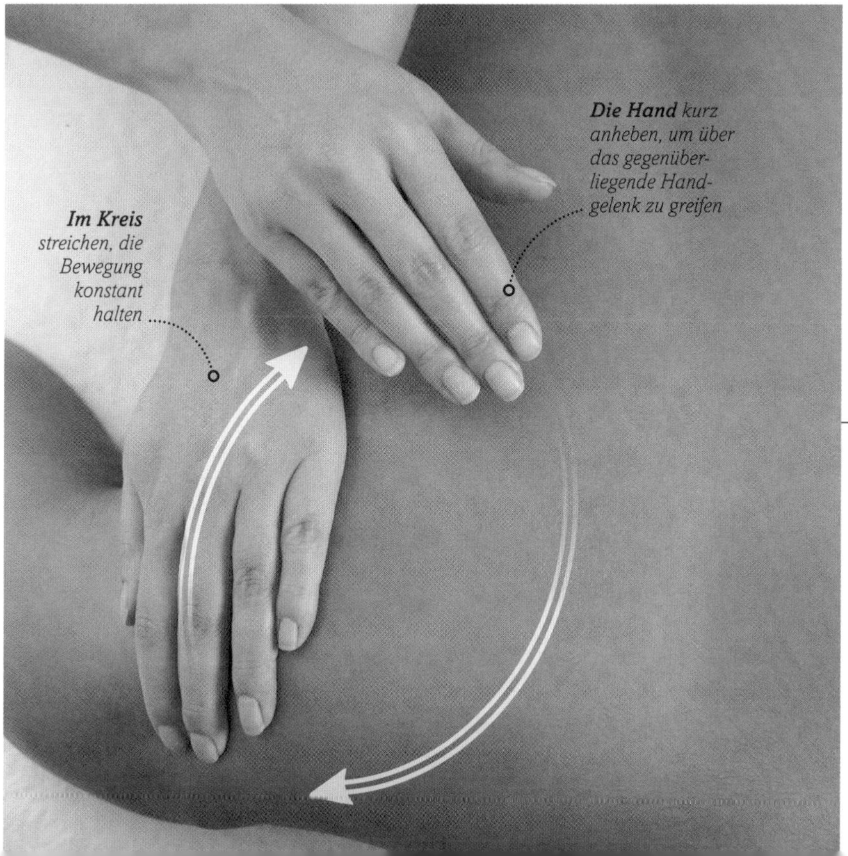

2

Eine Hand heben, um über das Handgelenk gegenüber zu greifen, sobald sie es erreicht hat. Die andere Hand hält Körperkontakt, die Bewegung wird nicht unterbrochen. Mehrmals an einer Schulter wiederholen, dann die andere Schulter massieren.

ÜBER KREUZ

WANN	WOFÜR	DRUCK
Nach Einölen, tiefen Streichungen	**Wärmen und lindern**	**Mittel bis stark**

Dieses lineare Dehnen und Drücken ist eine leichte, lindernde Effleurage-Technik, es kann aber auch, als knetende Petrissage, mit mehr Kraft durchgeführt werden. Drücken und Dehnen des Gewebes verstärkt die Durchblutung in diesem Bereich, was die Streichung sehr entspannend und wärmend macht. Sie lässt sich auch als Vorbereitung tieferer Streichungen einsetzen oder, zum Beruhigen, nach kräftiger Tiefenmassage. Über Kreuz arbeitet man meist auf größeren Bereichen, z. B. Rücken, Oberschenkeln und, weniger stark, am Bauch.

HÄNDE ÜBER KREUZ

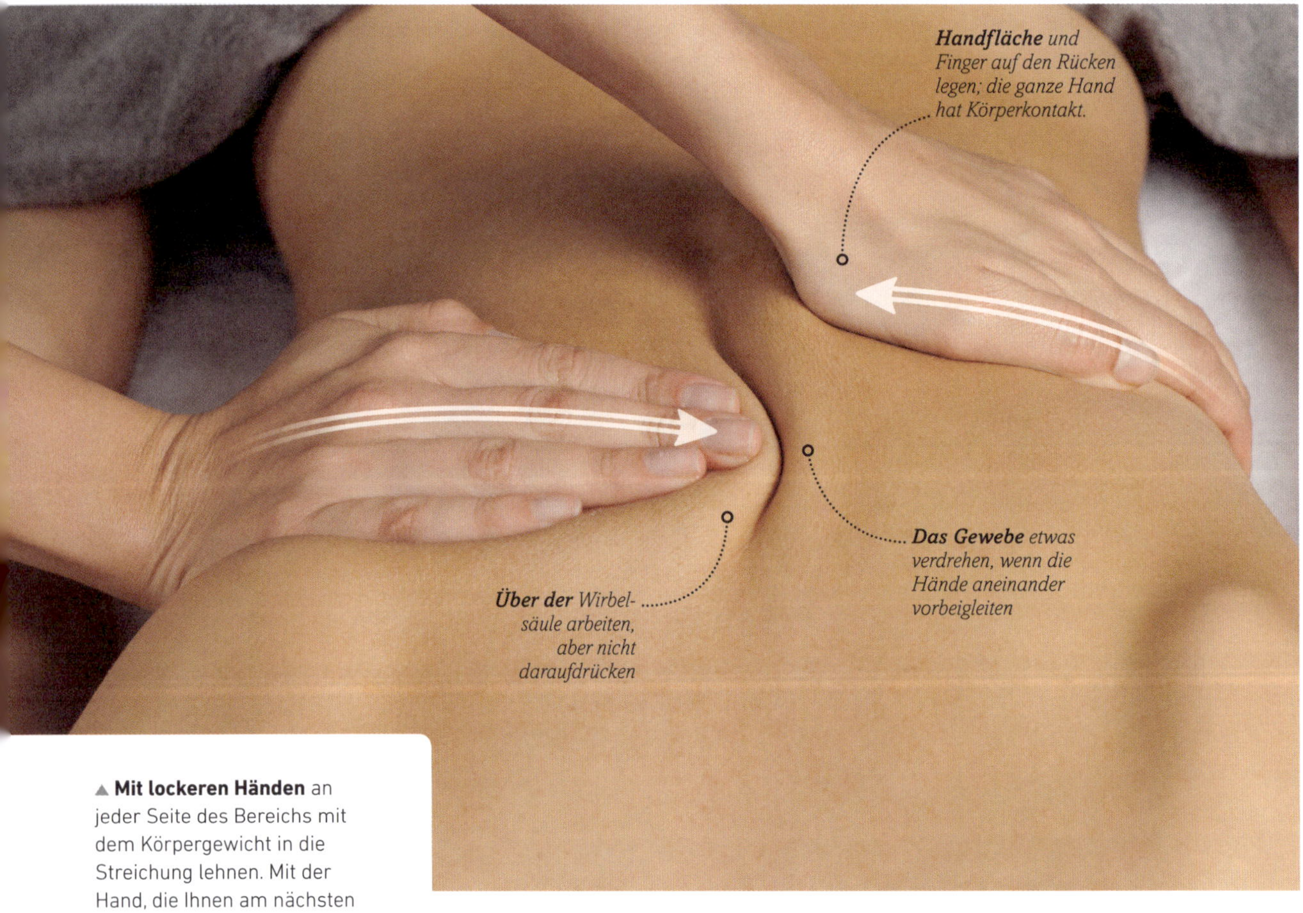

▲ **Mit lockeren Händen** an jeder Seite des Bereichs mit dem Körpergewicht in die Streichung lehnen. Mit der Hand, die Ihnen am nächsten ist, schieben, mit der entfernteren ziehen; das Gewebe in der Mitte drücken, wenn die Hände aneinander vorbeigleiten.

»Das Drücken und Dehnen des Gewebes ist äußerst entspannend und wärmend.«

UNTERARME ÜBER KREUZ

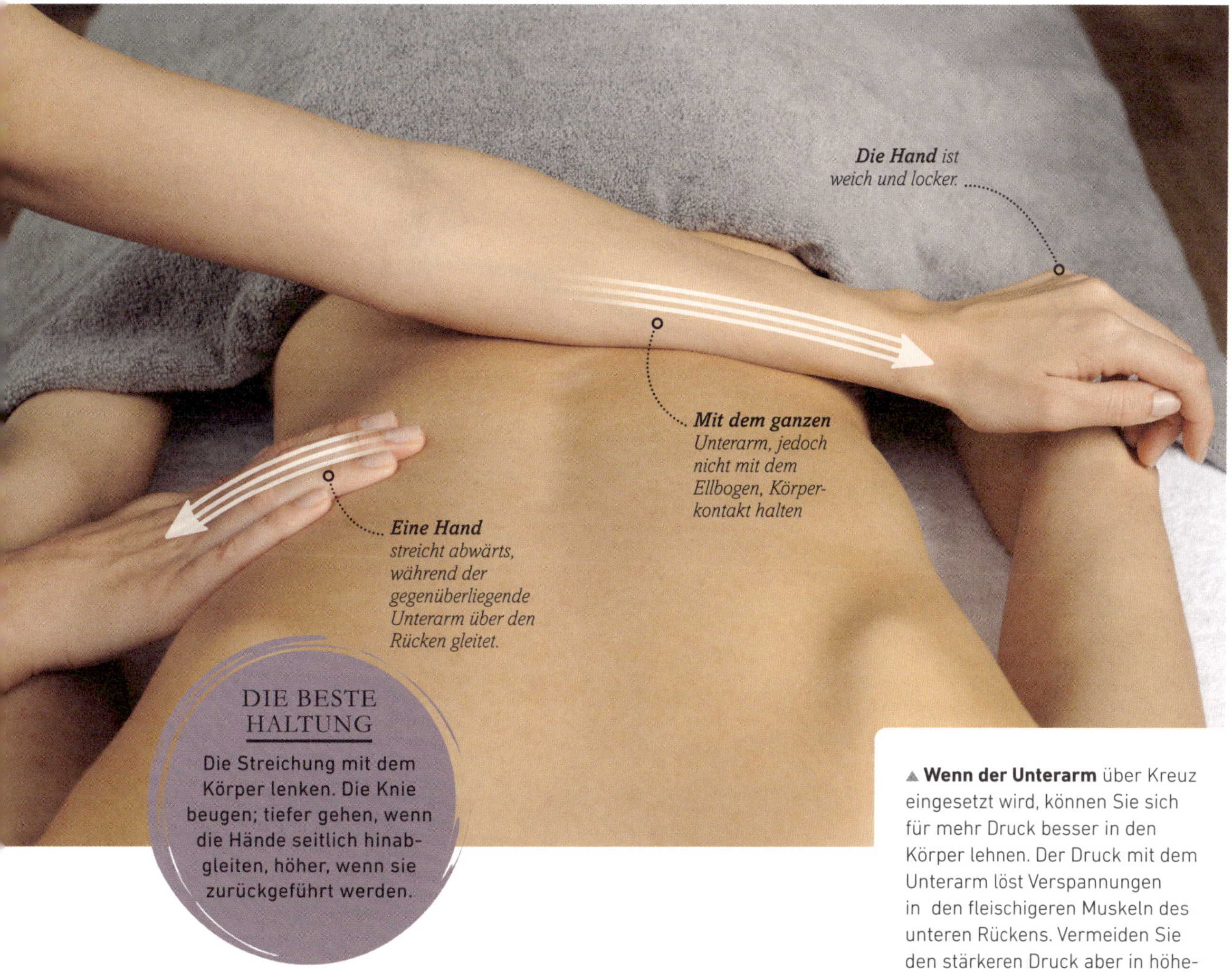

▲ **Wenn der Unterarm** über Kreuz eingesetzt wird, können Sie sich für mehr Druck besser in den Körper lehnen. Der Druck mit dem Unterarm löst Verspannungen in den fleischigeren Muskeln des unteren Rückens. Vermeiden Sie den stärkeren Druck aber in höheren Bereichen des Rückens.

DIE BESTE HALTUNG

Die Streichung mit dem Körper lenken. Die Knie beugen; tiefer gehen, wenn die Hände seitlich hinabgleiten, höher, wenn sie zurückgeführt werden.

DIE LIEGENDE ACHT

WANN	WOFÜR	DRUCK
Nach Effleurage, vor tiefen Streichungen	**Gewebe dehnen und wärmen**	**Mittel bis stark (gering an der Wirbelsäule)**

Diese Technik bewegt und dehnt das Gewebe in unterschiedliche Richtungen. Man wendet sie am besten nach anfänglichen Aufwärm-Streichungen an. Das Dehnen bereitet perfekt auf eine Tiefenmassage vor. Bei fleischigen Arealen kann man die Hände aufeinanderlegen, oder die Hände arbeiten für eine kreuzweise Dehnung von Rücken, Schulter und Hüfte getrennt voneinander.

HÄNDE AUFEINANDER

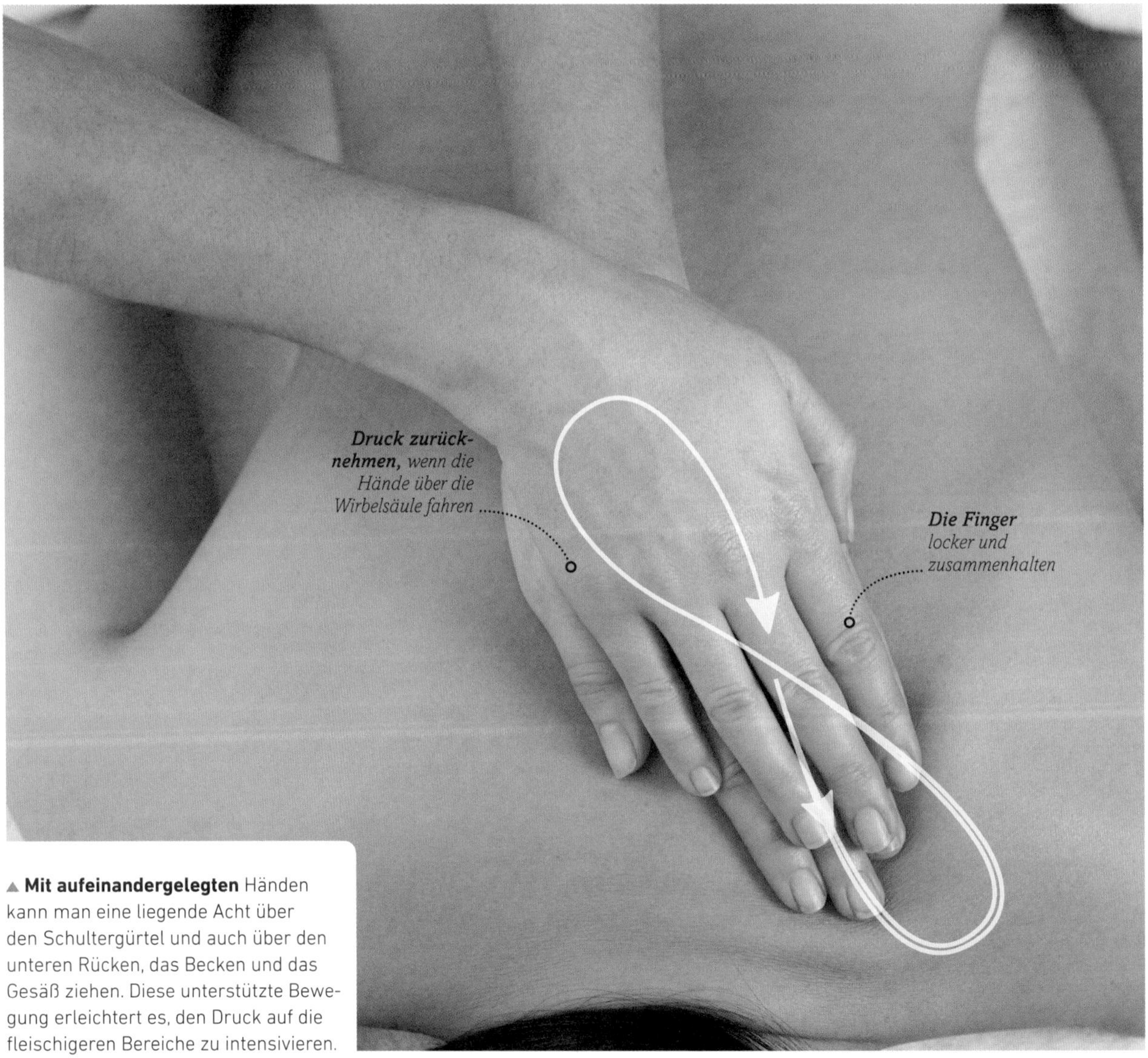

▲ **Mit aufeinandergelegten** Händen kann man eine liegende Acht über den Schultergürtel und auch über den unteren Rücken, das Becken und das Gesäß ziehen. Diese unterstützte Bewegung erleichtert es, den Druck auf die fleischigeren Bereiche zu intensivieren.

HÄNDE EINZELN

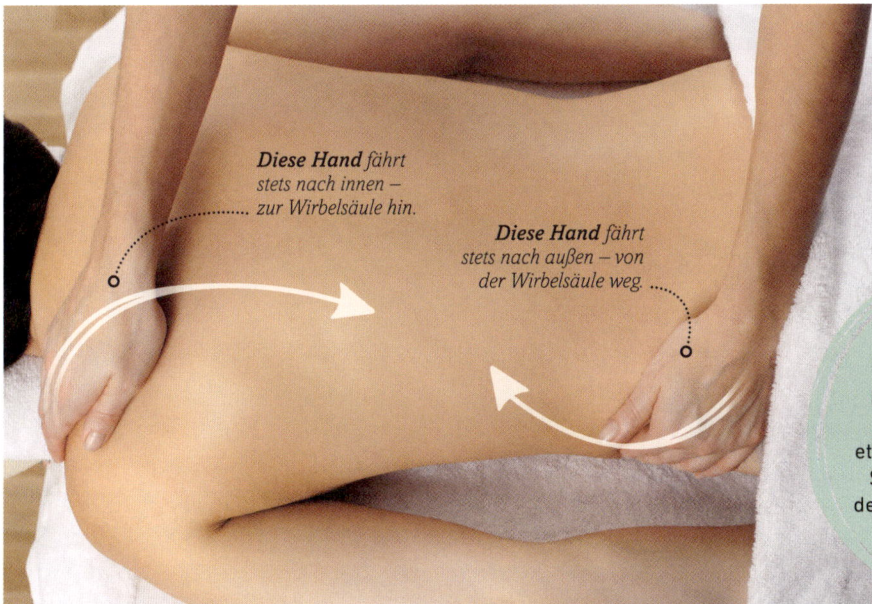

RHYTHMUS FINDEN

Bis hier ein Rhythmus gefunden ist, kann es etwas dauern. Tipp: Üben Sie erst die Bewegung der einen Hand, bevor die andere dazukommt.

1 **Seitlich in die Knie gehen,** entfernt eine Hand auf die Schulter, die andere auf den unteren Rücken legen. Die Hände zueinander führen, das Gewebe mit der Schulterhand ziehen, mit der anderen drücken.

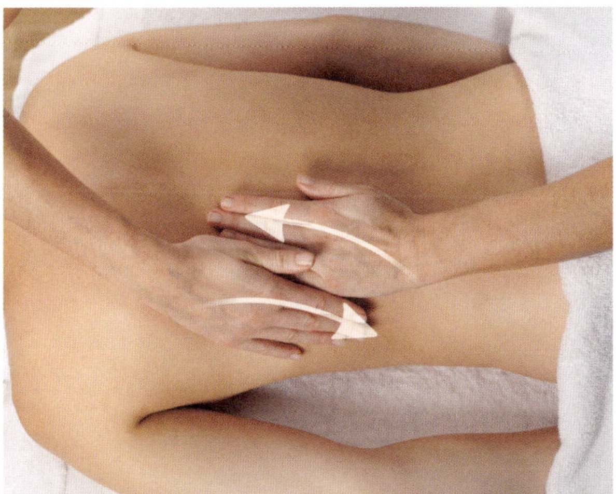

2 **Die Hände** aufeinander zubewegen, so drehen, dass die Finger aufeinandertreffen, bis sie sich in der Rückenmitte begegnen. Druck zurücknehmen, wenn die Rückenmitte erreicht ist.

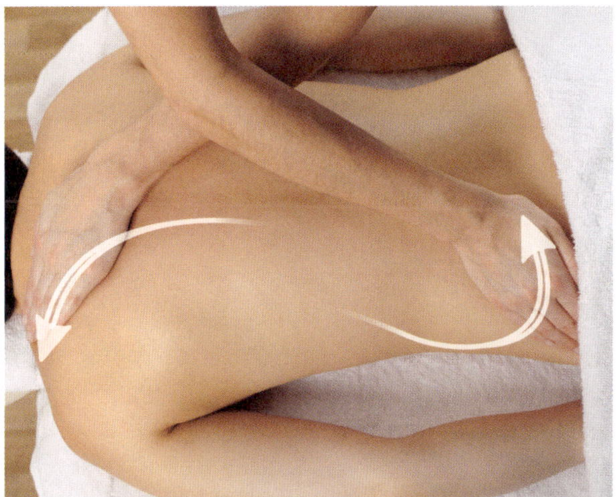

3 **Die Arme kreuzen,** jede Hand zum gegenüberliegenden Ende des Rückens gleiten lassen, bis die Acht komplett ist. Seite wechseln, Streichung wiederholen.

TIEFE STREICHUNGEN

WANN	WOFÜR	DRUCK
Nach Aufwärm-Massage	**Chronische Verspannung lösen**	**Stark**

Tief in das Gewebe und die Faszien hineinzuarbeiten, lässt Sie Areale erreichen, die oft verspannt sind, etwa Rücken, Trapezmuskeln und Beinmuskulatur. Mit unterschiedlichen Körperteilen oder mit aufeinandergelegten Händen zu massieren, schützt Ihre Handgelenke und ermöglicht es, sich hineinzulehnen und den Druck mit dem eigenen Körpergewicht zu intensivieren. Das Gewebe mit leichteren Streichungen erwärmen und vorbereiten, am Ende mit leichten Streichungen beruhigen. Tiefe Streichungen müssen sehr langsam und gefühlvoll durchgeführt werden.

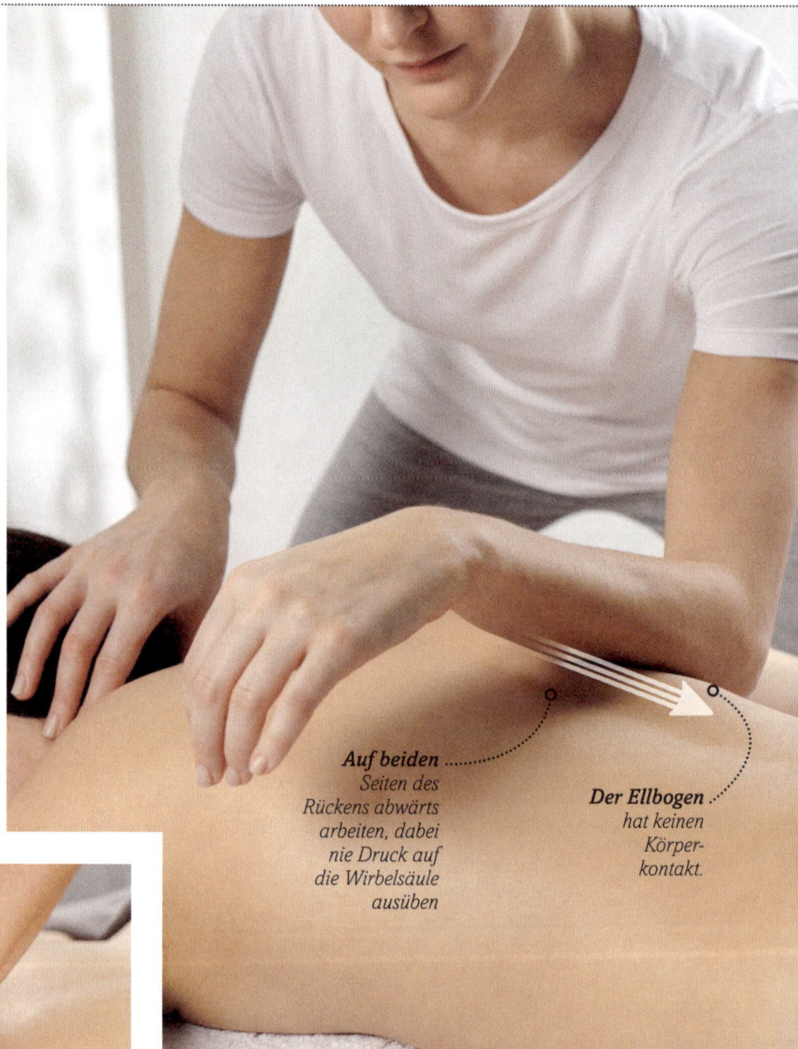

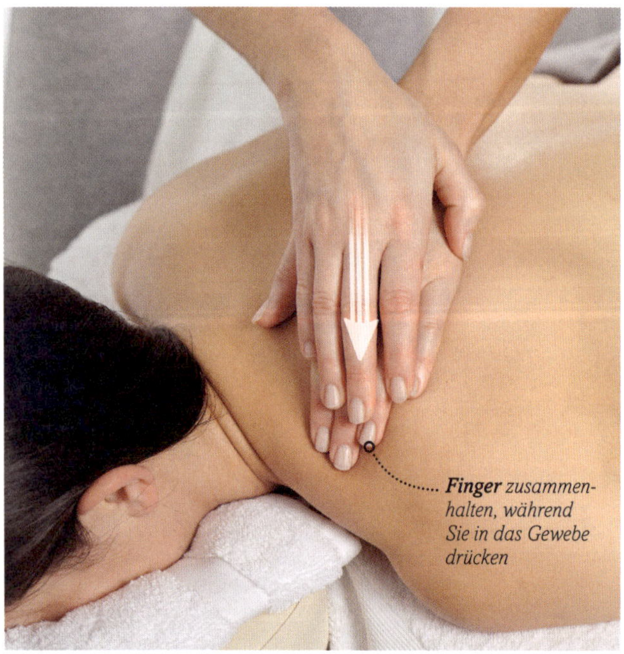

HÄNDE AUFEINANDER

◀ **Eine Hand** auf die andere legen, um den Druck zu verstärken und auch Ihre Handgelenke und Finger zu schützen. Dies ist eine gute Technik zur intensiven Behandlung von Gewebe, etwa der Trapezmuskeln der Schultern.

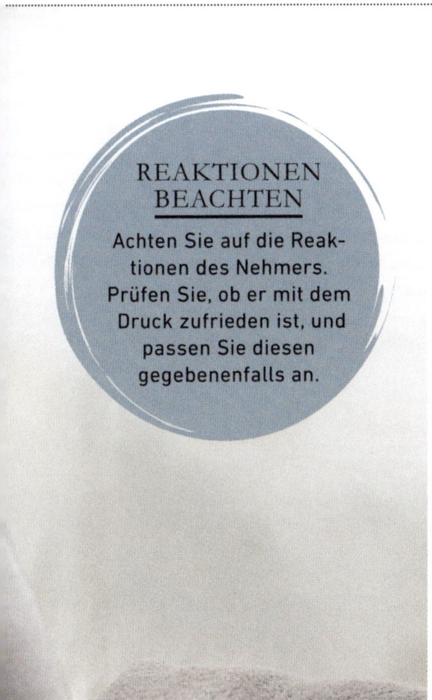

REAKTIONEN BEACHTEN

Achten Sie auf die Reaktionen des Nehmers. Prüfen Sie, ob er mit dem Druck zufrieden ist, und passen Sie diesen gegebenenfalls an.

UNTERARM-DRUCK

▲ **Mit dem Unterarm** zu drücken ermöglicht stärkeren Druck auf große Areale wie den Rücken. Die Knie beugen und den Druck mit dem eigenen Körpergewicht verstärken. Den Druck in der Nierengegend (Rückenmitte) verringern, am Gesäß und an den Trapezmuskeln erhöhen.

HANDKANTE

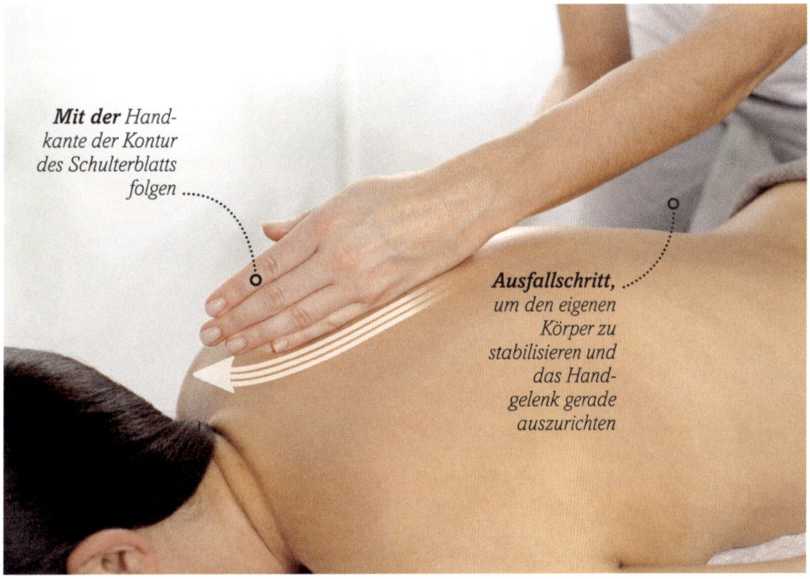

▲ **Mit der Handkante** erreichen Sie den schmalen Bereich zwischen Wirbelsäule und Schulterblatt. Die andere Hand auf die Schulter des Nehmers legen, um eine Verbindung zwischen seinem Körper und Ihrer Berührung herzustellen.

HANDBALLEN

Diese Technik ist gut zum ▶ Aufwärmen vor sportlicher Betätigung, darf aber bei Tiefer Venenthrombose (TVT) nicht angewendet werden. In Richtung Knie die Wade rhythmisch mit den Handballen drücken. Am Knie anhalten, die Hände zur Ferse gleiten lassen.

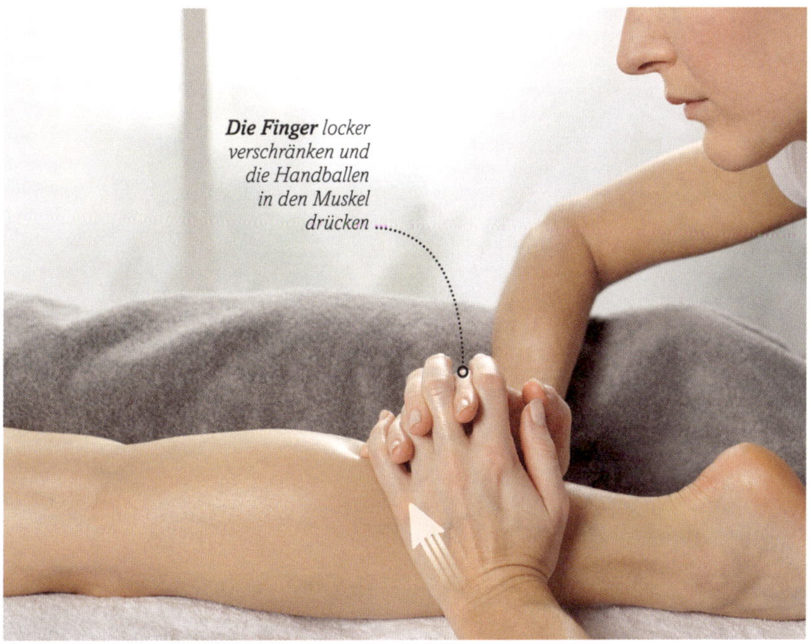
Die Finger locker verschränken und die Handballen in den Muskel drücken

FEDERSTRICHE

WANN	WOZU	DRUCK
Bereichs- oder ganze Massage abschließen	**Entspannen und deenergetisieren**	**Extrem leicht**

Diese sehr leichte Berührung stimuliert eher die Nerven, als dass sie eine Wirkung auf die Muskulatur hat. Sie kann sehr entspannend sein, möglicherweise aber auch kitzeln. Man wendet sie daher auf weniger empfindlichen Bereichen (z. B. Rücken, Bein, Unterarm, Kopfhaut) an, wenn der Nehmer bereits entspannt ist. Sie ist geeignet, um eine Bereichsmassage oder Sitzung zu beenden, und zieht Energie ab.

FEDERSTRICHE MIT DEN FINGERSPITZEN

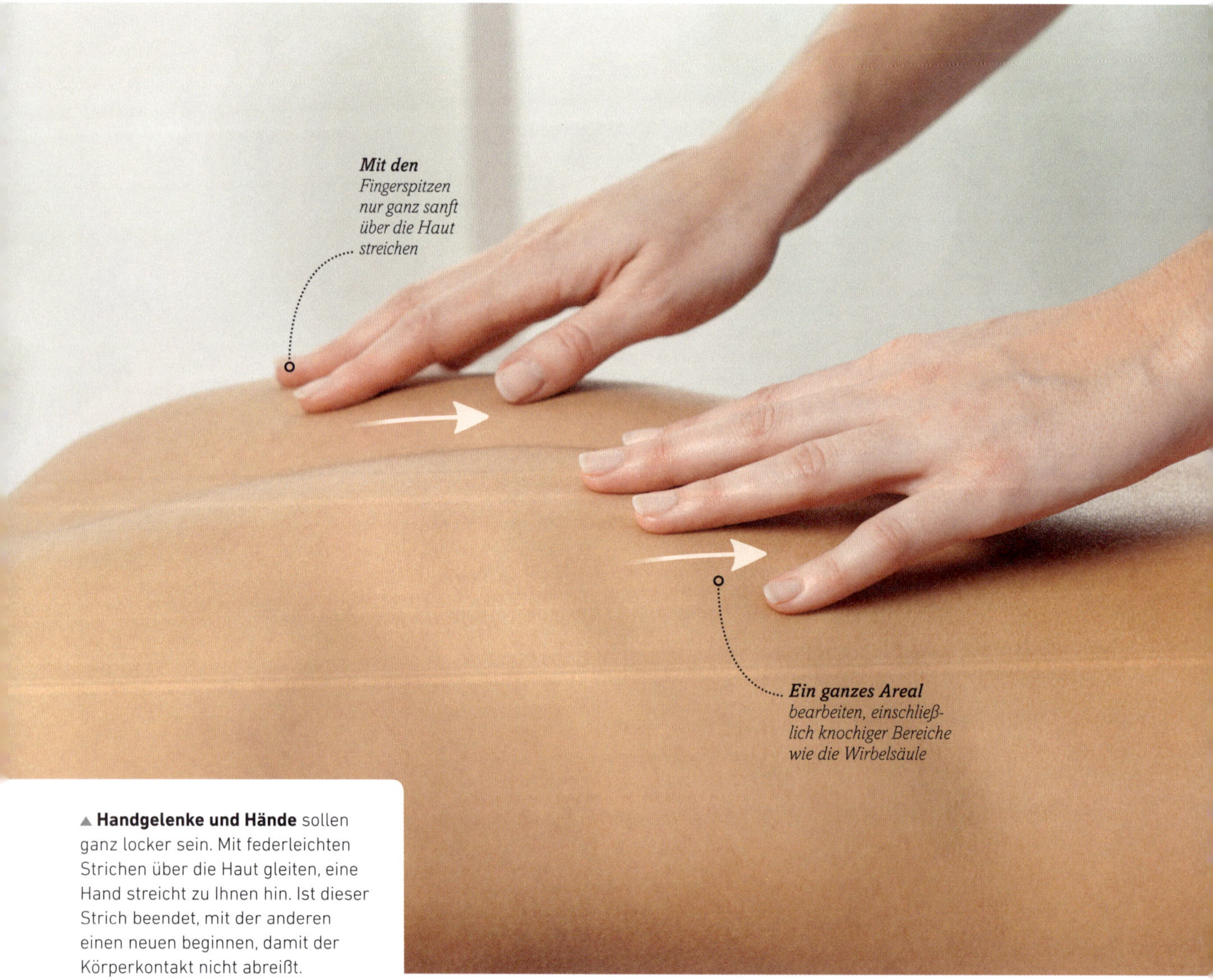

▲ **Handgelenke und Hände** sollen ganz locker sein. Mit federleichten Strichen über die Haut gleiten, eine Hand streicht zu Ihnen hin. Ist dieser Strich beendet, mit der anderen einen neuen beginnen, damit der Körperkontakt nicht abreißt.

HANDRÜCKEN

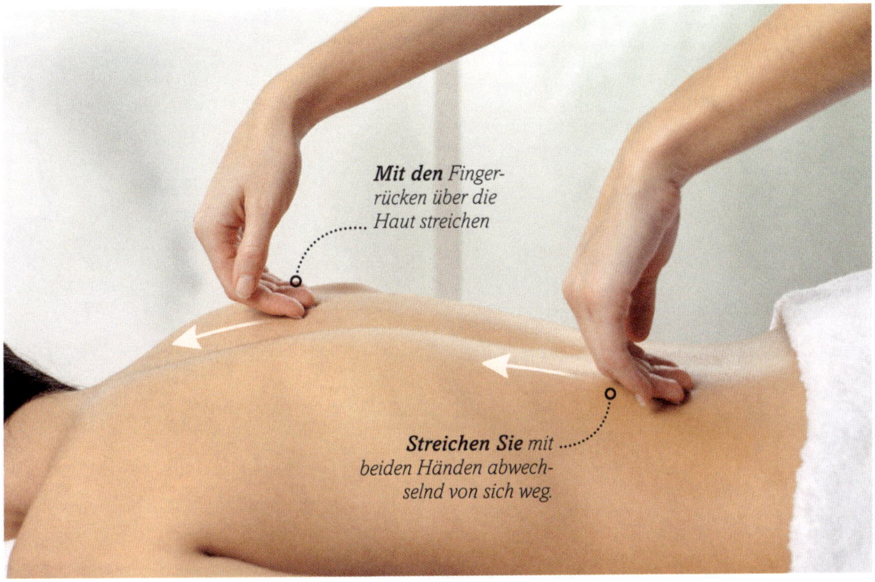

▲ **Federstriche mit den Handrücken** können ein gewisses Kribbeln auslösen. Das sorgt für einen sinnlicheren Effekt, etwa bei einer Partnermassage.

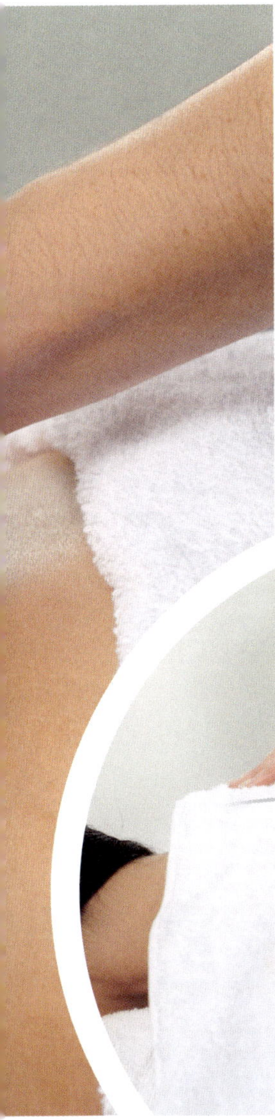

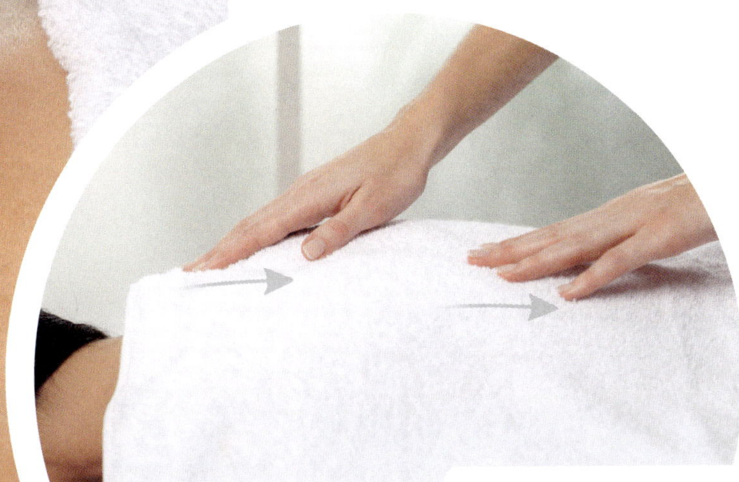

◀ **ALTERNATIVE**
Damit der Nehmer es am Ende der Sitzung warm hat, machen Sie die Striche auf einem Tuch.

REAKTIONEN BEACHTEN

Beobachten Sie, wie der Nehmer sich fühlt. Manche finden Federstriche irritierend statt entspannend. Dann verzichten Sie lieber darauf.

GRUNDTECHNIKEN

PETRISSAGE

Petrissage bedeutet Kneten der fleischigen, muskulösen Körperbereiche. Es folgt auf die leichteren Streichungen der Effleurage, die das Gewebe aufgewärmt haben. Die Arbeitsrichtung ist längs und quer zu den Muskelfasern, was die tieferen Muskelschichten beeinflusst. Das Kneten und Walken wirkt tief in den jeweiligen Bereich und löst Verklebungen der Faszien, regt die Durchblutung an und fördert den Abtransport von Abfallprodukten über das lymphatische System. Die Griffe folgen einem festen, gleichbleibenden Rhythmus. Einige Effleurage-Techniken, bei denen das Gewebe kräftiger bearbeitet oder gepresst wird, können sich mit Petrissage-Griffen überschneiden.

WRINGEN

WANN	WOFÜR	DRUCK
Nach wärmender Effleurage	**Durchblutung anregen**	**Mittel**

Zu diesen Griffen – Drücken und Ziehen – gehört eine Verwringung, die auf leicht eingeölter Haut ausgeführt werden sollte, um unangenehmes Zerren zu vermeiden. Die fließende, rhythmische Massage wird auf fleischigen Bereichen wie Oberkörper und Oberschenkeln angewendet. Wenn Sie eine Verspannung ertasten, können Sie diese mit Daumen und Zeigefinger kneten (siehe Seite 60). Man kann auch mit den Unterarmen wringen, aus dem seitlichen Stand, wie es bei der nebenstehenden Abbildung beschrieben ist. Den eigenen Körper rhythmisch drehen, erst Richtung Kopf, dann zu den unteren Extremitäten hin, um das Gewebe durchzuwalken.

ZUTIEFST BEFREIEND

Diese Behandlung kann sehr befreiend wirken. Fragen Sie den Nehmer, wie er sich fühlt. Genießt er den Druck, können Sie diesen steigern.

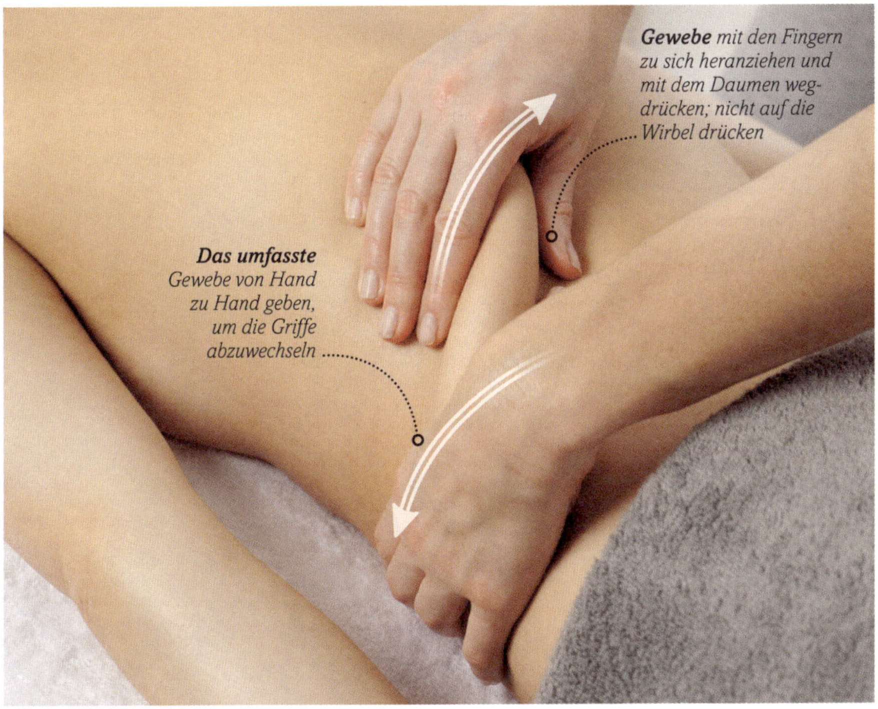

MIT GESPREIZTEN DAUMEN

◀ **Das Gewebe mit** Fingern und abgespreizten Daumen zu wringen macht die Griffe kräftig. Bearbeiten Sie ein Areal auf- und abwärts, jeweils auf der von Ihnen entfernten Seite des Rückens. Zu häufiges Anwenden dieser Technik kann die Daumen belasten, setzen Sie sie also mit Bedacht ein.

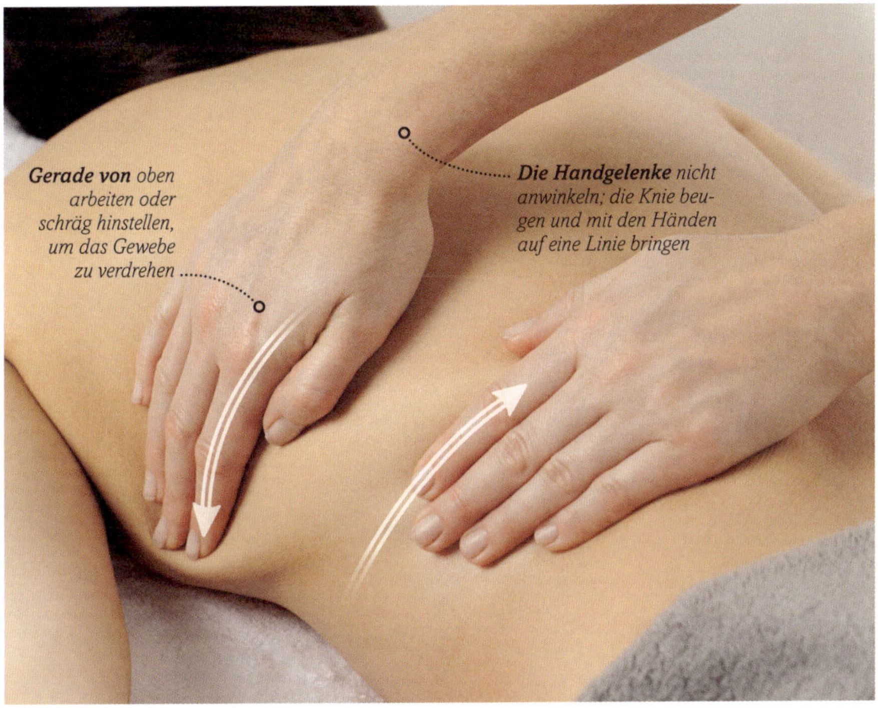

MIT ANGELEGTEN DAUMEN

◀ **Die Daumen** anzulegen macht das Wringen sanfter, schützt aber die Daumen vor Überbelastung. Schwingen Sie hin und her, um die Bewegung vom Körper aus, nicht mit Händen und Handgelenken zu lenken.

KNUCKLING

WANN	WOFÜR	DRUCK
Meist gegen Ende der Sitzung	**Entspannend und belebend**	**Leicht bis stark**

Für diese Technik ballen Sie die Hände zu weichen, lockeren Fäusten, beugen die Finger im zweiten Gelenk. Massiert wird mit den Fingerknöcheln *(knuckles)*, zur Durchblutungsförderung in einem Bereich; wenig Öl verwenden. Die Bewegung kann langsam, rhythmisch und entspannend sein, wie beim kreisförmigen Knuckling auf empfindlichen Bereichen, oder energetisierend, wenn Gewebe in fleischigen Arealen gedehnt wird.

KREISEND

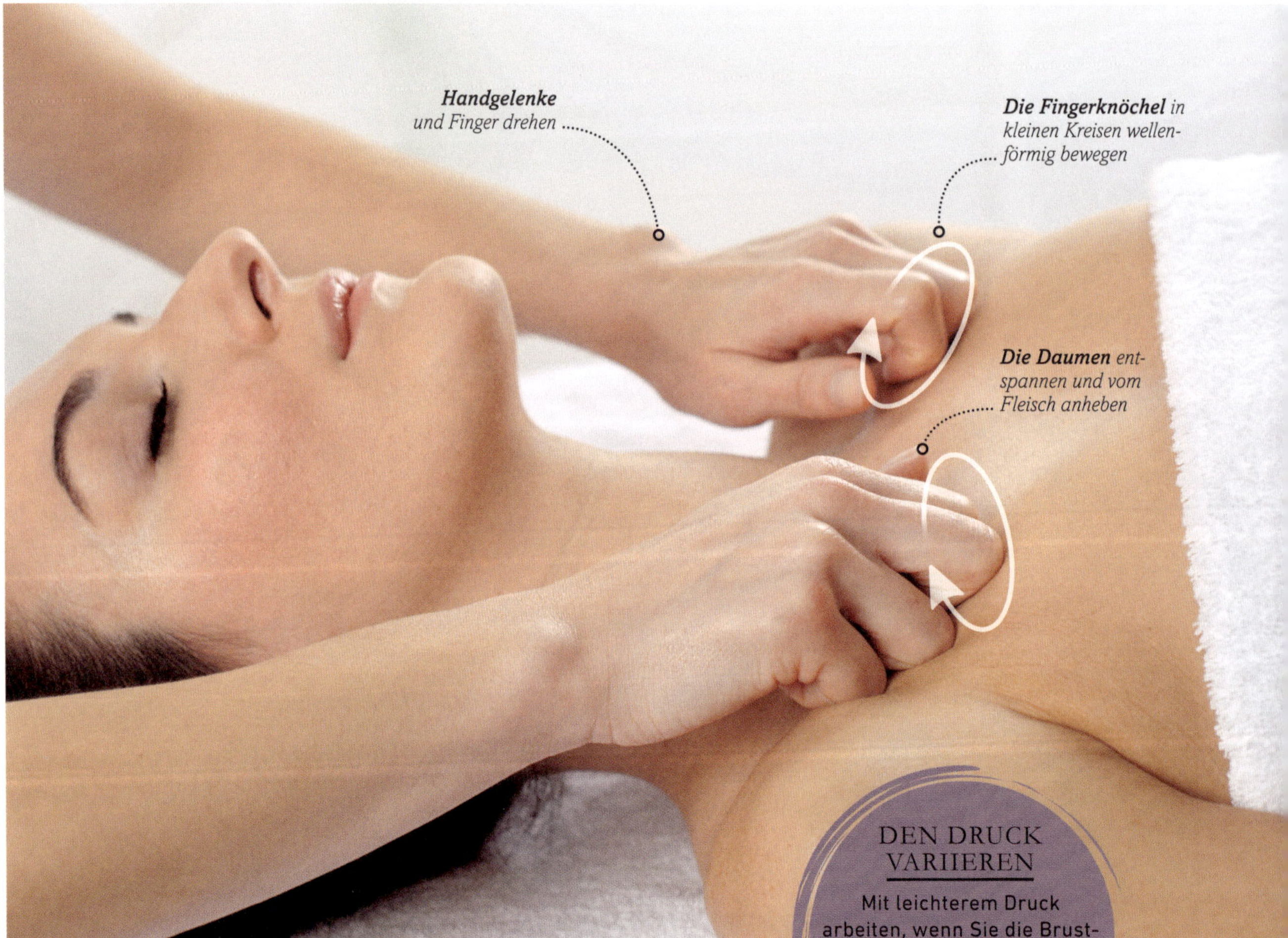
Handgelenke *und Finger drehen*
Die Fingerknöchel *in kleinen Kreisen wellenförmig bewegen*
Die Daumen *entspannen und vom Fleisch anheben*

▲ **Das leichte Knuckling** wendet man an empfindlichen Arealen wie den Brustmuskeln und punktuell an kleinen Stellen an. Die Hände sind dicht am Körper, die Fäuste locker und die Handgelenke entspannt. Auf der Brust von der Mitte aus arbeiten, um Abfallstoffe in die Lymphknoten zu lenken.

DEN DRUCK VARIIEREN

Mit leichterem Druck arbeiten, wenn Sie die Brustmuskeln einer Frau massieren (das Brustgewebe auslassen), mit stärkerem bei einem Mann.

LINEAR

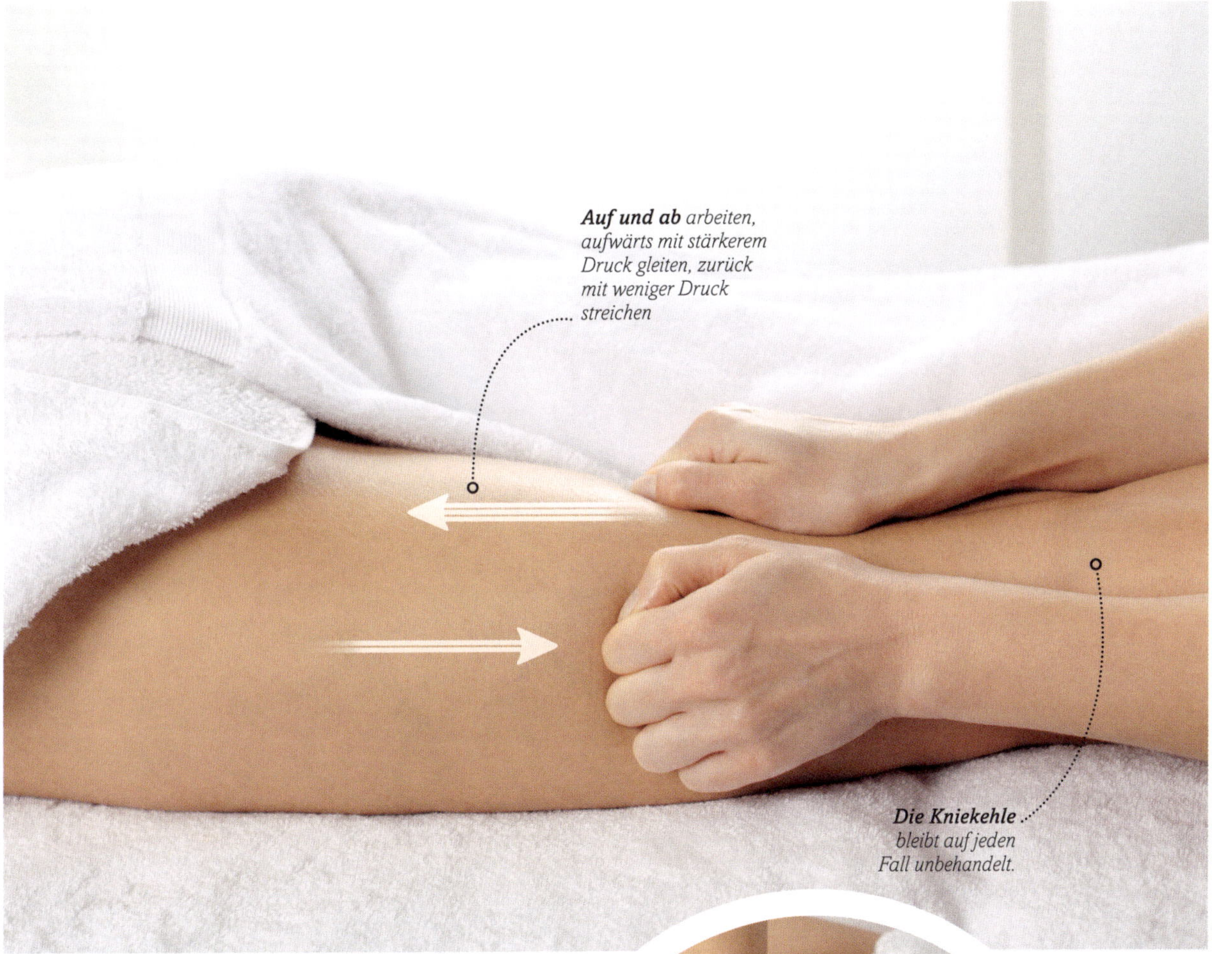

▲ **Knuckling lässt sich** in einer gleitenden, geraden Bewegung über fleischigen Bereichen, etwa der Rückseite der Oberschenkel, mit mehr Druck anwenden. In den Ausfallschritt gehen oder die Knie beugen, wenn die ganze Faust über das Areal gleitet, den Oberkörper nach vorn lehnen, damit Ihr Körpergewicht den Druck verstärken kann.

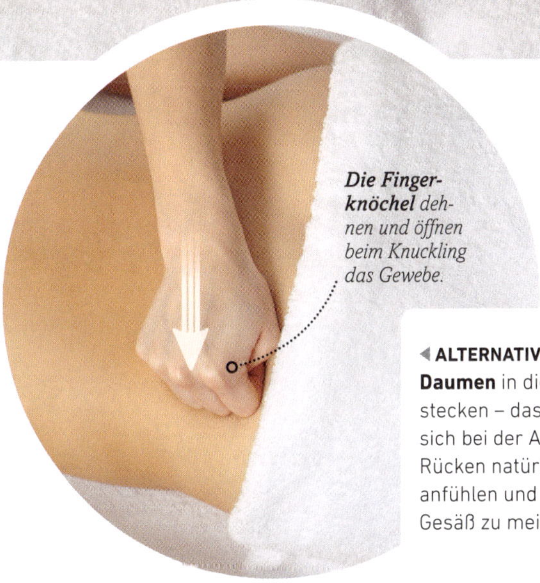

◀ **ALTERNATIVE**
Daumen in die Faust stecken – das kann sich bei der Arbeit am Rücken natürlicher anfühlen und hilft, das Gesäß zu meiden.

KNETEN

WANN	WOFÜR	DRUCK
Nach Aufwärm-Streichungen	**Spannungsabbau im Gewebe**	**Mittel bis stark**

Diese Petrissage-Technik setzt Finger, Daumen und gelegentlich die Handballen ein, die das Gewebe ziehen, dehnen und drücken. Die Muskeln werden bearbeitet, um Verklebungen in den Faszien zu lösen, Verspannungen und Schmerzen zu lindern. Kneten eignet sich gut für die Massage kleinerer Bereiche, etwa das fleischige Areal oben am Trapezmuskel oder zwischen Schulterblatt und Wirbelsäule.

ZWEIHANDKNETUNG

TECHNIKEN ABWECHSELN

Wechseln Sie zwischen kräftigem Kneten und gleitenden Effleurage-Streichungen ab, wenn Sie z. B. den Rücken massieren.

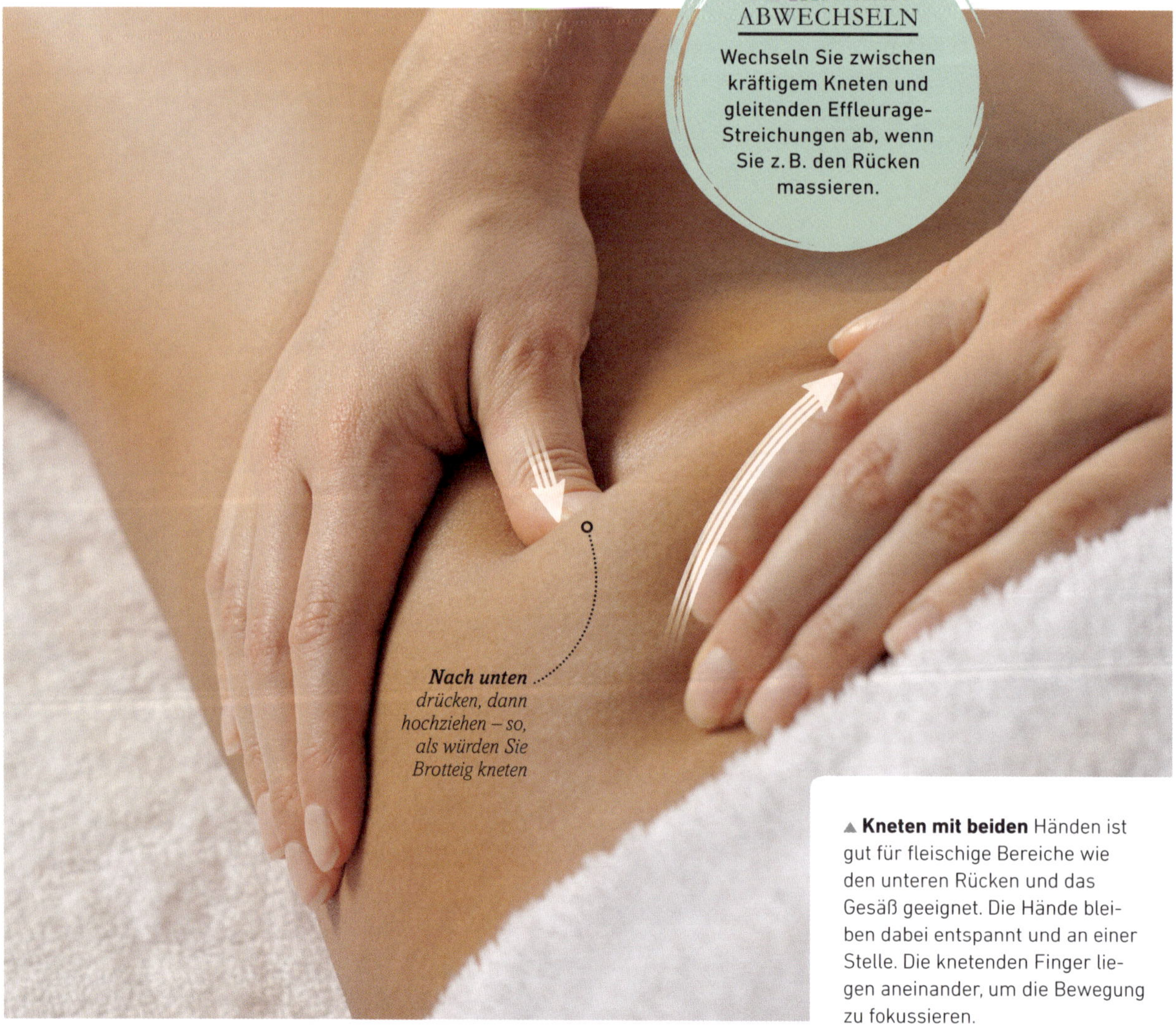

▲ **Kneten mit beiden** Händen ist gut für fleischige Bereiche wie den unteren Rücken und das Gesäß geeignet. Die Hände bleiben dabei entspannt und an einer Stelle. Die knetenden Finger liegen aneinander, um die Bewegung zu fokussieren.

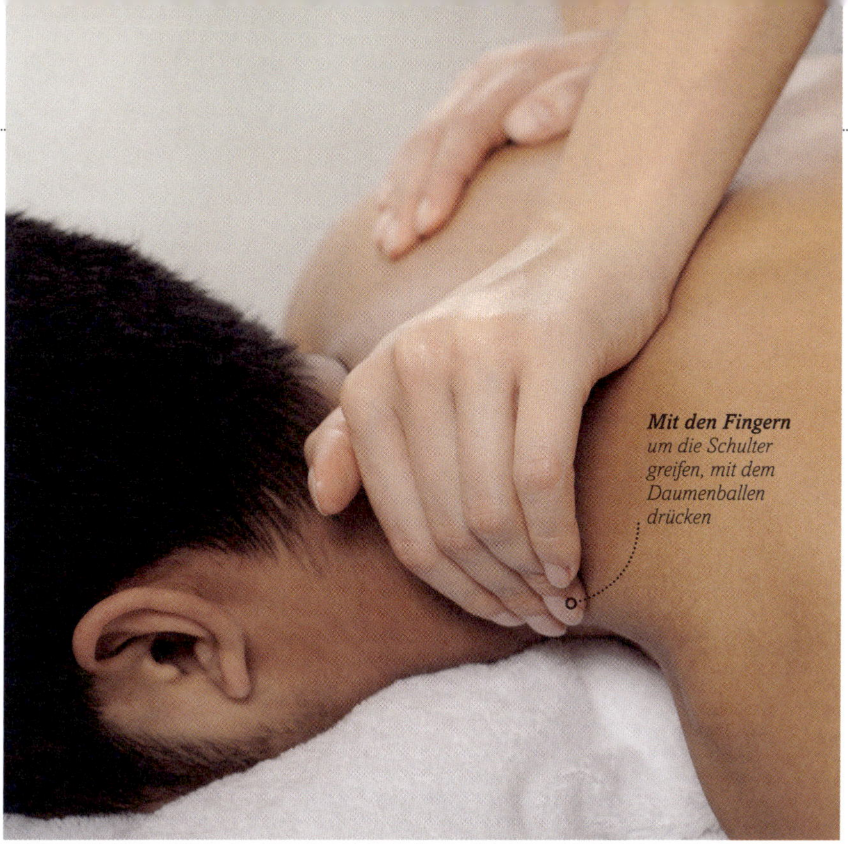

MIT DEM DAUMENBALLEN

◀ **Der Daumenballen** kann benutzt werden, um die Schulterrundung zu kneten. Damit gelangen Sie tief in den Schulterbereich, ohne die Daumen zu überlasten. Mit dem Daumenballen, nicht mit der ganzen Handfläche arbeiten und keinen Druck auf die Wirbelsäule geben.

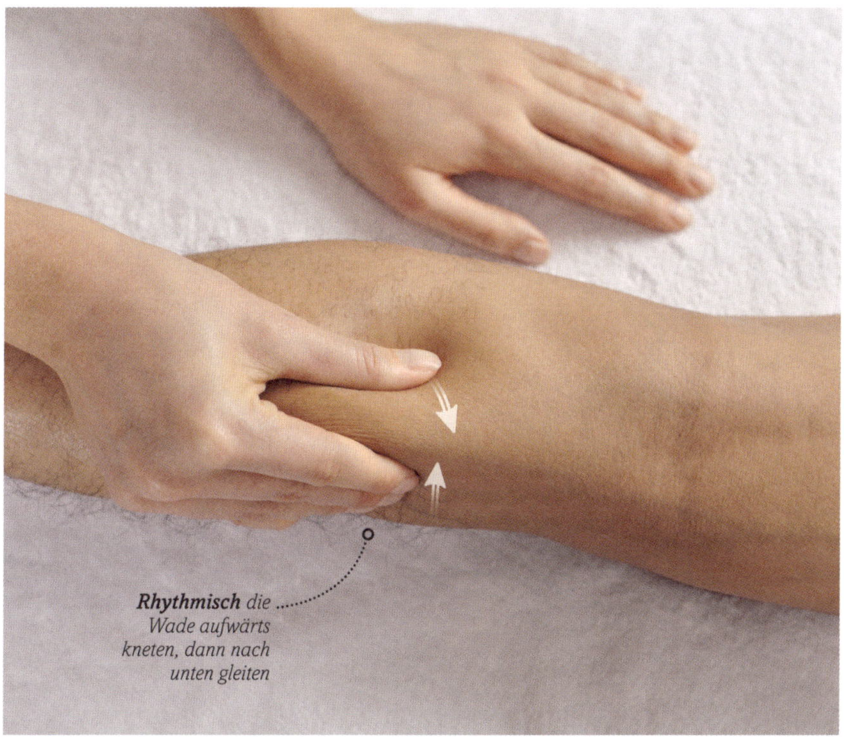

EINHANDKNETUNG

◀ **Kleinere,** fleischige Bereiche, etwa Fessel, Arm oder Schulter, werden mit nur einer Hand geknetet. Das Fleisch mit Daumen und Fingern anheben, dann mit dem Daumen zu den Fingern rollen.

FINGERSPITZEN-KNETUNG

WANN	WOFÜR	DRUCK
Nach Aufwärm-Streichungen	**Verspannungen lösen**	**Leicht bis mittel**

Diese Technik ist geeignet, Gewebe anzuheben und zu rollen, was Verklebungen zwischen Haut und Faszien löst. Sie ist optimal für die Arbeit an schmerzhaften Verspannungen, etwa zwischen Wirbelsäule und Schulter oder im Rückenstrecker (Muskeln längs der Wirbelsäule). Die Finger langsam in das Gewebe senken, nach und nach die Spannung lösen.

OHNE ÖL MASSIEREN

Diese Technik wendet man am besten ohne Öl auf trockener Haut an, damit die Finger ohne auszurutschen das Gewebe anheben und dehnen können.

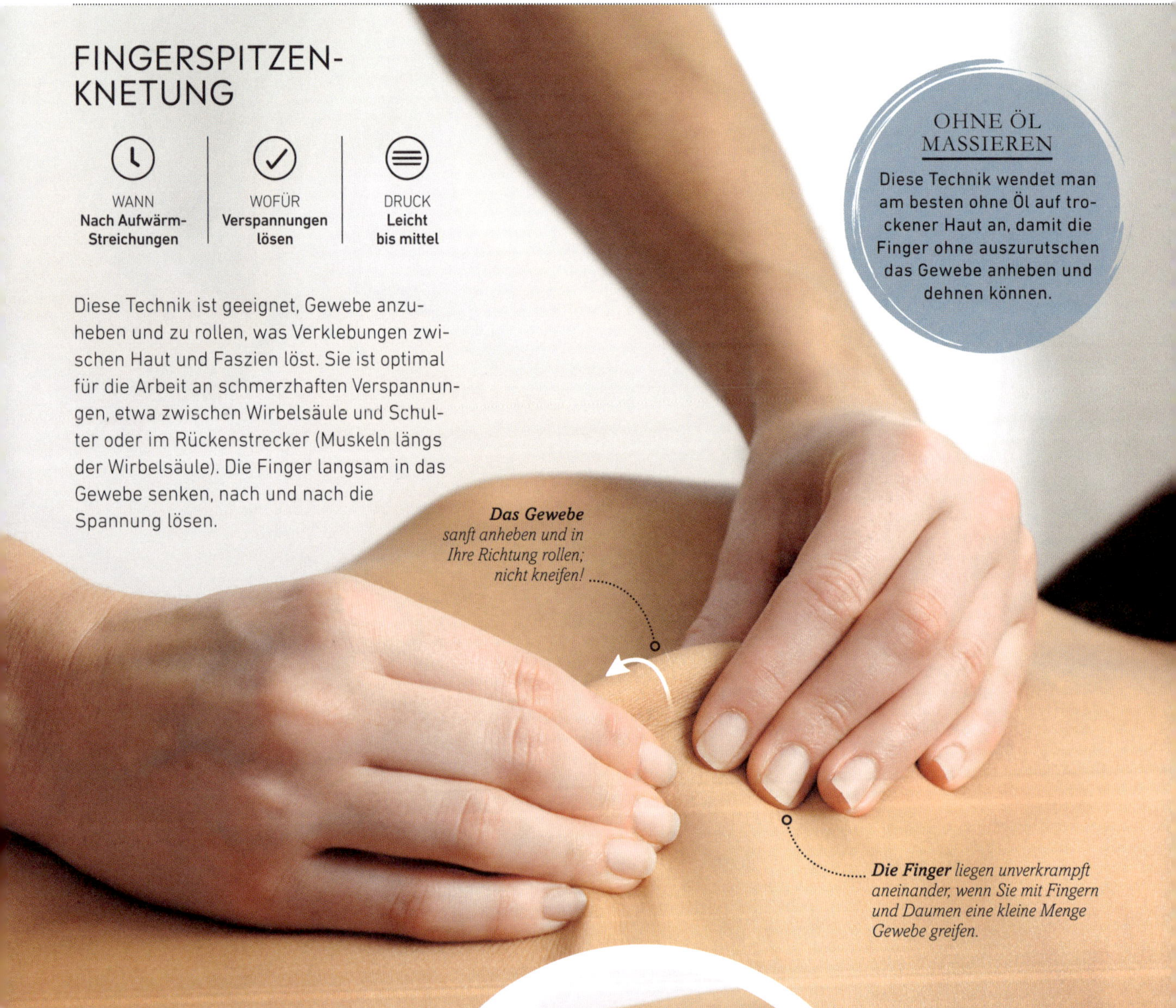
Das Gewebe *sanft anheben und in Ihre Richtung rollen; nicht kneifen!*
Die Finger *liegen unverkrampft aneinander, wenn Sie mit Fingern und Daumen eine kleine Menge Gewebe greifen.*

FLEISCHIGE BEREICHE

▲ **Das Gewebe bei lockeren** Händen und Handgelenken mit Fingern und Daumen sanft drücken und dehnen. Mit dem nächsten Hautbereich wiederholen. Den Bereich langsam bearbeiten. Massieren Sie vom Steißbein aufwärts, stellen Sie sich jeweils auf die entsprechende Seite des Tischs.

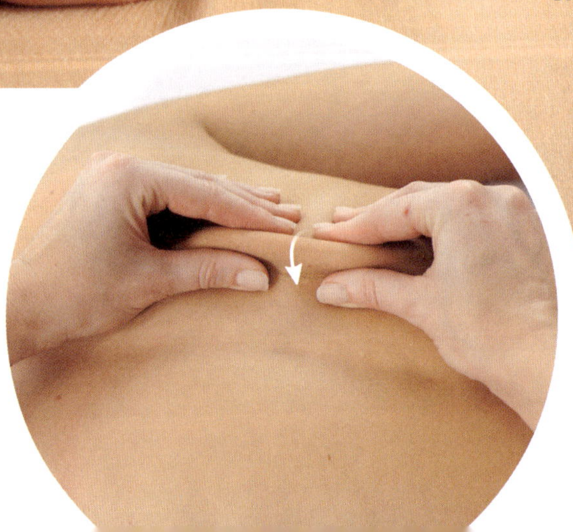

◀ **ALTERNATIVE ANSICHT** Die Daumen einsenken, die Finger rollen das Gewebe in Ihre Richtung.

»Erspüren Sie Verspannungen und bearbeiten Sie diese intensiv.«

ÜBER KNOCHIGEN BEREICHEN

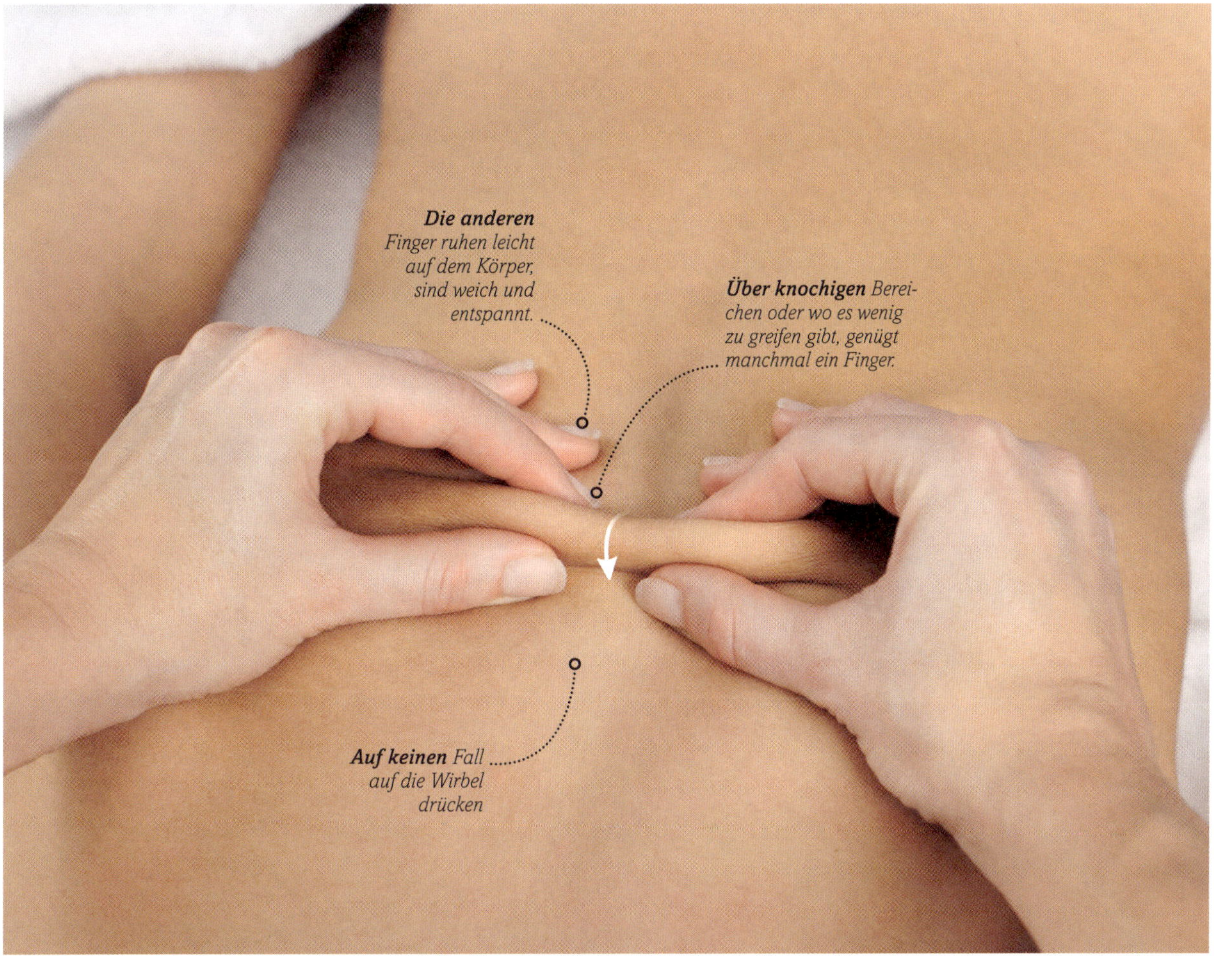

▲ **Diese Technik lässt sich** über Knochen anwenden, weil man das Gewebe nur anhebt. Massieren Sie den Rücken abwärts, lehnen Sie sich von der Kopfseite so weit nach vorn, wie es angenehm ist; dann seitlich hinstellen und bis zum unteren Rücken massieren.

GRUNDTECHNIKEN

TAPOTEMENT

Hier trommeln Sie kräftig und dynamisch in einem gleichmäßigen Stakkato, was aufmunternd und lockernd wirkt. Diese Technik eignet sich, um den Körper, etwa am Ende einer Massage, wach zu machen und den Nehmer aus seiner tiefen Entspannung herauszuholen, oder als Vorbereitung auf eine Sportveranstaltung. Außerdem kann sie Verschleimungen lösen. Das Tapotement wird üblicherweise nicht über knochigen Bereichen oder am Hals angewendet, ebenso wenig auf Verletzungen, Krampfadern, Hautschäden oder am Bauch.

RHYTHMISCH KLOPFEN

WANN	WOFÜR	DRUCK
Gegen Ende einer Massagesitzung	**Energetisieren**	**Leicht bis mittel**

Das Klopfen regt die Durchblutung an und macht munter. Normalerweise lässt man knochige Bereiche aus, doch Tapotement mit der hohlen Hand (siehe Seite 66) kann, auf dem mittleren Rücken ausgeführt, in der Lunge Schleim lösen. Die Handgelenke bleiben beim Klopfen oder leichten Schlagen locker.

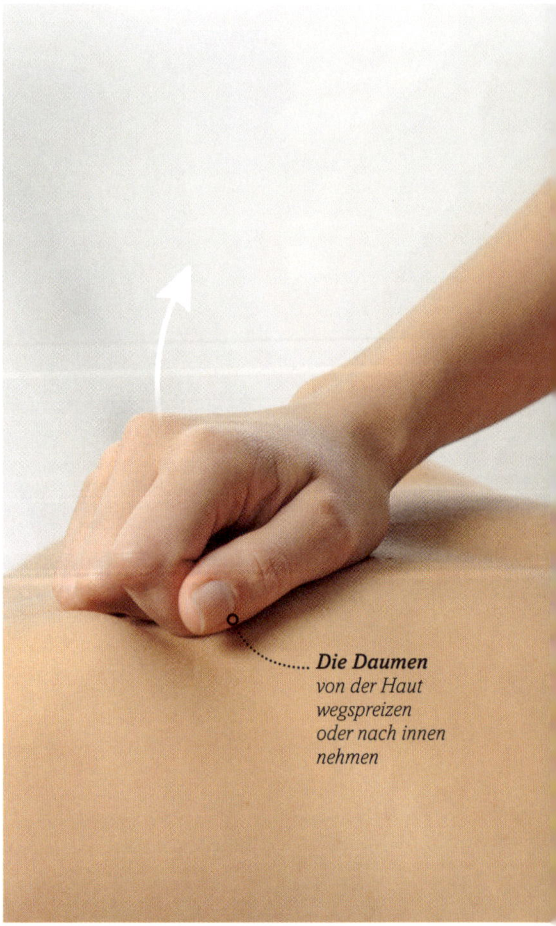

***Die Daumen** von der Haut wegspreizen oder nach innen nehmen*

»Rhythmisches Klopfen regt die Durchblutung an und energetisiert den Körper.«

SCHLAGEN

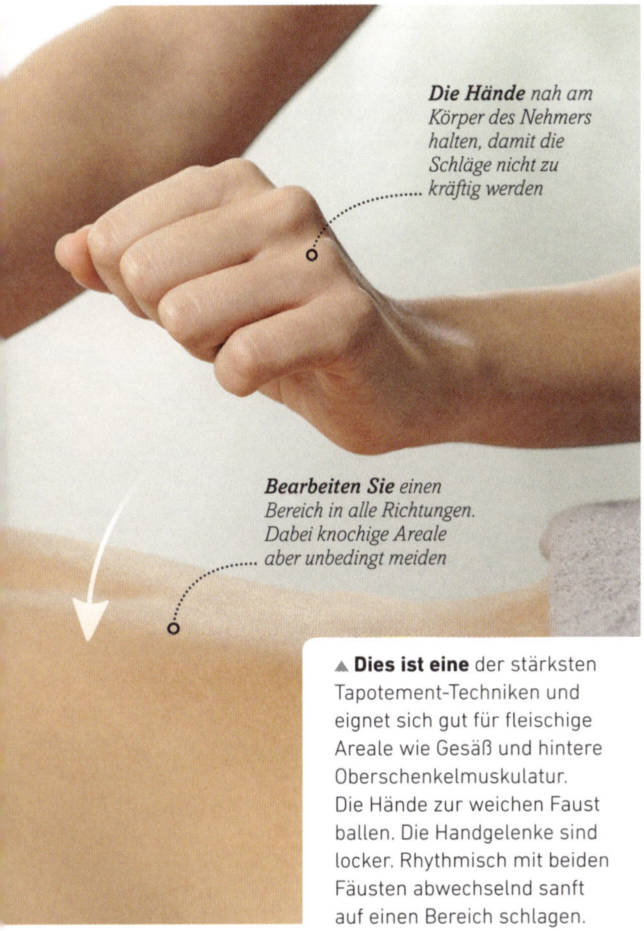

▲ **Dies ist eine** der stärksten Tapotement-Techniken und eignet sich gut für fleischige Areale wie Gesäß und hintere Oberschenkelmuskulatur. Die Hände zur weichen Faust ballen. Die Handgelenke sind locker. Rhythmisch mit beiden Fäusten abwechselnd sanft auf einen Bereich schlagen.

HACKEN

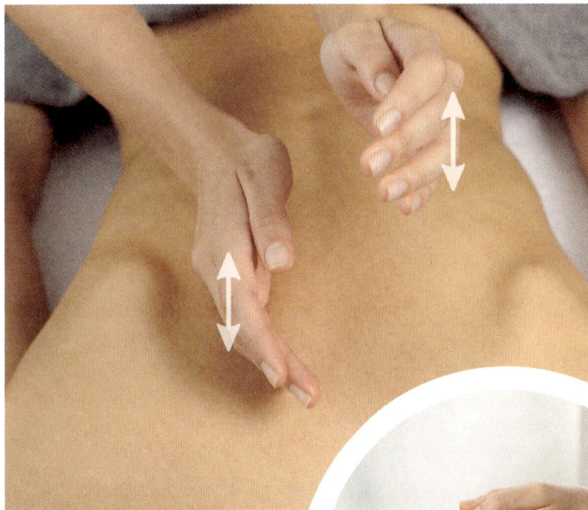

▲ **Gehackt wird,** indem man mit der Handkante auf den Körper schlägt, ähnlich wie beim Karate, aber sanfter. Üblicherweise hackt man mit beiden Händen abwechselnd, die Bewegungen sind rhythmisch. Um große Bereiche wie den Rücken zu bearbeiten, beugen Sie die Knie, der Oberkörper pendelt hin und her und lenkt die Bewegung.

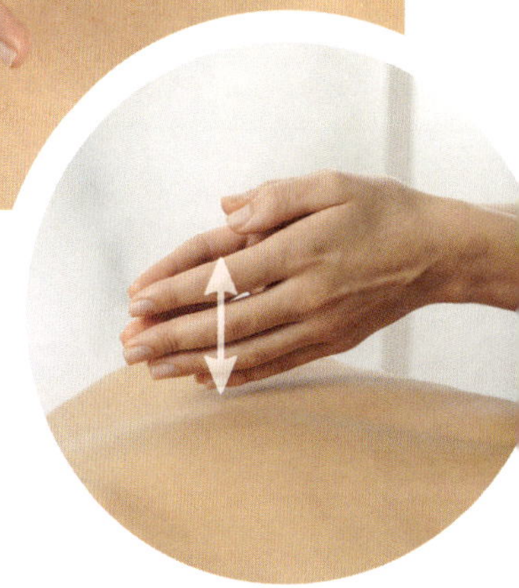

▲ **ALTERNATIVE**
Sie können auch mit zusammengelegten Händen hacken. Halten Sie die Handflächen locker aneinander, damit sie entspannt bleiben. Die Fingerspitzen berühren einander nur leicht.

FORTSETZUNG ►

RHYTHMISCH KLOPFEN *Fortsetzung*

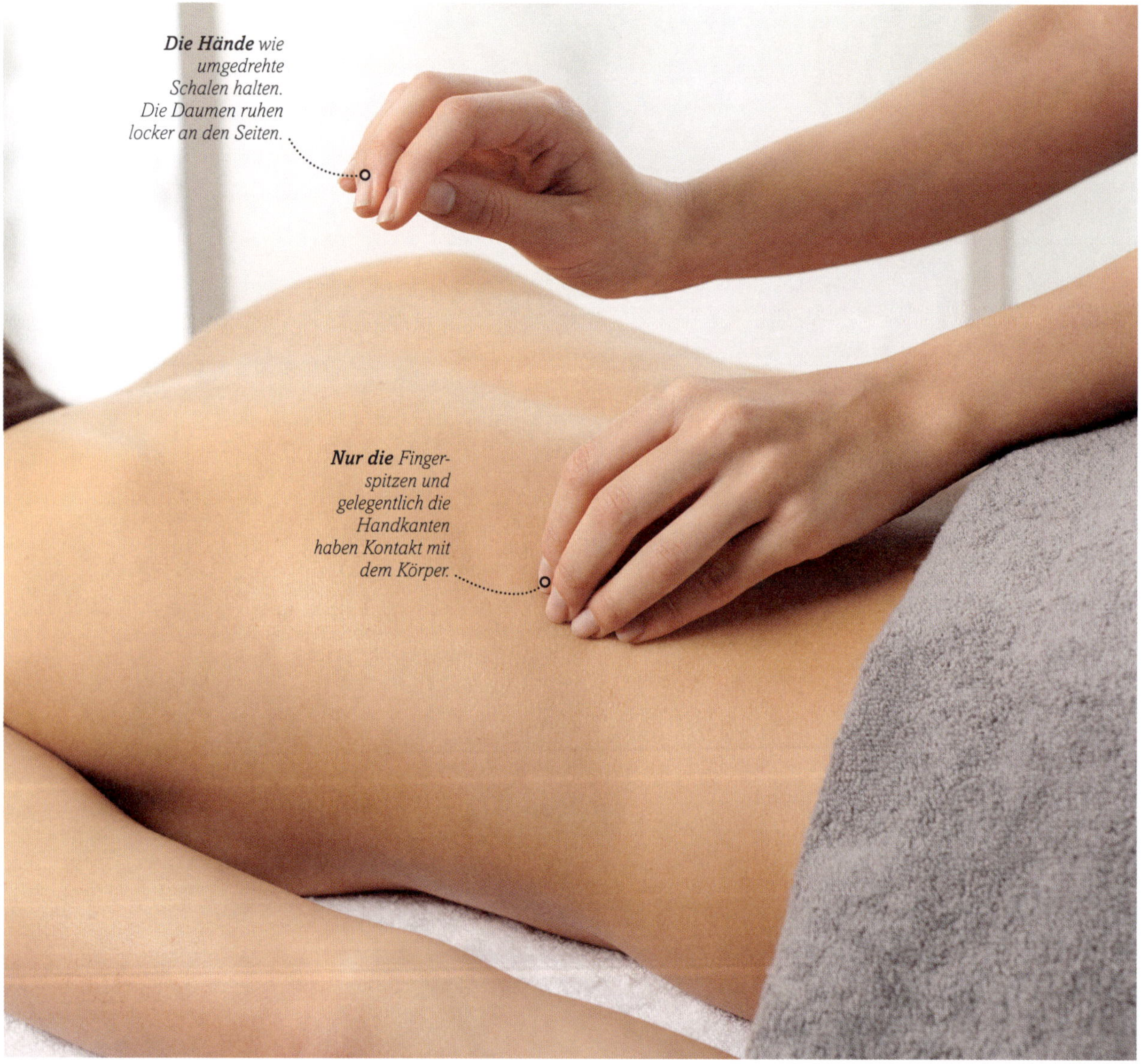

MIT HOHLEN HÄNDEN

▲ **Schlägt man mit** hohlen Händen, fühlt sich das weniger fest an als andere Tapotement-Techniken. Dieses rhythmische Klopfen kann, auf dem Brustkorb ausgeübt, Verschleimungen lösen. Der Nehmer darf dabei auch angekleidet sein und, mit dem Oberkörper über eine Stuhllehne gebeugt, sitzen.

TROMMELN

Wenn Sie mit den Fingern sanft klopfen, so wie Regen prasselt, fühlt sich das energetisierend und stimulierend an. Es wirkt aber auch entspannend, ist also beruhigender als andere Tapotement-Techniken. Leichtes Trommeln eignet sich für Kopfhaut und Schultern (den Hals auslassen) als Teil einer Kopfmassage. Klopft man noch sanfter um die Augenhöhlen herum, kann das bei einer Entzündung der Nebenhöhlen (Sinusitis) schleimlösend wirken.

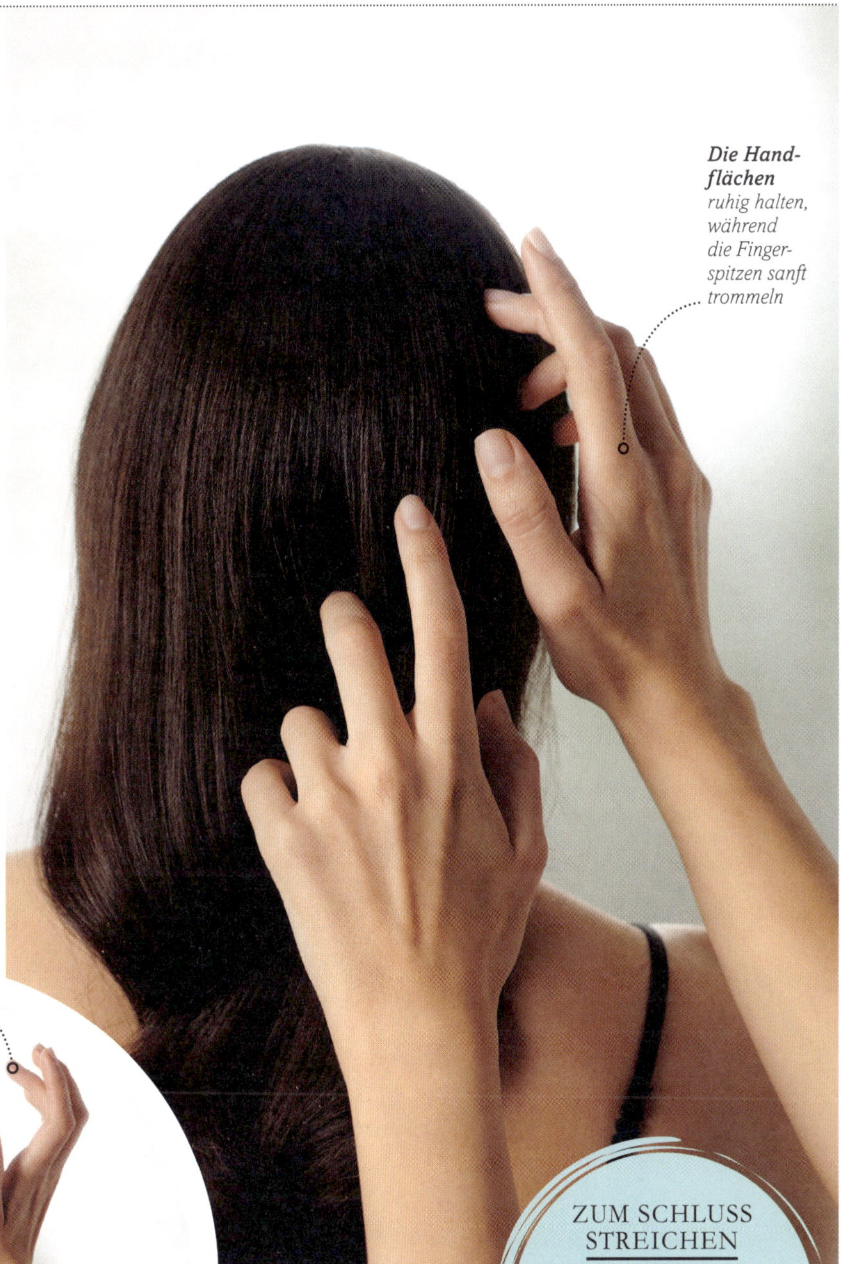

***Die Handflächen** ruhig halten, während die Fingerspitzen sanft trommeln*

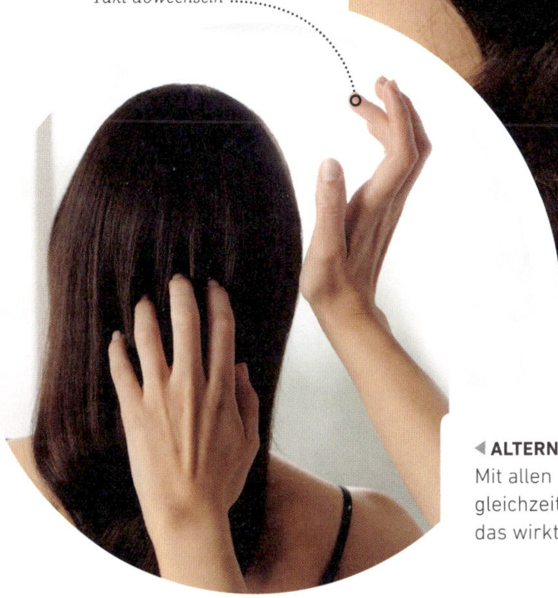

***Die Hände** im Takt abwechseln*

ALTERNATIVE
Mit allen Fingern einer Hand gleichzeitig langsam trommeln, das wirkt sehr entspannend.

ZUM SCHLUSS STREICHEN

Tapotement zeigt das baldige Ende einer Massage an. Danach können Sie Federstriche anwenden und abschließend die Hände auflegen.

GRUNDTECHNIKEN

VIBRATION

Zu dieser Technik gehört ein ziemlich kräftiges Schütteln einer Extremität oder Schaukeln des Körpers, was Einschränkungen an den Gelenken lockert. Sie umfasst aber auch kleinere Schüttelbewegungen, üblicherweise mit den Fingerspitzen. Diese Methode eignet sich für verspannte Bereiche, die Sie vielleicht entdecken, während Sie einen bestimmten Körperbereich bearbeiten. Achten Sie darauf, dass nicht die Haut selbst, sondern die darunterliegenden Schichten vibrieren, damit Verklebungen im Gewebe sich auflösen.

SCHÜTTELN

WANN	WOFÜR	BEWEGUNG
Vor der Massage einer Extremität	**Hilft dem Nehmer loszulassen**	**Sanft bis recht kräftig**

Diese passive Bewegung lockert beispielsweise Arm oder Hand und baut Spannung ab, sodass sich das Gewebe besser massieren lässt. Deshalb hilft Schütteln vor der Massage einer Extremität oder zwischen Streichungen, wenn Sie Verspannungen ertasten. Kein oder kaum Öl verwenden, damit Sie nicht abrutschen und die Haut reiben.

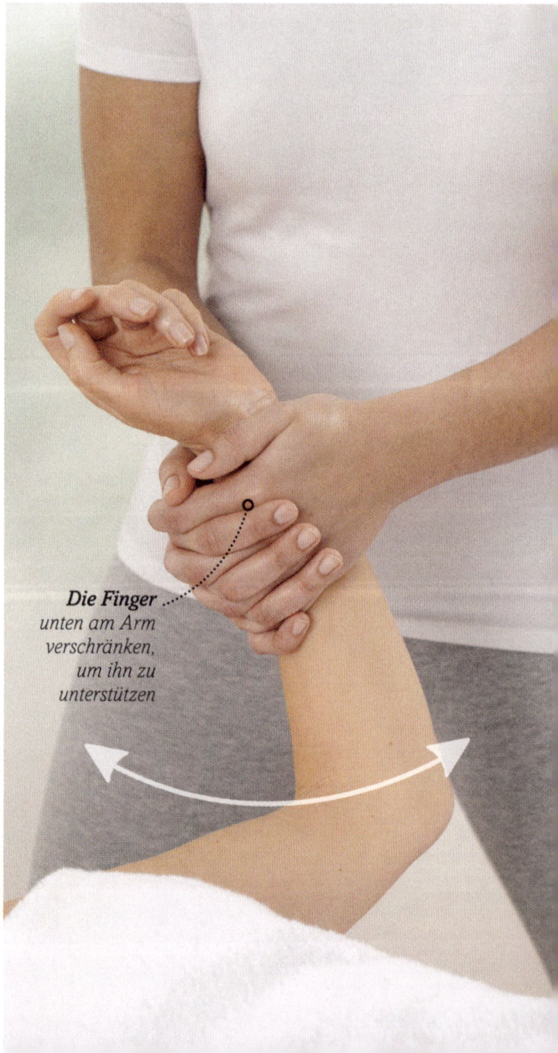

Die Finger *unten am Arm verschränken, um ihn zu unterstützen*

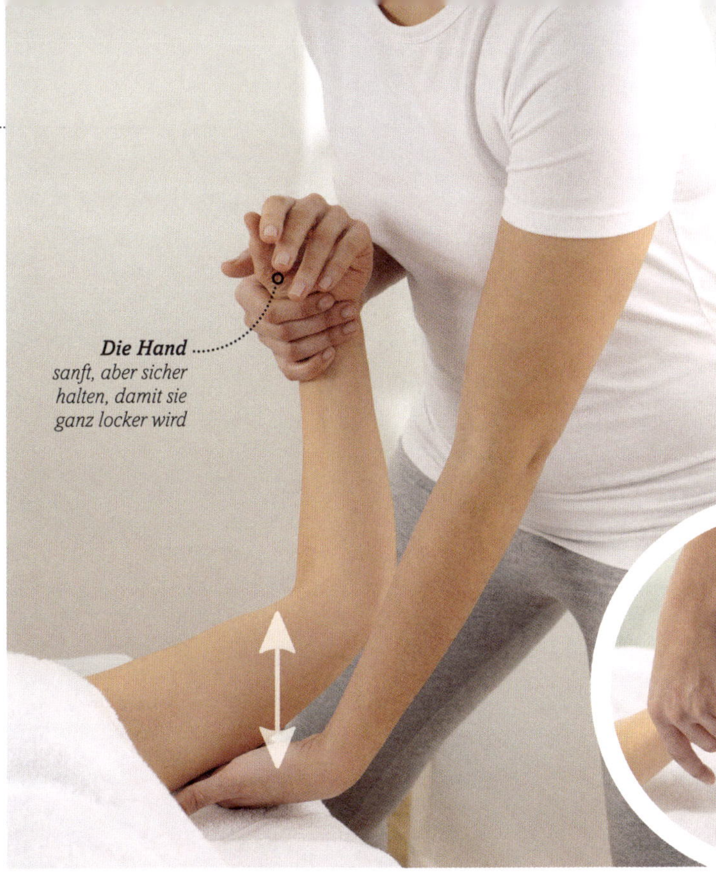

AUF UND AB

◂ **Eine Extremität** auf und ab schütteln sollte sanft geschehen, weil der Bewegungsradius hier kleiner ist. Im Idealfall die stützende Hand auf der Liege lassen, um den Arm abzufedern, damit er nicht auf der Liege aufschlägt.

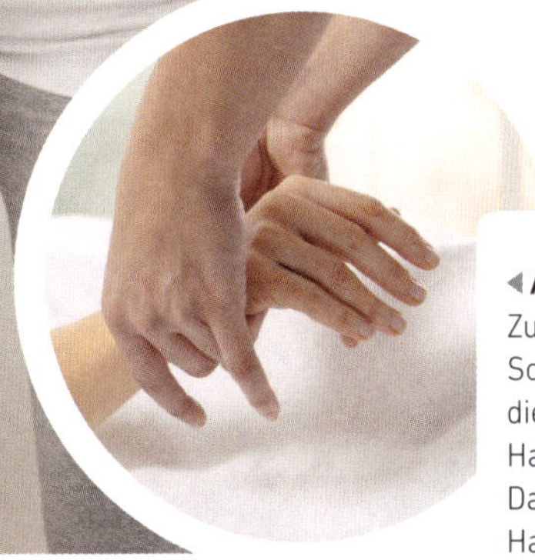

◂ **ALTERNATIVE**
Zum Auf-und-ab-Schütteln einer Hand die Finger unter das Handgelenk führen. Die Daumen ruhen auf dem Handrücken. Schütteln.

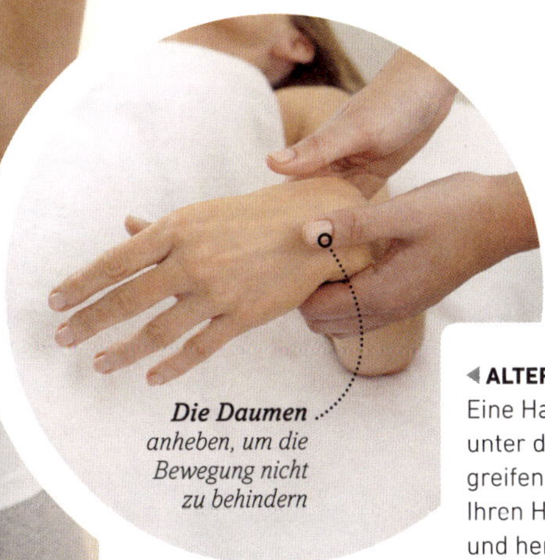

◂ **ALTERNATIVE**
Eine Hand locker unter dem Gelenk greifen und zwischen Ihren Händen hin und her schütteln.

HIN UND HER

◂ **Eine Extremität** oder Hand lässt sich sanft oder kräftig hin und her schütteln. Erspüren Sie den Bewegungsspielraum und schütteln Sie bei Steifheit sanft. Wiederholen Sie das einige Male, bis Sie Entspannung bemerken.

RÜTTELN MIT DEN FINGERSPITZEN

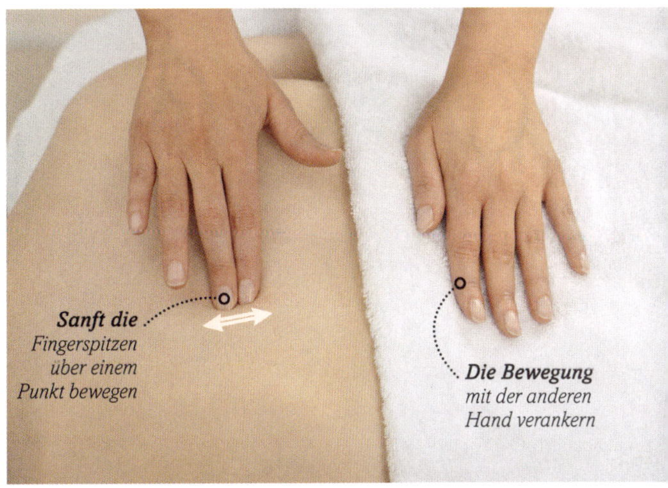

▴ **Für diese kleine** vibrierende Bewegung senkt man die Finger ins Fleisch, um das Gewebe unter der Haut in Vibration zu versetzen. Quer zu den Muskelfasern arbeiten, erspüren, in welcher Richtung sie für Bewegung empfänglich sind.

SCHAUKELN

WANN
Sitzungsbeginn

WOFÜR
Mit dem Nehmer verbinden

BEWEGUNG
Leicht

Diese rhythmische Bewegung führen Sie üblicherweise zu Sitzungsbeginn über Tüchern aus. Sie baut eine Verbindung zum Nehmer auf, macht mit Berührung bekannt und kann auch verspannte Bereiche oder Gelenke lockern, etwa in Schultern oder Beinen, ohne Sie anzustrengen. Langsames Schaukeln entspannt, schnelles energetisiert.

SCHAUKELN MIT EINER HAND

Eine Hand bleibt zum Stabilisieren auf dem Steißbein. Die andere Hand danebenlegen und damit den Körper mit kleinen schaukelnden Bewegungen sanft wegstoßen und zurückrollen lassen. Auf diese Weise erst am Oberkörper Richtung Hals und wieder zurück arbeiten, dann die Hände wechseln und mit der unteren Hand die Beine hinab und wieder hinauf bearbeiten.

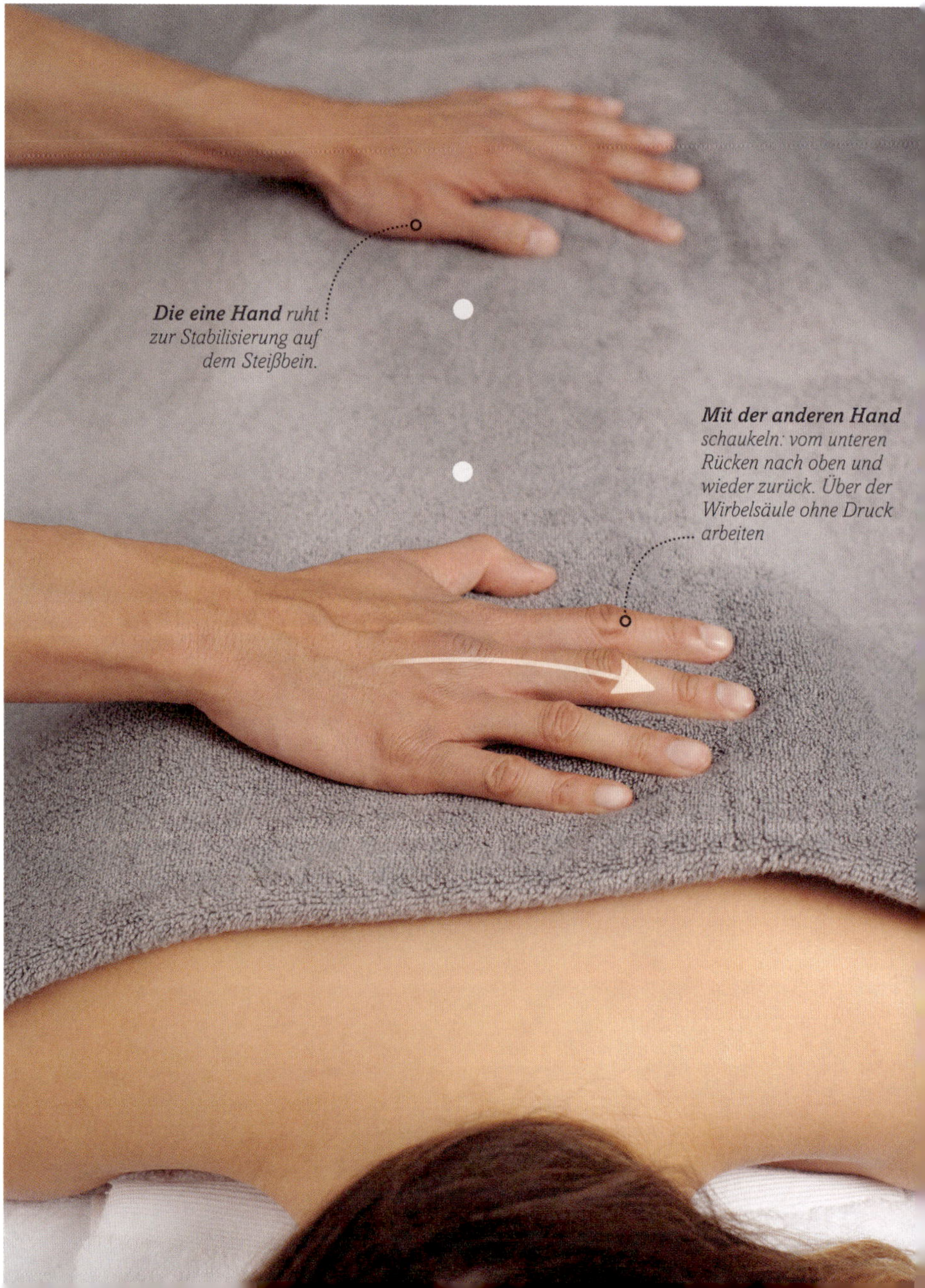

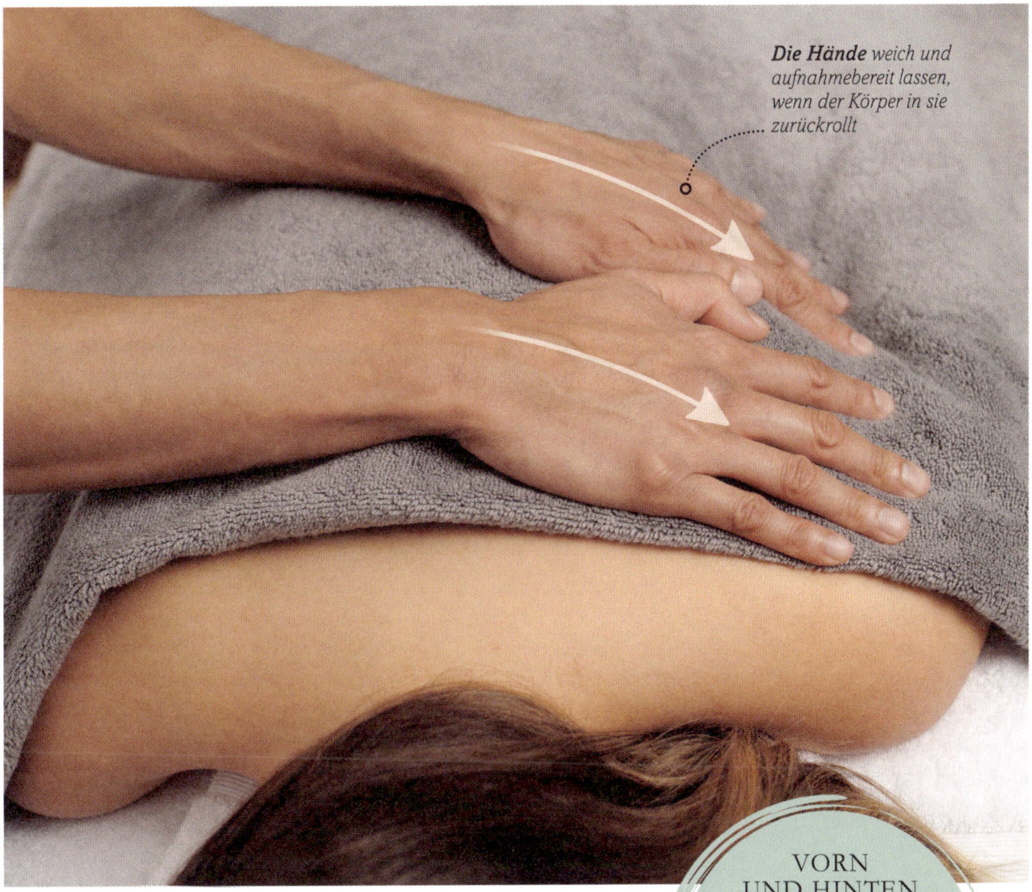
Die Hände weich und aufnahmebereit lassen, wenn der Körper in sie zurückrollt

SCHAUKELN MIT BEIDEN HÄNDEN

▲ **Beidhändiges Schaukeln** löst Verspannungen im Schulterbereich. Die Hände auf die entfernte Seite des Oberkörpers legen oder auf die Ihnen zugewandte (was vielleicht weniger anstrengend ist); die Wirbelsäule meiden. Den Körper mehrere Male in gleichmäßigem Rhythmus wegstoßen und zurückschaukeln lassen.

VORN UND HINTEN

Während der Geber den Oberkörper des Nehmers schaukelt, kann der Nehmer auf dem Bauch oder auf dem Rücken liegen.

GRUNDTECHNIKEN

DRUCK-MASSAGE

Mit dieser Technik lassen sich verspannte oder empfindliche Bereiche sowie Triggerpunkte (siehe Seite 130–133) aufspüren und behandeln. Vor der Anwendung muss sichergestellt sein, dass das Gewebe bereits durch leichte, entlastende Streichungen erweicht ist; sonst kann der Druck schmerzhaft sein und und zu Ver- statt zu Entspannung führen. Achten Sie beim Drücken auch auf Ihre Daumen und Finger. Arbeiten Sie möglichst mit den äußeren Daumenkanten oder den entspannten Fingerbeeren (nicht mit den Fingerspitzen). Wann immer möglich, sollten Sie beim Drücken den anderen Arm, die andere Hand oder den anderen Finger beim Gewichtsverlagern auf der arbeitenden Hand ruhen lassen.

STATISCHER UND KREISENDER DRUCK

WANN	WOFÜR	DRUCK
Nach Effleurage oder starker Petrissage	**Aufspüren verspannter Areale**	**Mittel bis stark**

Diese kleinen, langsamen Bewegungen führt man überwiegend mit dem Daumen aus, möglich ist es aber auch mit dem Unterarm oder, sehr vorsichtig, dem Ellbogen. Steigern Sie bei statischem Druck langsam die Tiefe, um zu spüren, wie das Gewebe graduell erweicht und entspannt. Nehmen Sie Druck zurück, wenn sich das Gewebe anspannt. Mit kreisfömigem Druck bearbeiten Sie einen etwas größeren Bereich, indem Sie mit kleinen, kreisenden Bewegungen auf das Gewebe unter der Haut einwirken.

STATISCHER DRUCK MIT DEN DAUMEN

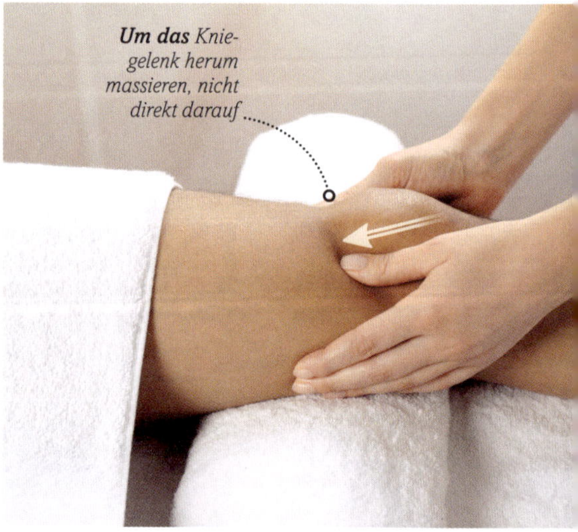

▲ **Wenn Sie die Daumen unabhängig** voneinander einsetzen, üben Sie sanfteren Druck um empfindliche Stellen (z. B. Knie, Ellbogen) herum aus. Drücken Sie auf die fleischigeren Bereiche um das Gelenk.

STATISCHER DRUCK MIT DEM ELLBOGEN

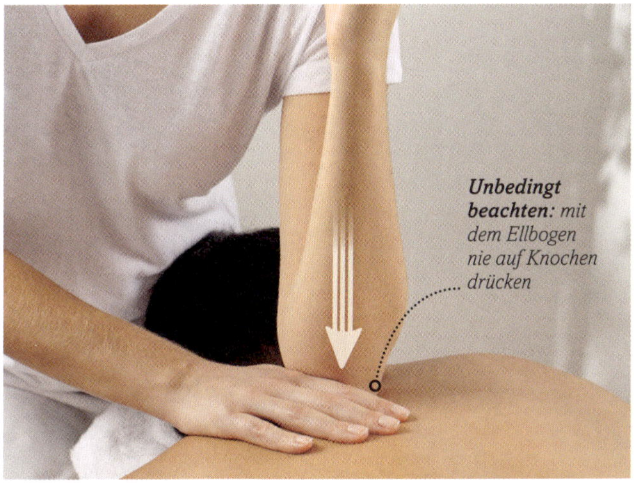

▲ **Starken Druck mit** dem Ellbogen überwiegend bei Männern und nur auf sehr entwickelten Muskeln anwenden, etwa um Gesäßmuskeln oder Trapeznerv zu entlasten. Der Ellbogen nimmt nämlich kaum Anspannung wahr.

STATISCHER DRUCK MIT DEM UNTERARM

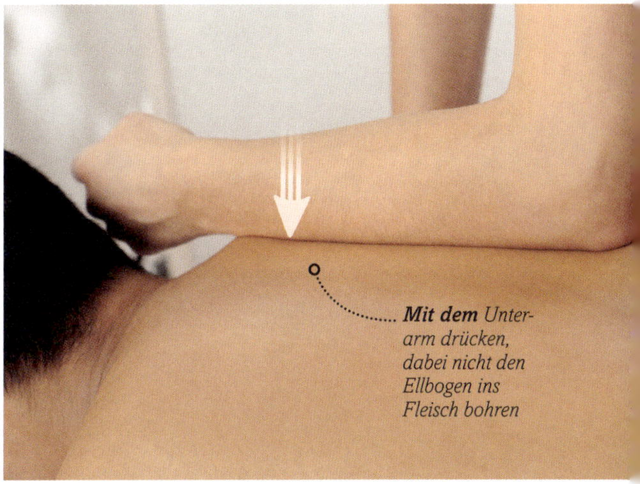

▲ **Mit dem Unterarm** zu drücken bedeutet, dass Sie Ihr Körpergewicht einsetzen können, ohne Ihren Körper zu belasten. Möglicherweise muss die Liege tiefer gestellt werden, um die Arbeit zu erleichtern.

STATISCHER DRUCK MIT AUFEINANDERGELEGTEN DAUMEN

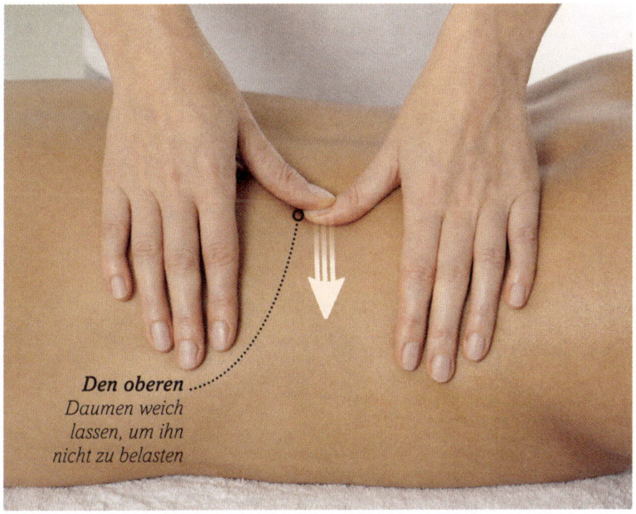

▲ **Den »fühlenden« Daumen** weich und entspannt auf den Körper setzen (Wirbelsäule meiden), den anderen Daumen darauflegen, um Druck auszuüben. Diese Verstärkung schützt den unteren Daumen beim Drücken.

KREISENDER DRUCK MIT AUFEINANDERGELEGTEN DAUMEN

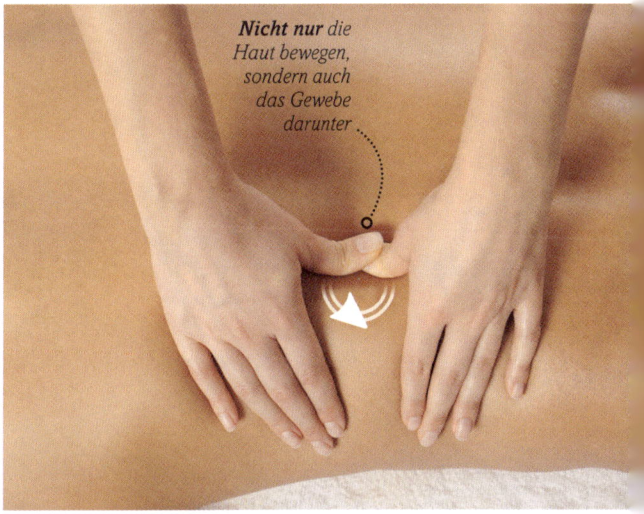

▲ **Kleine Kreise mit** aufeinandergelegten Daumen helfen, Spannung in einem Bereich abzubauen. Führen Sie diese aus, nachdem Sie vorher mehrfach statischen Druck ausgeübt haben.

GRUNDTECHNIKEN

PASSIVE BEWEGUNGEN

Diese behutsamen, langsamen Dehnungen, Rotationen, Flexionen und Extensionen lassen Sie den natürlichen Bewegungsspielraum des Nehmers erkunden und einschätzen, bevor Sie einen Bereich massieren. Wenn Sie diese Griffe mit gebührender Aufmerksamkeit und angemessenem Respekt durchführen, können Sie spüren, wo der Nehmer verspannt bleibt – was bedeutet, dass Sie sich erst zurücknehmen, dann den Griff sanft wiederholen und darauf achten, ob es erneut Widerstand gibt, während die Spannung gelöst wird. Dieses stufenweise Vorgehen hilft dem Nehmer, seine Schutzreflexe auszuschalten, und zeigt ihm, wozu er tatsächlich in der Lage ist. Er soll nie Schmerzen verspüren, sondern nur Linderung.

DEHNEN UND BEWEGEN

WANN	WOFÜR	DRUCK
Anfang oder Ende einer Bereichsmassage	**Abbau von Spannung**	**Sehr behutsam**

Sanfte Dehnungen und unterstützte Bewegungen helfen dem Nehmer, vor einer Tiefengewebsmassage loszulassen. Sie können aber auch am Ende einer Bereichsmassage anzeigen, wie weit das Gewebe sich gelockert hat. Führen Sie Ihre Griffe fließend, langsam und ohne Gewalt aus. Arbeiten Sie am Hals besonders vorsichtig – oder gar nicht, wenn er verletzt wurde. Vermeiden Sie es, überbewegliche Gelenke zu dehnen, und seien Sie bei Schwangeren sehr aufmerksam und behutsam: Die Schwangerschaftshormone erweichen das Knorpelgewebe.

HALSBEWEGUNG: LIEGENDE ACHT

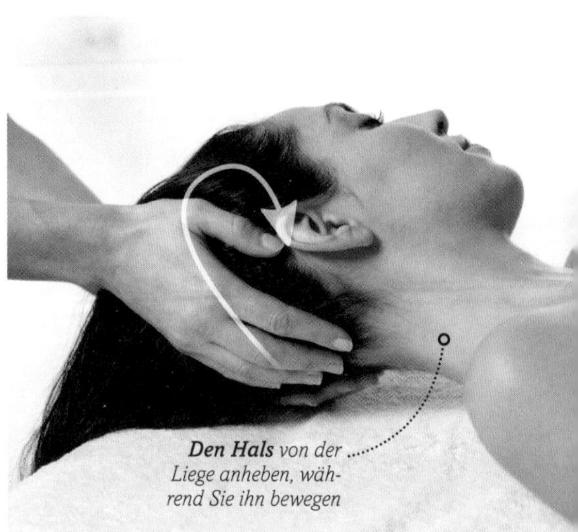

***Den Hals** von der Liege anheben, während Sie ihn bewegen*

1 **Den Kopf mit den Händen** sicher umfassen, dann den Hals sehr behutsam zu einer Seite drehen, bis Sie Widerstand bemerken.

ARMDEHNUNG

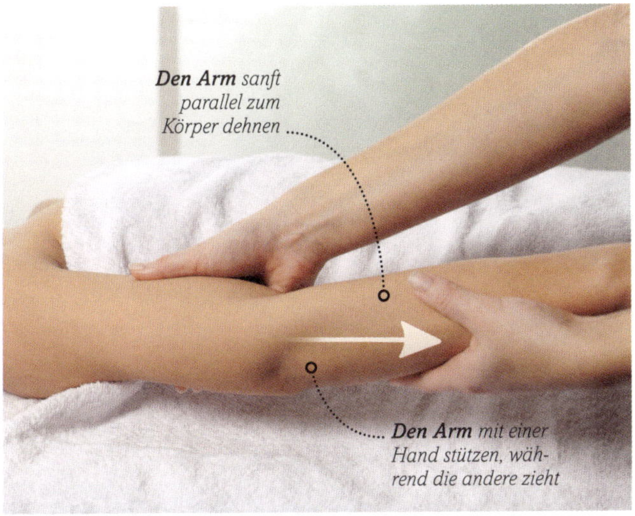

▲ **Bitten Sie** den Nehmer, sich völlig zu entspannen. Dann ziehen Sie mit Ihrem Körpergewicht an seinem Arm, bis Sie etwas Widerstand spüren.

NACKENDEHNUNG

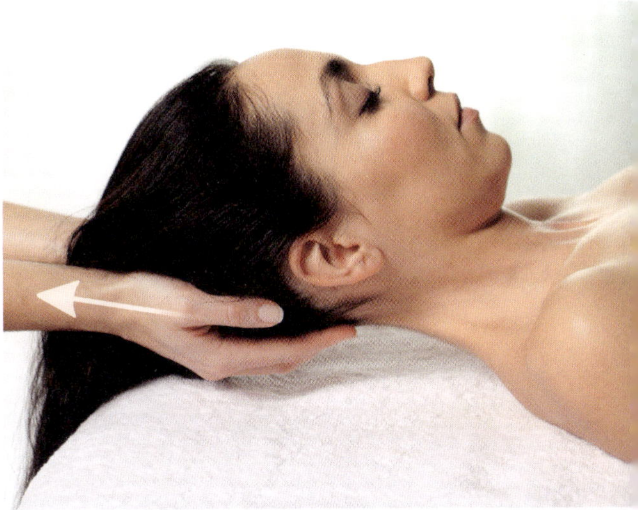

▲ **Die Finger** unter den knochigen Hinterhauptkamm legen und so den Kopf umfassen. Nun zurücklehnen und leicht ziehen, bis Sie spüren, dass der Nacken des Nehmers sich dehnt.

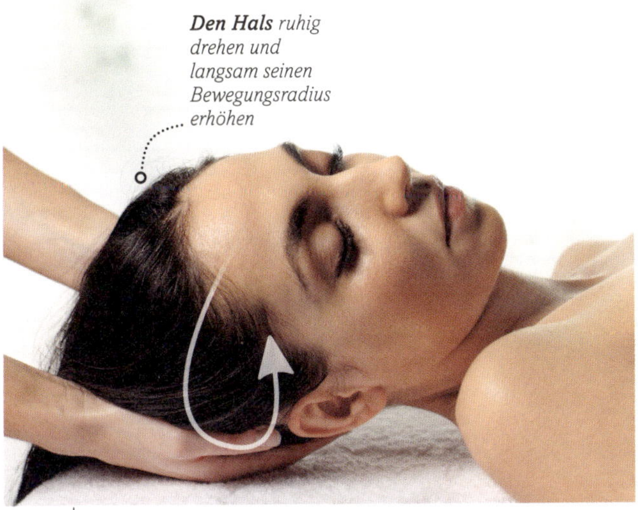

2 **Den Hals sanft** zur anderen Seite drehen. Den Ablauf einige Male wiederholen, die Bewegungen sind dabei klein, langsam und vorhersehbar.

EINE EXTREMITÄT WEITERGEBEN

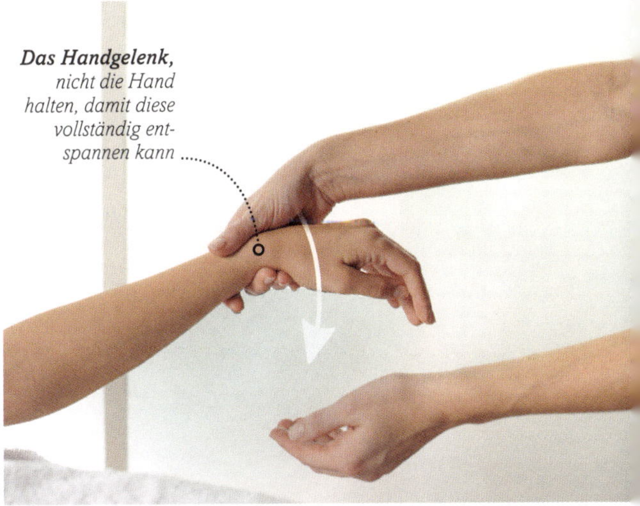

▲ **Die gedehnte Extremität** mit langsamen, fließenden Bewegungen von einer Hand in die andere geben, bis der Nehmer vollständig losgelassen hat.

ROTATIONEN

WANN	WOZU	BEWEGUNG
Vor der Behandlung von Extremitäten oder Bereichen	**Unterstützen die Entspannung**	**Kreisend**

Rotationen sind passive Bewegungen, die extrem langsam ausgeführt werden, um z. B. Extremitäten, Hals oder Schulter durch ihren Bewegungsradius zu leiten, bevor der Bereich massiert wird. Die langsame, unterstützende Aktion lässt Sie die Beweglichkeit einschätzen und ermuntert den Nehmer, zu entspannen und innere Anspannung loszulassen. Wichtig ist, dass Sie selbst während der Rotationen völlig entspannt und fokussiert sind.

KOPFROTATION

1 **Setzen oder hocken** Sie sich hinter den Nehmer. Die Hände hohl über die Ohren, die Finger unter das Kinn und die Daumen auf die Schläfen legen. Den Kopf halten und stützen.

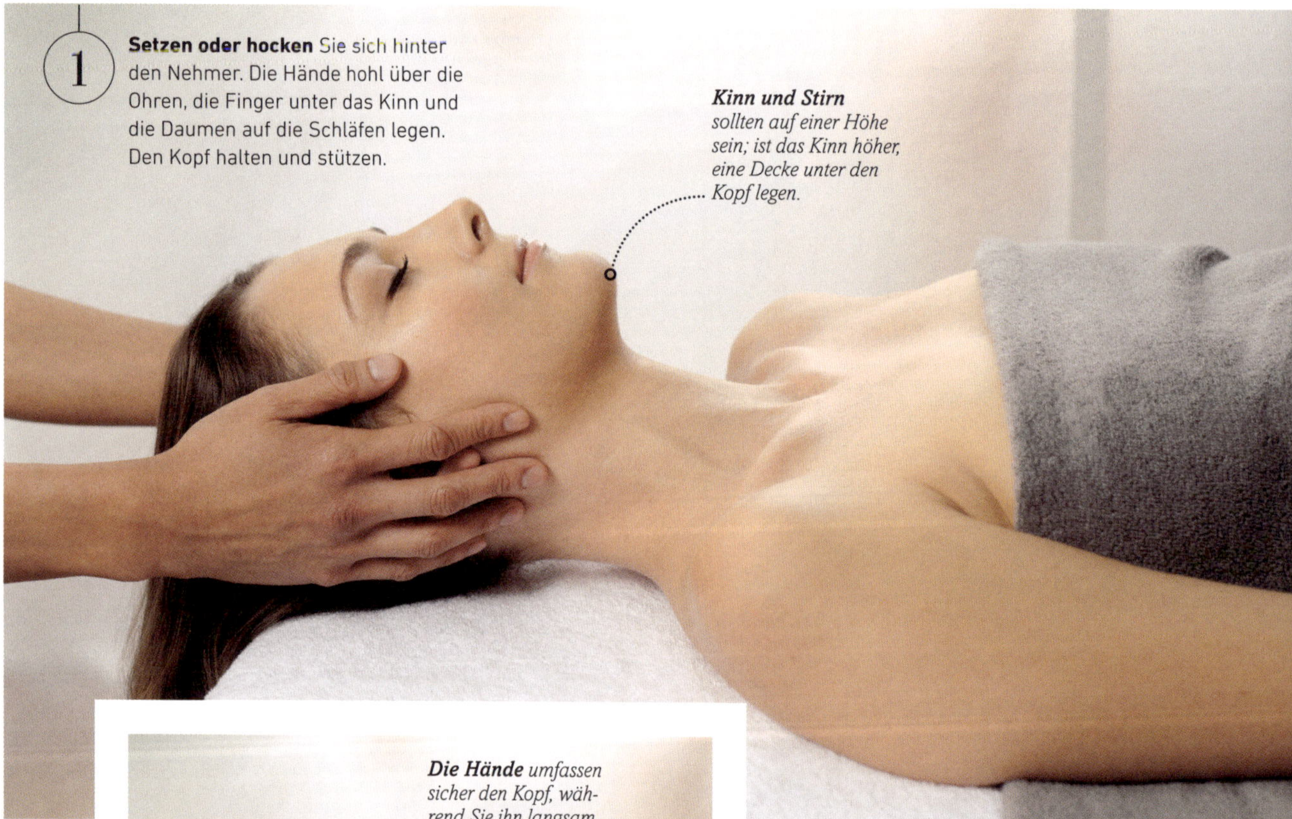
Kinn und Stirn *sollten auf einer Höhe sein; ist das Kinn höher, eine Decke unter den Kopf legen.*

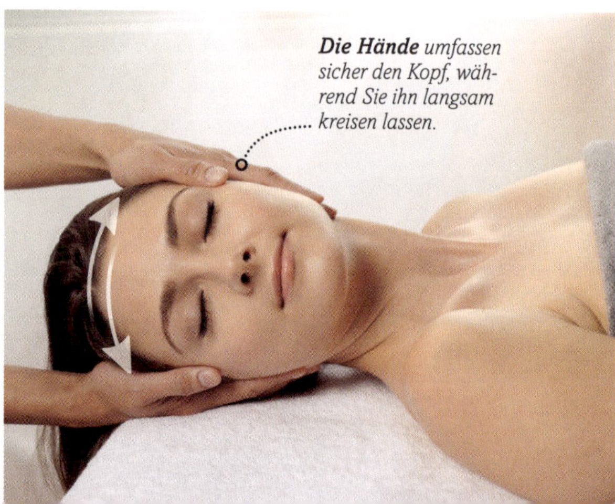
Die Hände *umfassen sicher den Kopf, während Sie ihn langsam kreisen lassen.*

2 **Den Kopf gut stützen** und ihn ganz behutsam erst zu einer, dann zur anderen Seite drehen. Während der Rotation auf den Bewegungsradius des Nehmers eingehen.

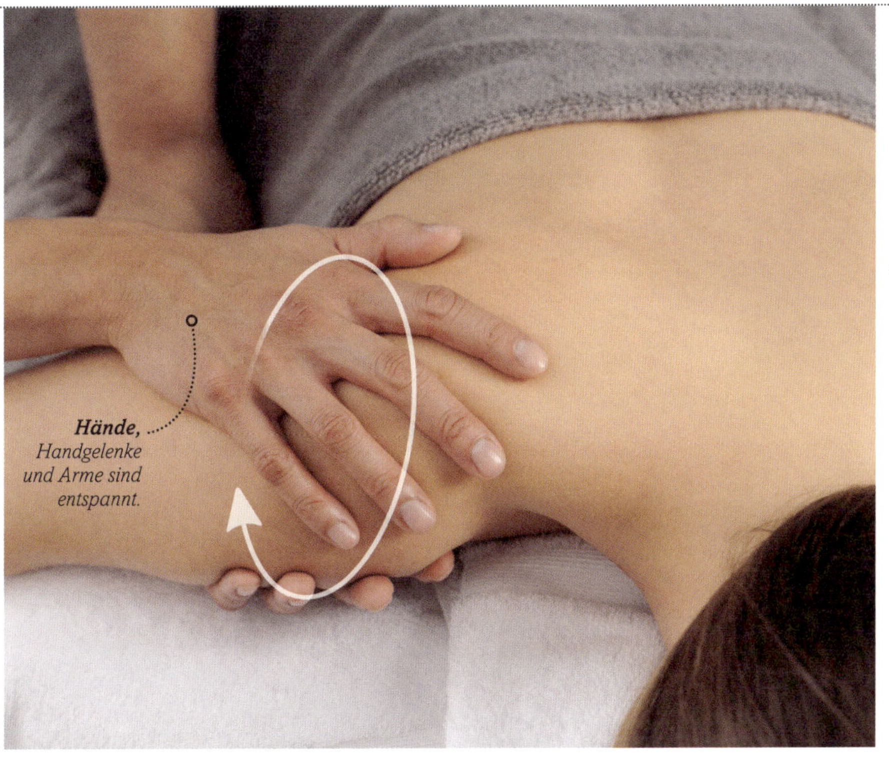

SCHULTER-ROTATION

◀ **Diese Rotation** führt man speziell an der Schulter durch. Die Schulter mit einer Hand von unten stützen, mit der anderen von oben bedecken. Die Schulter behutsam anheben, dann rhythmisch und langsam rotieren.

HAND- UND FINGERROTATION

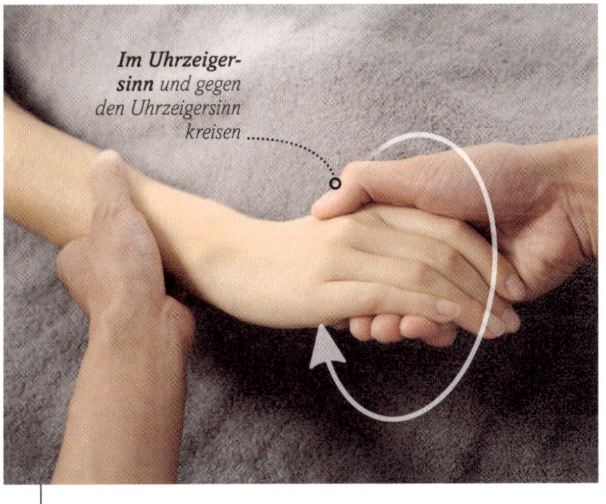

1 **Den Arm unten lassen,** den Unterarm stützen; locker halten, um keine Anspannung zu übertragen. Geben Sie die Hand des Nehmers in Ihre andere Hand. Das Handgelenk sanft in kleinen Kreisen rotieren.

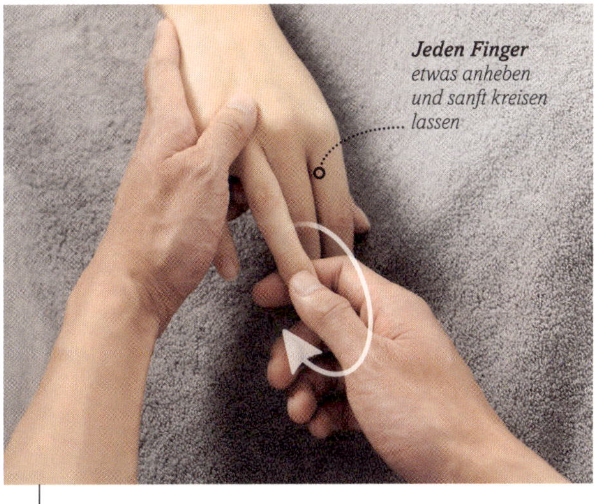

2 **Nach mehreren Handgelenkrotationen** die Finger kreisen lassen. Die Hand am Gelenk halten und jeden Finger beim Rotieren an der Spitze fassen. Das eigene Handgelenk ist gerade.

GANZKÖRPER-MASSAGE

Eine holistische Ganzkörpermassage vereint die klassischen Grundtechniken zu einer fließenden Massage. Die folgende Sequenz kann eine Grundlage sein, die man für spezielle Bereiche anpasst. Es gleiten Effleurage-Streichungen zum Einölen über den Körper, dann erweicht knetende Petrissage das Gewebe, bevor tiefere Streichungen einsetzen. Beginnend am Rücken, behandeln Sie jeden Bereich des Körpers systematisch, mit langsamen, gleichmäßigen Bewegungen und ständigem Kontakt. Der Druck steigt an und nimmt ab, regt an und entspannt, der Nehmer kann dank minimaler Unterbrechungen tief entspannen und sich ganz hingeben.

LEGENDE

⟶	**Leichter Druck**	⟹	**Starker Druck**
⟹	**Mittlerer Druck**	● ● ●	**Position der Hände**

ALLES ZUSAMMENFÜGEN

Fühlen Sie sich fit, Ihre Kenntnis der Grundtechniken für eine Ganzkörpermassage einzusetzen? Dann überlegen Sie jetzt, wie Sie die Techniken verbinden können und was es Praktisches zu bedenken gibt. Wissen Sie, wie Sie die einzelnen Handgriffe fließend ablaufen lassen? Wie Sie eine Person positionieren, die Handtücher platzieren und jemandem helfen, die Position mit minimaler Unterbrechung zu wechseln? Erst dann sind Sie gerüstet für eine Massage, die angenehm und entspannend ist – für Sie selbst und für den Nehmer.

WESENTLICHE PUNKTE

Bevor Sie sich den Schritt-für-Schritt-Anleitungen auf den Seiten 82–107 widmen, lesen Sie diese praktischen Anweisungen, damit Sie gut vorbereitet, souverän und entspannt sind.

EINE FLIESSENDE MASSAGE

Eine Ganzkörpermassage soll sich für den Nehmer fließend anfühlen, Ihre ständige, Berührung erlaubt ihm, völlig zu entspannen. Entscheidend dafür ist, wie Sie die Griffe verbinden und den Druck steigern. Gleitende Effleurage-Streichungen sind die Grundlage einer Massage. So bauen Sie Tiefe auf und machen das Gewebe nach und nach geschmeidig. Nehmen Sie sie nach tieferer Massage wieder auf, um das Gewebe zu beruhigen, und setzen Sie sie ein, wenn Sie von einem Bereich zum anderen übergehen. Wenn Sie sich um die Liege bewegen, halten Sie Kontakt, indem Sie eine Hand auf den Nehmer legen. Das beruhigt ihn und hält alles im Fluss. Falls die Tücher durcheinandergeraten, richten Sie sie wieder, um die Intimsphäre des anderen zu schützen.

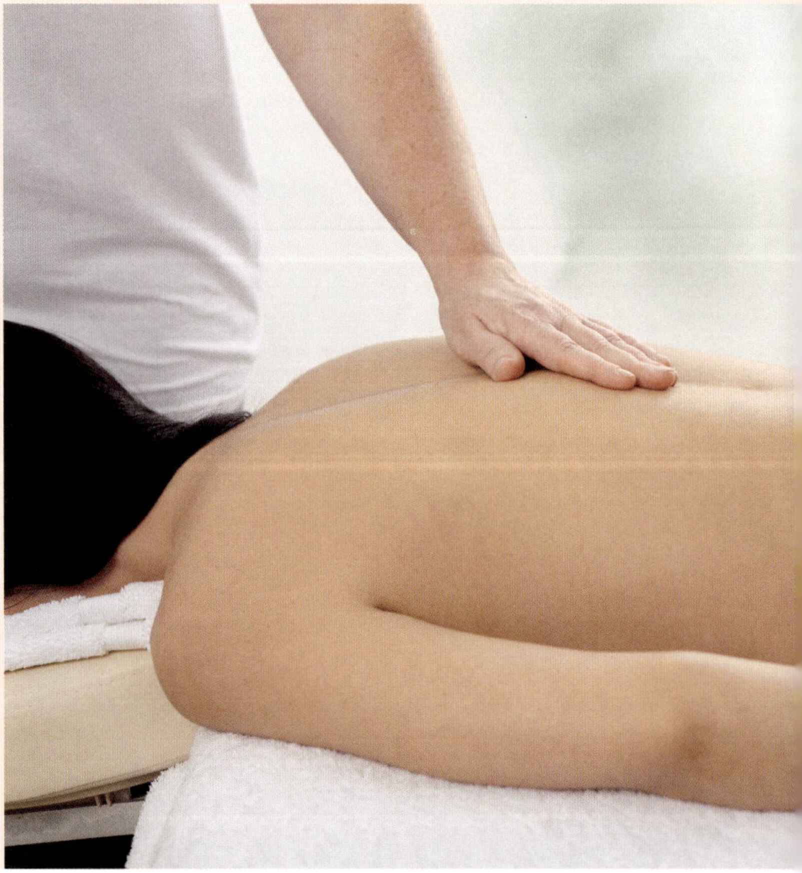

Eine Ganzkörpermassage dauert üblicherweise eine Stunde, kann aber auch 90 Minuten lang sein. Teilen Sie den Körper in Areale auf und schätzen Sie zum groben Überblick für jedes den Zeitaufwand. Möglicherweise müssen Sie das Timing anpassen, um auf spezielle Bedürfnisse einzugehen. Hat etwa jemand sehr verspannte Schultern, geben Sie diesem Bereich vielleicht mehr Zeit. Der folgende Zeitplan ist ein Vorschlag, den Sie nach Bedarf modifizieren können:

Mit dem Nehmer in Bauchlage
- Rücken, Schultern, Nacken **20 Minuten**
- Beine und Füße je **5 Minuten**

Mit dem Nehmer in Rückenlage
- Füße und Beine je **5 Minuten**
- Bauch **5 Minuten**
- Arme und Hände je **5 Minuten**
- Brust, Nacken, Gesicht, Kopf je **5 Minuten**

AUF DIE LIEGE LEGEN

Sagen Sie dem Nehmer, welche Kleidung er ablegen soll. Der Slip bleibt üblicherweise an, andere Kleidung (sowie Schmuck und Brille) zieht er aus. Geben Sie ihm Zeit, sich ungestört, mit einem Handtuch zum Umlegen, umzuziehen.

Wenn der Nehmer sich ohne Hilfe auf den Bauch legen kann, bitten Sie ihn, das Tuch längs wie eine Decke über den Körper zu ziehen. Sobald er die Position eingenommen hat, das Tuch so glätten, dass es die Schultern bedeckt. Ein zweites Tuch über Beine und Füße quer darauflegen, Ränder unter das erste Tuch schieben. Das Tuch glätten, ein Polster unter die Füße schieben. Die Füße feucht säubern, die eigenen Hände danach abwischen. Bevor Sie anfangen, sorgen Sie dafür, dass Ihre Hände warm sind.

◀ **STÄNDIGER KONTAKT**
Während der Massage Kontakt zum Nehmer zu halten, hält sie in Fluss.

UMDREHEN

Um jemanden von der Bauch- in die Rückenlage zu bringen, das Polster unter den Füßen entfernen. Der Nehmer soll sich langsam zu Ihnen drehen. Die nahe Seite des Tuchs sichern, die entfernte anheben. Sobald er auf dem Rücken liegt, bei Bedarf Polster unter Knie und Kopf legen.

DIE MASSAGE ABSCHLIESSEN

Den Nehmer zudecken und einige Minuten allein lassen. Sagen Sie ihm, dass er vorsichtig aufstehen soll. Nach dem Anziehen Wasser anbieten und raten, sich eine Weile nicht zu waschen (damit das Öl weiter wirken kann), zum Entgiften viel Wasser zu trinken und an dem Tag schwere Kost und Alkohol zu meiden.

WENN HILFE NÖTIG IST

Wenn der Nehmer Hilfe braucht, um nach der Behandlung aufzustehen, gehen Sie so vor:

- Liegt er auf dem Bauch, bitten Sie ihn, sich auf den Rücken zu drehen (siehe »Umdrehen«, oben).
- Der Nehmer legt nun die Arme auf das obere Tuch; das Tuch von Beinen und Füßen wegnehmen. Das Tuch auf der nahen Seite der Liege halten, den Nehmer bitten, sich zu Ihnen auf die Seite zu drehen.
- Prüfen, ob das Tuch hinter dem Rücken gesichert ist. Den Nehmer bitten, die Beine von der Liege zu schwingen und sich mit den Armen in sitzende Haltung zu drücken; das Tuch um den Nehmer wickeln.
- Den Nehmer vor dem Aufstehen mindestens eine Minute sitzen lassen – bieten Sie ihm Wasser an.
- Das Tuch sichern, dem Nehmer von der Liege helfen. Die gesamte Zeit die Intimsphäre wahren.

RÜCKEN, SCHULTERN UND NACKEN

Rücken, Schultern und Nacken sind die größten Areale, die massiert werden, und häufig sind sie sehr verspannt. Deshalb beginnt eine Ganzkörpermassage üblicherweise dort, und man widmet dem Bereich die meiste Zeit. Der Fokus liegt auf dem unteren und oberen Rücken und den Schultern, weniger auf dem mittleren Rücken, wo Sie über den Nieren sehr behutsam sein müssen. Beginnen Sie langsam, damit der Nehmer seinen Atem beruhigen und mit Ihrer Berührung vertraut werden kann.

ANGEWENDETE GRUNDTECHNIKEN:
- **Fächer-Streichung, Seite 40**
- **Die liegende Acht, Seite 50**

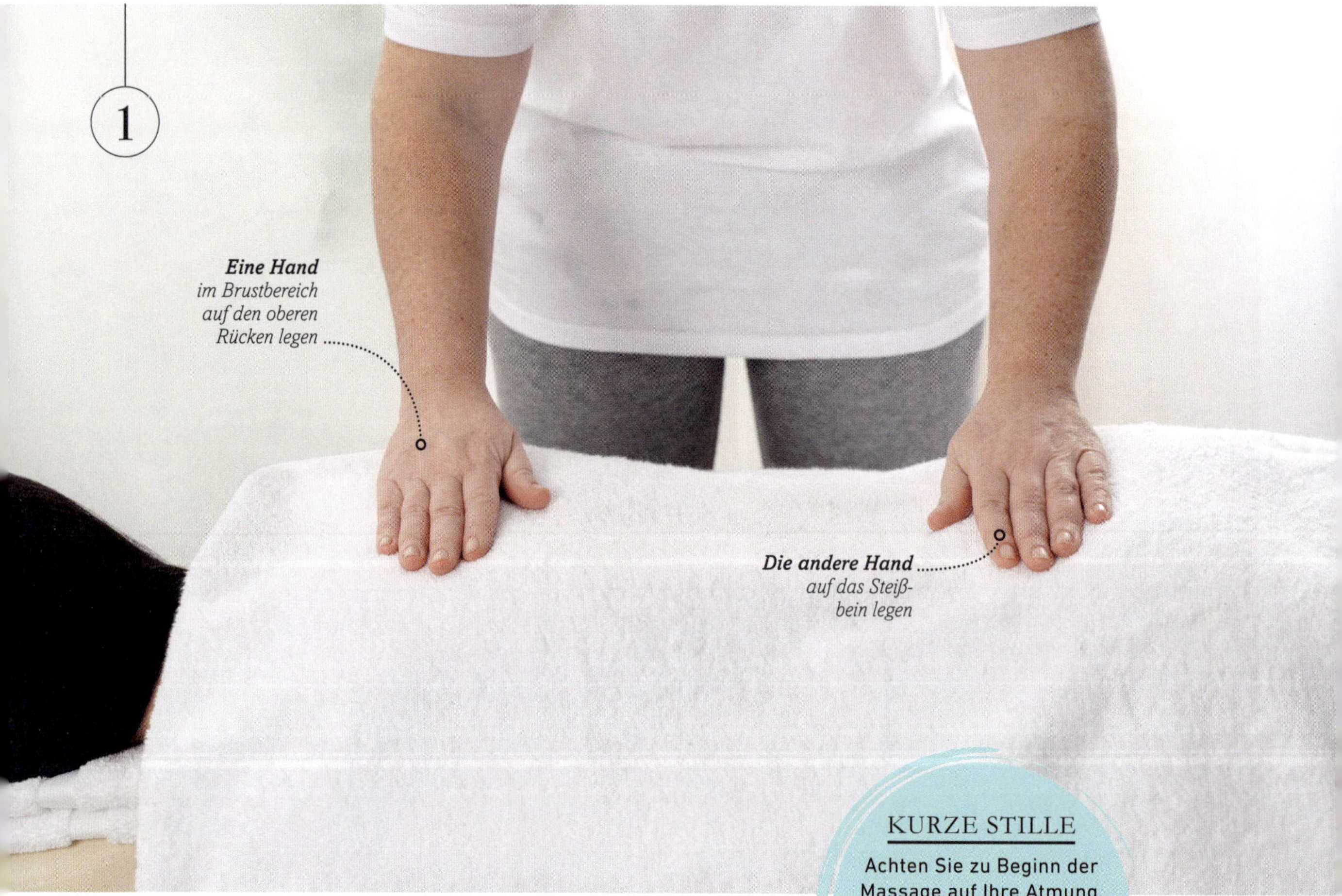
1
Eine Hand im Brustbereich auf den oberen Rücken legen
Die andere Hand auf das Steißbein legen

▲ **Beginnen Sie die Massage**, indem Sie erst einmal innehalten, das beruhigt den Nehmer. Die Hände über einem Handtuch auf seinen Rücken zu legen wirkt bestätigend und macht mit Ihrer Berührung vertraut. Während Sie so stehen, achten Sie auf seinen Atem und warten kurz ab, bis er sich beruhigt hat.

KURZE STILLE

Achten Sie zu Beginn der Massage auf Ihre Atmung. Nutzen Sie das Innehalten für langsame meditative Atemzüge; das hilft, sich auf die kommende Massage zu fokussieren.

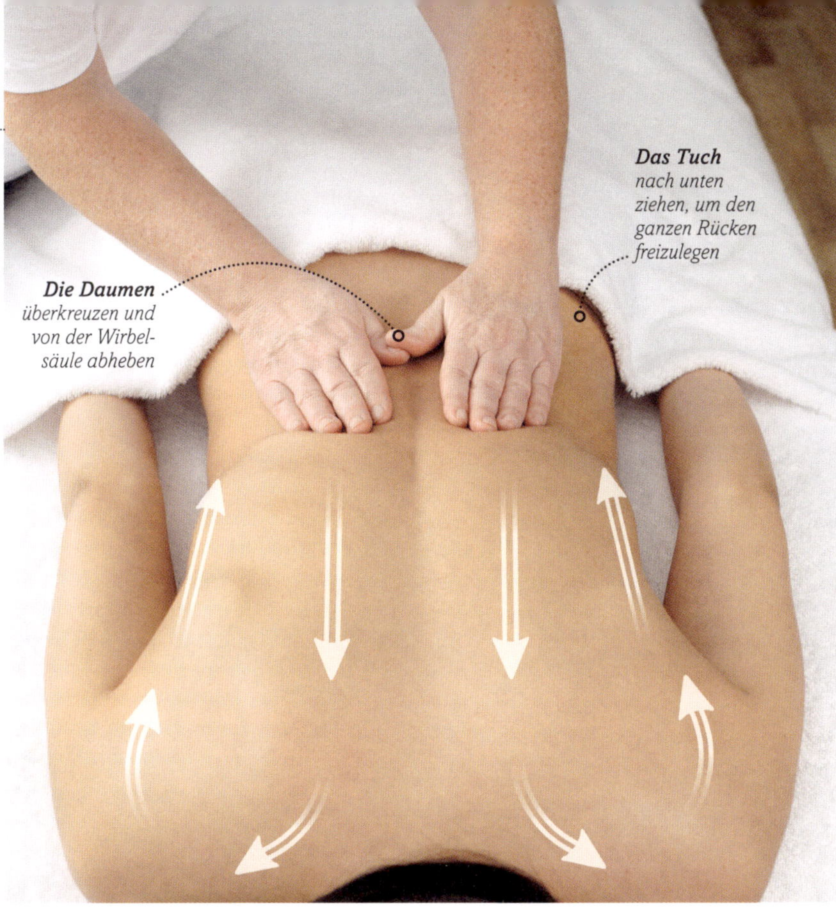

2

Mit Effleurage Rückengewebe anwärmen und Faszienverklebungen lösen. Die Hände ölen (siehe Seite 32), dann mit großem Fächerstrich Öl auf dem Rücken verteilen. Hände nach oben gleiten lassen, Schultern umfahren, dann die Hände seitlich fächerförmig zu den Körperseiten führen.

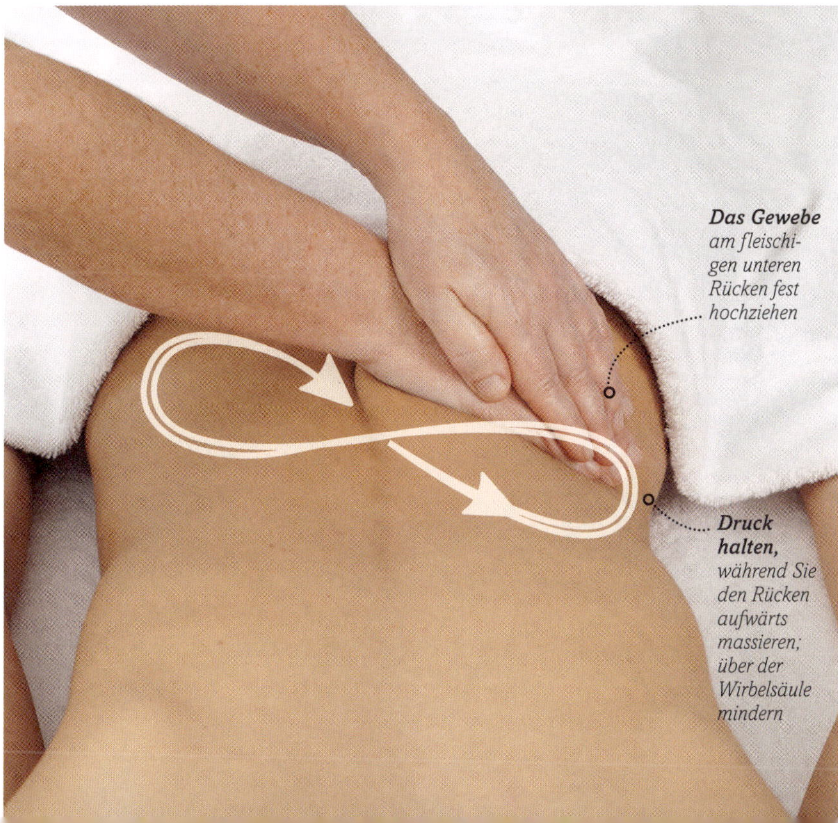

3

Den Rücken systematisch bearbeiten. Unten beginnen: mit aufeinandergelegten Händen über dem Steißbein eine liegende Acht ziehen. Mit weiteren Achten den Rücken aufwärts gleiten. Auf fleischigen Arealen mehr Kraft einsetzen, damit der Nehmer spürt, dass das Gewebe bearbeitet wird. Auf den Schultern nach außen streichen, dann fächerförmig von oben nach unten ausstreichen.

FORTSETZUNG ►

RÜCKEN, SCHULTERN UND NACKEN *Fortsetzung*

VERWENDETE GRUNDTECHNIKEN:

- ○ **Kneten, Seite 60**
- ○ **Kreis-Streichung, Seite 46**
- ○ **Tausend Hände, Seite 42**
- ○ **Über Kreuz, Seite 48**
- ○ **Schaukeln, Seite 70**

4

Konzentrieren Sie sich auf den unteren Rücken und massieren Sie diesen Bereich eine Weile. Mit Fingern und Daumen tief in die Muskeln auf der entfernteren Seite kneten; die Muskeln als Vorbereitung auf noch tiefere Gewebsmassage gründlich aufwärmen.

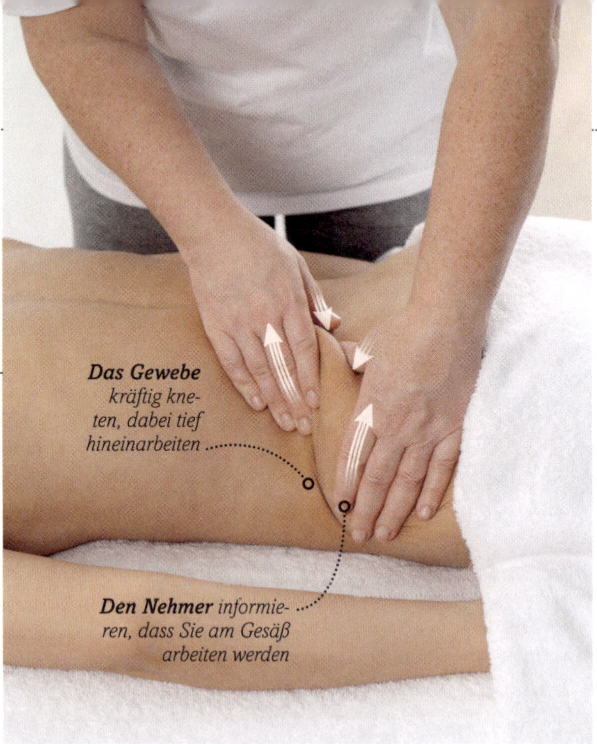

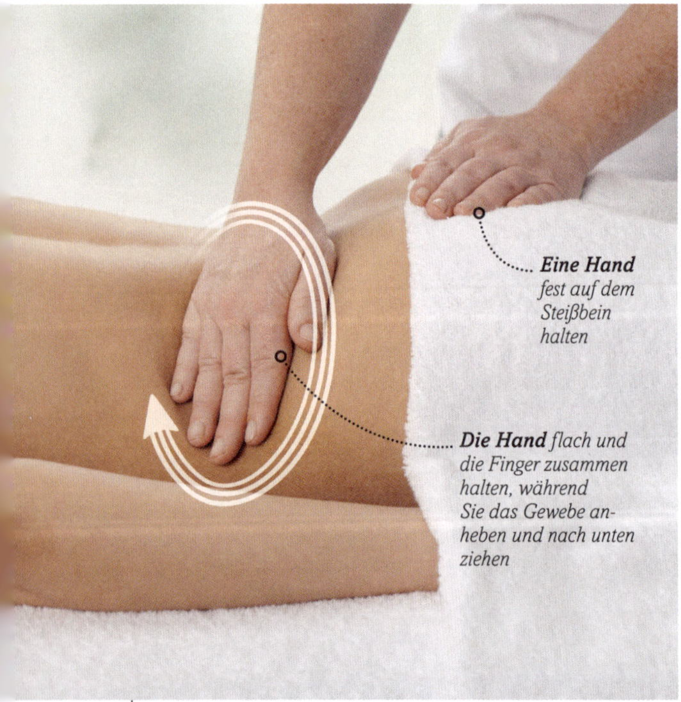

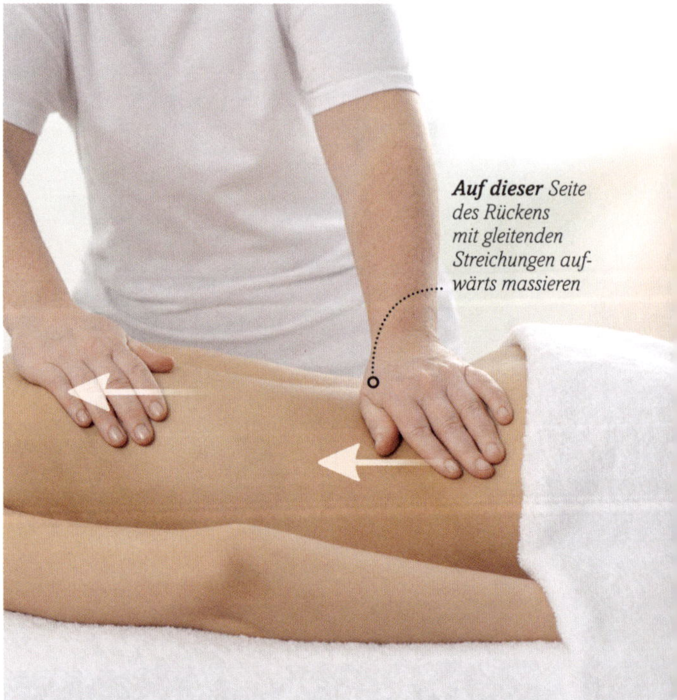

5

Mit der Handfläche nun stärkeren Druck auf die Gesäßmuskeln ausüben, prüfen, ob es dem Nehmer angenehm ist. Die Hand sehr langsam kreisen lassen und in das Gewebe drücken. Wirbel auslassen.

6

Mit leichter Effleurage abschließen, um das Gewebe zu beruhigen. Anschließend mit Tausend Händen oder über Kreuz zur Schulter und darüber fahren, dabei zur anderen Seite gehen.

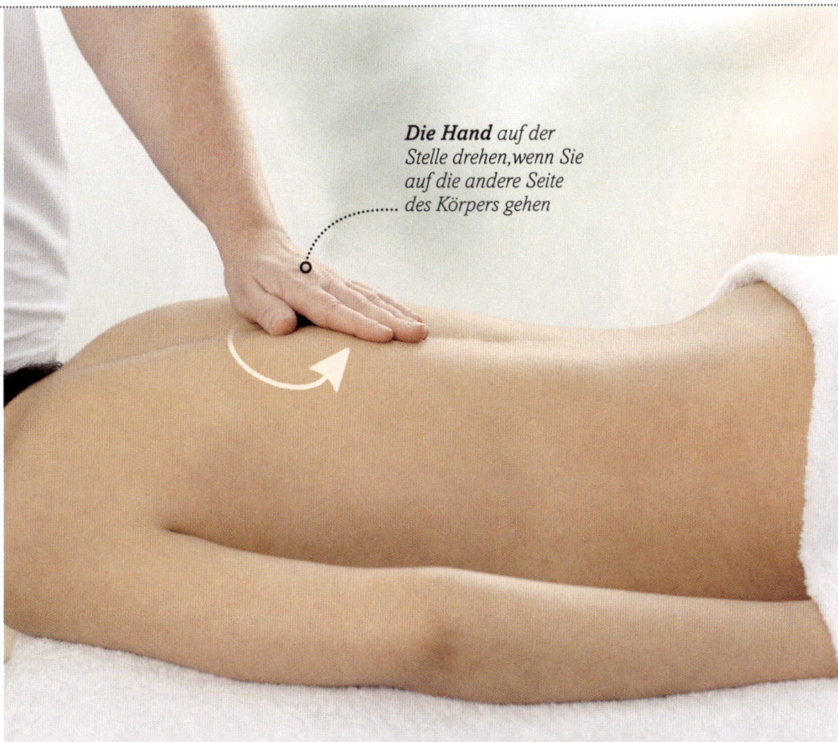

7

Eine Hand bleibt auf dem Rücken, damit Sie den Kontakt behalten, wenn Sie zum Massieren der anderen Körperseite um die Liege herumgehen. Diese konstante Berührung verrät dem Nehmer, wo Sie sind, während er auf dem Bauch liegt, und er weiß jederzeit, was geschieht. Alle Griffe auf der anderen Seite wiederholen.

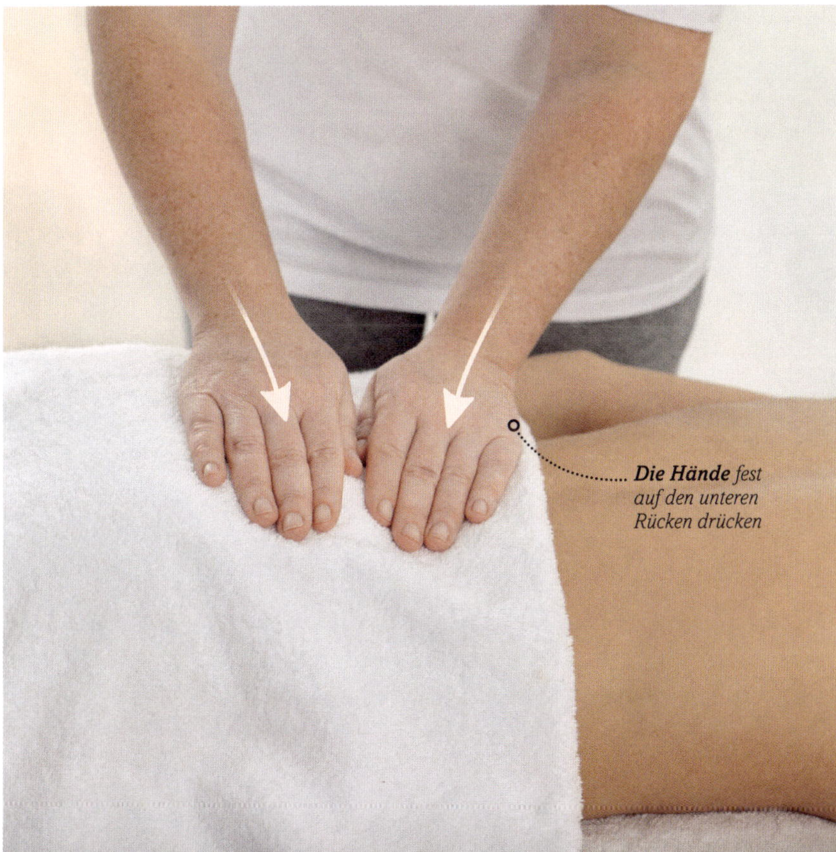

8

Ist die Massage des unteren Rückens beendet, diesen mit dem Tuch zudecken. Mit den Händen auf dem Tuch den Rücken sanft wiegen. All dies hält das Areal warm und signalisiert das Ende der Massage dieses Bereichs. Anschließend widmen Sie sich oberem Rücken und Schultern.

FORTSETZUNG ►

RÜCKEN, SCHULTERN UND NACKEN *Fortsetzung*

VERWENDETE GRUNDTECHNIKEN:
- **Kreis-Streichung, Seite 46**
- **Tiefe Streichungen, Seite 52**
- **Statischer Druck, Seite 72**

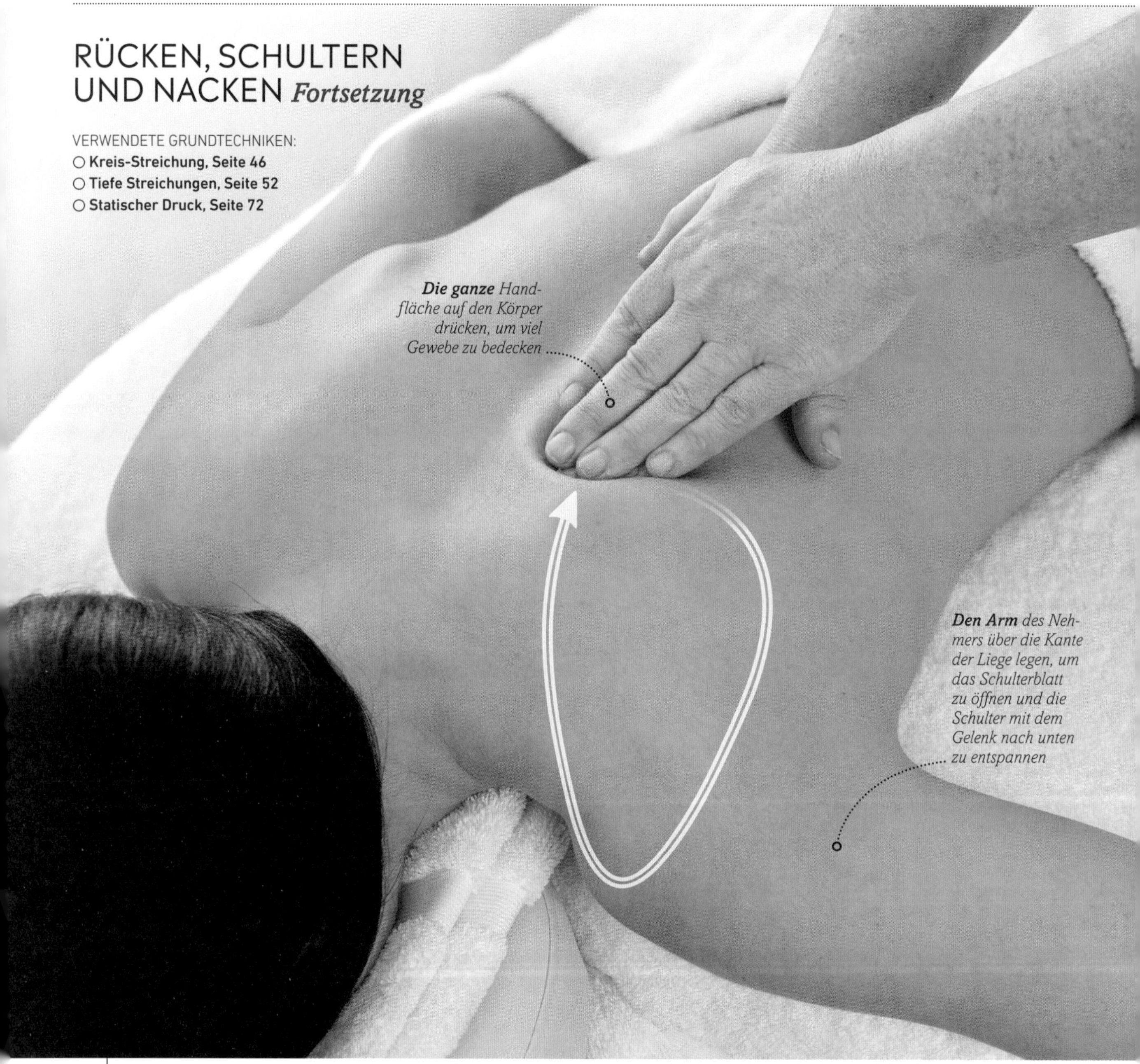

***Die ganze** Handfläche auf den Körper drücken, um viel Gewebe zu bedecken*

***Den Arm** des Nehmers über die Kante der Liege legen, um das Schulterblatt zu öffnen und die Schulter mit dem Gelenk nach unten zu entspannen*

9 **Die Schultern aufwärts** mit aufeinandergelegten Händen das gesamte Schulterblatt mehrmals umkreisen. Auf der Seite der Schulter stehend, mit leichtem Druck beginnen, dann den Druck verstärken, während Sie weitermassieren und das Gewebe entspannt.

»Den Druck langsam verstärken, dabei erspüren, wie sich das Gewebe im massierten Bereich entspannt.«

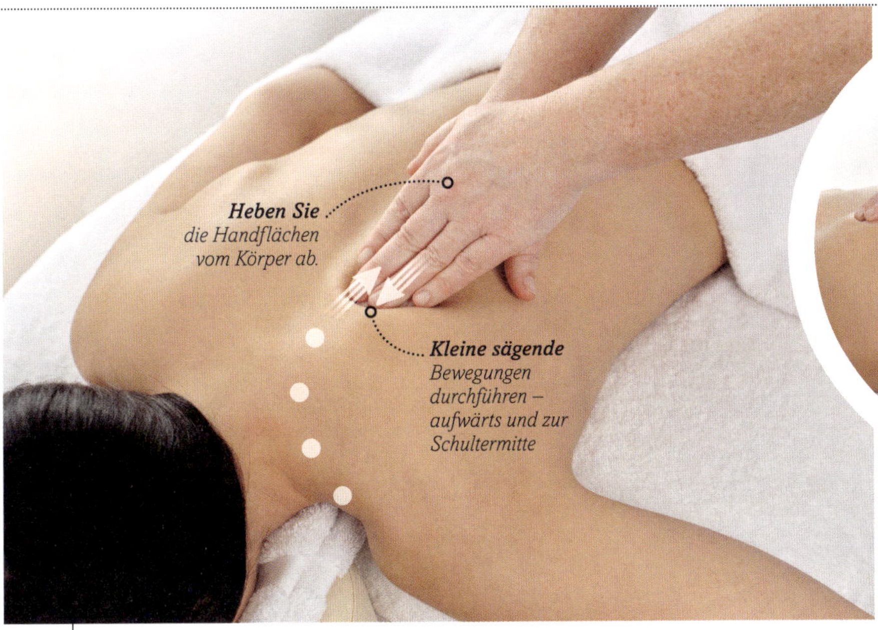

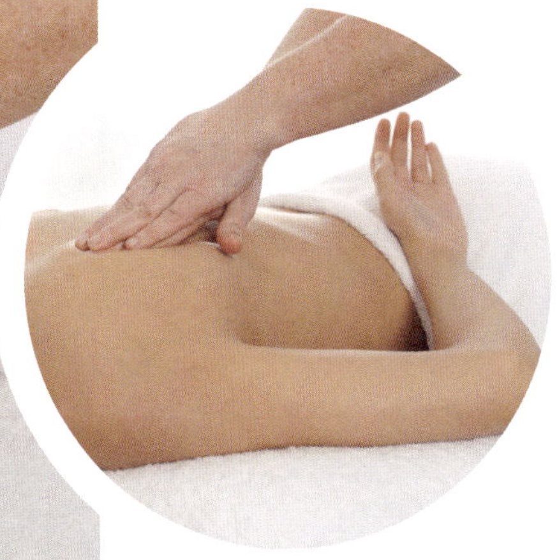

▲ **ALTERNATIVE**
Ist die Schulter sehr verspannnt, die Hand des Nehmers zum Öffnen des Schulterblatts auf seinen unteren Rücken legen.

10 **Nur mit den** aufeinandergelegten Fingern in kleinen Vor- und Rückbewegungen tiefer massieren, quer und in das Gewebe hinein. Auf das Befinden des Nehmers achten und vorsichtig sein, wenn die Nerven oben am Rücken erreicht sind. Abschließend mit der Hand kreisen, um das Gewebe zu beruhigen.

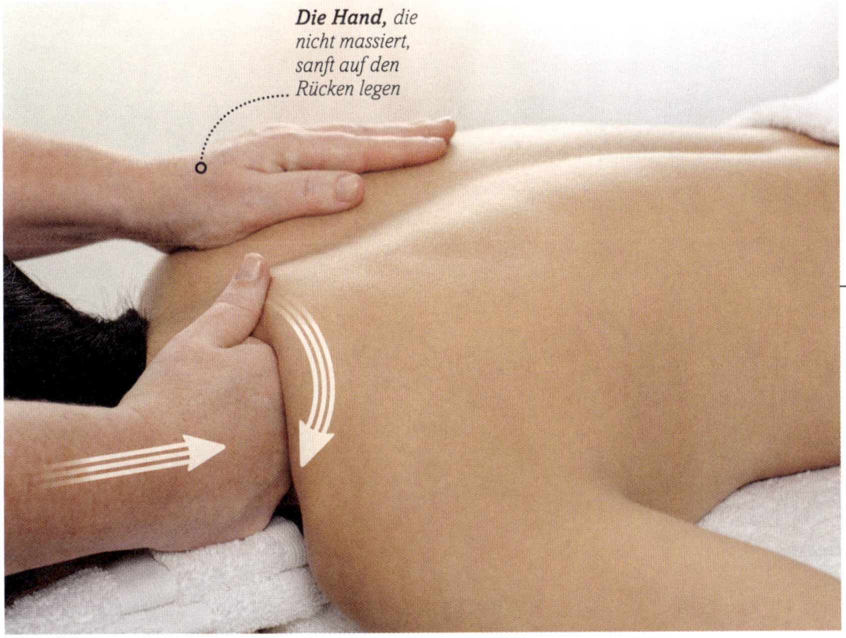

11 **Am Kopf der Liege** stehen, damit Sie den Nacken massieren können. Die Hand fest zur Faust ballen und in die Halsbeuge drücken. Vorwärts tief ins Fleisch drücken, dann die Faust zur Schultermitte ausfächern. Sehr langsam arbeiten, wenn der Druck verstärkt wird. Zwei- oder dreimal wiederholen.

FORTSETZUNG ▶

RÜCKEN, SCHULTERN UND NACKEN *Fortsetzung*

VERWENDETE GRUNDTECHNIKEN:

- ○ **Kneten, Seite 60**
- ○ **Kreis-Streichung, Seite 46**
- ○ **Streichen und gleiten, Seite 44**
- ○ **Dehnungen, Seite 74**

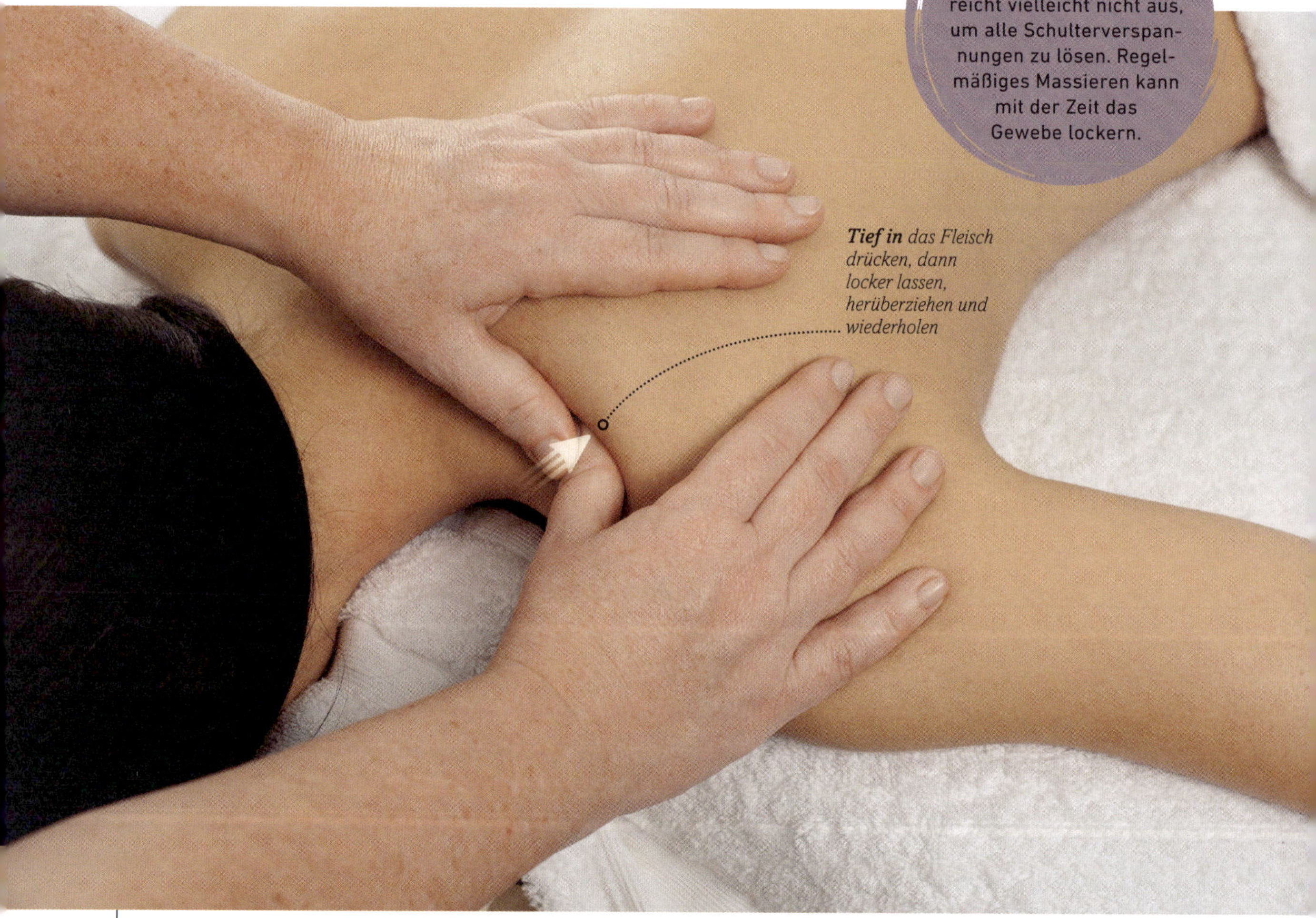

12 **Daumen aufeinanderlegen und tief** in das Gewebe arbeiten. Am Hinterkopf beginnen, den Nacken hinunter und um das Schulterblatt fahren. Knie beugen, die Bewegung mit dem Körpergewicht unterstützen: Das schützt die Daumen (oder den massierenden Daumen mit der anderen Handfläche drücken). Bei starker Verspannung den Rautenmuskel abwärts massieren.

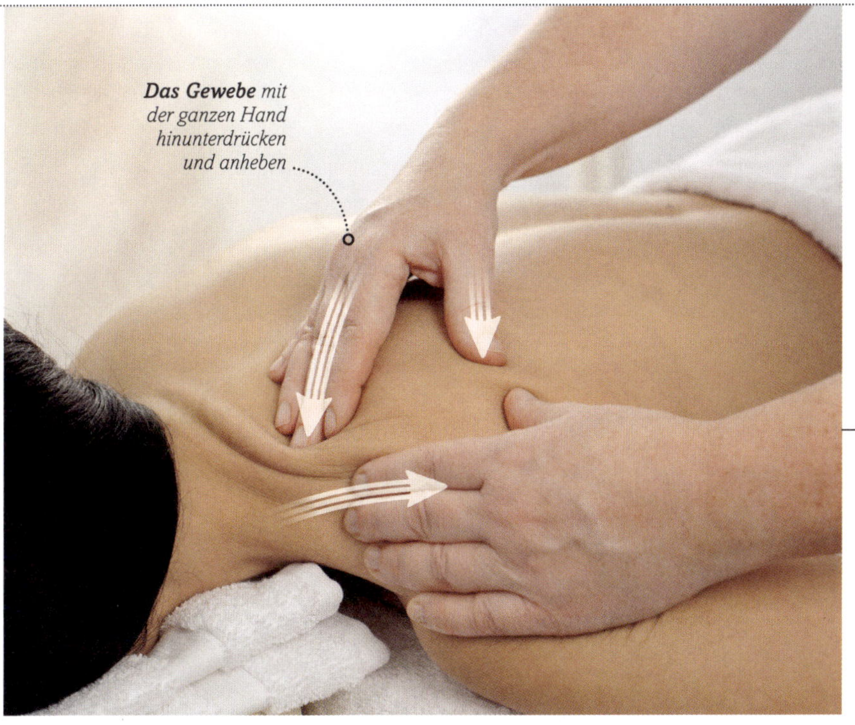

13

Um das Gewebe zu beruhigen, über der Schulter kneten. Ist das Gewebe weiterhin verspannt, zum Lockern noch eine Weile tief massieren. Abschließend die aufeinandergelegten Hände kreisen lassen. Den Arm des Nehmers wieder auf die Liege legen.

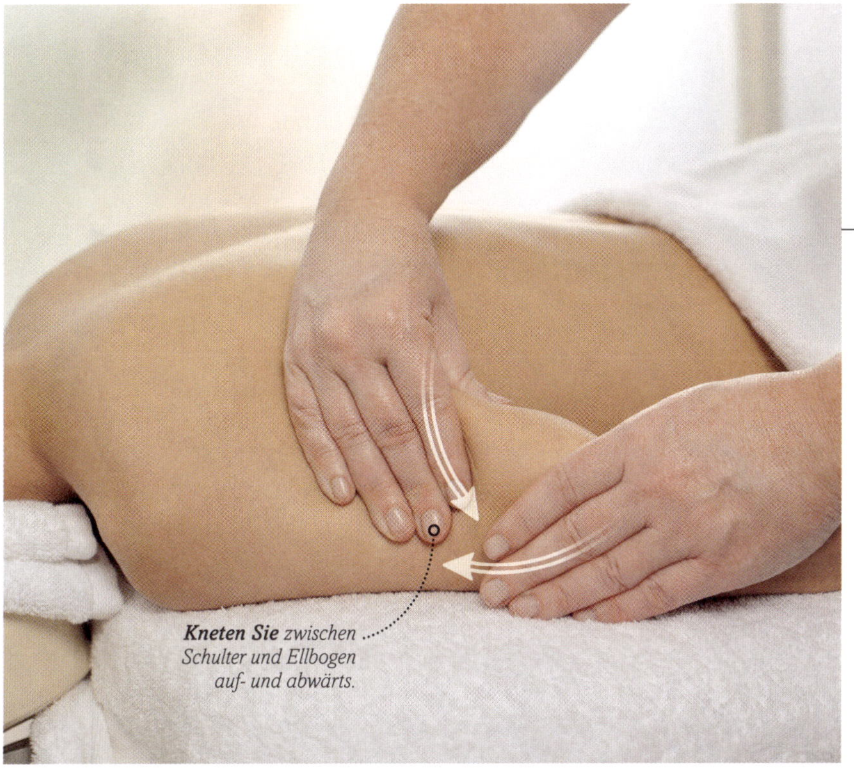

14

Den Oberarm leicht ausstreichen, dann etwas kneten. Das verbindet Schulter und Trizeps und stellt sicher, dass Sie das äußere Ende der Schulter nicht verpassen. Alles auf der anderen Seite wiederholen. Zum Schluss den Rücken sanft effleurieren und den Nacken behutsam dehnen. Den Rücken mit einem Tuch bedecken, die Schultern ausstreichen und die Hände auf den Rücken legen, um anzuzeigen, dass die Massage dieses Bereichs abgeschlossen ist.

RÜCKSEITE DER BEINE

Beine, die man lange belastet hat, fühlen sich oft schwer und träge an. Eine Beinmassage wirkt dann entspannend und energetisierend zugleich, und vielleicht sogar auf den ganzen Körper. Wenn es im unteren Rücken zwickt, kann es positiv sein, die Beine etwas zu trennen, und bei einer Lücke unter den Fesseln sollten Sie zur Unterstützung ein aufgerolltes Handtuch dorthin legen.

VERWENDETE GRUNDTECHNIKEN:

- **Tausend Hände, Seite 42**
- **Streichen und gleiten, Seite 44**
- **Wringen, Seite 56**
- **Tiefe Streichung, Seite 52**
- **Kneten, Seite 60**

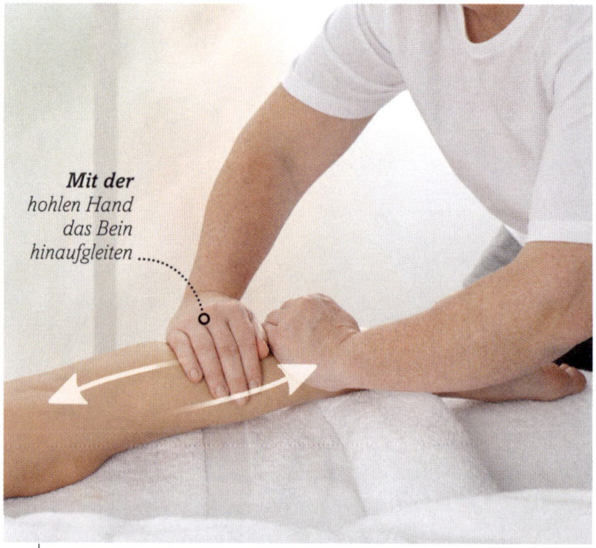

***Mit der** hohlen Hand das Bein hinaufgleiten*

1 **Das ganze Bein auf-** und abwärts effleurieren: an der Wade mit hohler Hand, am Oberschenkel mit Tausend Händen; am Knie den Druck verringern. Das erwärmt das Gewebe, und die gleitenden Streichungen sind sehr beruhigend.

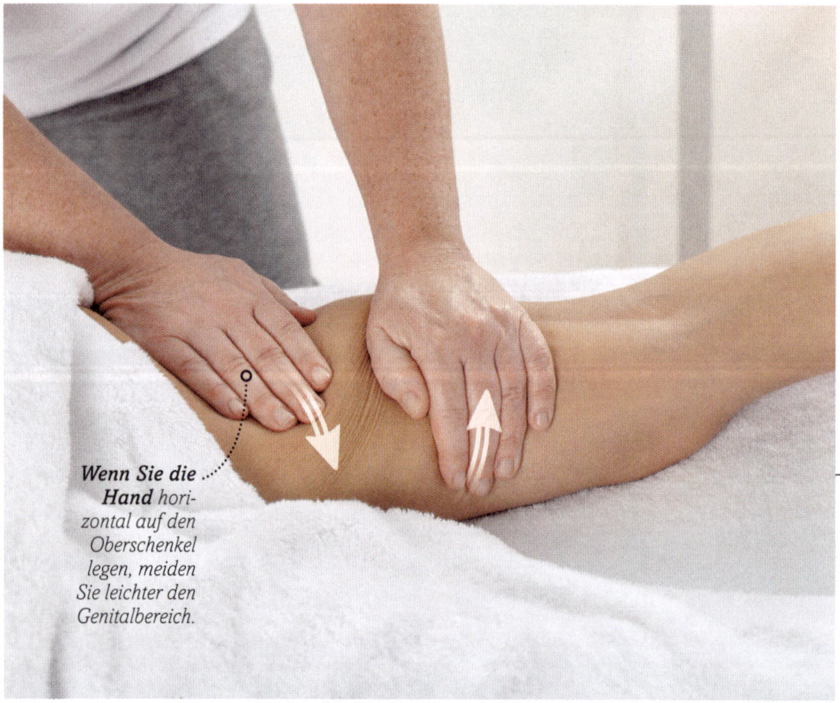

***Wenn Sie die Hand** horizontal auf den Oberschenkel legen, meiden Sie leichter den Genitalbereich.*

2 **Im Anschluss an** wärmende leichte Effleurage-Streichungen die Rückseite des Oberschenkels wringen, um Spannung zu lösen und den Abtransport von Abfallprodukten zu fördern.

BLOCKADEN VORBEUGEN

Vor der Wade den Oberschenkel petrissieren. So fließen zunächst die Lymphabfälle im Oberschenkel ab, Blockaden lösen sich und geben den Abflussweg aus dem Unterschenkel frei.

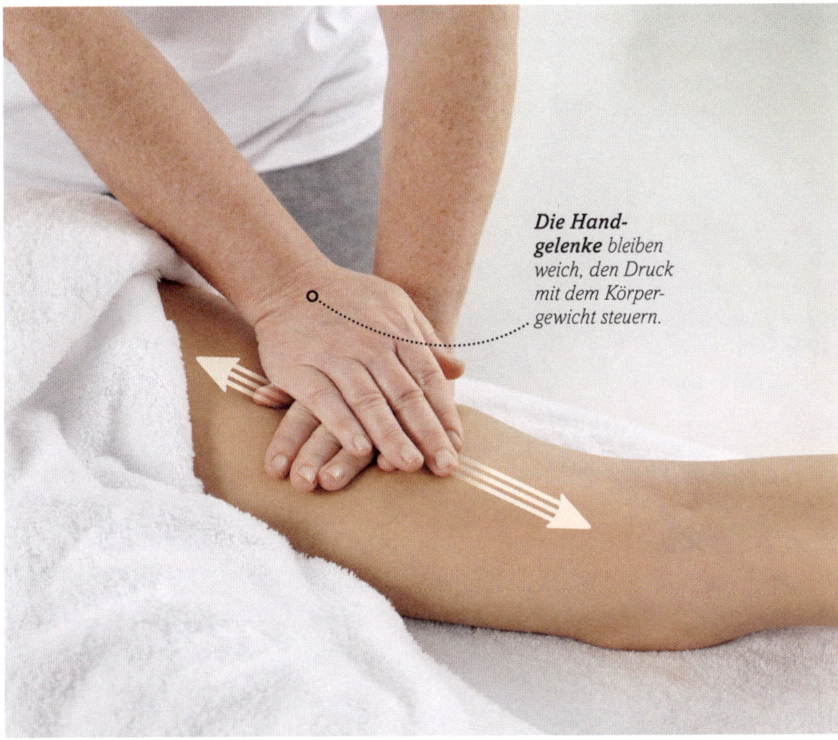

3

Nun mit aufeinandergelegten Händen tief in den fleischigen Oberschenkel hineinarbeiten. Oben am Gesäßmuskel beginnen, vor dem Knie anhalten, dann drehen und zurückfahren. Dabei langsam und sorgfältig arbeiten. Mit aufeinandergelegten Händen kann auch die Wade behandelt werden, allerdings nur in eine Richtung, von der Fessel zum Knie.

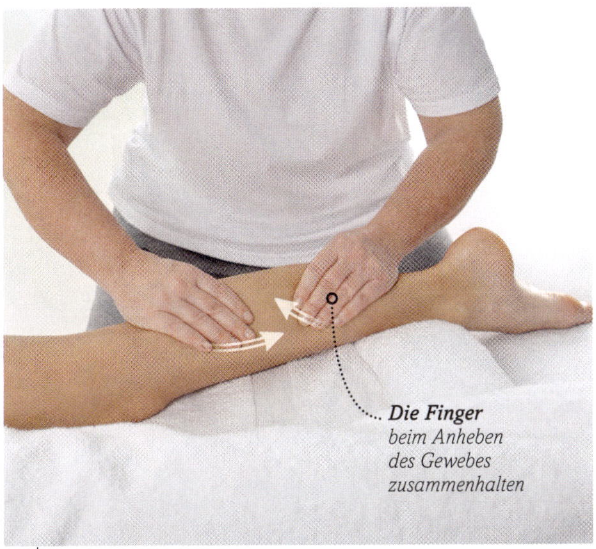

4

Den Unterschenkel petrissieren; die Knie beugen, den Körper hin- und herbewegen und so den Ablauf steuern, wenn Sie den fleischigen Muskel auf und ab kneten, beginnend über der Fessel bis unter die Kniekehle.

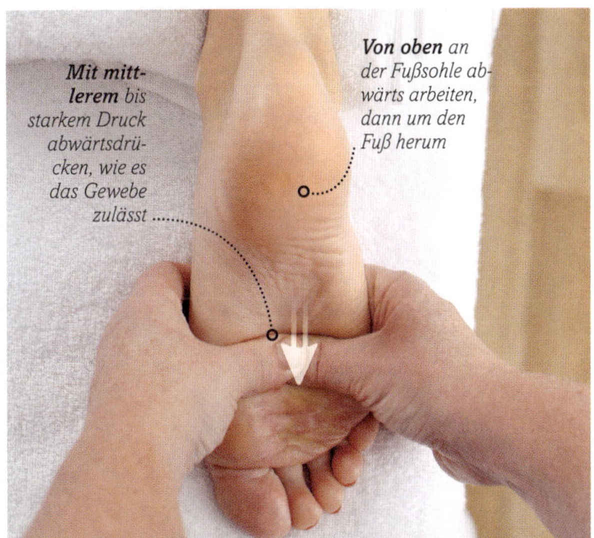

5

Mit dem Fuß enden; zuvor klären, ob der Nehmer dort berührt werden mag. Mit aufeinandergelegten Daumen das Gewebe entspannen, bei Widerstand vorsichtig sein. Alles am anderen Bein wiederholen.

VORDERSEITE VON FÜSSEN UND BEINEN

Helfen Sie dem Nehmer in die Rückenlage, damit Sie die Vorderseite seines Körpers massieren können. Er soll bequem liegen. Geben Sie ein aufgerolltes Handtuch, ein Polster oder ein Kissen als Stütze unter die Knie. Legen Sie Handtücher zum Wärmen auf und um die Intimsphäre zu wahren. Lassen Sie den Nehmer ein paarmal tief ein- und ausatmen, während Sie Ihre Hände zum Erden auf seine Beine legen. Die Massage der Vorderseiten von Füßen und Beinen vervollständigt die Arbeit an diesem Körperbereich.

VERWENDETE GRUNDTECHNIKEN:

- **Streichen und gleiten, Seite 44**
- **Tausend Hände, Seite 42**
- **Wringen, Seite 56**
- **Kneten, Seite 60**
- **Tiefe Streichung, Seite 52**

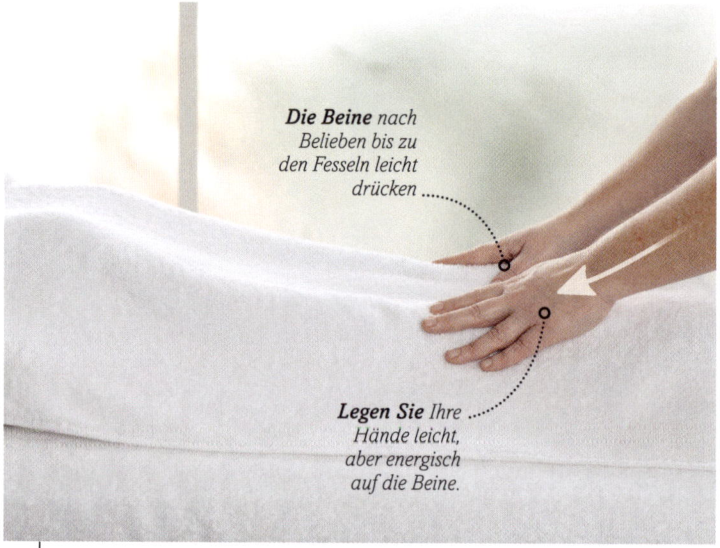
***Die Beine** nach Belieben bis zu den Fesseln leicht drücken*
***Legen Sie** Ihre Hände leicht, aber energisch auf die Beine.*

1 **Die Hände ruhen** auf dem Tuch über den Beinen. Der Nehmer kann nun den Atem nach dem Umdrehen wieder beruhigen, und Sie können sich sammeln, bevor Sie mit der Vorderseite beginnen.

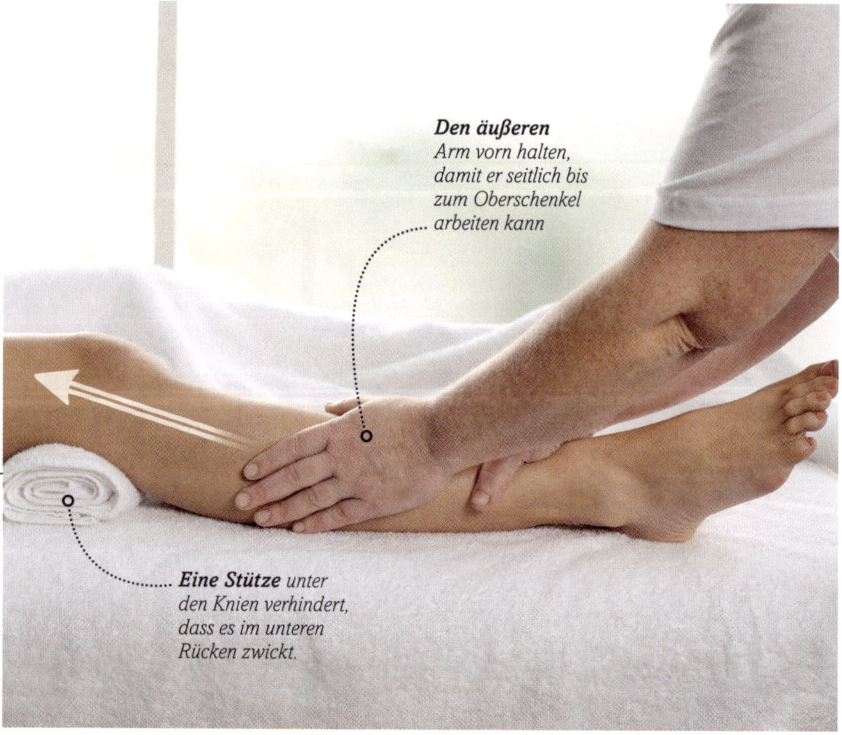

2 **Das ganze Bein** mit langen Strichen aufwärts behandeln. Der Druck ist mittel, über dem Knie leichter. Die Hand v-förmig halten – so können Sie das ganze Bein behandeln, ohne zu nah an den Genitalbereich zu kommen.

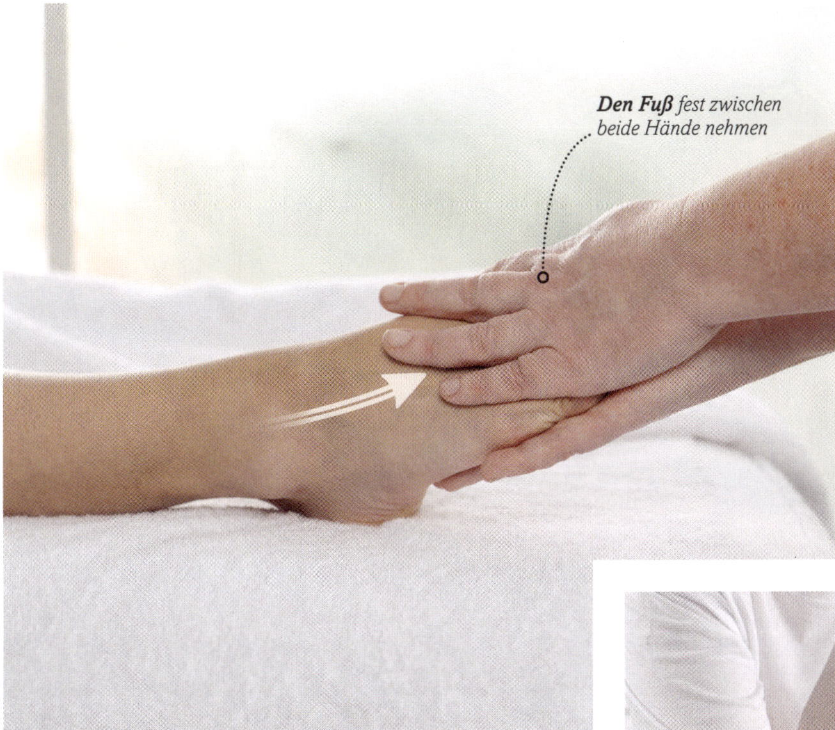

3

Das Bein wieder hinuntergleiten, zum Schluss den Fuß zwischen beide Hände nehmen. Dann die Hände zur Fußspitze gleiten lassen und den Fuß sanft strecken. Einen Moment so halten, bevor Sie die Hände heruntergleiten lassen.

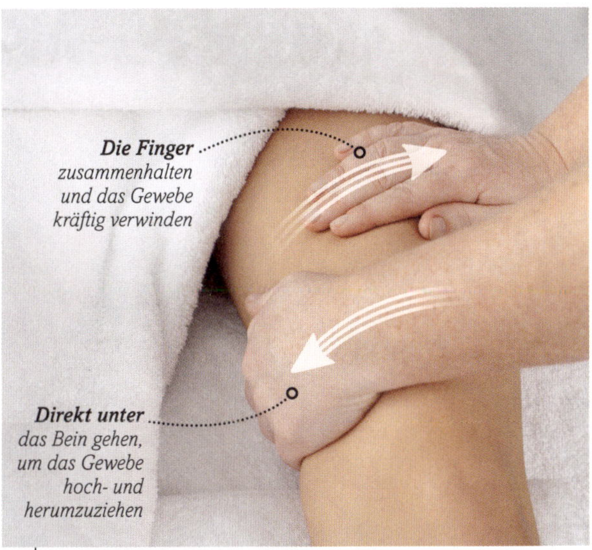

4

Zum Oberschenkel gehen. Mit kräftigen Tausend-Hände-Streichungen beginnen, tiefere Petrissage folgen lassen. Erst diesen fleischigen Bereich wringen (s. o.), dann ein paarmal kräftig kneten, um das Gewebe zu erwärmen und die Muskeln zu tonen.

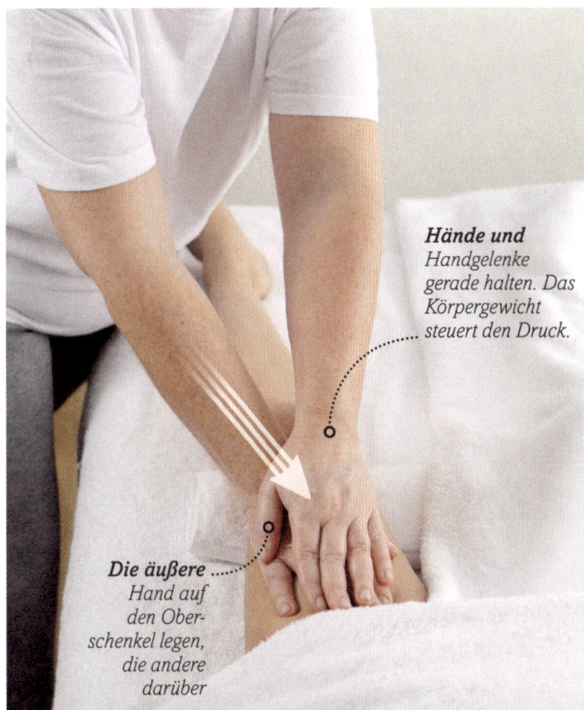

5

Mit aufeinandergelegten Händen stärkeren Druck auf den Oberschenkel über dem Knie ausüben. Das Gewebe zunächst sanft bearbeiten, entlang der Muskelfasern; nicht darauf drücken, sonst nehmen sie Schaden. Mit beruhigender Effleurage enden.

FORTSETZUNG ►

VORDERSEITE VON FÜSSEN UND BEINEN *Fortsetzung*

VERWENDETE GRUNDTECHNIKEN:

- **Statischer Druck, Seite 72**
- **Kneten, Seite 60**
- **Kreis-Streichung, Seite 46**
- **Dehnungen, Seite 74**

»Den Körper rhythmisch hin- und herbewegen, wenn Sie sich dem Nehmer zuwenden, um eine Extremität auf und ab zu massieren.«

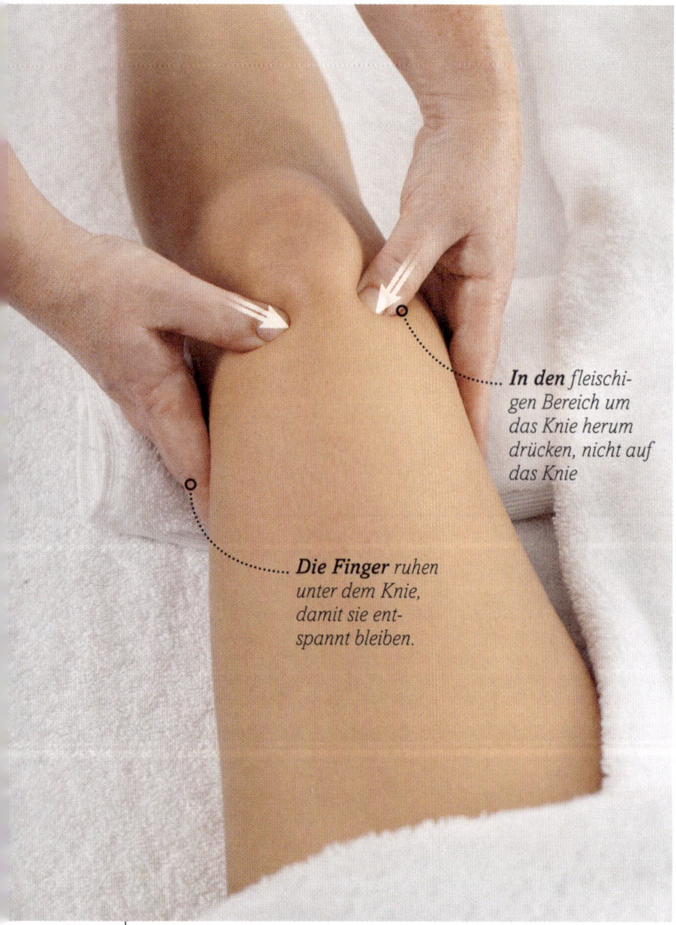

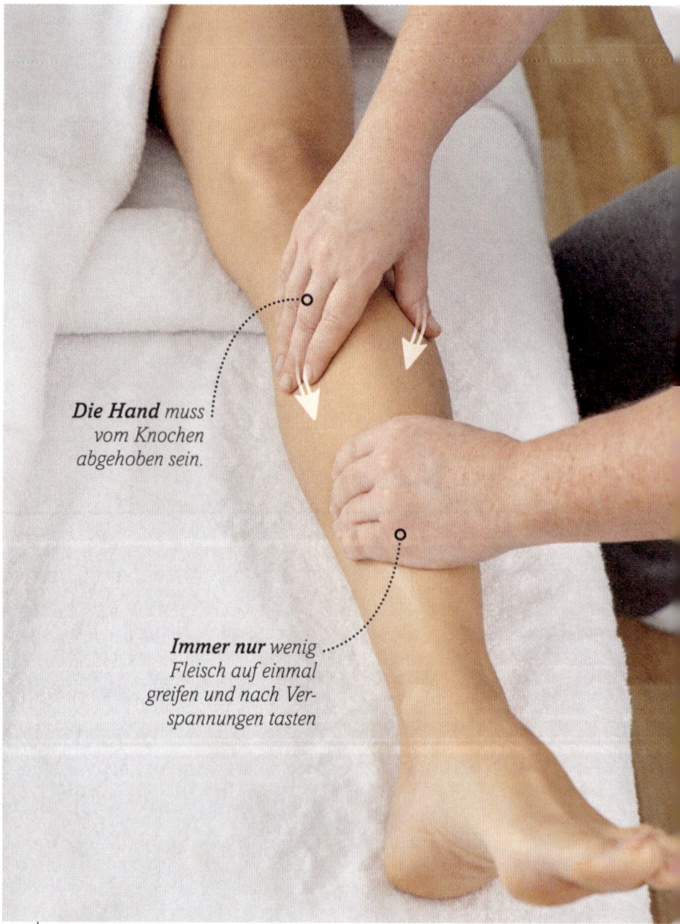

6 **Sanft um das Knie** herum, nicht auf dem Knie arbeiten. Mit den Daumen statischen Druck auf die Druckpunkte setzen, von oben nach unten. Nach oben gleiten oder die Druckpunkte aufwärts massieren.

7 **Die Wade effleurieren,** dann die fleischigen Areale seitlich des Knochens kräftiger kneten. Auf und ab, den Körper dabei hin- und herbewegen, um einen guten Rhythmus zu finden. Mit beruhigender Effleurage enden.

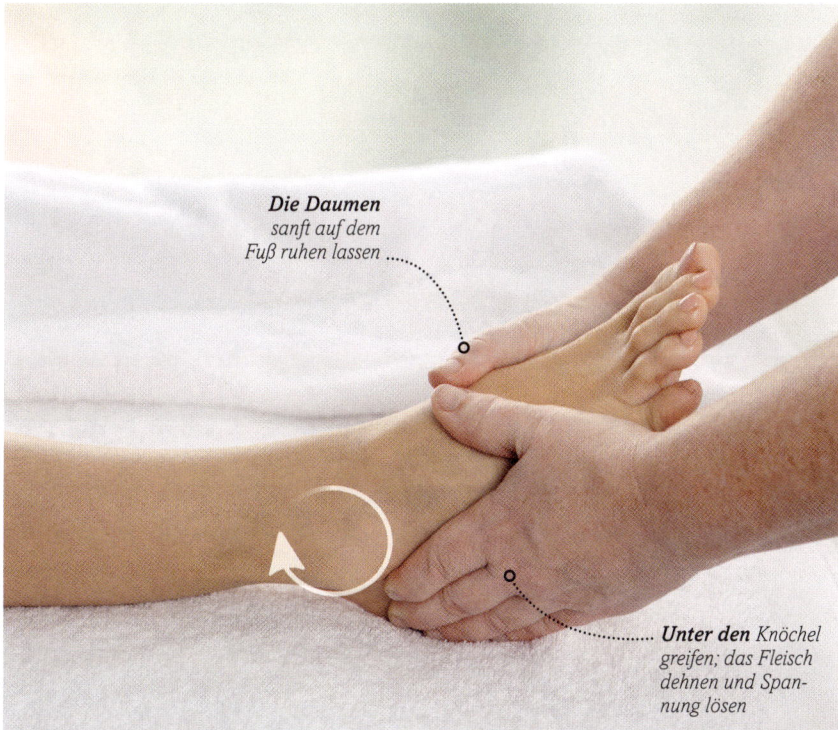

8

Hinunter zum Fuß gehen – ein Bereich, der oft verspannt ist –, um das Gewebe mit etwas entspannender Effleurage zu erwärmen. Die Knöchel mit den Fingern umfassen, mit mittlerem Druck arbeiten und beide Seiten des Fußes gleichzeitig massieren. Das beruhigt und entspannt das Gewebe.

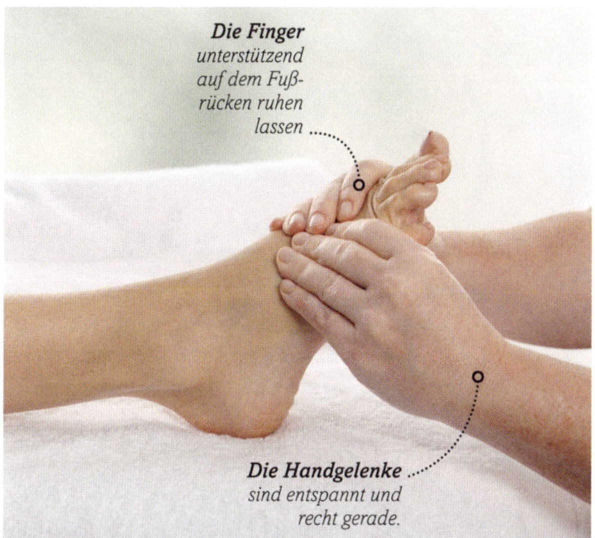

9

Nun mit den Daumen die Fußsohle tief kneten, um Verspannungen in diesem stark beanspruchten Bereich zu lösen. Von unten nach oben kneten, dann in einem Oval wieder zurück.

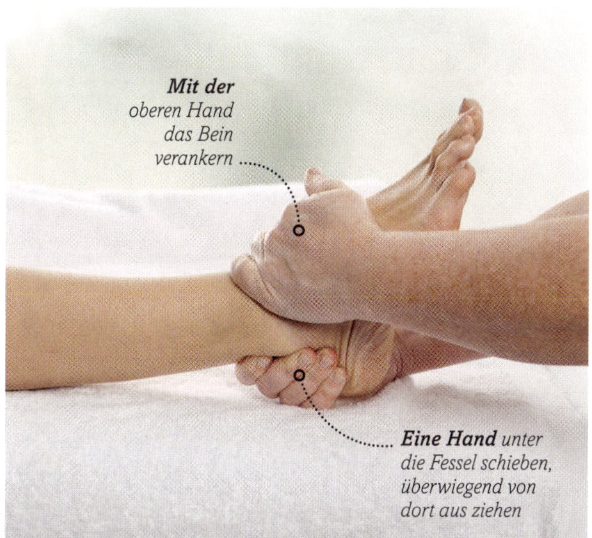

10

Auf und ab effleurieren, mit einer Beindehnung enden, damit sich Verspannungen in der Hüfte lösen. Dazu im Ausfallschritt das Körpergewicht nach hinten verlagern. Alles am anderen Bein wiederholen.

DER BAUCH

Dieser wichtige Bereich mit seinen diversen inneren Organen kann berührungsempfindlich sein. Klären Sie also vorher, ob der Nehmer mit einer Bauchmassage einverstanden ist. Wenn ja, ist sie ein extrem angenehmer, beruhigender Teil der Behandlung, denn Sie arbeiten am Energiezentrum des Körpers. Wichtig bei der Bauchmassage ist, dass Sie sehr langsam und behutsam vorgehen, den Druck aufbauen und den Radius allmählich erweitern.

VERWENDETE GRUNDTECHNIKEN:

- **Kreis-Streichung, Seite 46**
- **Streichen und gleiten, Seite 44**

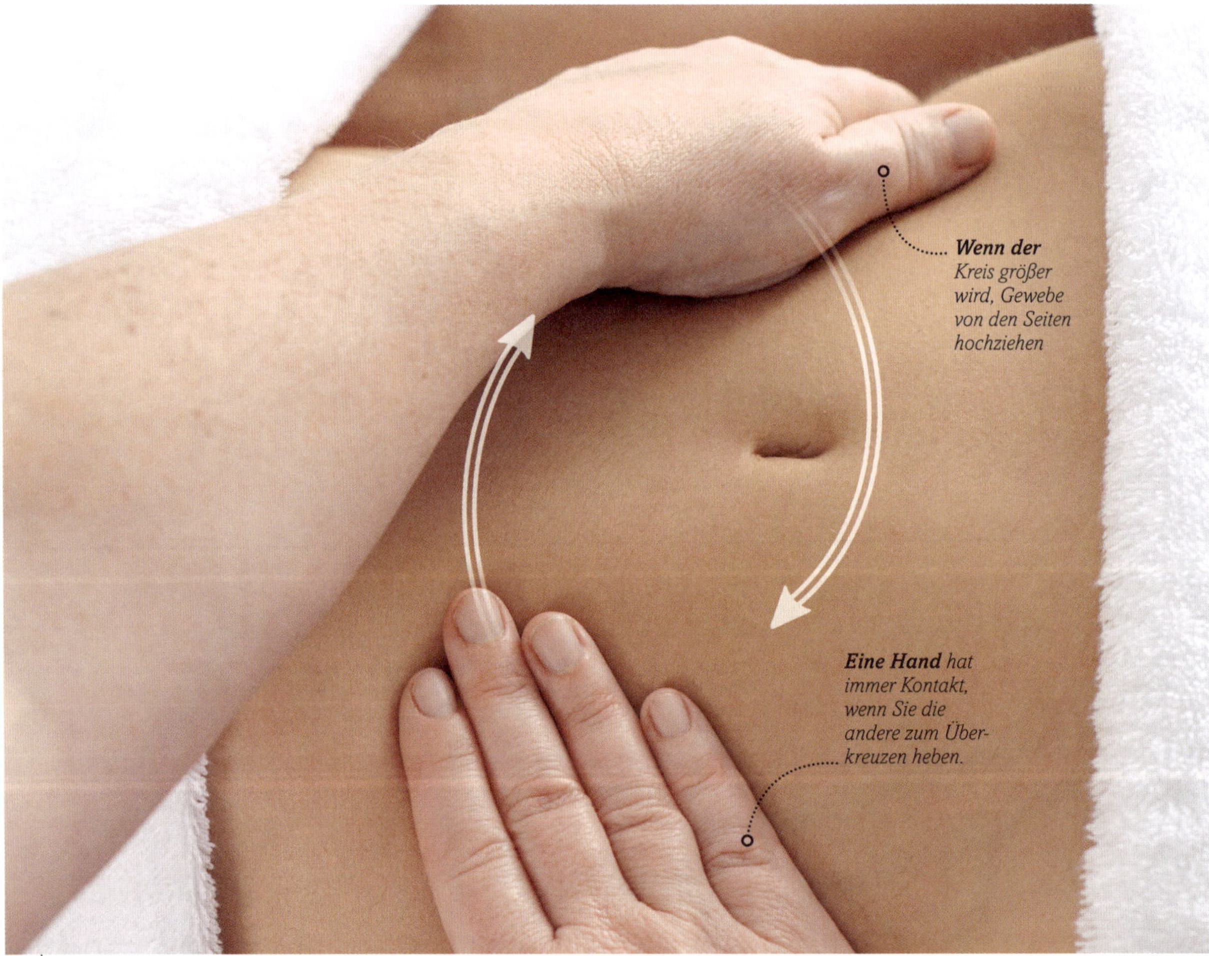

1 **Mit Effleurage-Kreisen** beginnen: Beidhändig im Uhrzeigersinn kleine Kreise streichen; unten rechts anfangen, um dem Weg des Darms zu folgen. Allmählich den Kreis erweitern und den Druck verstärken.

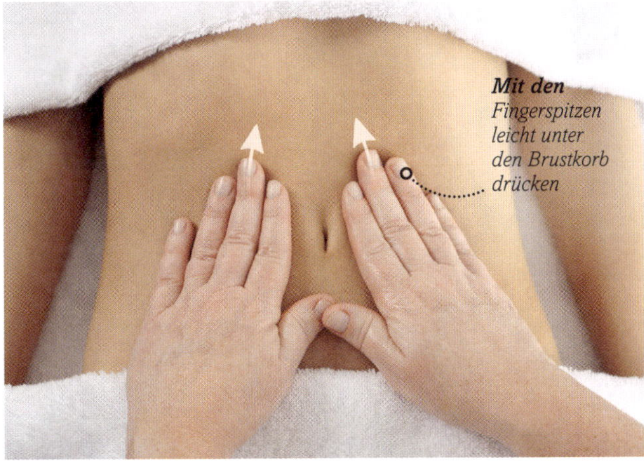

2

Auf das Kreisen folgt die Dehnungssequenz, die hier und in den Schritten 3 und 4 zu sehen ist. Die drei Schritte sollen in einer fließenden Bewegung ausgeführt werden. Erst die Hände rechts und links unter dem Brustkorb neben dem Bauchnabel platzieren.

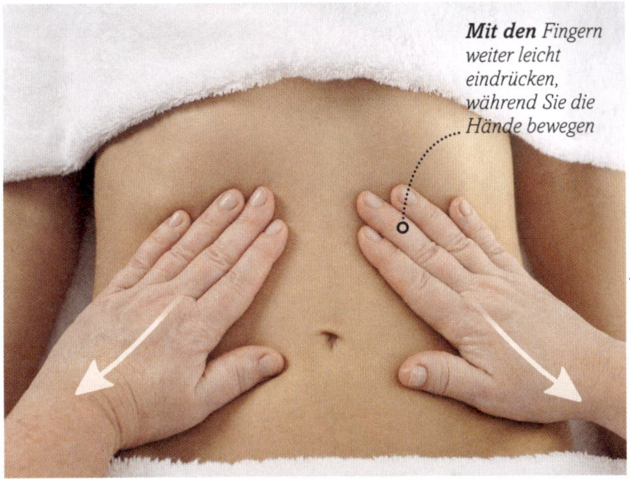

3

Von der Ausgangsposition in Schritt 2 die Handflächen in entgegengesetzte Richtungen auswärts über die Rippen zu den Körperseiten führen.

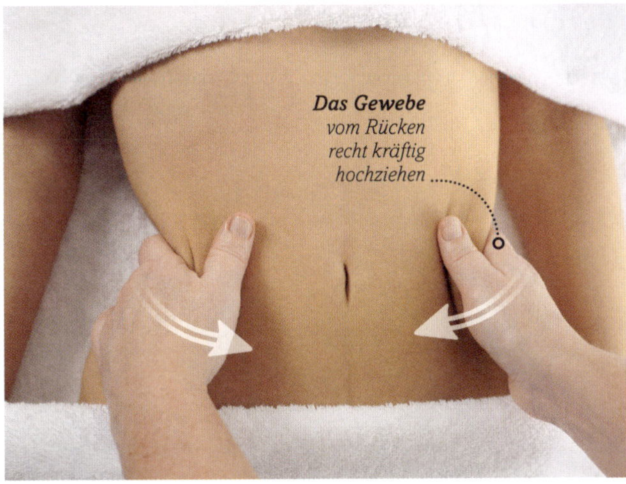

4

Während sie nach unten gleiten, die Hände unter den Körper haken (die Wirbelsäule meiden), Muskeln zusammenfassen und nach oben ziehen. Diese Sequenz löst Spannung in Bauch und unterem Rücken, weil sie Muskeln massiert, die mit dem Beckenbereich verbunden sind, und Nerven am Rücken beruhigt.

HÄNDE UND ARME

Chronische Schulterverspannung spürt man oft in Händen und Armen, deshalb ist es wichtig, diesen Bereich nicht zu vernachlässigen und beides als Verlängerung der Schulter zu behandeln. Unsere Hände arbeiten auch viel, oft monoton, und dadurch können die oberen Extremitäten verspannt sein. Eine Massage hier ist besonders wohltuend.

VERWENDETE GRUNDTECHNIKEN:

- **Schütteln, Seite 68**
- **Streichen und gleiten, Seite 44**
- **Kneten, Seite 60**

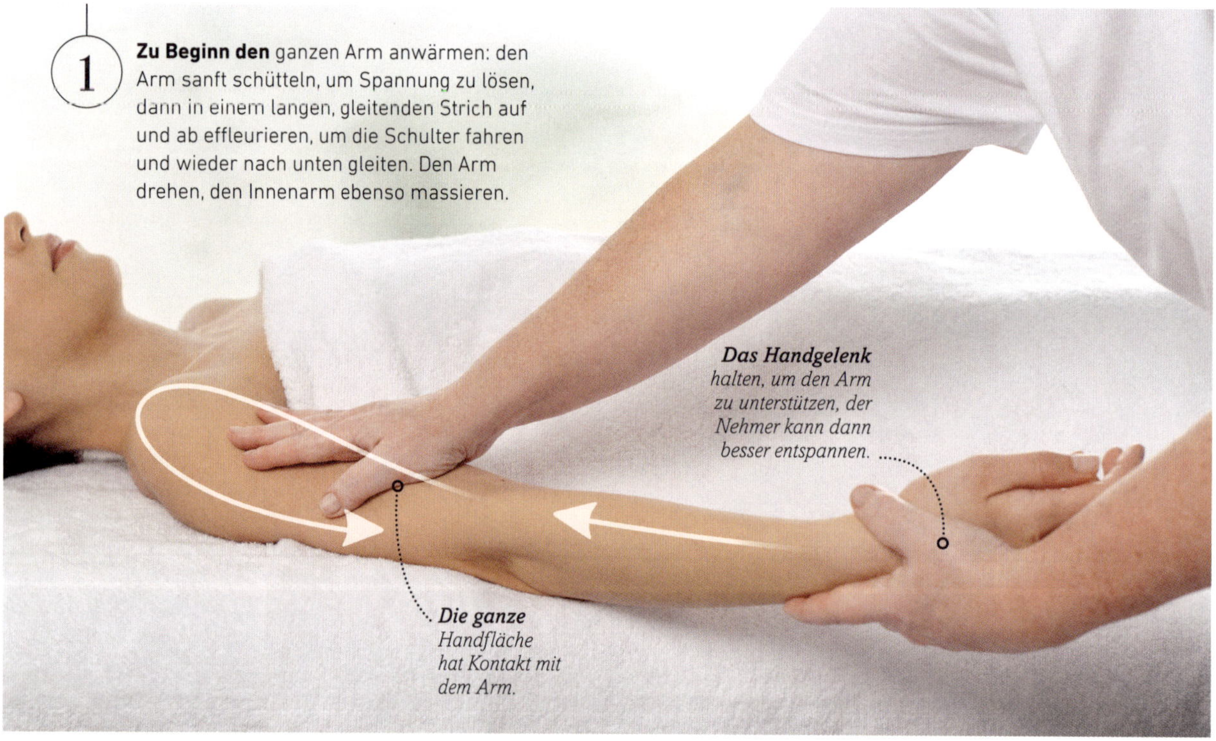

1 **Zu Beginn den** ganzen Arm anwärmen: den Arm sanft schütteln, um Spannung zu lösen, dann in einem langen, gleitenden Strich auf und ab effleurieren, um die Schulter fahren und wieder nach unten gleiten. Den Arm drehen, den Innenarm ebenso massieren.

Das Handgelenk *halten, um den Arm zu unterstützen, der Nehmer kann dann besser entspannen.*

Die ganze *Handfläche hat Kontakt mit dem Arm.*

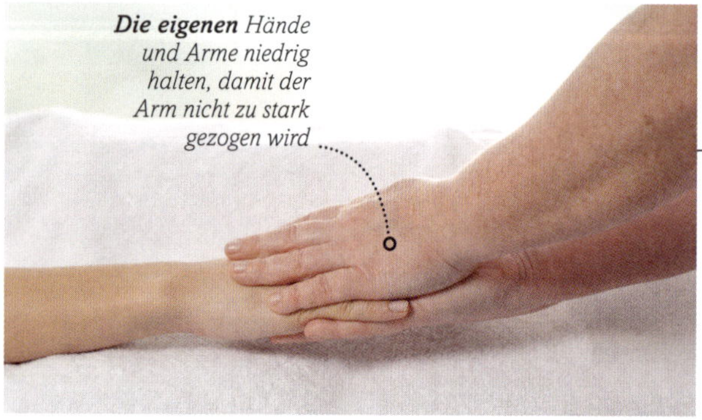

Die eigenen *Hände und Arme niedrig halten, damit der Arm nicht zu stark gezogen wird*

2 **Die Hand zwischen** beide Hände nehmen und fest halten, aber nicht drücken. Zurücklehnen und sanft an der Hand ziehen, um die gesamte Extremität zu verlängern und zu entspannen.

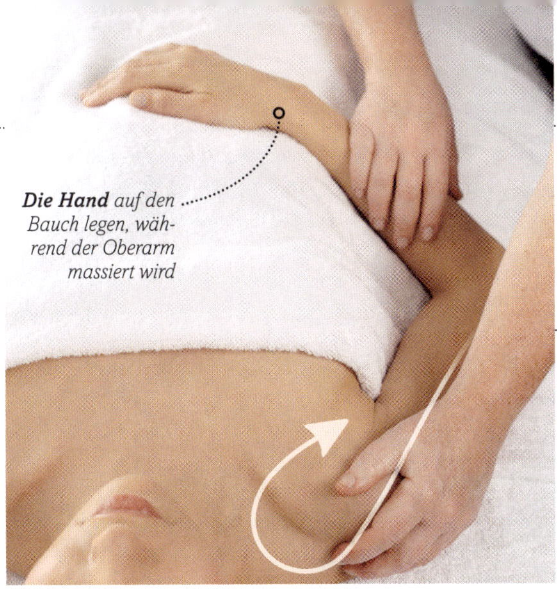

3

Mit dem Oberarm beginnen. Die Hand, die nicht arbeitet, auf den Unterarm legen, damit beide Hände Kontakt zum Nehmer haben. Die andere Hand vom Ellbogen zum Hals und um die Schulter gleiten lassen.

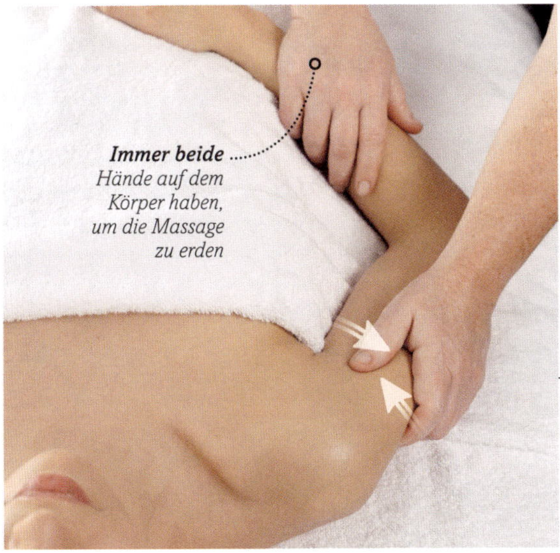

4

In einer fließenden Bewegung am Oberarm nach unten fahren, dabei die Muskeln mit einer Hand kneten.

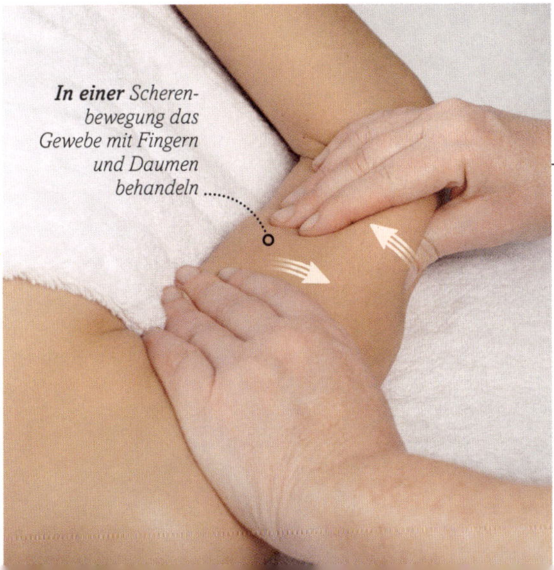

5

Mit gebeugten Knien neben dem Arm stehen und mit beiden Händen am Bizeps gleichzeitig auf und ab kneten und gleiten, um Verspannungen zu lösen. Den Körper hin- und herbewegen, um die Massage am Oberarm auf- und abwärts zu lenken.

FORTSETZUNG ►

HÄNDE UND ARME
Fortsetzung

VERWENDETE GRUNDTECHNIKEN:
- ○ **Streichen und gleiten, Seite 44**
- ○ **Tiefe Streichung, Seite 52**
- ○ **Kneten, Seite 60**

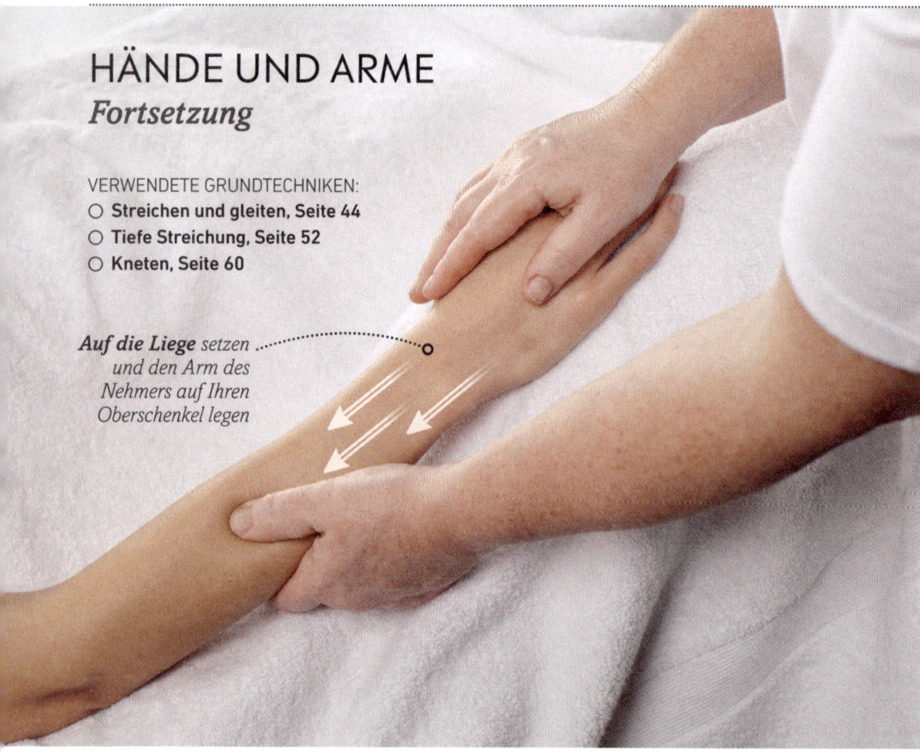

6

Mit dem Daumen den Unterarm hinaufgleiten, dabei tief in den Muskel arbeiten. Gleiten Sie mittig über dem Gelenk beginnend zum Ellbogen. Behandeln Sie alle Unterarmmuskeln, indem Sie das an Außen- und Innenseite des Arms wiederholen. Mit beruhigender Effleurage enden.

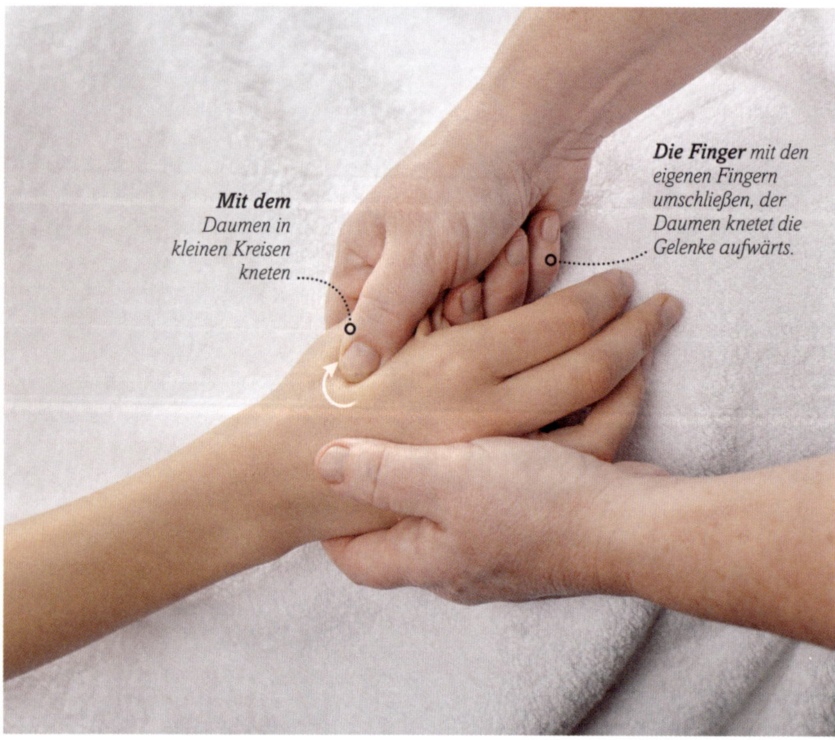

7

Nacheinander alle Finger massieren, mit dem Daumen beginnen. Die Hand halten, um sie zu stützen. Mit der anderen Hand beginnen Sie am Grundgelenk und kneten bis zur Spitze hoch, die Sie zum Abschluss sanft drücken.

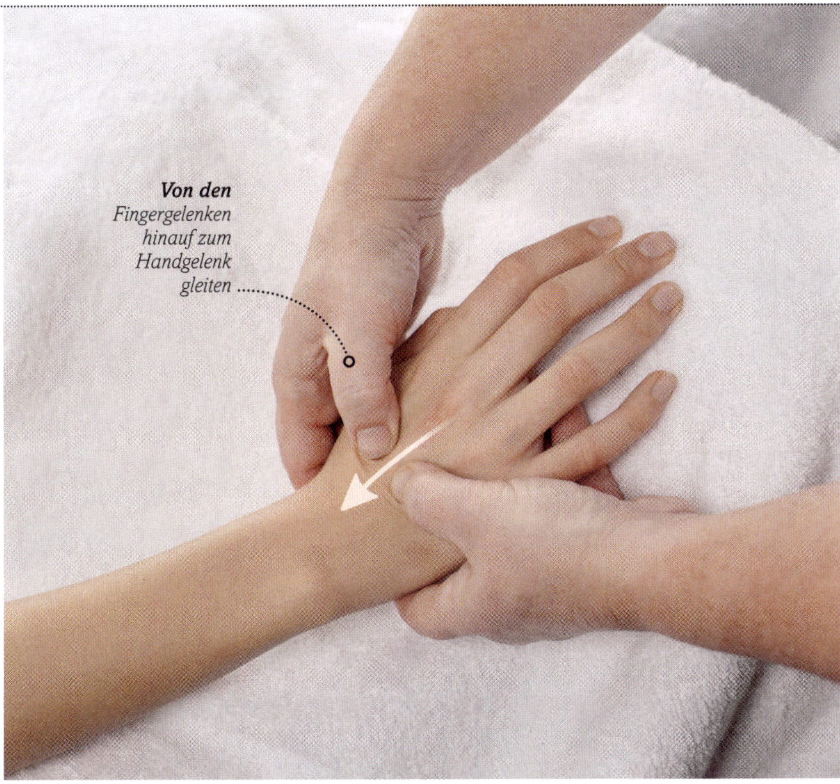

8

Den Handrücken mit etwas sanfter Effleurage entspannen. Den Handballen auf Ihren Handflächen ruhen lassen, Ihre Daumen gleiten zwischen den Mittelhandknochen entlang.

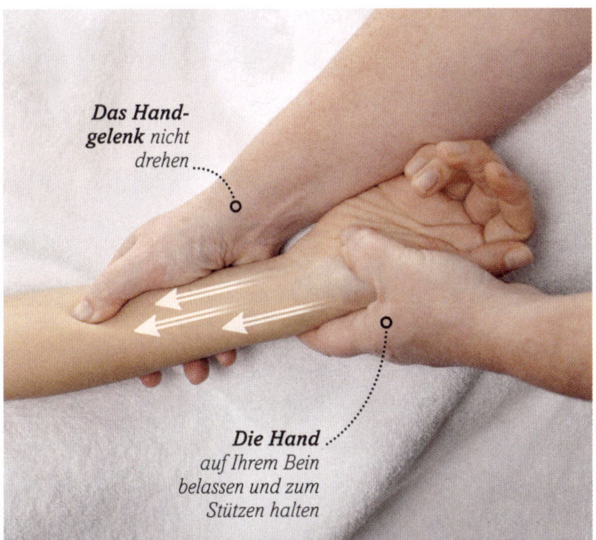

9

Den Arm umdrehen und den Innenarm mit der gleichen Daumengleit-Technik massieren, die Sie am äußeren Arm angewendet haben.

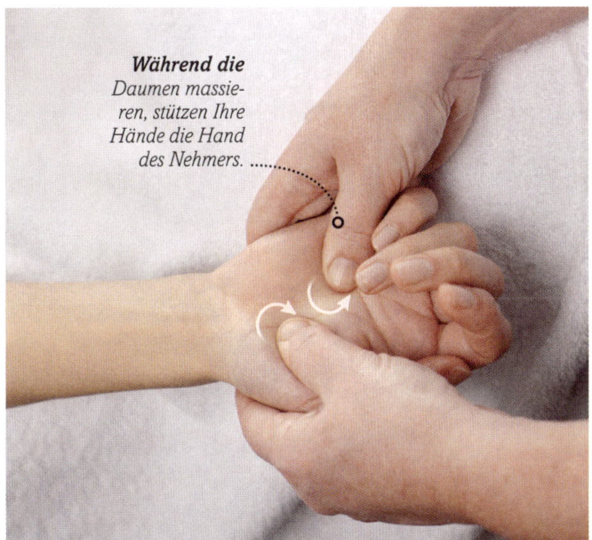

10

Die Handfläche kneten, um Restverspannung zu lösen. Sind Sie damit fertig, den Arm erneut effleurieren, die Hand zwischen Ihre Hände nehmen und diese abgleiten lassen. Den Arm unter das Tuch legen, alle Schritte auf der anderen Seite wiederholen.

OBERER BRUSTBEREICH, SCHULTERN, NACKEN

VERWENDETE GRUNDTECHNIKEN:
- **Streichen und gleiten, Seite 44**
- **Dehnungen, Seite 74**

Oberer Brustbereich, Schultern und Nacken sind oft verspannt. Mögliche Ursachen sind schlechte Haltung oder exzessives Arbeiten an der Tastatur mit nach vorn gebeugten Schultern. Die hier gezeigte Sequenz, die man in fließendem Ablauf durchführt, öffnet die Brust und löst Verspannungen. Sie sollte immer Teil einer Ganzkörpermassage sein. Ist das Kinn höher als die Stirn, den Kopf mit einer Handtuchrolle anheben.

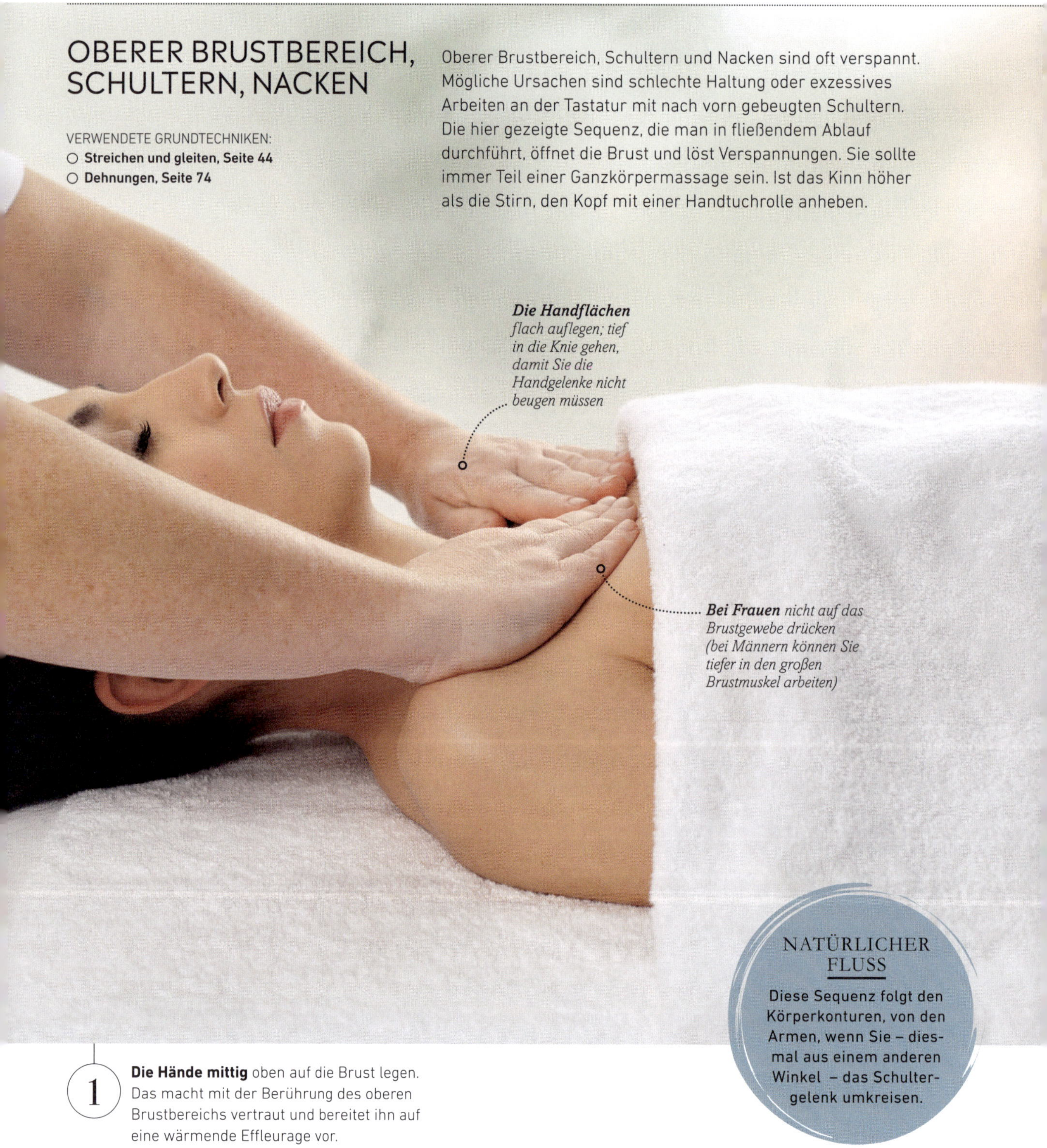
__Die Handflächen__ flach auflegen; tief in die Knie gehen, damit Sie die Handgelenke nicht beugen müssen
__Bei Frauen__ nicht auf das Brustgewebe drücken (bei Männern können Sie tiefer in den großen Brustmuskel arbeiten)

1 **Die Hände mittig** oben auf die Brust legen. Das macht mit der Berührung des oberen Brustbereichs vertraut und bereitet ihn auf eine wärmende Effleurage vor.

NATÜRLICHER FLUSS

Diese Sequenz folgt den Körperkonturen, von den Armen, wenn Sie – diesmal aus einem anderen Winkel – das Schultergelenk umkreisen.

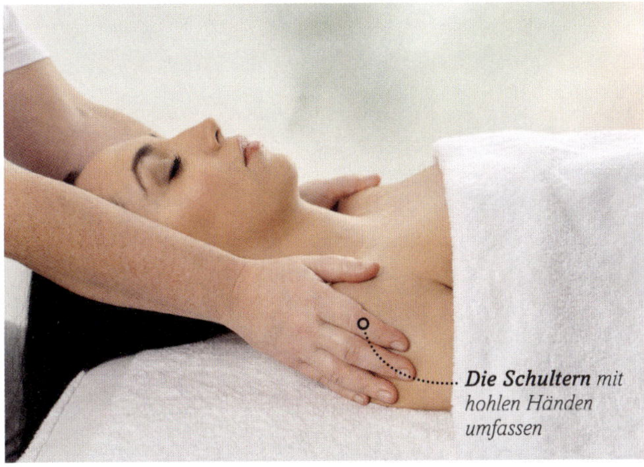
Die Schultern *mit hohlen Händen umfassen*

2

Die Hände zu den Schultern gleiten lassen. Kurz daraufdrücken, um den Brustbereich zu öffnen.

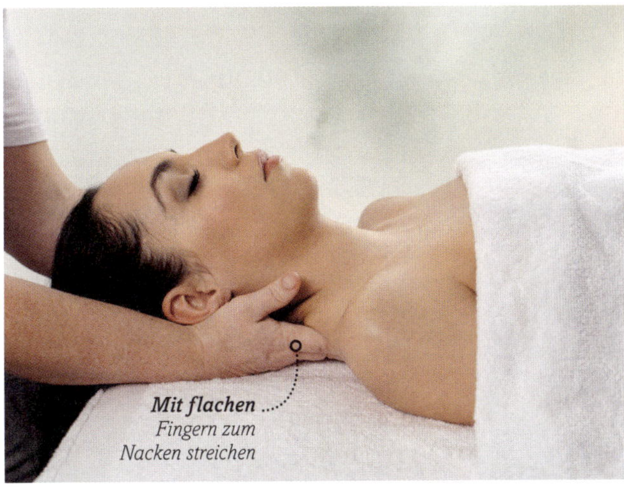
Mit flachen *Fingern zum Nacken streichen*

3

Die Hände unter die Schultern führen, dann nach oben unter den Nackenansatz ziehen.

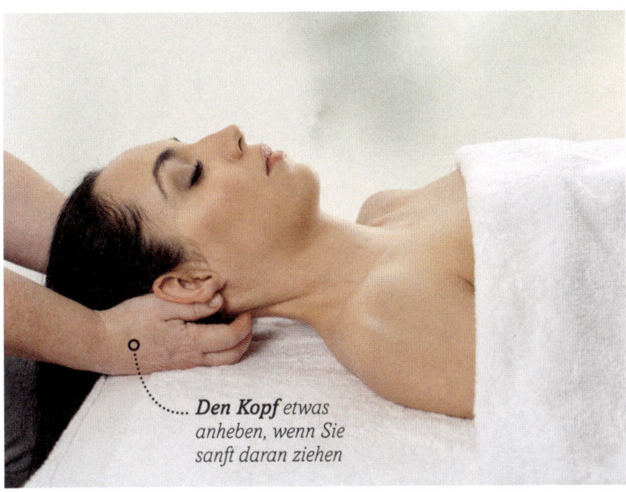
Den Kopf *etwas anheben, wenn Sie sanft daran ziehen*

4

Zum Schluss die Finger etwas krümmen, das Gewebe unter dem Nacken nach hinten ziehen, während Sie den Hals dehnen.

NACKEN

Der Nacken ist stets besonders vorsichtig zu bearbeiten, vor allem wenn der Kopf gedreht wird oder die Halsmuskeln gedehnt werden. Bevor Sie mit der gezeigten Sequenz beginnen, zentrieren Sie den Kopf. Bedecken Sie die Ohren mit hohlen Händen, wenn Sie den Kopf zur Seite drehen – langsam und ruhig, ohne eine Halsdehnung zu forcieren.

VERWENDETE GRUNDTECHNIKEN:

- **Rotationen, Seite 76**
- **Dehnungen, Seite 74**
- **Streichen und gleiten, Seite 44**
- **Kneten, Seite 60**

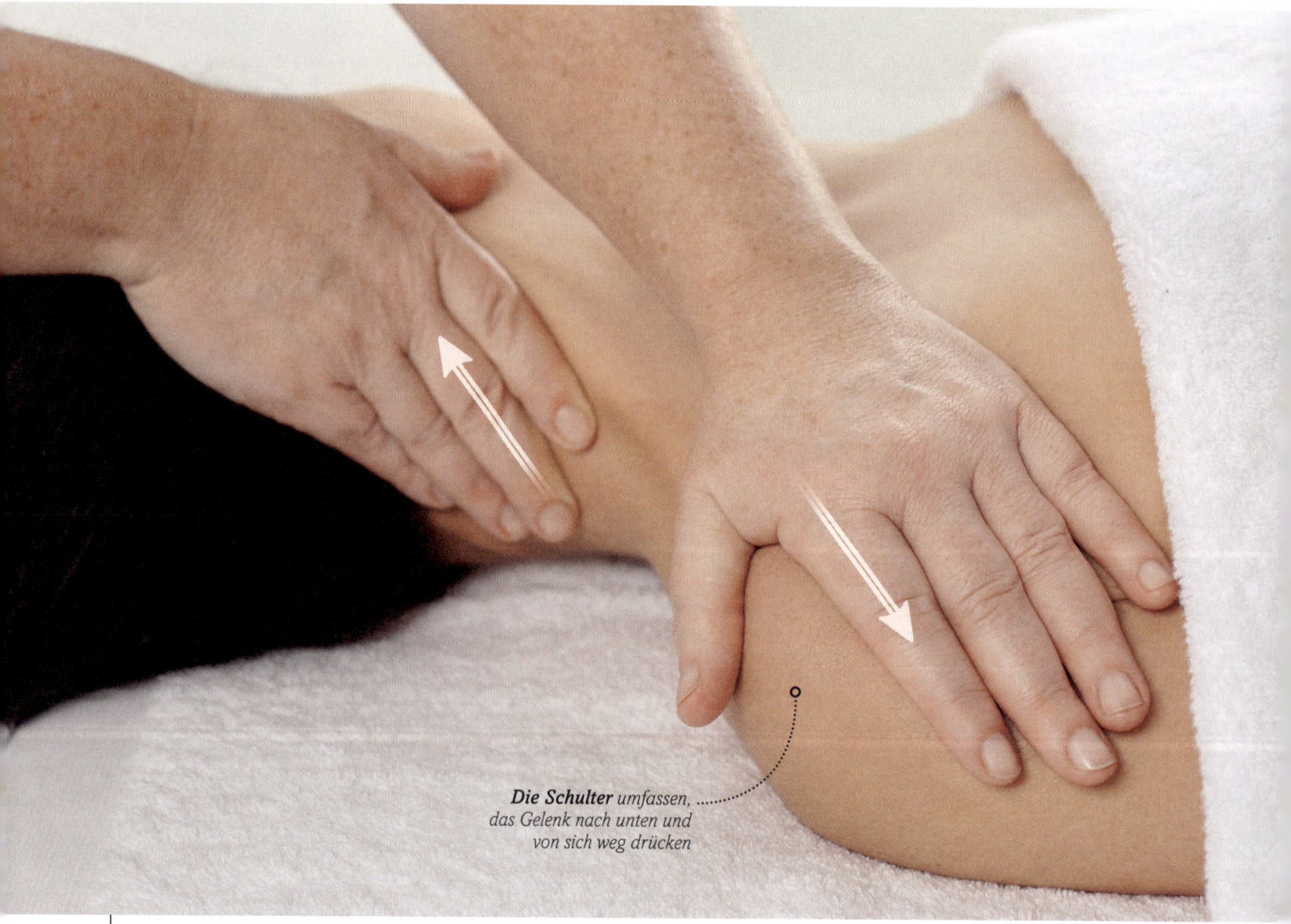

***Die Schulter** umfassen, das Gelenk nach unten und von sich weg drücken*

1 **Beginnen Sie die Arbeit** am Hals mit einer sanften Dehnung. Die entfernte Hand auf die gegenüberliegende Schulter, die andere unter die Schädelbasis legen. Den Hals halten, das Schultergelenk sanft wegdrücken und so den Nacken dehnen.

2

Die entfernte Hand leicht drehen, dann oben an der Schulter entlang zum Halsansatz und von dort zum Haaransatz gleiten lassen. Entlang der Körperkontur arbeiten und dabei Gewebe zu sich ziehen. Wiederholen Sie die Schritte 1 und 2 mehrmals.

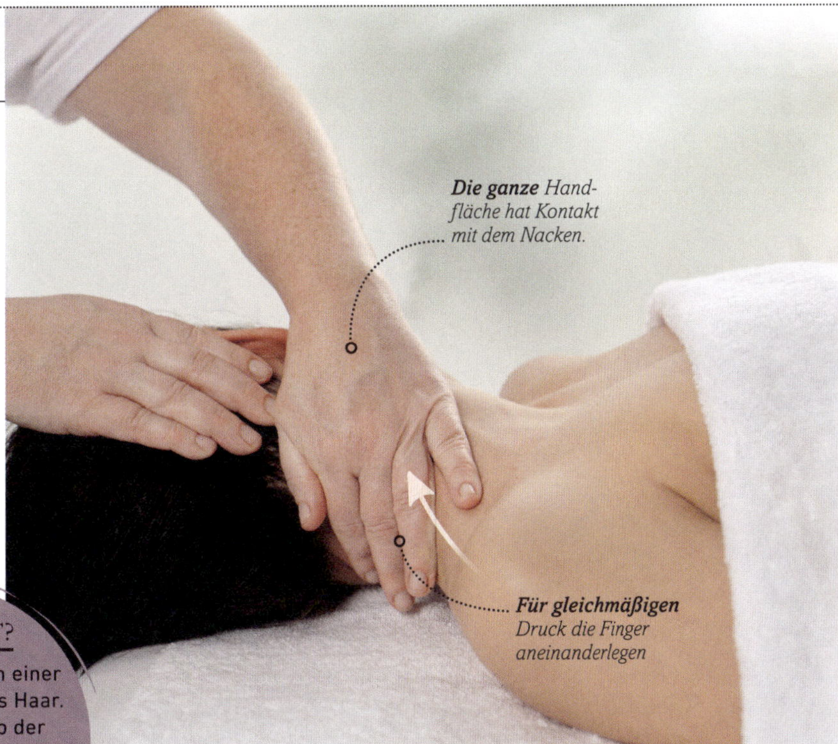

EINGEÖLT?

Nicht jeder hat nach einer Massage gern öliges Haar. Klären Sie also, ob der Nehmer mit einer Kopfmassage einverstanden ist, und ölen Sie Ihre Hände vor der Massage besser nicht ein.

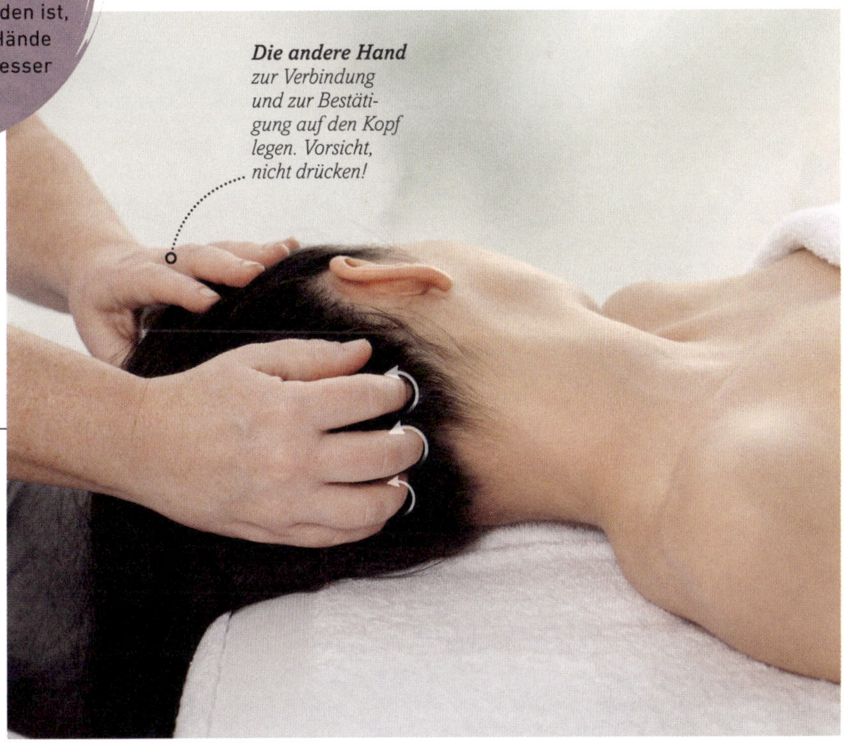

3

Abschließend mit den Fingerspitzen in den Schädel kneten. Führen Sie auf der Seite, die Sie gerade massieren, kleine Rotationen aus. Arbeiten Sie am Unterhautgewebe, nicht nur auf der Haut. Den Kopf behutsam drehen und alle Schritte auf der anderen Seite wiederholen.

GESICHT UND KOPF

Wohltuend ist es, wenn eine Ganzkörpersequenz mit einer Massage um Gesicht und Kopf herum abschließt. Sie soll Gesichts- und Kiefermuskulatur entspannen. Nach Belieben können Sie, nachdem Sie diesen letzten Körperbereich bearbeitet haben, mit Federstrichen auf dem Tuch über die Körperseiten (Brust und Genital meiden) und die Beine fahren. Das Tuch anheben, die Füße streichen und sanft an den Fesseln ziehen, dann die Füße wieder zudecken, die Hände darauflegen.

VERWENDETE GRUNDTECHNIKEN:

- **Kreis-Streichung, Seite 46**
- **Kneten, Seite 60**
- **Dehnungen, Seite 74**

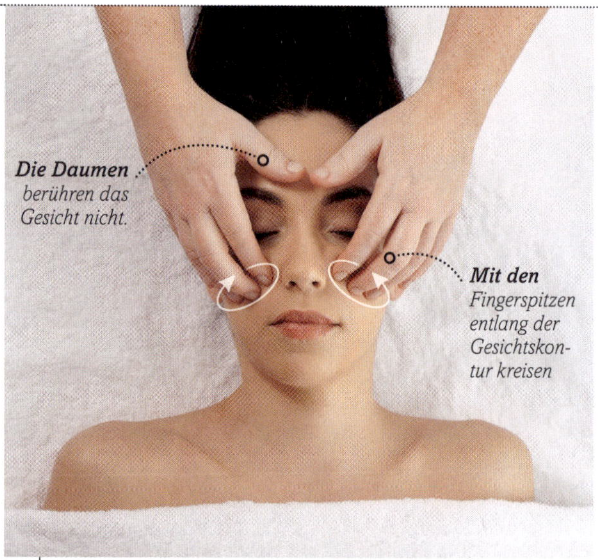

1 **Auf dem Gesicht** kreisen: von der Mitte auswärts erst auf der Stirn, dann über Nase und Unterkiefer zum Kinn. Wiederholen, dabei am Kiefer mehr Druck ausüben, um Verspannungen zu lösen.

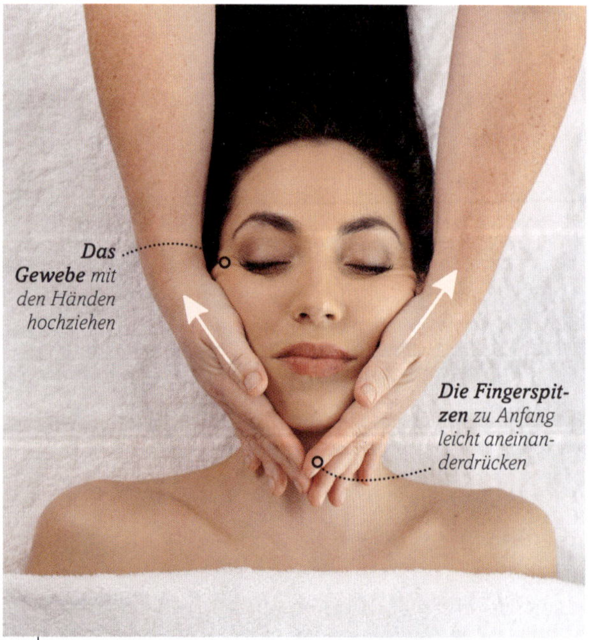
Das Gewebe mit den Händen hochziehen
Die Fingerspitzen zu Anfang leicht aneinanderdrücken

2 **Das Kinn umfassen,** die Hände kieferaufwärts über Stirn und Nase zu den Schläfen führen. Den Schädel kneten, dabei mit den Fingern in das Gewebe drücken.

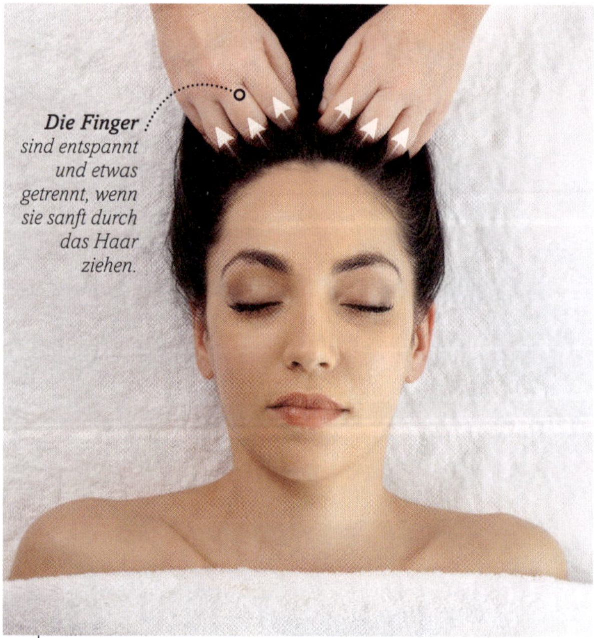
Die Finger sind entspannt und etwas getrennt, wenn sie sanft durch das Haar ziehen.

3 **Nur mit den Fingerspitzen** langsam durch das Haar zurückharken. Üben Sie sanften Zug aus, damit die Massage tief entspannt.

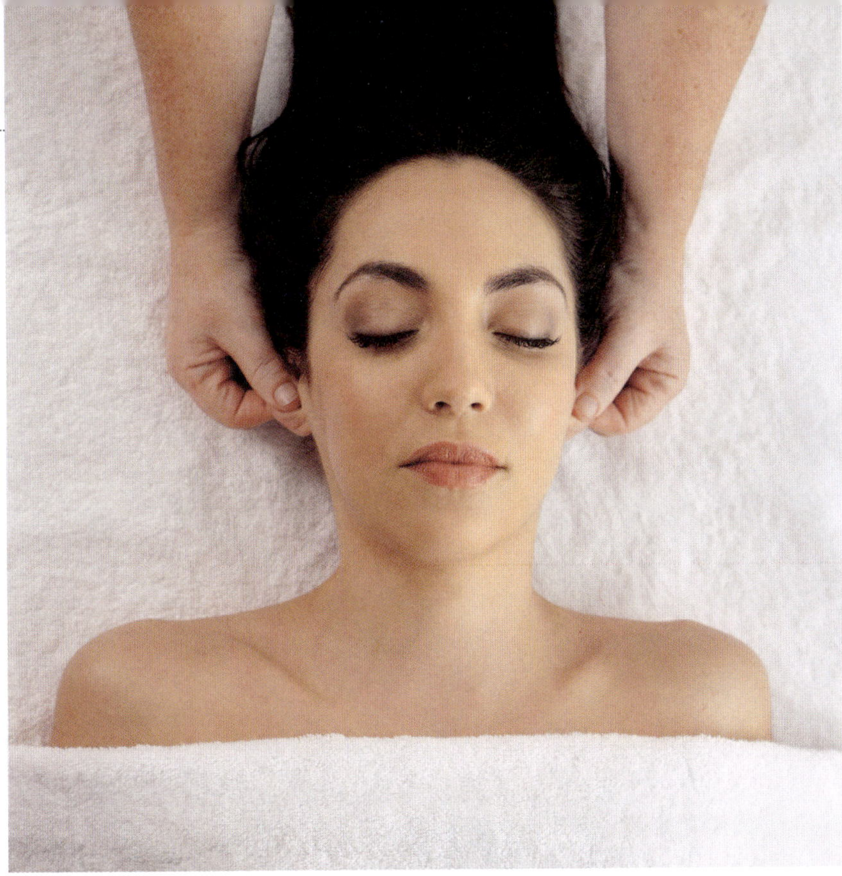

4

Die fleischigen Teile der Ohren zwischen Daumen und Zeigefinger kneten; Akupressurpunkte bearbeiten, um den Nehmer gegen Ende der Massage aufzuwecken und zu energetisieren.

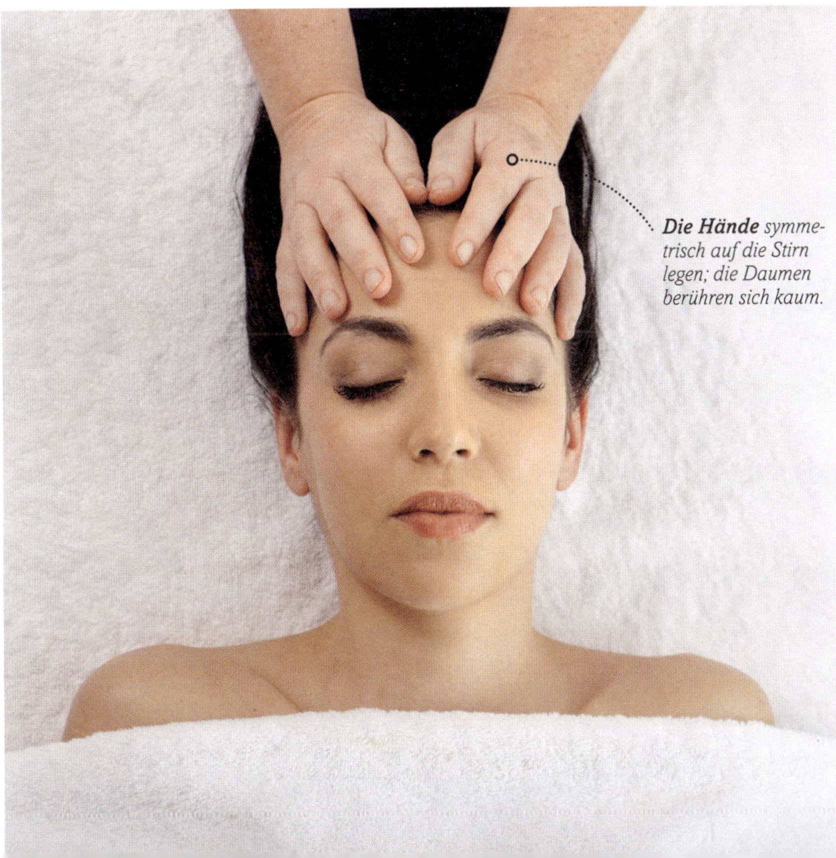

***Die Hände** symmetrisch auf die Stirn legen; die Daumen berühren sich kaum.*

5

Zum Abschluss der Behandlung die Hände auf die Stirn legen, mit hohlen Händen den Schädel umfassen und, falls Sie die Entspannung noch vertiefen wollen, die Haut aufwärts ziehen.

SPEZIALGEBIETE

Wer die Grundtechniken beherrscht, möchte sich vielleicht auf eine oder mehrere Spezialmassagen festlegen, die sich durch weitergehendes Training aneignen lassen. Die folgenden Seiten führen kurz in einige der wichtigsten ein, darunter westliche Massagen, die das Gewebe geschmeidig machen und die Beweglichkeit verbessern sollen, Massagen, um den feinen Energiefluss im Organismus zu korrigieren (z. B. Ayurveda), und Anwendungen wie die Reflexzonenmassage, die sich auf einen bestimmten Bereich des Körpers konzentrieren. Das Kapitel erklärt zu jeder dieser Spezialmassagen Grundprinzipien oder Glaubenssysteme, und Fotos veranschaulichen einige der zugehörigen Schlüsselelemente.

LEGENDE

Leichter Druck	**Starker Druck**
Mittlerer Druck	**Position der Hände**

SPEZIALGEBIETE

KLASSISCHE MASSAGE

Die klassische oder auch schwedische Massage ist der meistanerkannte Massagetyp im Westen. Ihr Ursprung liegt in traditionellen, in Europa angewendeten Massagegriffen, die der holländische Arzt Johann Georg Mezger im 19. Jahrhundert in therapeutische Techniken eingeteilt hat. Die systematischen Gruppen, die er entwickelte, beinhalten Effleurage (Streichung), Petrissage (Kneten), Tapotement (Klopfen) und Vibration (Schütteln und Wiegen).

DAS WESENTLICHE

KERNAUSSAGE	TECHNIKEN	VORTEILE
Verstärkt den lokalen Blut- und Lymphfluss; löst Verklebungen zwischen Fasern	**Eine Reihe von Techniken für unterschiedliche Effekte und Druckintensitäten**	**Muskelschmerzen, Anspannung und emotionaler Stress werden reduziert**

WIE FUNKTIONIERT DIE KLASSISCHE MASSAGE?

Die klassische Massage bearbeitet das Gewebe mithilfe der Grundtechniken, die Mezger systematisiert hat. Man kombiniert und/oder adaptiert sie dabei, um sie an die Bedürfnisse jedes Einzelnen anzupassen. Charakteristisch für die klassische Massage ist, dass die Griffe einem gleichmäßigen, fließenden Rhythmus unterliegen und sich der Druck nach den Vorlieben des Nehmers und dem behandelten Areal oder den Beschwerden richtet.

Der Nehmer ruht bei der Massage auf einer Liege. Man verwendet nur wenig Öl, damit die Hände des Masseurs zwar leicht und bequem über die Haut gleiten können, die Striche aber trotzdem genug Reibung verursachen, um das tiefere Gewebe zu bearbeiten.

Die klassische Massage soll Muskelanspannung reduzieren, indem sie den lokalen Blut- und Lymphkreislauf anregt, Muskelfasern dehnen und, für ein besseres Erscheinungsbild, Verklebungen in Narbengewebe reduzieren. Sie stimuliert auch das periphere Nervensystem (siehe Seite 20), was wiederum körperliche und emotionale Entspannung begünstigt.

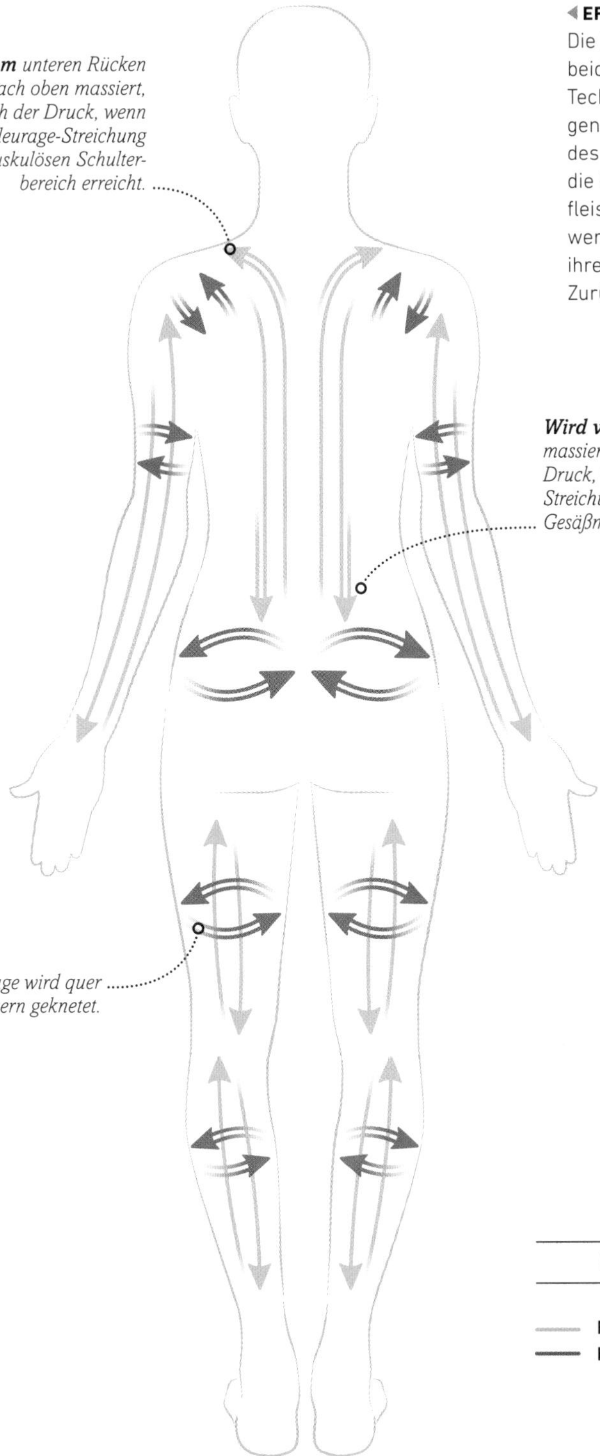

◀ **EFFLEURAGE UND PETRISSAGE**
Die Illustration zeigt die Wirkung der beiden meistgenutzten klassischen Techniken: Die gleitenden Streichungen der Effleurage arbeiten entlang des Rückens und der Extremitäten, die kürzeren Petrissage-Griffe über fleischigen Arealen. Im Allgemeinen werden Effleurage-Streichungen zu ihrem Ende hin stärker und beim Zurückgleiten wieder schwächer.

KLASSISCHE MASSAGE

Die klassische Massage zeichnet sich durch rhythmische, fließende Griffe aus. Etwas Öl hilft den Händen, über die Haut zu gleiten. Effleurage, Petrissage und Tapotement, wie auf den Abbildungen hier gezeigt, sind die meistverwendeten Techniken. Weitere sind Vibration, Druck und Rotationen. Die Monotonie einiger dieser Bewegungen kann die Finger, besonders den Daumen, belasten, doch entsprechende Anpassungen verhindern das.

VERWENDETE GRUNDTECHNIKEN:

- **Effleurage, Seite 40**
- **Petrissage, Seite 56**
- **Tapotement, Seite 64**
- **Vibration, Seite 68**
- **Druck, Seite 72**
- **Passive Bewegungen, Seite 74**

EFFLEURAGE

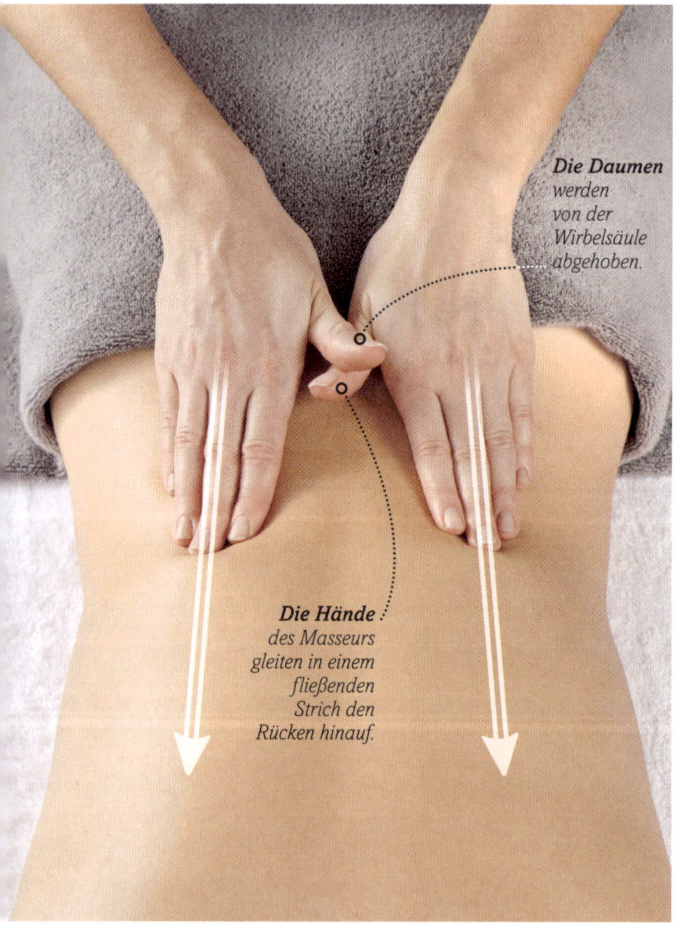

▲ **Lange Effleurage-Streichungen** fahren über den Körper, wenn die Hände des Masseurs fortgleiten, zurückkehren und das Ganze wiederholen. Erspürt er Verklebungen im Gewebe, kann er darauf zurückkommen.

PETRISSAGE

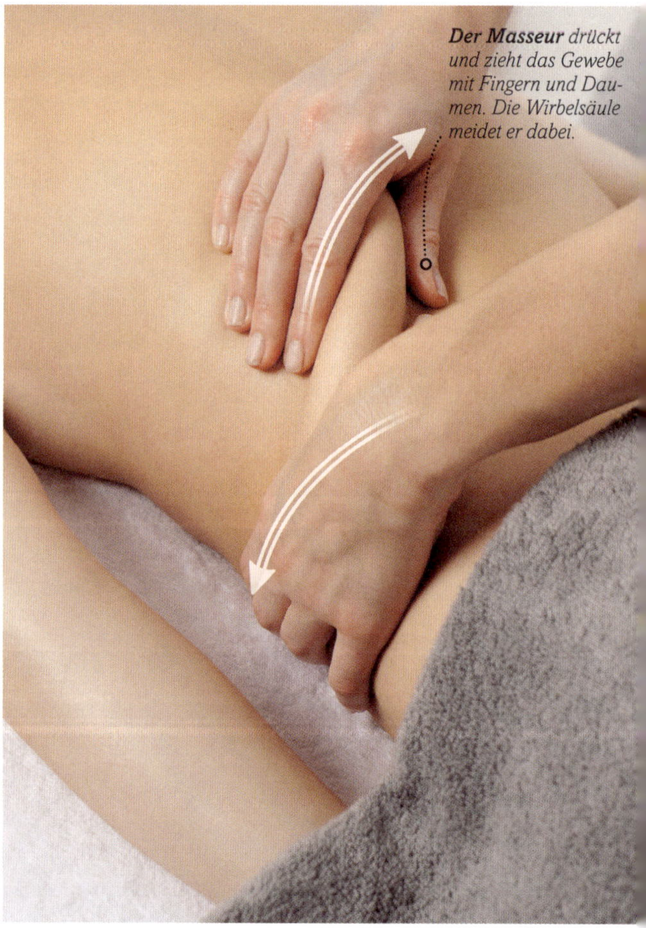

▲ **Wringen, Kneten, Knuckling** und Fingerspitzenknetung folgen auf das Erwärmen des Gewebes durch Effleurage. Diese kräftigeren Griffe längs zu den Muskelfasern wirken auf die tiefere Muskulatur.

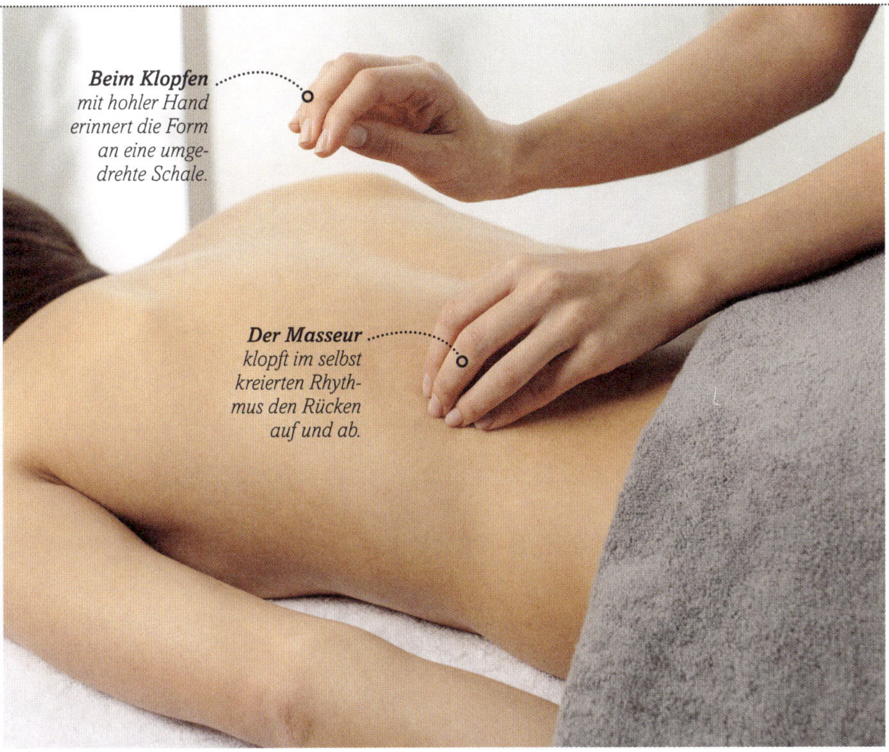

TAPOTEMENT

◀ **Das Klopfen ist** lebhaft. Geklopft wird in einem gleichmäßigen Stakkato, um den Nehmer zu energetisieren oder um Verschleimungen zu lösen.

DIE DAUMEN SCHONEN

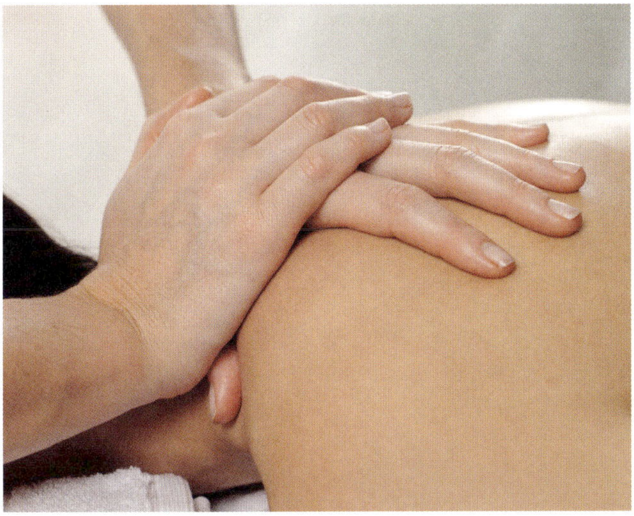

▲ **Arbeit an knotigen** Arealen (z. B. Trapezmuskel) mit starkem Druck kann die Daumen belasten. Der Masseur schützt sie, indem er mit der anderen Hand auf den Daumen drückt und ihn so unbelastet in das Gewebe sinken lässt.

DIE FINGER UNTERSTÜTZEN

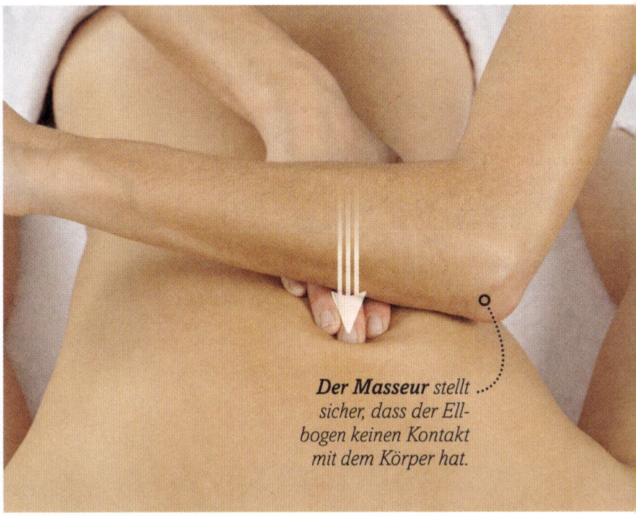

▲ **Der Unterarm kann** bei langen Streichungen an Körper oder Oberschenkel die Finger unterstützen. So arbeitet die untere Hand tief in das Gewebe hinein, ohne dass man die Finger überanstrengt.

SPEZIALGEBIETE

TIEFEN-GEWEBS-MASSAGE

Typisch für diese Behandlung sind feste, langsame Griffe, mit denen der Therapeut in tiefere Muskel- und Bindegewebsschichten einsinken kann. Der Ursprung der Tiefengewebsmassage ist schwer zu bestimmen. Zahlreiche Masseure haben in der jüngeren Massagegeschichte unterschiedliche Techniken dazu entwickelt, die inzwischen in den Bewegungsablauf integriert sind. Eine Tiefengewebsmassage soll die Beweglichkeit von Gewebe und Gelenken verbessern, chronische Schmerzen lindern und entspannen.

DAS WESENTLICHE

KERNAUSSAGE	TECHNIKEN	VORTEILE
Zielt auf Verspannungen aufgrund von physischem und emotionalem Stress	**Unter anderem Bearbeitung tieferer muskuloskeletaler Strukturen**	**Lindert chronische Beschwerden durch verhärtete Faszien**

WIE FUNKTIONIERT DIE TIEFENGEWEBS-MASSAGE?

Tiefengewebsmassage hilft, die Faszien – das Netz aus Bindegewebe, das alle Körperbereiche durchzieht – zu »organisieren« und zu reparieren, wenn es aufgrund von Trauma, Entzündung oder stereotypen Bewegungen verkürzt oder verhärtet ist. Dies wiederum lindert den Schmerz, den chronische Muskelverspannungen und myofasziale (Faszien, die Muskeln umhüllen) Einschränkungen verursachen, wenn sie Strukturen im Körper in Fehlstellung bringen. Tiefengewebsmassage regt auch den lokalen Blut- und Lymphfluss an, trägt zur Heilung überlasteter Muskeln bei und kann emotionalen Stress lindern.

Üblicherweise wird sie auf einer Massageliege durchgeführt. Bei Bedarf stellt man diese niedriger ein, damit der Therapeut sein Gewicht besser nach vorn verlagern kann (siehe Seite 116). Zum Entspannen und Erweichen des Gewebes, das später behandelt wird, nutzt man Elemente der klassischen Massage. Darauf folgt eine Tiefengewebsmassage in Bereichen, die Beschwerden machen. Sie lässt sich allerdings auch in eine Ganzkörpermassage integrieren. Der Masseur setzt Fingerknöchel, Handballen, Ellbogen und Unterarm sowie sein Körpergewicht (das die Druckstärke lenkt) ein, Streichungen verlaufen längs oder quer zu den Muskelfasern. Der sorgfältige, langsame Ansatz ermöglicht, dass der Masseur gut innerhalb der Schmerzschwelle des Nehmers arbeiten kann.

KÖRPEREINSATZ ▶
Ein tiefer Ausfallschritt ermöglicht dem Masseur, die Druckstärke mit seinem Körpergewicht zu steuern.

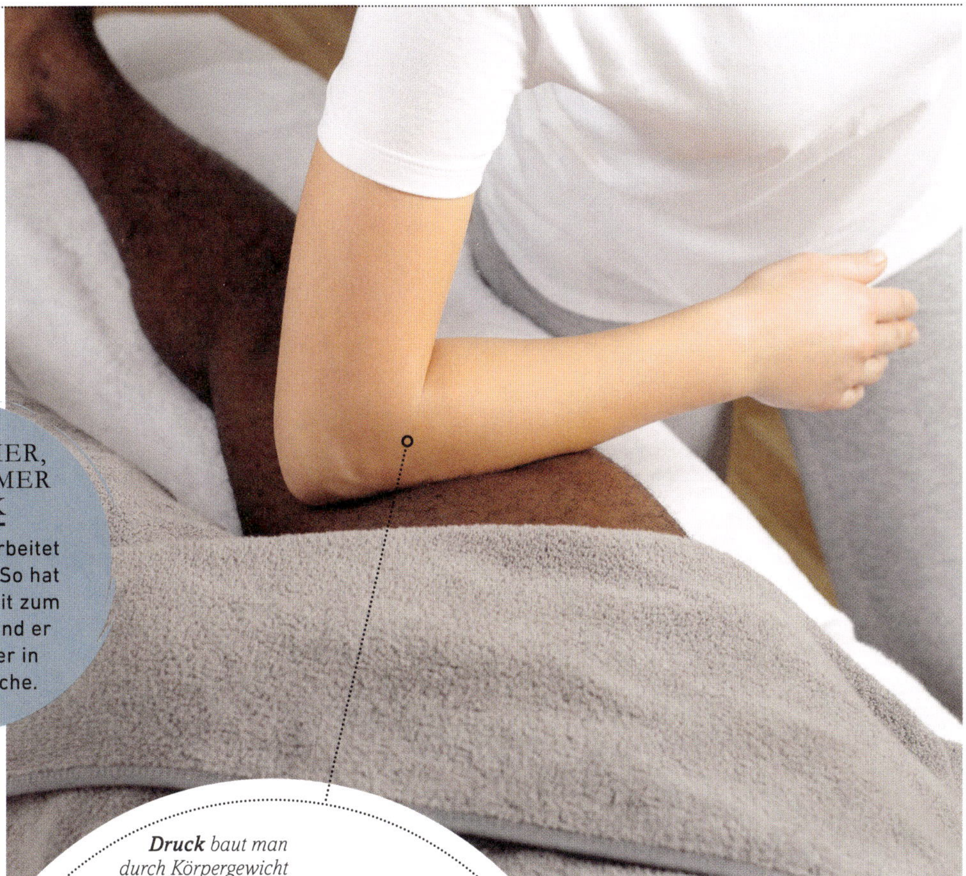

LANGSAMER, BEHUTSAMER DRUCK

Der Masseur arbeitet sehr langsam. So hat das Gewebe Zeit zum Entspannen, und er kommt besser in tiefere Bereiche.

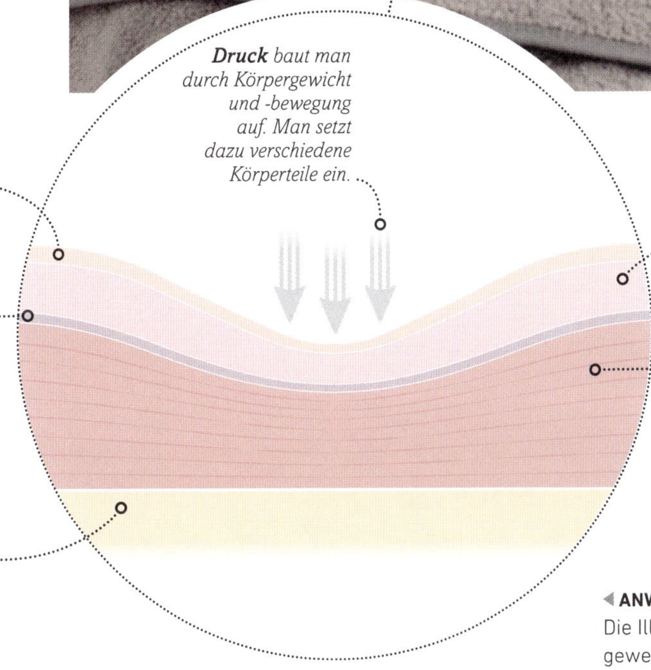

QUERSCHNITT DURCH EINE EXTREMITÄT

◀ ANWENDUNG VON TIEFEM DRUCK
Die Illustration zeigt, wie Tiefengewebsmassage über die oberflächlichen Faszien hinaus in die tieferen Muskelschichten hinein wirkt.

TIEFENGEWEBSMASSAGE

Der Masseur übt mit dem Körpergewicht Druck auf tiefere Muskel- und Bindegewebsschichten auf. Dabei helfen die korrekte Höhe der Liege und die richtige Körperhaltung, eine Überlastung zu vermeiden. Auch Unterarm, Ellbogen, Fingerknöchel oder Handballen kommen zum Einsatz und nur sehr wenig Öl, damit man bei der Behandlung nicht abgleitet. Klassische Massagetechniken bereiten auf die Behandlung vor.

VERWENDETE GRUNDTECHNIKEN:

- **Tiefe Streichungen, Seite 52**
- **Effleurage, Seite 40**
- **Petrissage, Seite 56**
- **Statischer Druck, Seite 72**

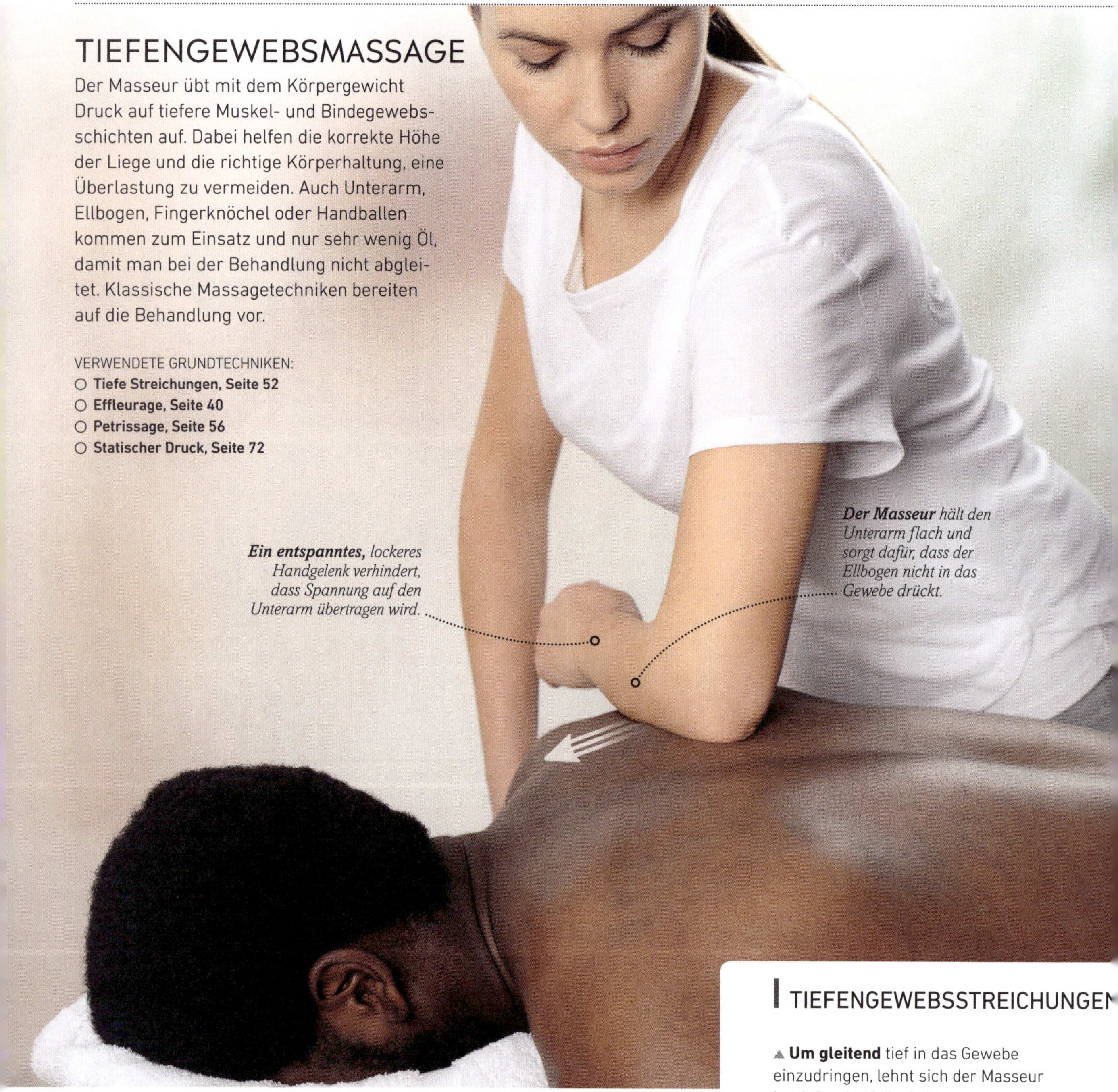
Ein entspanntes, *lockeres Handgelenk verhindert, dass Spannung auf den Unterarm übertragen wird.*
Der Masseur *hält den Unterarm flach und sorgt dafür, dass der Ellbogen nicht in das Gewebe drückt.*

TIEFENGEWEBSSTREICHUNGEN

▲ **Um gleitend** tief in das Gewebe einzudringen, lehnt sich der Masseur im tiefen Ausfallschritt nach vorn. Die Höhe der Liege muss entsprechend eingestellt sein. Mit dem Unterarm lassen sich große Muskelbereiche wie Rücken und Oberschenkel sehr gut und langsam behandeln.

TIEFER STATISCHER DRUCK

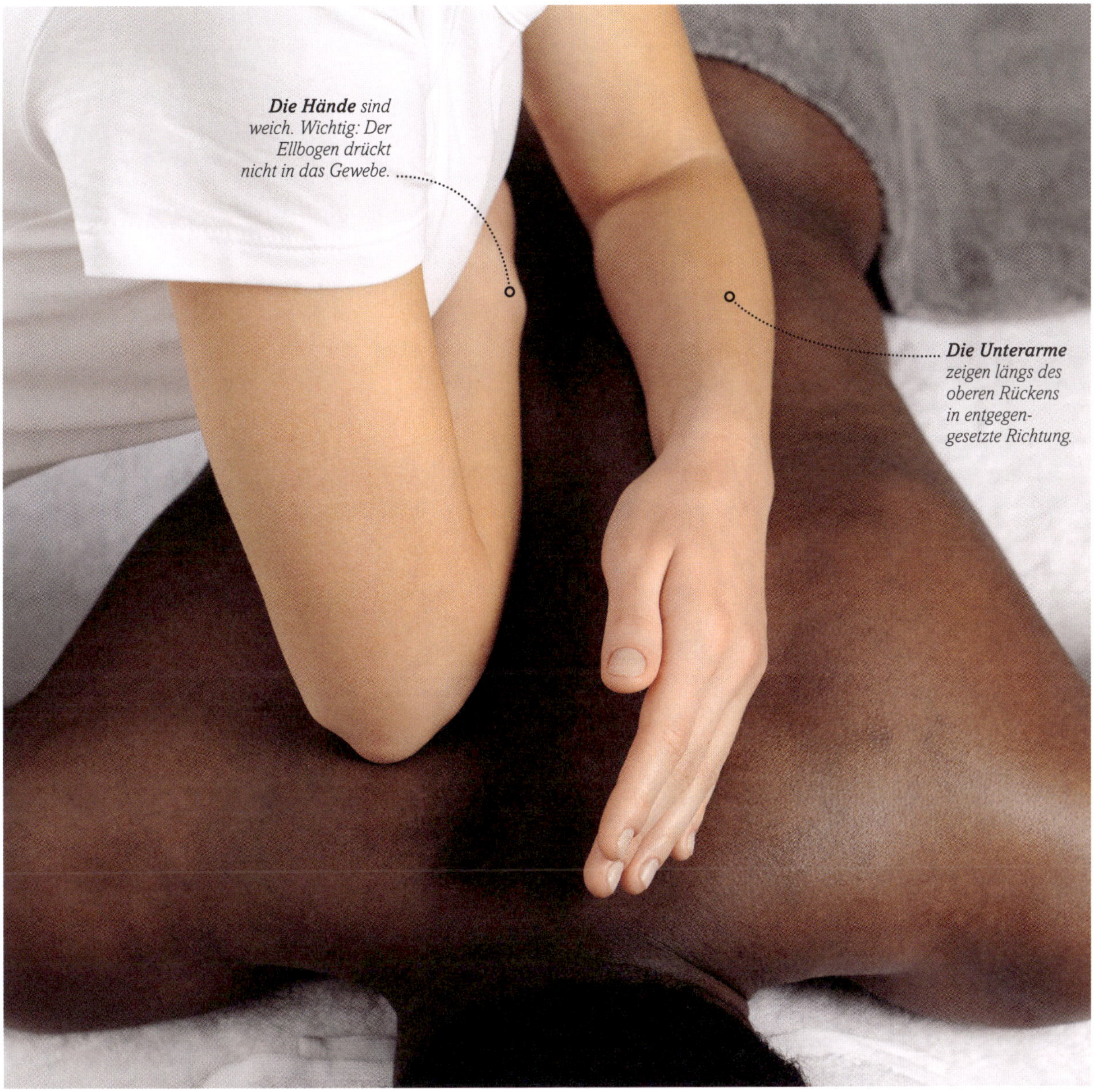

▲ **Um auf einen Bereich** tiefen Druck auszuüben, lehnt sich der Masseur vor, falls nötig mit gebeugten Knien. Mit den Unterarmen kann mithilfe des Körpergewichts auf beiden Seiten der Wirbelsäule zugleich gedrückt werden. Tief vorlehnen, Druck wegnehmen, nach Bedarf wiederholen. Evtl. muss die Liege tiefergestellt werden.

SPEZIALGEBIETE

BIODYNAMISCHE MASSAGE

Die biodynamische Massage geht auf Gerda Boyesen zurück, die sie in den 1960er-Jahren entwickelt hat. Ihr war aufgefallen, wie Berührung und Massage auf Menschen mit psychischen Erkrankungen wirken. Die Biodynamische Psychologie geht davon aus, dass es eine Verbindung zwischen Verstand, Körper und Seele gibt. Die Massagetechnik, die daraus resultiert, vereint die Prinzipien von Psychotherapie und Massage zu einer Art von körperlicher Psychotherapie.

DAS WESENTLICHE

KERNAUSSAGE	TECHNIKEN	VORTEILE
Behandlung bei Stress, auch in Kombination mit Psychotherapie	**Beim Massieren wird der Darm abgehorcht, um die Wirksamkeit der Behandlung festzustellen**	**Hilft die Balance von Seele, Körper und Energiesystemen wiederherzustellen**

WIE FUNKTIONIERT DIE BIODYNAMISCHE MASSAGE?

Biodynamische Massage lässt sich sowohl direkt auf der Haut als auch über der Kleidung durchführen. Sie beruht auf der Annahme, dass Gehirn und Darm einander beeinflussen. Indem er auf den Darm hört, erkennt der Masseur also die unbewusste Antwort des Körpers auf Berührung. Hörbare Darmaktivität wird als Zeichen von Entspannung angesehen, zeigt an, dass der Körper sich emotional sicher fühlt. Ein elektronisches Stethoskop auf dem Körper beobachtet die Darmgeräusche, während der Masseur diverse Massagetechniken anwendet.

Dabei setzt er die Techniken ein, die am besten zum Befinden der Person passen, etwa Dehnung, Bindegewebsmassage und leichte energetische Berührung. Gelegentlich wird auch an der Aura, der Energiehülle um den Körper herum, gearbeitet, um sie auszugleichen. Weitere Spezialtechniken verwenden den Atem zum Ausleiten festsitzender Nervenreaktionen wie der Kampf-oder-Flucht-Reaktion, die von Schreck oder emotionalem Trauma herrühren kann.

Der Masseur ermuntert oft, auf aufkommende körperliche Empfindungen zu achten, und hilft, sie wieder mit dem Körper zu verbinden. Unwillkürliche Reaktionen wie Zittern, Gähnen, Weinen, Schwitzen und Magengeräusche zeigen, dass sich Anspannung und Stress durch unterdrückte Emotionen lösen. Der Körper soll sie »verdauen«, damit der Energiefluss wiederhergestellt wird und ein Gefühl von Wohlbefinden, Optimismus und Ausgeglichenheit zurückbleibt.

PSYCHOPERISTALTIK ▶
Darmgeräusche sind vernehmbar, wenn Emotionen in der Entladungsphase verarbeitet und »verdaut« werden.

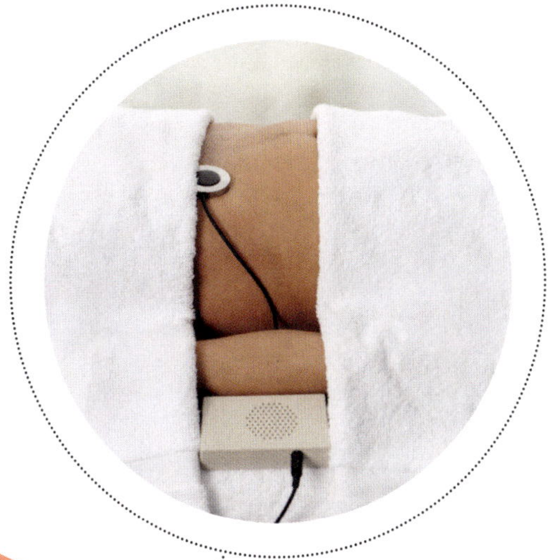

__Die Aktionsphase__ ist Teil der Sympathikus-Phase. Die Emotion wird realisiert und ausgedrückt. Das kann Reaktionen wie Tränen oder Zittern auslösen.

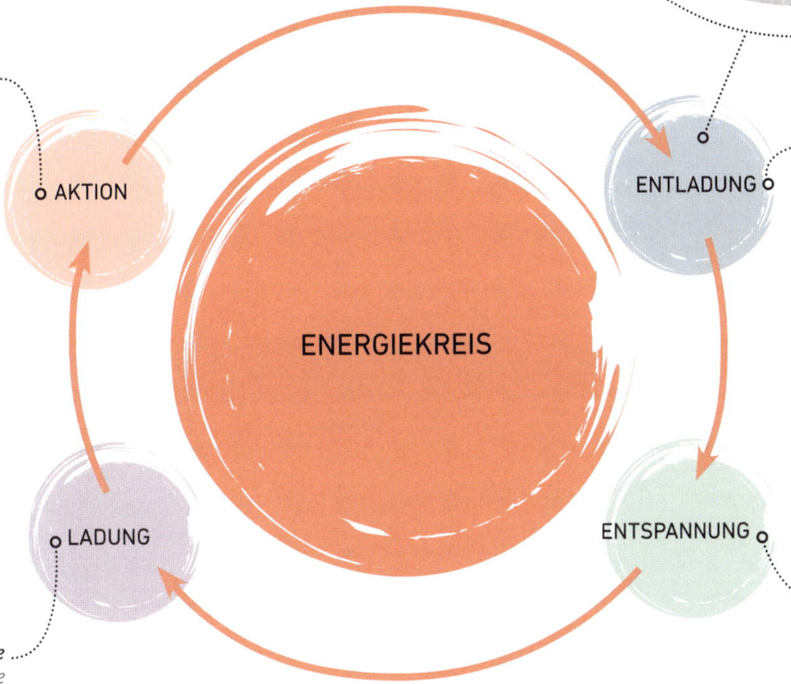

__Während der Entladung__ tritt der Körper in die Parasympathikus-Phase ein, wenn er beginnt, die Emotion zu verarbeiten. Der Behandelnde hört die Darmgeräusche ab (s. o.) und wählt das erforderliche Berührungslevel, um die Energie in Fluss zu bringen. So hilft er dem Nehmer, den Energiekreislauf zu schließen.

__Die Ladungsphase__ bezieht sich auf die Sympathikus-Aktivität. Die bevorstehende Konfrontation mit Emotionen schärft die Sinne und erhöht die Herzfrequenz. Der Körper zieht sich zusammen, was Prozesse wie die Darmperistaltik verlangsamt. Energie fließt zum Entladen vom Zentrum in die Peripherie.

__In der Entspannungsphase__ ist der Körper weich und entspannt, lässt zu, dass er sich erholt, nachdem sich der Kreis geschlossen hat. Denn nun fließt die Energie frei, das Gleichgewicht ist wiederhergestellt.

▲ DER ENERGIEKREIS
Das Diagramm zeigt den Energiekreis, mit dem die biodynamische Therapie arbeitet. Die vier Phasen beziehen sich auf die Aktivität in Parasympathikus und Sympathikus (siehe Seite 20). Bei blockierter Energie ist der Körper verspannt und erholt sich nicht. Mit der biodynamischen Massage hilft der Geber, den Energiekreis zu schließen und so Ausgeglichenheit und einen gesunden Gemütszustand zu erreichen.

BIODYNAMISCHE MASSAGE

Bei der biodynamischen Massage hört der Masseur mit einem elektronischen Stethoskop die Darmgeräusche ab, die durch die sogenannte Psychoperistaltik entstehen. Gurgelnde Geräusche zeigen an, dass sich gehaltene Emotionen lösen und Energie fließt. Der Masseur wendet bestimmte Griffe an (Berührungstechniken), und kann auch die Aura, also die Energiehülle, behandeln.

VERWENDETE GRUNDTECHNIKEN:
○ **Effleurage, Seite 40**

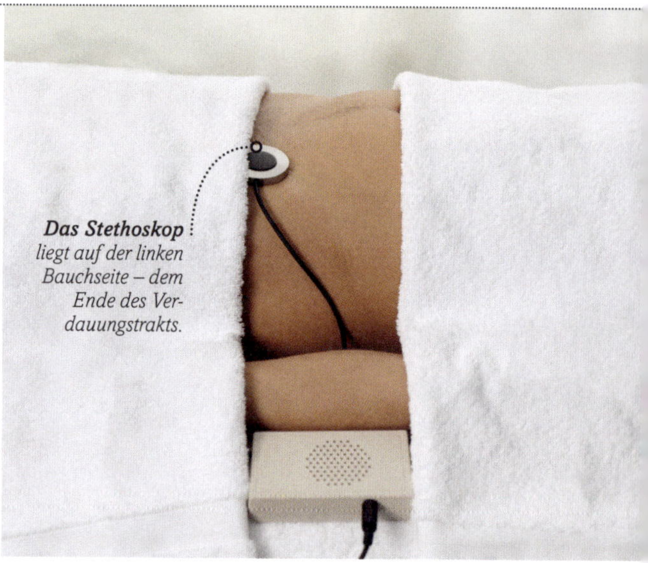
Das Stethoskop liegt auf der linken Bauchseite – dem Ende des Verdauungstrakts.

DEN DARM ABHÖREN

▲ **Zu Beginn legt man ein** elektronisches Stethoskop auf den Bauch, um Darmgeräusche abzuhören. Anhand dessen lässt sich analysieren, ob Emotionen blockiert sind oder frei werden.

EXITMASSAGE

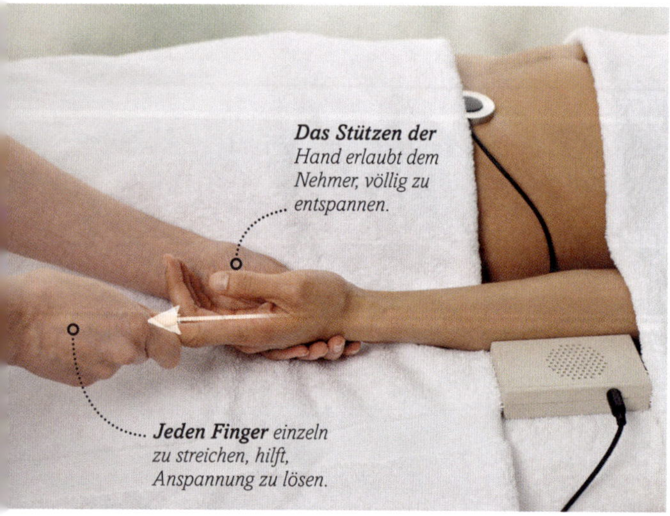

▲ **Exitmassage heißt** Streichen von Händen, Füßen und Kopf, um den Bereich zu entspannen. Man hört den Darm ab und beobachtet den Atem, bis sich ein Spannungsabbau bemerkbar macht.

PALMING

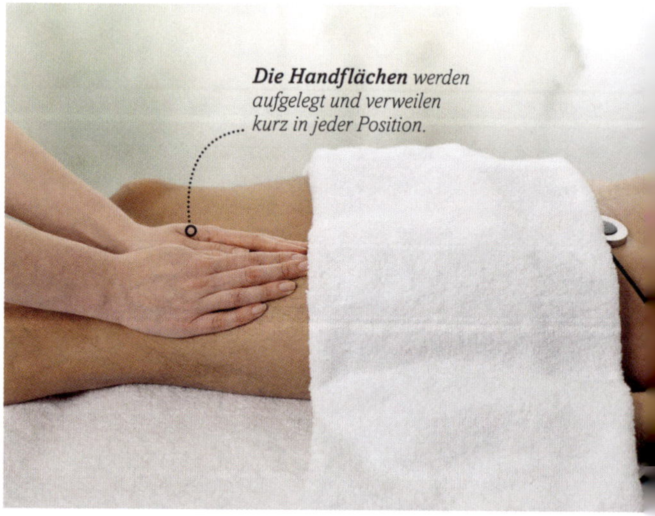

▲ **Palming soll** Energie geben oder nehmen. Der ganze Körper wird bearbeitet, systematisch vom Kopf abwärts in einem steten Rhythmus, um ein Gefühl von Stabilität und Ruhe zu schaffen.

AURA-BEHANDLUNG

Biodynamische Massage ▶ kann Aurabehandlung beinhalten. Dabei arbeitet man um den Körper herum, um Energie auszugleichen, nach dem Prinzip: Energie wird frei, wenn wir entspannen. Die Technik kann vorteilhaft sein, wenn jemand schwach ist oder nicht berührt werden möchte, und führt zur spirituellen Seite des Wesens.

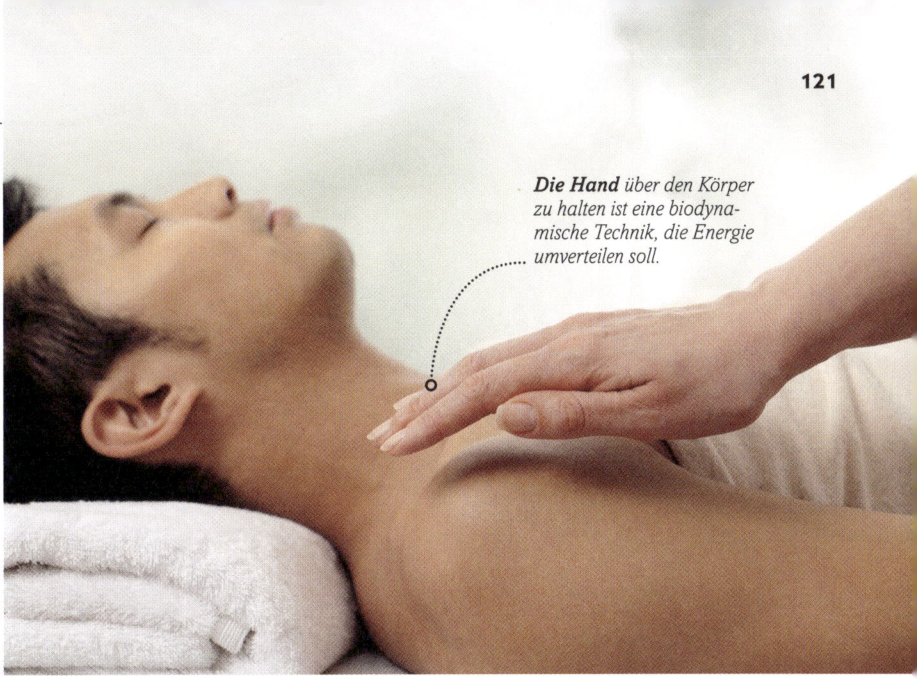

POLARISATION

Diese Haltetechnik bildet ▶ den Abschluss einer Sitzung. Der Nehmer liegt zugedeckt mit angezogenen Beinen auf der linken Seite (Embryonalstellung). Der Geber hält Nacken und Steißbein. Man kann stattdessen auch Bauch, Knie oder Fesseln halten. Diese erdende, beruhigende Haltung kann etwas länger dauern, um nach aufwühlenden Emotionen zu beruhigen.

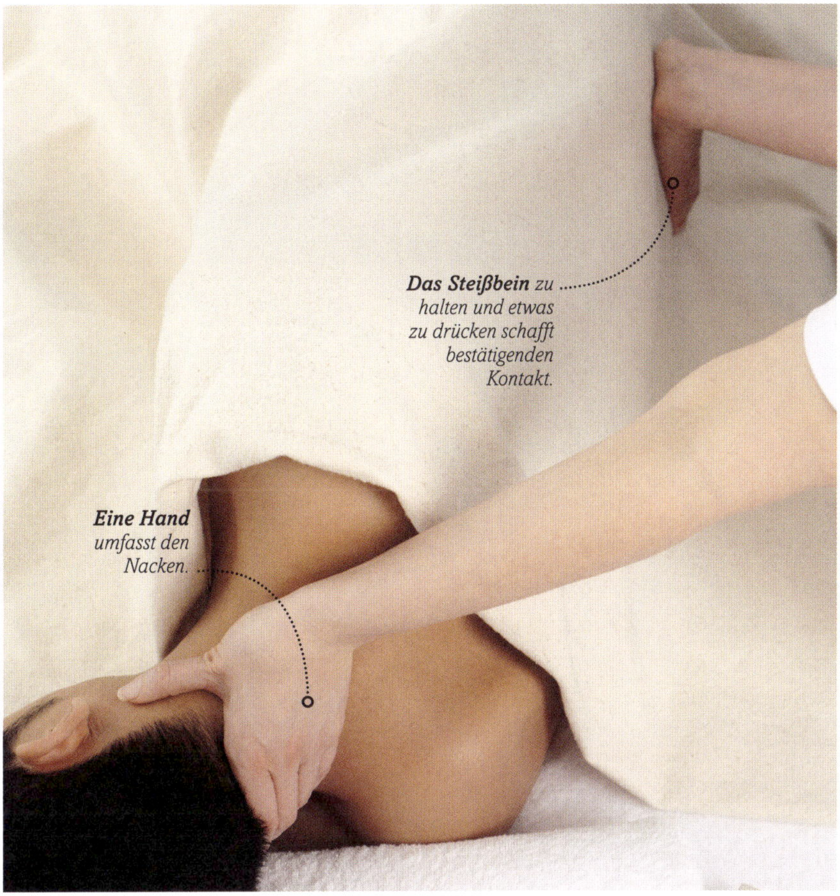

SPEZIALGEBIETE

HOT-STONE-MASSAGE

Die Massage mit heißen Steinen hat eine lange Geschichte. In China, Indien, Nord- und Südamerika, Afrika und Europa ist es Tradition, Steine in Mustern auf den Körper zu legen, sie zur Verbesserung der Gesundheit bei sich zu tragen oder Schmerzen und Krankheiten damit zu behandeln. So ist dokumentiert, dass die Chinesen schon vor über 2000 Jahren erhitzte Steine verwendeten, um zur Gesundung der inneren Organe beizutragen. Die heutige Hot-Stone-Massage geht auf eine Technik namens LaStone Therapy zurück, die Mary Nelson, eine Heilmasseurin aus Arizona, 1993 entwickelte.

DAS WESENTLICHE

KERNAUSSAGE	TECHNIKEN	VORTEILE
Geölte, erhitzte Steine werden für Massage und Hitzeübertragung verwendet	**Steine werden mit adaptierter Effleurage zum Massieren verwendet**	**Hitze lindert Schmerz, löst Verspannung, macht Gewebe geschmeidig**

WIE FUNKTIONIERT DIE HOT-STONE-MASSAGE?

Mary Nelson, die Pionierin der Hot-Stone-Massage, fühlte sich spirituell zu den heilenden Eigenschaften von Steinen und Hitze mit ihrer gemeinsamen Fähigkeit, Energiekanäle zu öffnen, hingezogen. Heute noch beruht diese Massage auf Nelsons Prinzipien: Heiße Steine sollen zur Entspannung beitragen und chronische Schmerzen lindern. Die Methode setzt sich aus angepassten Techniken verschiedener Disziplinen zusammen, darunter klassische Massage, Tiefengewebs-, Meridian- und Triggerpunktmassage.

Für die Hot-Stone-Massage erwärmt man glatte Steine (meist Basalt) unterschiedlicher Größe im Wasserbad auf etwa 52 °C. Danach werden sie – und nicht die Hände – eingeölt, damit sie auf der Haut gleiten. Große Steine kann man über einem Tuch auf den Körper legen, aber auch direkt, wenn sie während der Massage Hitze abgegeben haben. Wichtig ist, darauf zu achten, dass die Steine ausreichend abgekühlt sind, damit sie keine Verbrennungen verursachen.

Die Wärme der Steine regt lokal die Durchblutung an, verringert Muskelkontraktionen, unterstützt die Entspannung und lindert Verhärtungen und Schmerzen in Muskeln. Mit den Steinen kann der Masseur auch tiefere Muskelschichten erreichen, ohne seine Finger zu belasten, die Hitze macht Muskeln und Bindegewebe geschmeidig, und man kann tiefer in das Gewebe arbeiten. Der Druck lässt sich variieren, je nachdem welchen Teil des Steins man einsetzt. Starker Druck kann etwa mit der Kante eines Steins ausgeübt werden.

GRÖSSE UND VERWENDUNG DER STEINE

Die Tabelle zeigt, wie Steine unterschiedlicher Größe (Abbildungen verkleinert) eingesetzt werden können. Die Steine müssen immer die richtige Temperatur haben und dürfen nicht zu lange auf einer Stelle liegen (siehe links).

WOHIN KOMMT DER STEIN?	WAS FÜR EIN STEIN?	SO BENUTZT MAN DEN STEIN
Überwiegend auf größere Bereiche wie Rücken und Oberschenkel, gelegentlich auch auf den Bauch	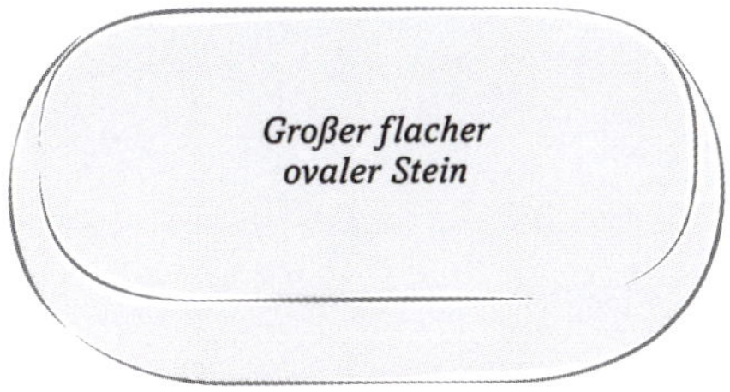	Große Steine bleiben länger heiß, eignen sich deshalb für tiefe Streichungen auf großen Arealen wie dem Rücken. Man kann sie zum Wärmen auf dem unteren Rücken belassen, wenn Rücken und Beine mit kleineren Steinen massiert werden.
Meist auf Rücken, Oberschenkel, Arme und Bauch	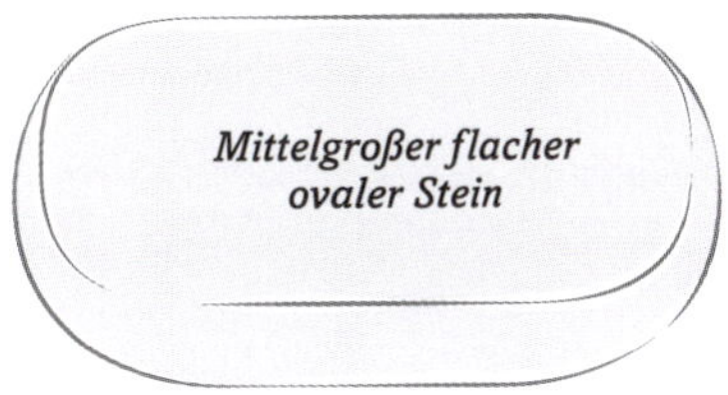	Nützlich für Schulter-Nacken-Massage. Der Nehmer kann ihn auch zum Wärmen auf dem Bauch halten, solange der Oberkörper massiert wird.
Ideal für die Arbeit an Füßen, Händen, Armen, Beinen und Nacken	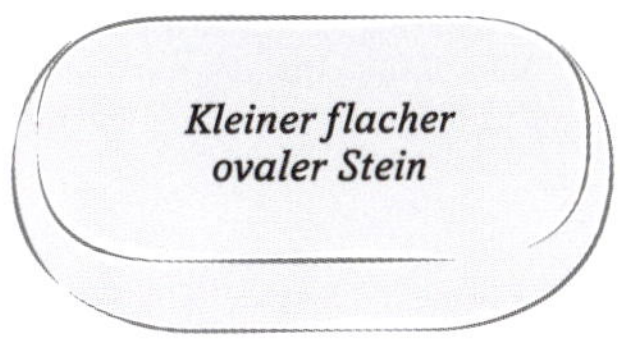	Kleine Steine halten die Hitze weniger lange, die Streichungen sind also schneller und leichter. Ihre Handhabung ist einfacher, deshalb eignen sie sich zum Bearbeiten kleinerer Körperbereiche.
Fast nur auf das Gesicht, ansonsten auf kleine Areale wie Hände und Füße	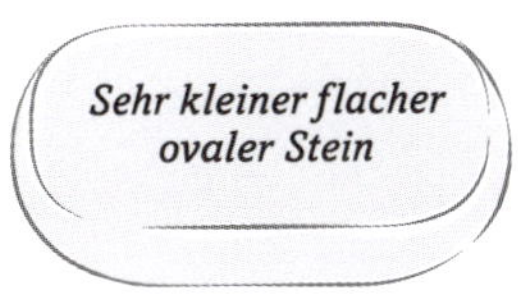	Geeignet für kleine, sanfte Rotationen auf Gesicht und Kopf; die Augenpartie aussparen
Man kann sie zum Halten zwischen die Zehen geben, aber auch auf Händen, Füßen und Gesicht einsetzen.	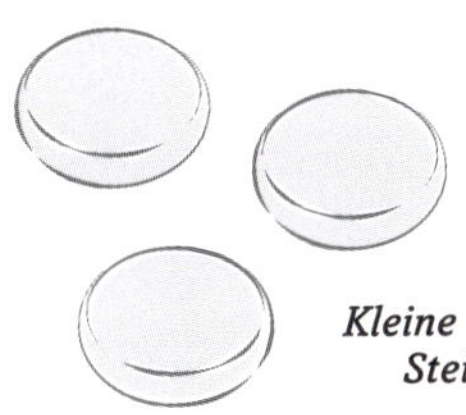 *Kleine runde Steine*	Diese Steine passen perfekt zwischen die Zehen, können also dort belassen werden, wenn mit kleinen Steinen andere Teile der Füße und Unterschenkel massiert werden.

HOT-STONE-MASSAGE

Eine Massage mit heißen Steinen beginnt mit einer Besprechung: Der Masseur erkundigt sich nach speziellen Beschwerden. Darauf folgt üblicherweise eine Ganzkörpermassage mit den vorgeheizten Steinen. Die Steine sind geölt, damit sie in fließenden Effleurage-Streichungen über die Haut gleiten. Sobald sie Hitze abgegeben haben, kann man sie kurz auflegen, um einen Bereich zu wärmen. Hitze, heilende Steine und Öl sorgen für eine enorm entspannende Erfahrung. Hier einige Beispiele für die Verwendung der Steine.

VERWENDETE GRUNDTECHNIKEN:

○ **Streichen und gleiten, Seite 44**
○ **Fächer-Streichung, Seite 40**

GROSSE STEINE VERWENDEN

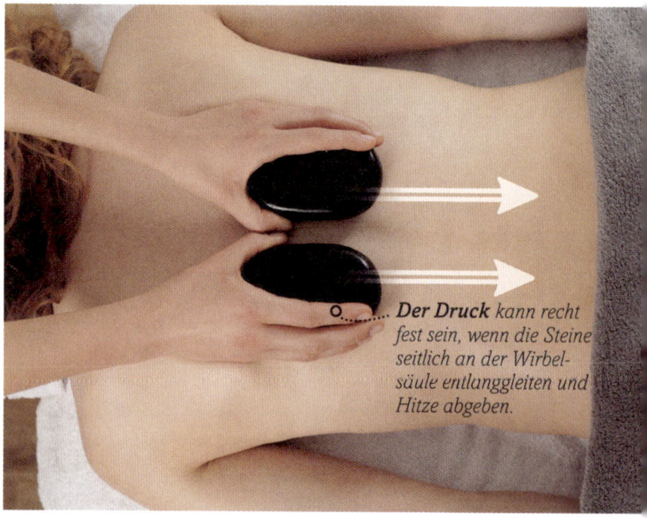
Der Druck kann recht fest sein, wenn die Steine seitlich an der Wirbelsäule entlanggleiten und Hitze abgeben.

▲ **Große Steine** bleiben länger heiß, sind also ideal für große Areale wie Rücken und Oberschenkel, wo man sie mit langen Streichungen zum Erwärmen des Gewebes vor einer Rückenmassage einsetzt.

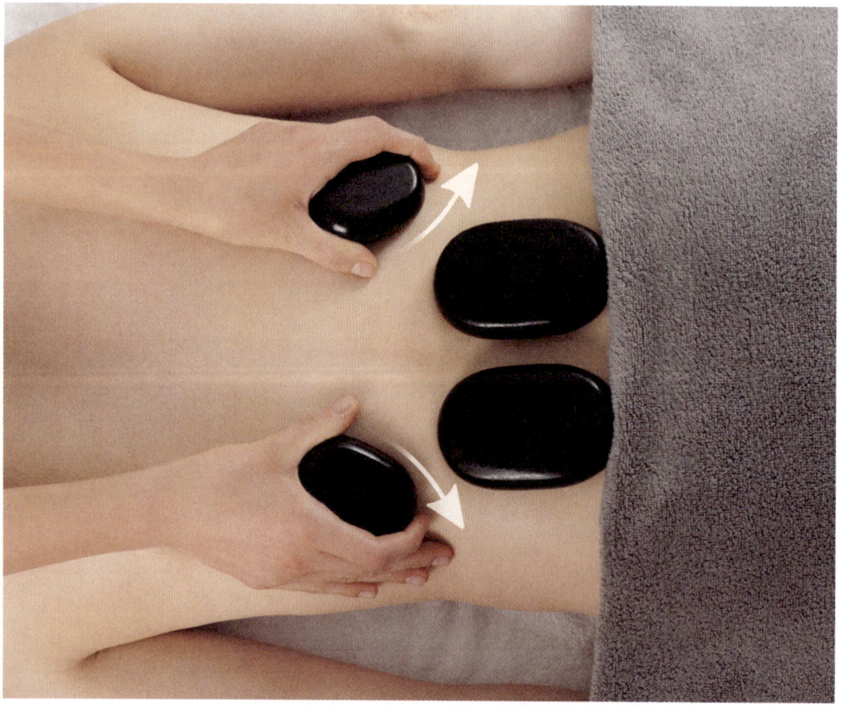

HITZE ABGEBEN

◀ **Steine legt man** an bestimmten Stellen ab, damit sie dort Hitze abgeben. Hier sind die großen Steine, die anfangs verwendet wurden, bereits kühler und wärmen den unteren Rücken, während mit mittelgroßen Exemplaren Rücken und/oder Beine weitermassiert werden. Die großen Steine entfernt man dann wieder.

ARBEIT AN DEN FÜSSEN

Kleine Steine kann man ▶ zwischen die Zehen klemmen, die oft verkrümmt, verspannt und kalt sind. Die Steine bleiben von Natur aus an ihrem Platz und sorgen für wohlige Wärme, während mit größeren Steinen Füße und Beine massiert werden.

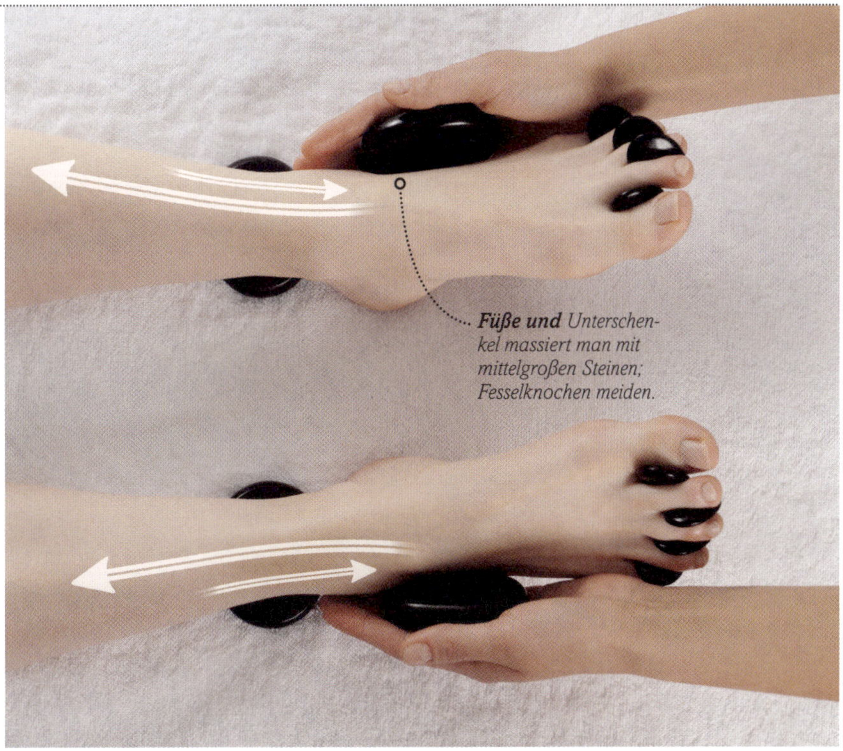

DEN BAUCH WÄRMEN

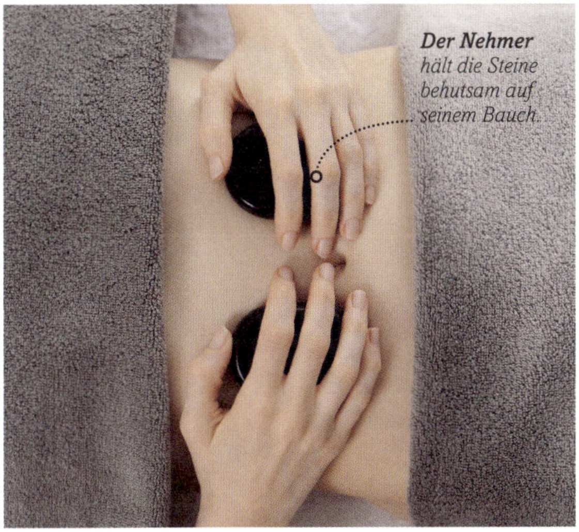

▲ **Gegen Ende der** Massage kann der Nehmer zwei Steine auf seinem Bauch halten. Sie wirken wie eine wohltuende Wärmflasche, während Arme, oberer Brustbereich und Kopf massiert werden.

KLEINE KREISE, STATISCHES HALTEN

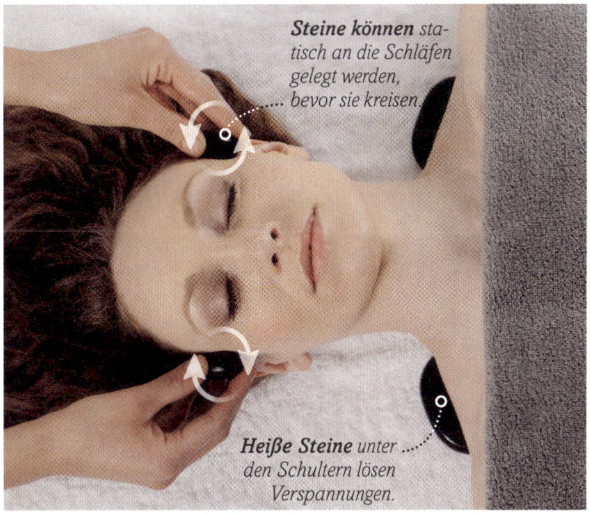

▲ **Eine Sitzung endet** mit der Massage von Kopf und Oberkörper, wo kleine Steine vom Kinn zu den Schläfen kleine Kreise ziehen. Hält man sie unter die Nase, kann die Hitze die Nebenhöhlen befreien.

SPEZIALGEBIETE

SPORT-MASSAGE

Eine Sportmassage soll die allgemeine körperliche Leistungsfähigkeit von Sportlern verbessern – das ist ihre Hauptaufgabe. So erwärmt und erweicht sie das Gewebe vor dem Einsatz, damit die Muskeln optimal arbeiten können, und unterstützt anschließend bei der Regeneration: Abfallprodukte, die sich beim Sport im Gewebe angesammelt haben und es verhärten können, werden abgeleitet. Natürlich ist sie auch geeignet, um Verletzungen vorzubeugen, und – sollten sie dennoch vorkommen – hilft der Therapeut dabei, die beeinträchtigten Weichteile zu behandeln, egal ob die Verletzung durch Sport oder eine andere Ursache entstanden ist.

DAS WESENTLICHE

KERNAUSSAGE	TECHNIKEN	VORTEILE
Unterstützt die Heilung von Verletzungen, kann auch der Vorbeugung dienen	**Vereint allgemeine Massagestile und spezielle Ergänzungsgriffe**	**Beugt Verletzung vor, verbessert die sportliche Leistungsfähigkeit**

WIE FUNKTIONIERT DIE SPORTMASSAGE?

Ein Sportmasseur ist speziell für sportbezogene Behandlungen ausgebildet. Er kann auch Anpassungen des Trainingsplans vorschlagen. Stellt er etwa fest, dass ein Muskel besonders verhärtet ist, kann es sein, dass die Person den Muskel beim Training nicht ausreichend dehnt.

Während einer Sitzung setzt man diverse Techniken ein, auch aus der klassischen Massage (z. B. Effleurage und Petrissage) sowie Tiefengewebsmassage, Triggerpunktmassage und passives Dehnen.

Zusätzlich kann ein Sportmasseur spezielle Methoden verwenden, etwa die Muskelenergietechnik (MET, siehe rechts). Der Nehmer widersetzt sich dabei passiven Dehnungen, was Unausgewogenheiten in Muskelgruppen ausgleicht. Beim Myofascial Release löst ausdauernder Druck auf einen Bereich Verhärtungen in den Faszien, und neuromuskuläre Techniken zielen auf unbewusste Anspannung, die vom Nervensystem kontrolliert wird. Akupunktur und Akupressur können an Druckpunkten auf dem ganzen Körper angewendet werden. Der Therapeut kann zudem Tapes einsetzen, um Verletzungen vor dem Training oder einem Wettkampf vorzubeugen und vorhandene Verletzungen zu behandeln. Außerdem kann er sich Techniken wie der Ganganalyse und der Biodynamik bedienen: Gang und Körperhaltung können auf Probleme hinweisen.

◀ **MET-Methoden** wirken gut bei sehr verhärteten Muskeln. Wenn der Therapeut den Muskel (hier die rückseitige Oberschenkelmuskulatur, auch Hamstrings genannt) dehnt, leistet der Nehmer Widerstand. Der Therapeut hält 3–5 Sekunden, lässt dann locker und schafft einen kurzzeitigen Entspannungszustand, der nach einer Kontraktion tiefer ist. Diese Entspannung nutzt der Therapeut, dehnt den Muskel passiv beim nächsten Mal etwas weiter und hält etwas länger, damit das Nervensystem diese neue Länge registriert.

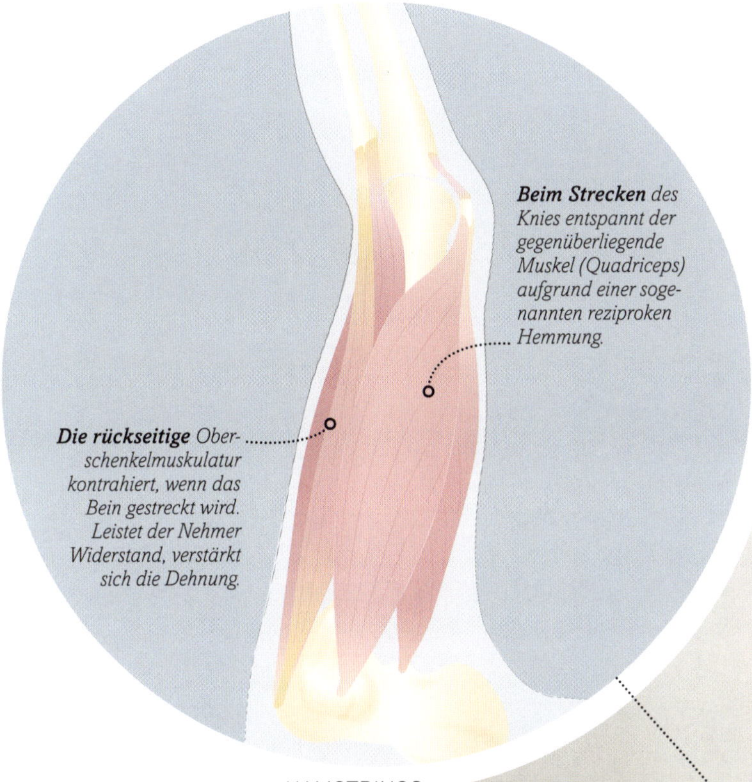

HAMSTRINGS-KONTRAKTION

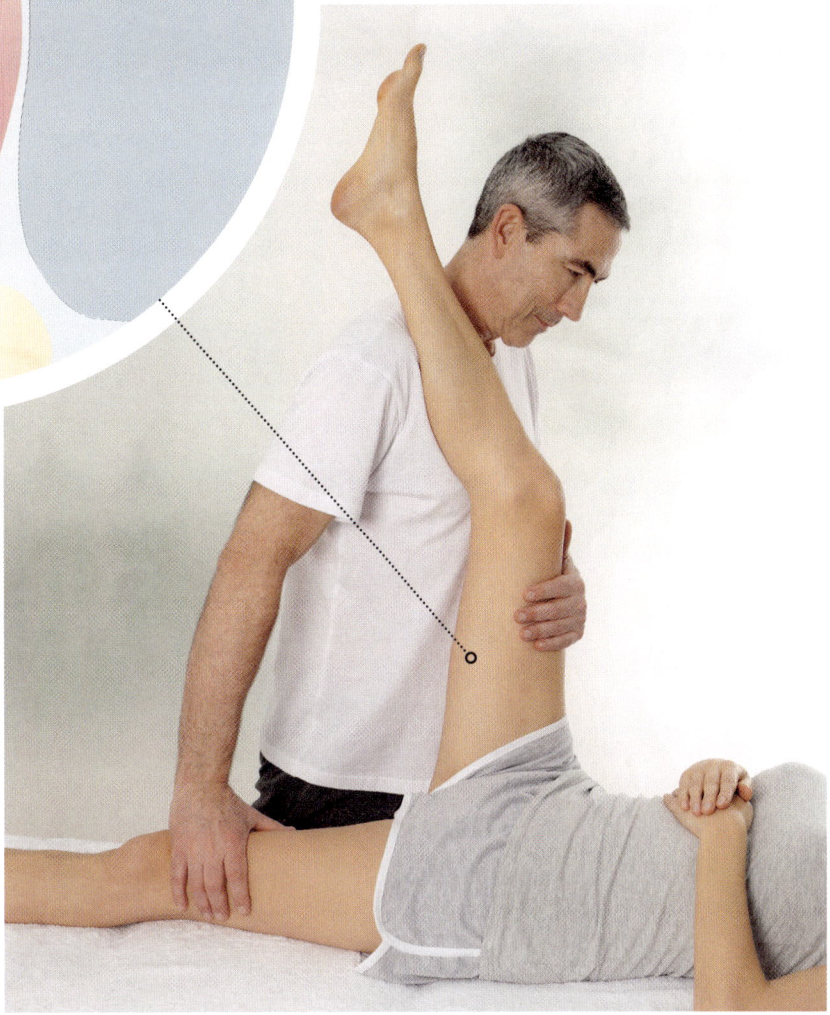

ZUSAMMENARBEIT ▶ Der Nehmer assistiert dem Geber, indem er gegen die Dehnung Widerstand leistet.

SPORTMASSAGE

Sie soll Verletzungen vorbeugen, Muskeln regenerieren und Verletzungen behandeln. Neben Effleurage, Tiefengewebsmassage und Friktion wenden geübte Masseure Spezialtechniken wie die Muskelenergietechnik (MET) an, um Beweglichkeit und Bewegungsradius zu testen. Dabei leistet der Nehmer Widerstand gegen eine Dehnung durch den Therapeuten. Dieser löst den Druck und übt ihn erneut aus, um die Muskeln stärker zu dehnen als normalerweise möglich. Nehmer und Geber unterstützen durch Atmung: Beim Dehnen atmen sie aus.

VERWENDETE GRUNDTECHNIKEN:

- **Dehnungen, Seite 74**
- **Effleurage, Seite 40**
- **Petrissage, Seite 56**
- **Passive Bewegung, Seite 74**
- **Druck, Seite 72**
- **Tiefengewebsmassage, Seite 116**

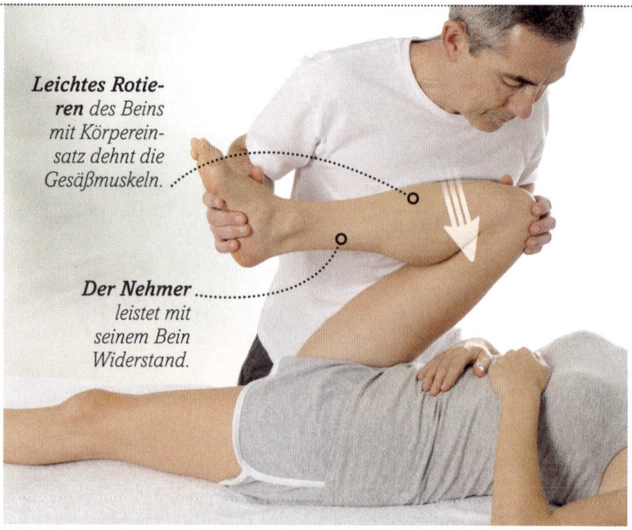

DEHNUNG DER GESÄSSMUSKELN

▲ **Die Gesäßmuskeln** helfen Hüfte und Rumpf beim Strecken. Überbeanspruchung und monotone Bewegungen können sie überanstrengen und verhärten. Die Dehnung hier dient zum Aufwärmen vor einem Einsatz und wird meist gegen Ende der Sitzung gemacht, um das warme Gewebe zu dehnen und zu lockern.

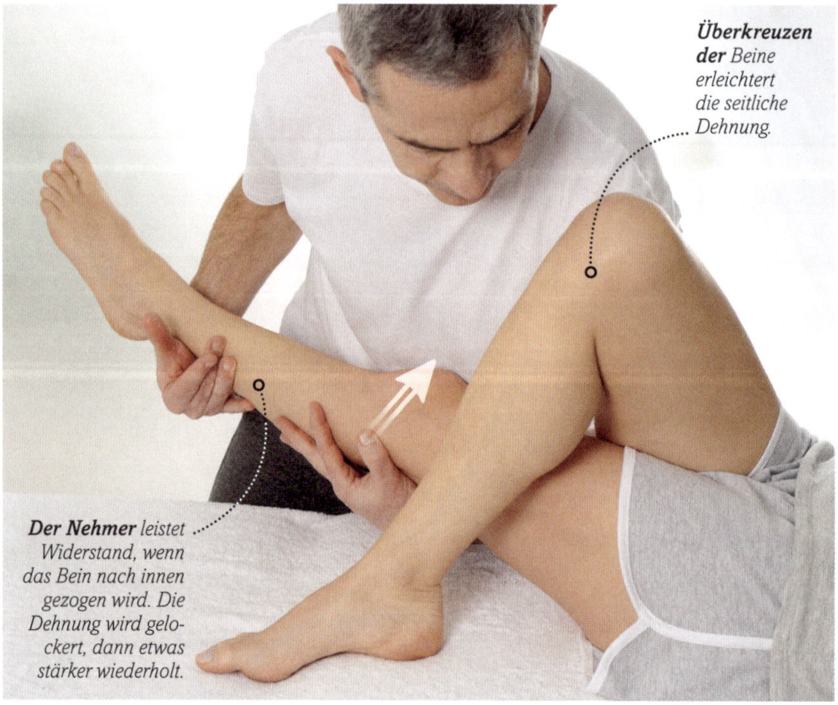

DAS IT-BAND DEHNEN

◄ **Das Iliotibialband (IT),** eine Sehne, die von einem Muskel in der Hüfte zum Schienbein verläuft, stabilisiert das Knie. Mit der Zeit kann es verhärten, besonders bei Läufern. Es reibt dann und verursacht eine Entzündung. Eine Dehnung mit MET zu verbinden kann helfen, schmerzhafte und bewegungseinschränkende Gewebeverklebungen zu lösen und die Beweglichkeit zu verbessern.

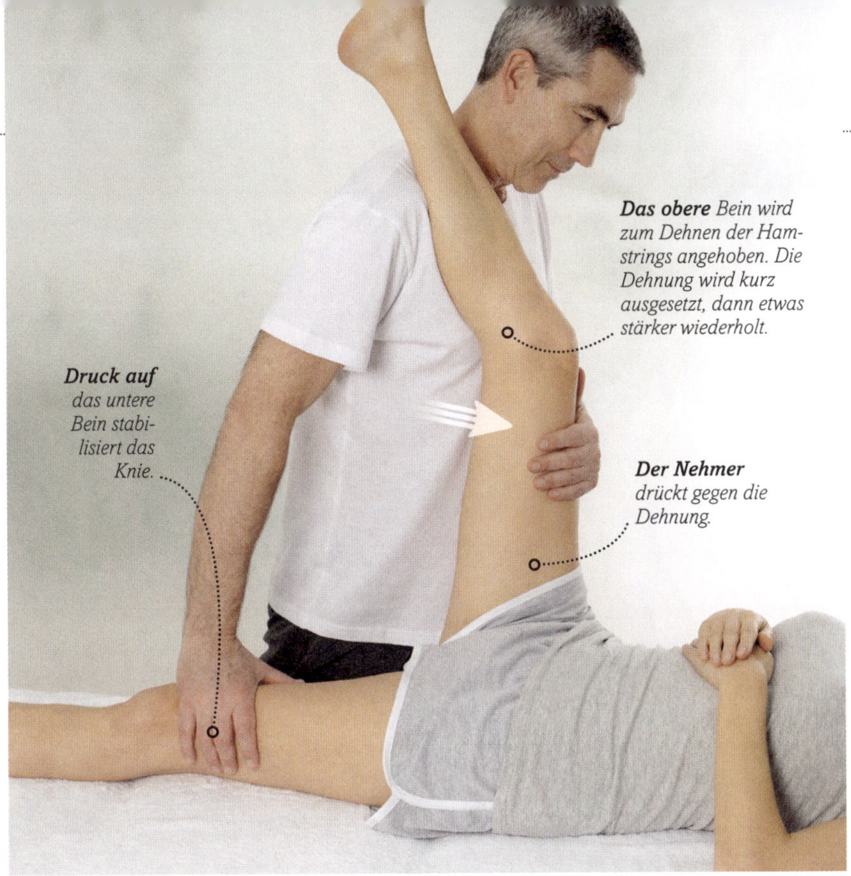

HAMSTRINGS-DEHNUNG

◀ **Die rückwärtige** Oberschenkelmuskulatur (Hamstrings) stabilisiert Knie und Unterschenkel. Oft ist sie überlastet und verhärtet. Wie wärmende Effleurage und Tiefengewebsmassage kann MET eingesetzt werden, um stark verhärtete Hamstrings zu lockern und sie etwas stärker als gewohnt zu dehnen.

DIE HÜFTEN BEUGEN

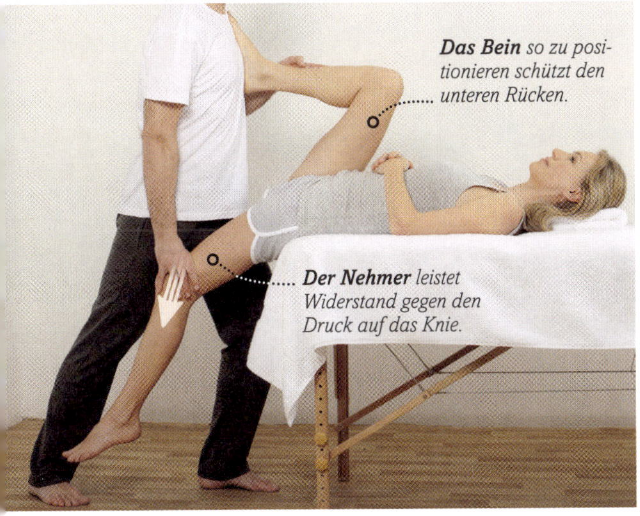

▲ **Die Hüftbeugemuskeln** verbinden Beine und Rumpf. Sie können verhärten oder überlastet sein. Diese MET dehnt sie, macht sie beweglicher und löst Spannungen im unteren Rücken.

GANZKÖRPERDEHNUNG

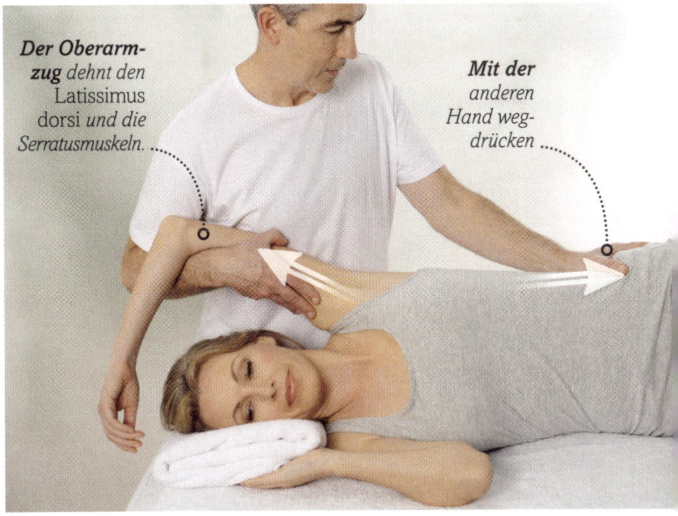

▲ **Diese Aktion in Seitenlage** sorgt für eine schöne Oberkörperdehnung, löst Verhärtung in den Hüften, öffnet den Brustkorb und lindert Schulterverspannungen. Bei der Dehnung atmet der Nehmer aus.

SPEZIALGEBIETE

TRIGGER-PUNKT-THERAPIE

Ein Triggerpunkt ist ein Knoten in einem verhärteten Muskelstrang, der lokale Schmerzen, ein vorhersehbares Schmerzmuster oder autonome Symptome wie Tränenfluss, Sehstörungen und Schwindel hervorrufen kann. Pionierin dieser Therapie war in der Mitte des 20. Jahrhunderts die Ärztin Dr. Janet Travell – die persönliche Rheumatologin von Präsident Kennedy –, die Schmerzmuster Triggerpunkten innerhalb bestimmter Muskeln zuordnete.

DAS WESENTLICHE

KERNAUSSAGE	TECHNIKEN	VORTEILE
Knoten in Muskeln lösen woanders Schmerz aus. Behandlung lindert ihn	**U. a. Kompression des Triggerpunkts und Dehnung**	**Kann chronische Schmerzen behandeln und beseitigen**

WAS IST DIE TRIGGER-PUNKT-THERAPIE?

Indem sie Triggerpunkte entlang des Körpers definierte, war Dr. Travell in der Lage, die Auslöser von Schmerzen zu finden und zu behandeln, selbst wenn diese von dem Areal, in dem der Schmerz wahrgenommen wurde, weit entfernt waren. Heutige Masseure können dank der von ihr dokumentierten Schmerzmuster ihre Behandlung sehr sachkundig angehen.

Um einen Triggerpunkt zu lokalisieren, beobachtet der Therapeut das Schmerzmuster des Nehmers. Danach drückt er auf den Muskel, den er für den Auslöser hält. Findet er den Triggerpunkt und drückt darauf, spürt der Nehmer »guten Schmerz« und gleichzeitig eine Reproduktion des Schmerzmusters. Das hilft dem Therapeuten, die Quelle des Schmerzes zu bestätigen und zu behandeln.

Triggerpunkte werden unterschiedlich behandelt. Physiotherapeuten und Osteopathen wenden häufig Akupunktur an oder arbeiten mit Fingern, Händen oder Ellbogen, mit denen sie länger Druck auf den Triggerpunkt ausüben, auf den eine passive Dehnung des Bereichs folgt. Masseure kombinieren Triggerpunkt-Therapie üblicherweise im Rahmen einer allgemeinen Massage mit Elementen der klassischen Massage und der Tiefengewebsmassage, um das Gewebe zu lockern und zu entspannen. Es gibt weitere Triggerpunkt-Behandlungen, etwa die Spray-and-Stretch-Technik, bei der vor dem passiven Dehnen ein kühlendes Lokalanästhetikum aufgesprüht wird, oder eine Corticosteroid-Injektion, die ein Arzt zur Schmerzlinderung verabreicht.

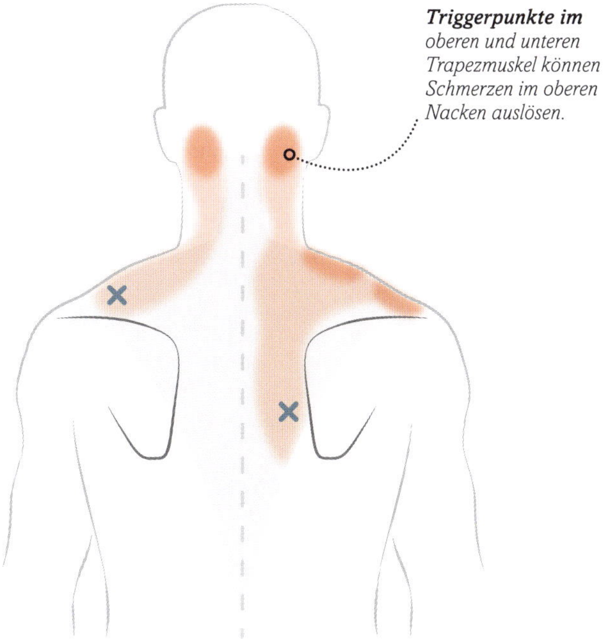

TRAPEZMUSKEL-KARTE 1

◀ TRAPEZMUSKEL-TRIGGERPUNKT-KARTEN

Die Illustrationen zeigen, wo Triggerpunkte im Trapezmuskel Schmerzen verursachen. Die drei Abbildungen verdeutlichen die Triggerpunkte und ihre Lage auf dem Trapezmuskel. Die Kreuze zeigen an, wo ein Triggerpunkt wahrscheinlich liegt, die roten Bereiche, wo der Schmerz üblicherweise am häufigsten spürbar ist.

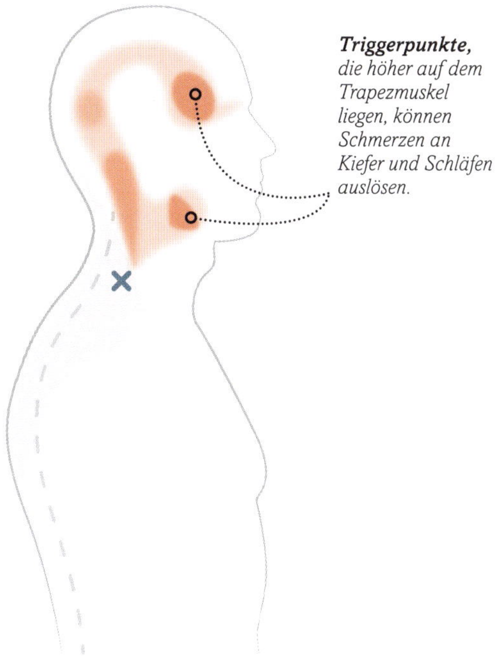

TRAPEZMUSKEL-KARTE 3

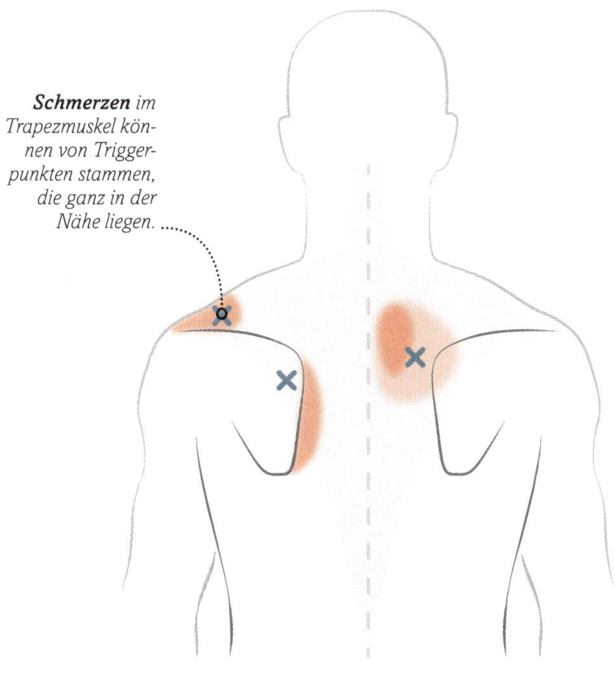

TRAPEZMUSKEL-KARTE 2

LEGENDE

- × **Triggerpunkt**
- **Wo der Schmerz meist auftritt**
- **Wo der Schmerz seltener auftritt**
- **Muskel**
- **Wirbelsäule**

TRIGGERPUNKT-THERAPIE

Die Triggerpunkt-Therapie zielt darauf ab, Verhärtungen in Muskeln zu lokalisieren, die örtlich oder entfernt Schmerzen auslösen und golfball- oder nur sandkorngroß sein können. Ist ein Triggerpunkt gefunden, drückt der Therapeut ihn 8–12 Sekunden. Dabei soll der Nehmer den Schmerz auf einer Skala von 1 bis 10 bewerten. Ziel ist es, unter 8 zu bleiben, sonst kommt es zur Verspannung, und die Muskelfasern lockern sich nicht. Lässt das Gefühl nach, wird der Punkt losgelassen. Eine tiefe Effleurage soll nun die Muskeln beruhigen.

VERWENDETE GRUNDTECHNIKEN:

- Statischer Druck, Seite 72
- Tiefe Streichungen, Seite 52

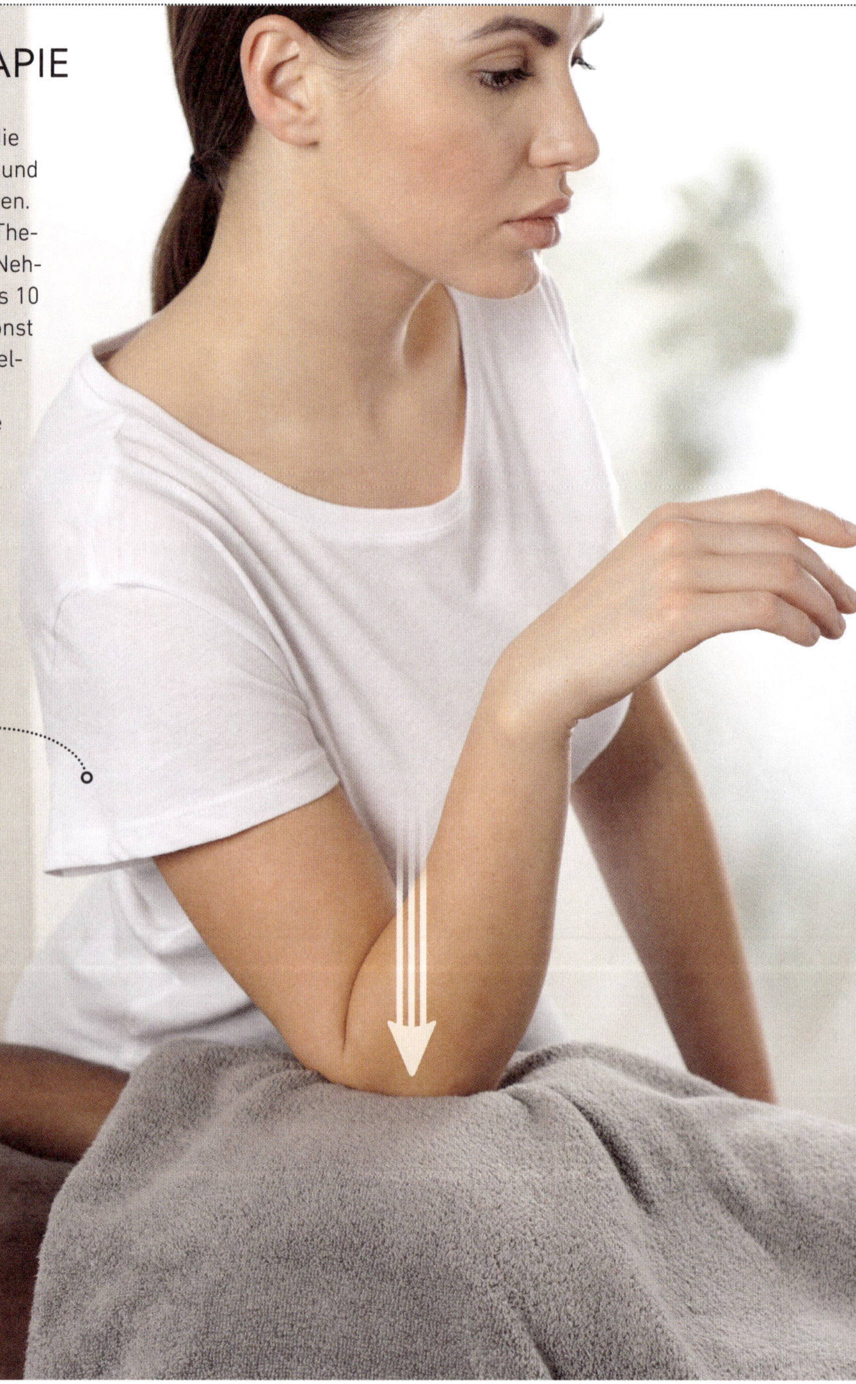

Zur Verstärkung *des Drucks setzt man das eigene Körpergewicht ein.*

ELLBOGENEINSATZ

▲ **Den Ellbogen** setzt man auf Triggerpunkten in großen Arealen wie Quadrizeps oder Gesäßmuskel ein, die Schmerzen in unterem Rücken und Beinen auslösen. Er erreicht und drückt tiefere Muskeln, wo Finger kaum genug Druck ausüben könnten, ohne überlastet zu sein.

»Der Druck auf einen Triggerpunkt muss auszuhalten sein, sonst ist er zu stark.«

»STRIPPING« DES MUSKELS

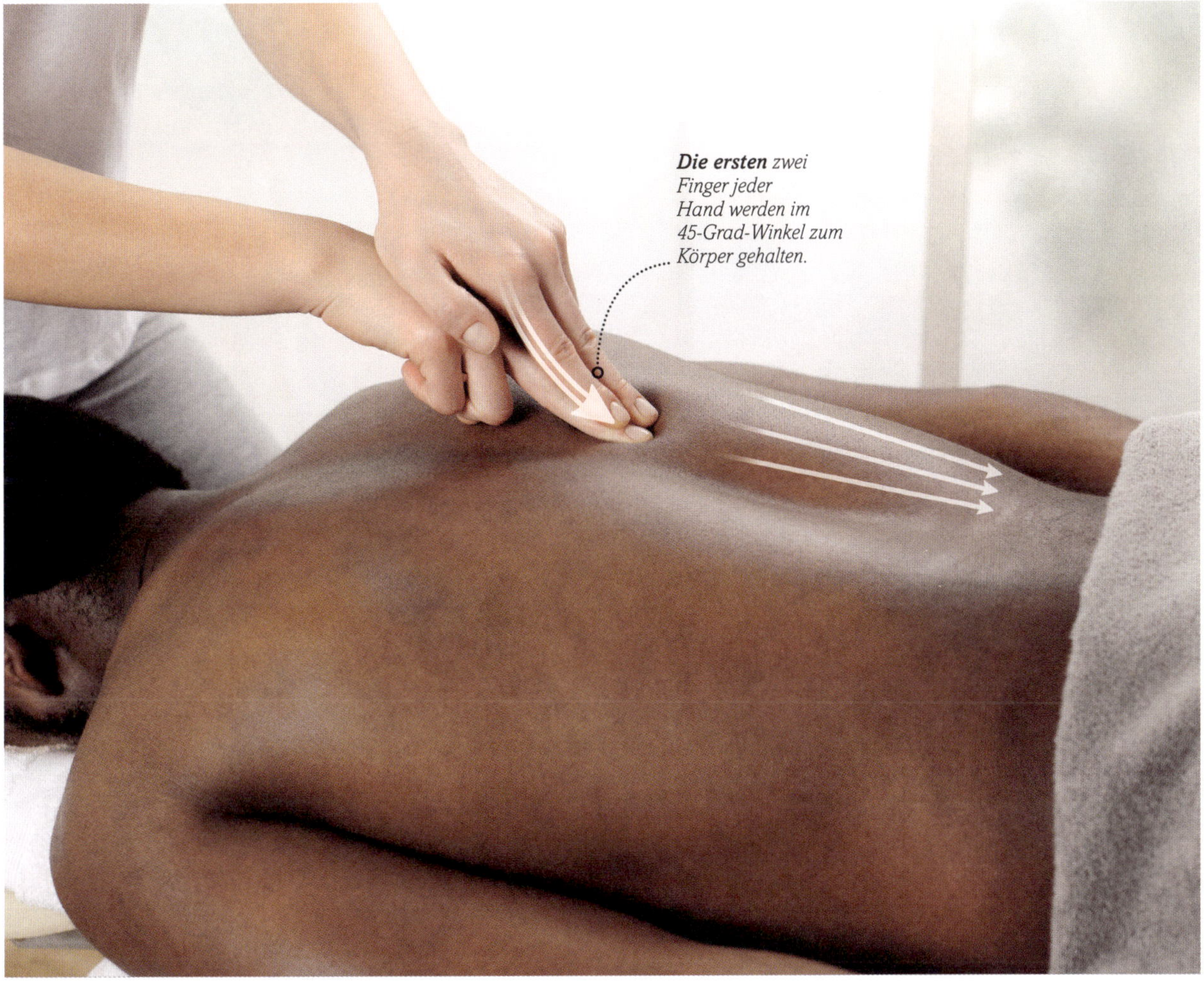

▲ **Diese Technik,** »Stripping« genannt, wird auf den Rückenstreckmuskeln angewendet. Der Therapeut bearbeitet den ganzen Muskel, indem er drei lange Striche abwechselnd auf jeder Seite der Wirbelsäule zieht. Die Finger fahren mit starkem Druck die Muskeln entlang, der Therapeut pausiert, wo er Triggerpunkte entdeckt.

SPEZIALGEBIETE

MANUELLE LYMPHDRAINAGE

Die manuelle Lymphdrainage (MLD) sorgt dafür, dass überschüssige Flüssigkeit, die sich im Gewebe angesammelt hat und Schwellungen verursacht, abfließt. Pioniere dieser Massageart waren in den 1930er-Jahren Emil und Estrid Vodder. Viele Jahre hatten sie über das lymphatische System geforscht. Alle anderen MLD-Verfahren, so auch die Földi- und die Casley-Smith-Methode, sind aus der Arbeit von Vodder hervorgegangen. Emil und Estrid Vodder entwickelten ein System leichter pumpender Bewegungen, die die Absorption überschüssiger Flüssigkeit erhöhen, ohne dass sich dabei in einem Bereich Blut anstaut.

DAS WESENTLICHE

KERNAUSSAGE	TECHNIKEN	VORTEILE
Die MLD manipuliert den Lymphfluss durch das lymphatische System	**Sehr leichtes manuelles Pumpen, eher auf der Haut als auf den Muskeln**	**Reduziert Schwellungen, die von Flüssigkeitsansammlungen herrühren**

WAS IST DIE MLD?

Die MLD ist in der Welt der Massage einzigartig – wegen der leichten Berührung und des anderen Ansatzes: Man stimuliert Lymphgefäße dicht unter der Haut, und nicht das Muskelgewebe. Die Methoden dienen der Behandlung einer Reihe von Beschwerden, insbesondere des Lymphödems. Normalerweise wird Flüssigkeit über das Lymphatische System und Lymphknoten durch den Körper und zurück in das Blut transportiert. Beim Lymphödem ist der Lymphkreislauf unterbrochen oder blockiert, etwa durch Bewegungsmangel, eine Operation oder eine Krebstherapie. Dies verursacht eine Schwellung, weil sich Flüssigkeit zwischen den Zellen ansammelt, statt abzufließen.

Die Vodder-Methode beruht auf leichten, pumpenden Bewegungen am Gewebe, ohne Öl, direkt auf der Haut. Dabei arbeitet man nicht in die Muskeln hinein, was den Kreislauf anregen und zur Bildung von noch mehr Lymphe führen würde. Ziel ist, die Kontraktionen der Lymphgefäße zu vermehren und so die Absorption überschüssiger Lymphe in den Lymphknoten zu erhöhen, damit sie aus dem Körper abtransportiert werden kann. Der Therapeut bearbeitet zunächst einen nicht betroffenen Körperbereich, um ihn von Flüssigkeit zu befreien und in den Gefäßen Platz zu schaffen, sodass die überschüssige Flüssigkeit sich aus dem betroffenen Bereich dorthin bewegen kann, wo sie absorbiert und durch das lymphatische System transportiert wird. Die MLD ist zum Entwässern geeignet, aber auch zur Schmerzlinderung und als Entspannungshilfe.

PUMPTECHNIK ▶
Diese pumpende Bewegung (siehe Seite 137) bewegt Lymphflüssigkeit aufwärts in die Lymphknoten in der Leiste, wo sie gefiltert und überschüssige Flüssigkeit abtransportiert wird.

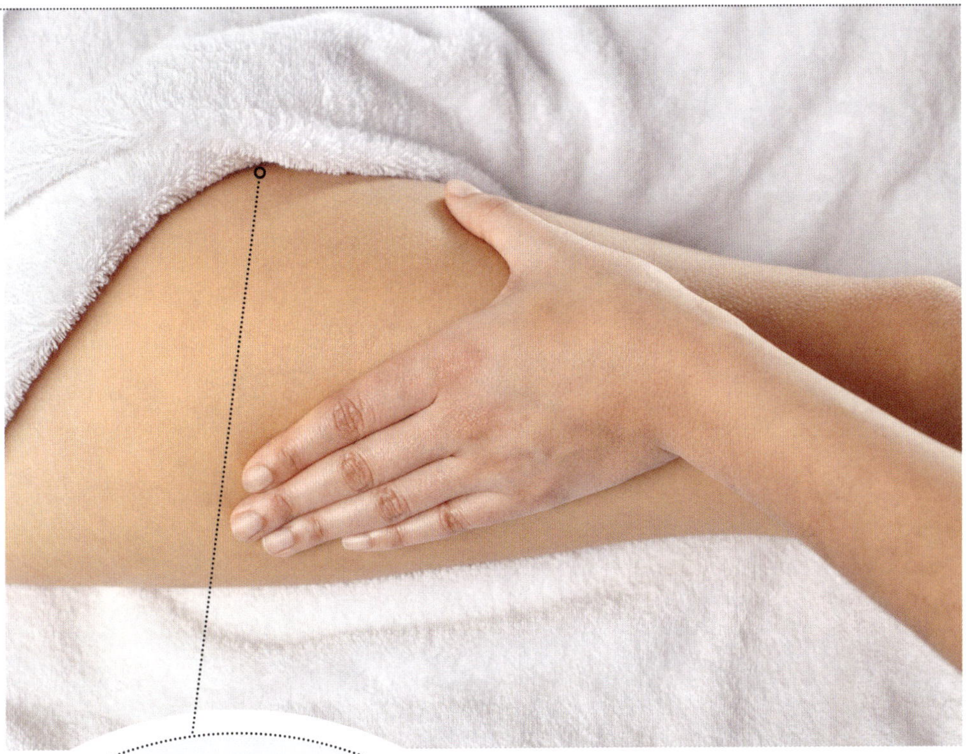

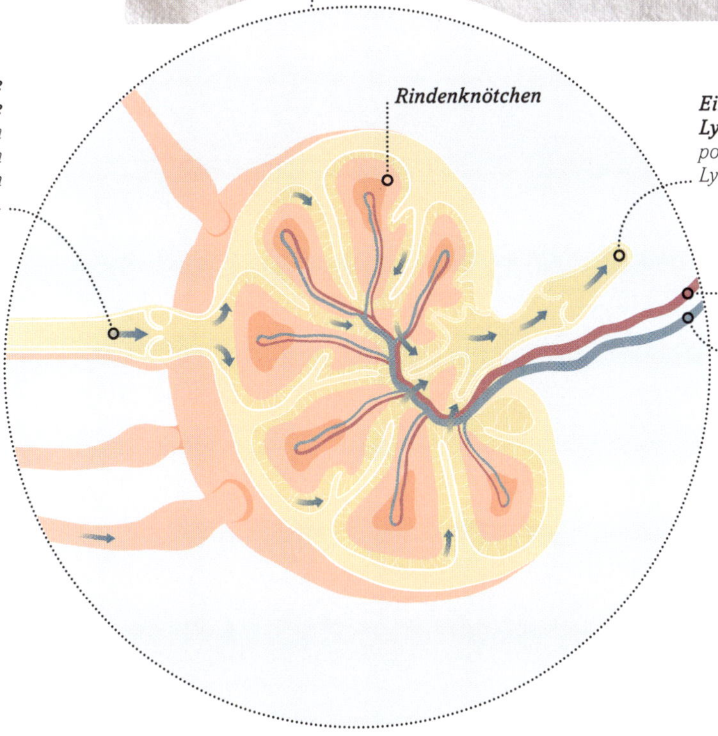

LYMPHKNOTEN

◀ **Lymphe** aus dem Gewebe fließt in das Lymphknotensystem. Lymphknoten finden sich gehäuft etwa in Leiste, Knien und Achseln (siehe Seite 22). Jeder ist in Kammern (Rindenknötchen) unterteilt, in denen die Lymphe gefiltert wird. Überschüssige Flüssigkeit und Abfallprodukte treten in den venösen Blutkreislauf ein, der sie abtransportiert.

MANUELLE LYMPHDRAINAGE (MLD)

KEINE GRUNDTECHNIKEN:

Die MLD fokussiert auf die Stimulation von Lymphgefäßen unter der Haut, nicht auf die von Muskelschichten.

Die MLD bedient sich sehr präziser und leichter Bewegungen, um Lymphe durch die Lymphgefäße zu bewegen. Man verwendet kein Öl und bewegt nur die Haut, nicht den Muskel. Die unten gezeigten Vodder-Griffe sind Grundbehandlungen allgemeiner Beschwerden wie Kopfschmerzen und Wassereinlagerungen. Zur Behandlung von Lymphödemen bedarf es einer speziellen Ausbildung.

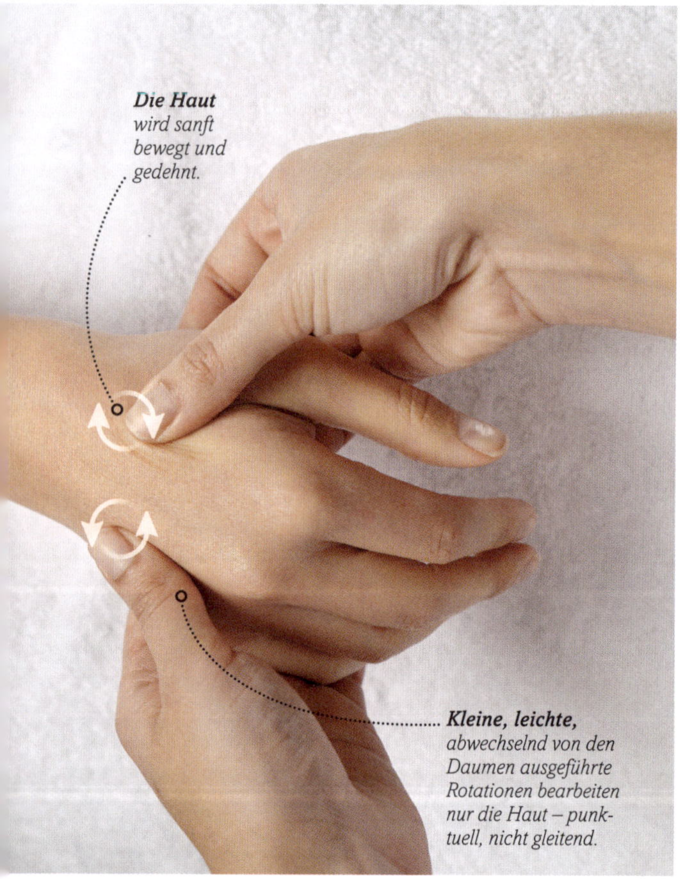

Die Haut *wird sanft bewegt und gedehnt.*

Kleine, leichte, *abwechselnd von den Daumen ausgeführte Rotationen bearbeiten nur die Haut – punktuell, nicht gleitend.*

DAUMENKREISE

▲ **Leichte Daumenkreise** werden an kleinen Arealen wie Handgelenk, Fuß, Fessel und Hand angewendet. Sanftes Dehnen und Loslassen, linear auf Hand oder Fuß ausgeführt, startet den Transport der Lymphe aufwärts zu den Lymphknoten.

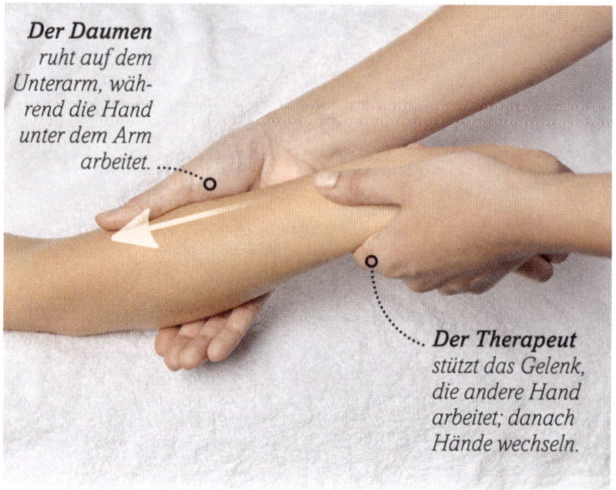

Der Daumen *ruht auf dem Unterarm, während die Hand unter dem Arm arbeitet.*

Der Therapeut *stützt das Gelenk, die andere Hand arbeitet; danach Hände wechseln.*

SCHÖPFGRIFF

▲ **Ein Schöpfgriff** an Unterarm oder -bein folgt auf die Kreise. Er regt den Lymphfluss aufwärts Richtung Lymphknoten weiter an. Die Hände wechseln sich beim leichten Dehnen (nicht Gleiten), Drücken und Loslassen ab, von Hand bis Ellbogen.

DIE BESTE HÖHE

Für die leichten Berührungen der MLD ist die Liege recht hoch einzustellen, anders als bei Massagen, wo der Masseur sein Körpergewicht einsetzt.

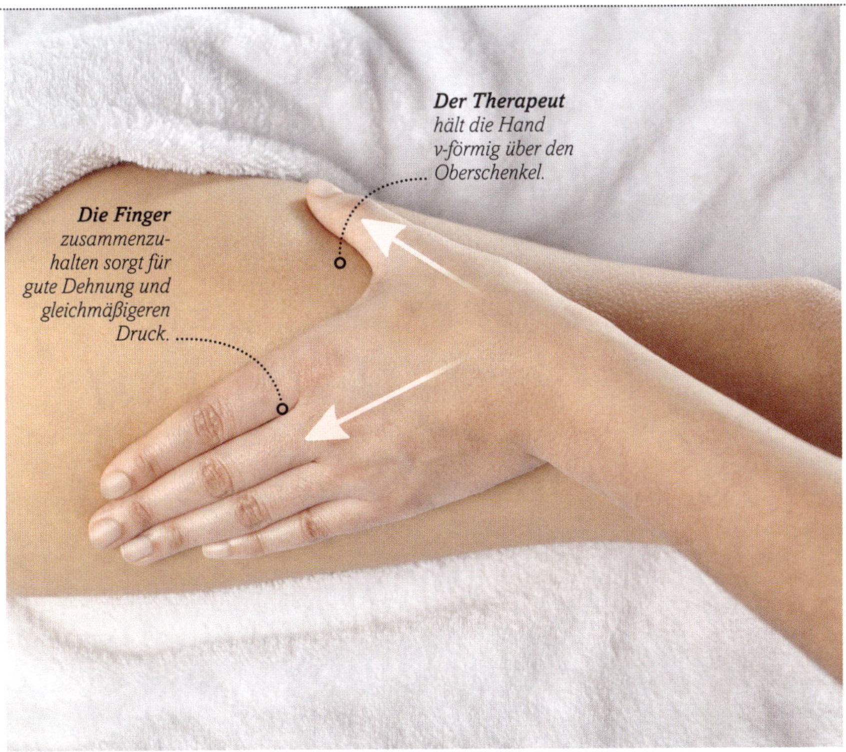

PUMPGRIFF

Dieses Dehnen und Loslassen eignet sich für die größeren Flächen an Oberarm und (insbesondere) Oberschenkel. Wie der Schöpfgriff soll es nur die Haut dehnen und wieder loslassen. Die Folge wird aufwärts arbeitend mehrmals wiederholt, um überschüssige Flüssigkeit in Richtung Lymphknoten zu bewegen.

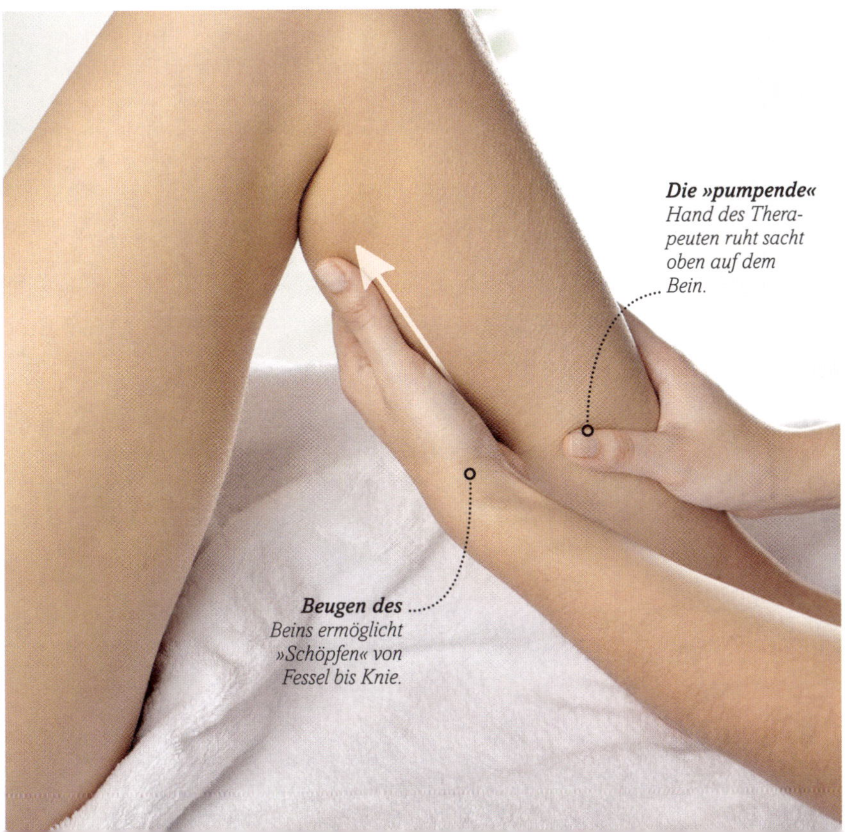

PUMPEN UND SCHÖPFEN

Diese Aktion, an der Wade ausgeführt, kombiniert Pumpen und Schöpfen, um die Lymphdrainage zu maximieren. Die obere Hand pumpt und lässt los, danach schöpft die andere und lässt los. Beide Griffe werden aufwärts durchgeführt und enden unterhalb des Knies.

SPEZIALGEBIETE

AYURVEDA-MASSAGE

Ayurveda heißt »Lebensweisheit« auf Sanskrit. Seinen Ursprung hatte er in der vedischen Hochkultur vor über 5000 Jahren. Die Ayurveda-Massage ist ein wesentlicher Bestandteil der ayurvedischen Medizin und der ayurvedischen Lebensführung, ein wirklich ganzheitliches System, das Yoga, Ernährung, Kräuterheilkunde, Reinigungsrituale (Panchakarma) und Meditation umfasst. Nach der ayurvedischen Lehre besteht alles im Universum aus fünf Elementen, die sich im Körper vereinen und drei Lebensenergien (Doshas) bilden: Vata, Pitta und Kapha. Der Ayurveda strebt an, diese Doshas in Balance zu halten, denn wenn der Stress minimal und der Energiefluss ausgeglichen ist, ist der Körper gut gerüstet, um sich selbst gegen Krankheit zu wehren.

DAS WESENTLICHE

KERNAUSSAGE	TECHNIKEN	VORTEILE
Ayurveda-Massage ist Teil der umfangreichen ayurvedischen Medizin	**Behandelt über die Sinne mit Massage, Duftölen, Musik und Visualisierungen**	**Wahrt Energiebalance im Körper, löscht stressbedingte physische Anspannung**

WIE FUNKTIONIERT DIE AYURVEDA-MASSAGE?

Die Ayurveda-Massage ist eines der Tools, die die ayurvedische Lehre verwendet, um Energie auszugleichen, den Körper zu vitalisieren und zu entspannen sowie Körper und Geist zu stärken.

Bei der Erstuntersuchung beobachtet der Masseur die verschiedenen Schichten des Pulses, achtet auf den Klang der Stimme, untersucht Zunge und Augen, betrachtet aber auch den Allgemeinzustand. Aufgrund der Erkenntnisse daraus bestimmt er Kräuter, Basisöle, ätherische Öle, Musik (Ragas) und angeleitete Visualisierungen (Sankalpas), die die Massagebehandlung bereichern sollen.

Die Kräuter lässt man in Öl ziehen, das vor der Massage angewärmt wird. Während der Massage setzt man großzügige Mengen des aromatisierten Öls ein, um die Energiebahnen zu öffnen und zu reinigen. Der Masseur verwendet leichtere und stärkere Striche – wegen des vielen Öls fallen sie ohnehin leichter aus als bei anderen Massagemethoden. Der Fokus liegt mehr auf dem Gleiten als auf der Tiefengewebsbehandlung. Lange, gleitende Striche folgen den Energiebahnen und wirken auf die Nerven, Kneifen oder Kneten soll Spannung lösen, die aus dem unbewussten Selbstschutz des Körpers vor emotionalem Stress resultiert.

Marmapunkte auf den Energiebahnen sowie Chakras (siehe Seite 165) behandelt man, um den Fluss der Lebensenergie zu unterstützen, und eine Ganzkörpermassage sorgt für ein Gefühl von Eingebundensein und Körperbewusstsein.

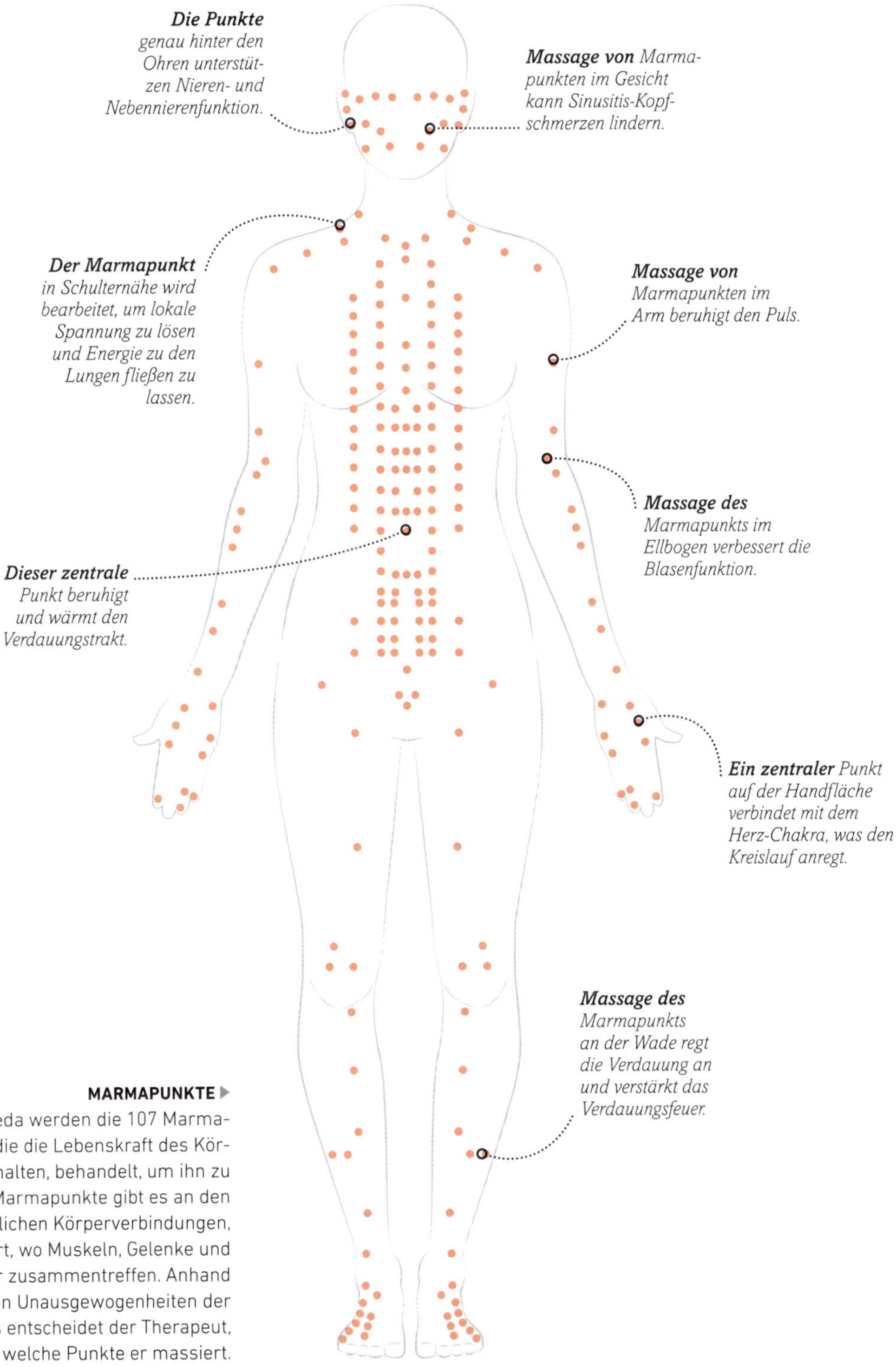

MARMAPUNKTE ▶

Im Ayurveda werden die 107 Marmapunkte, die die Lebenskraft des Körpers enthalten, behandelt, um ihn zu heilen. Marmapunkte gibt es an den wesentlichen Körperverbindungen, etwa dort, wo Muskeln, Gelenke und Bänder zusammentreffen. Anhand von Unausgewogenheiten der Doshas entscheidet der Therapeut, welche Punkte er massiert.

AYURVEDA-MASSAGE

Die Ayurveda-Massage ist nur ein Aspekt der ganzheitlichen ayurvedischen Heilkunst. Sie soll die Körperenergie ausbalancieren. Lange, schwungvolle Bewegungen sind typisch, es wird viel Öl verwendet, damit die Hände mühelos gleiten. Seine Ausbildung ermöglicht es dem Masseur, die Behandlung maßzuschneidern, auf Marmapunkte zu fokussieren und die Doshas (siehe Seite 138) auszugleichen.

VERWENDETE GRUNDTECHNIKEN:

- **Streichen und gleiten, Seite 44**

UM MARMAPUNKTE HERUM MASSIEREN

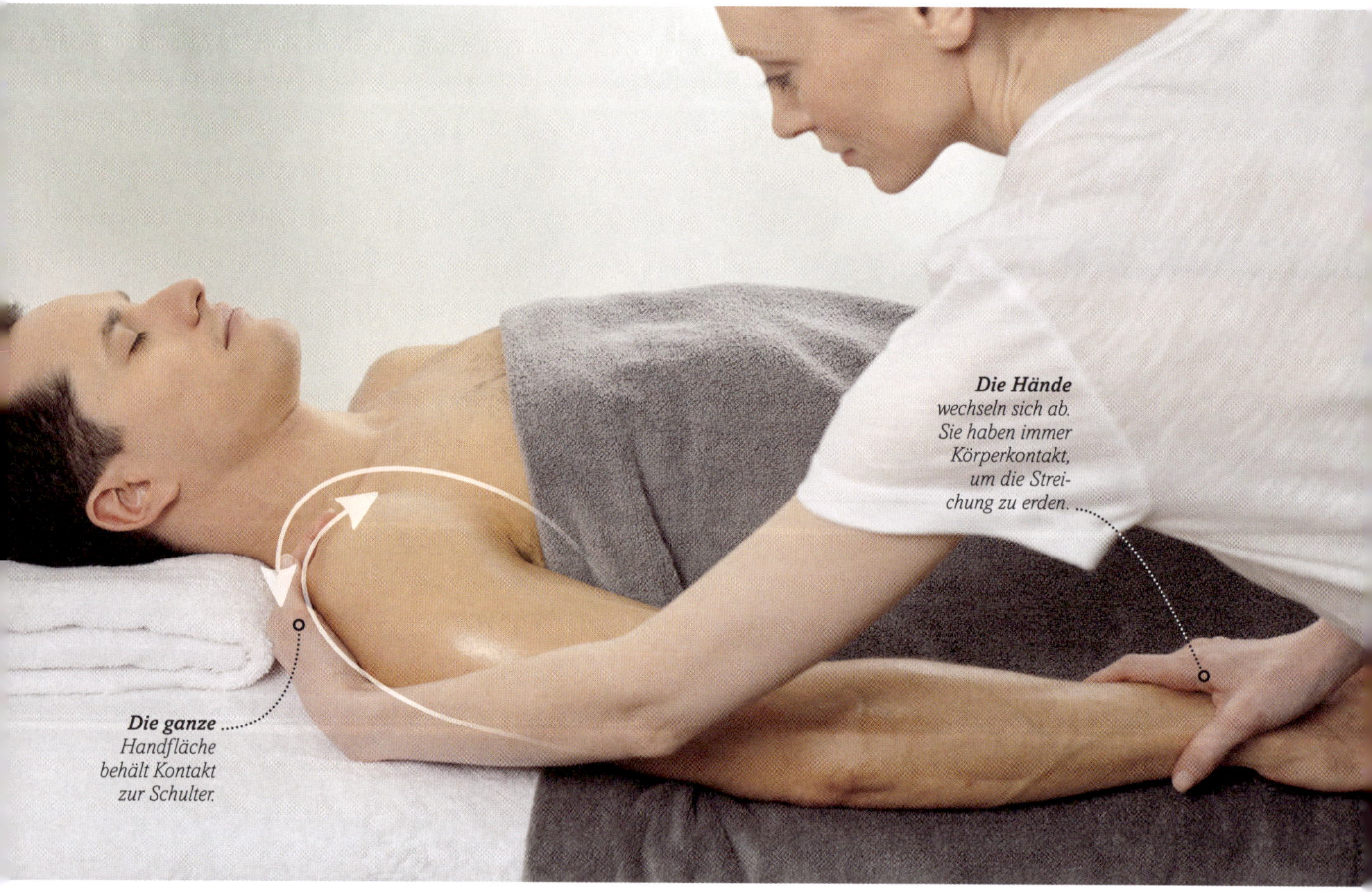

▲ **Eine Massage des Marmapunkts** oben auf der Schulter kann dort Energieblockaden und lokale Verspannung lösen, aber auch Stress um den Körper herum. Nach festen, langen Effleurage-Streichungen am Arm arbeitet der Masseur ausgiebig an der Schulter, umkreist sie mit dem Uhrzeigersinn und entgegen.

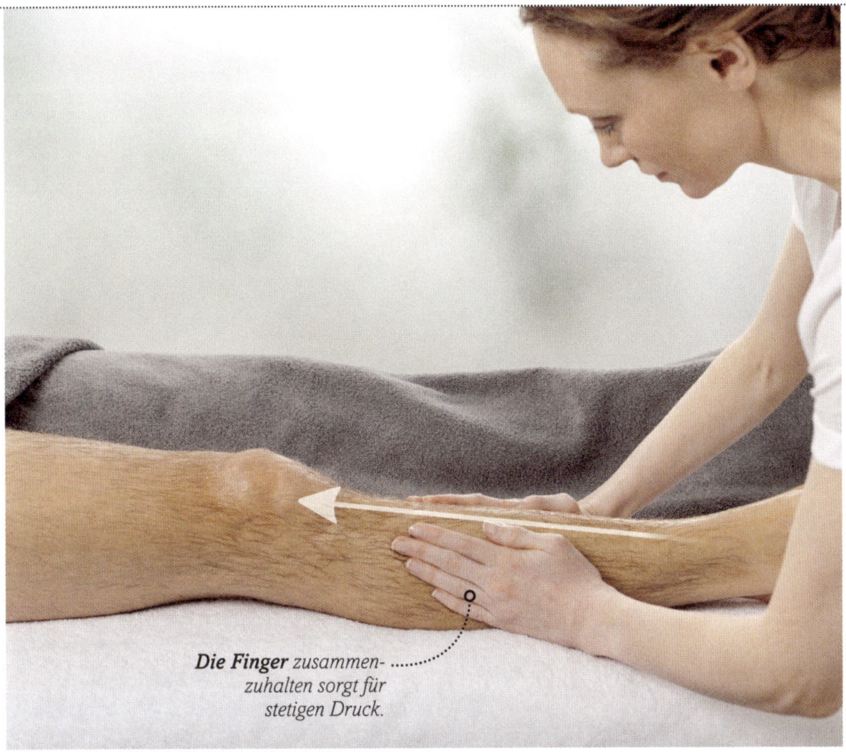

Die Finger zusammenzuhalten sorgt für stetigen Druck.

STREICHEN GEGEN ZU VIEL ENERGIE

◂ **Lange, gleitende, rhythmische** Striche das gesamte Bein hinauf können zu viel Energie bzw. Feuer beruhigen, damit der Körper ausgeglichen wird. Die Hände gleiten seitlich schwungvoll die ganze Extremität hinauf, der Masseur lehnt sich im Ausfallschritt in die Bewegung.

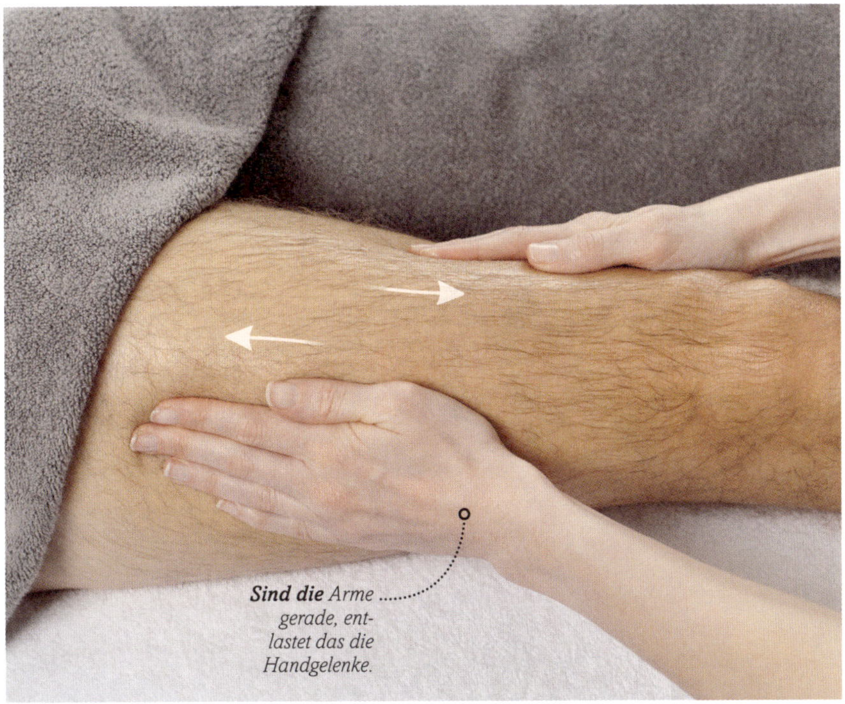

Sind die Arme gerade, entlastet das die Handgelenke.

ENERGETISIERENDE TECHNIKEN

◂ **Rasche Streichungen der** Beine können den Körper bei Trägheit und Energiemangel wieder energetisieren und kräftigen. In kurzen, reibenden Strichen fahren die Hände auf dem Oberschenkel abwechselnd auf und ab, um das Gewebe zu stimulieren und den ganzen Körper zu energetisieren.

SPEZIALGEBIETE

THAI-MASSAGE

Die Thai-Massage ist ein Element der traditionellen Thai-Medizin. Es heißt, ein Arzt und Freund des Buddhas habe sie vor etwa 2500 Jahren entwickelt. Die Massage galt als spirituelle Handlung und wurde in buddhistischen Tempeln angewendet. Schnitzereien im Tempel Wat Pho in Thailand dokumentieren die Techniken. Die Thai-Medizin geht davon aus, dass Bereiche, in denen Energie stagniert oder verbraucht ist, Schmerzen und Krankheit verursachen. Entsprechend zielt die Thai-Massage darauf ab, den Energiefluss auf Energielinien (Sen; siehe rechts) zu optimieren, um Energie auszugleichen, um Heilung und Gesundheit von Körper und Geist zu fördern.

DAS WESENTLICHE

KERNAUSSAGE	TECHNIKEN	VORTEILE
Beseitigt Blockaden im Energiefluss, um Heilung und Gesundheit zu fördern	**Druck auf Energiebahnen (Sen); unterstützend gibt es Dehnung und Verwindung**	**Verbessert Muskeltonus und Beweglichkeit, lindert Muskelschmerzen**

WIE FUNKTIONIERT DIE THAI-MASSAGE?

Während einer Thai-Massage verwendet der Masseur eine Reihe von Techniken und »Körperarbeit«, um Einschränkungen des Energieflusses durch den Körper zu beseitigen. Das soll Gleichgewicht und Harmonie herstellen und die Gesundheit optimieren.

Eine Thai-Massage findet auf dem Boden auf einer Matte oder Matratze statt. Masseur und Nehmer tragen lockere, bequeme Kleidung, die die Bewegung nicht einschränkt. Der Masseur übt mit seinen Füßen, Handflächen, Daumen, Ellbogen oder Knien starken Druck auf Punkte auf den Energielinien (Sen) des Nehmers aus, um Blockaden zu beseitigen und den Energiefluss zu fördern. Kräftige Dehnungen und Verwindungen gehören ebenfalls dazu. Sie sollen Beweglichkeit und Muskeltonus verbessern, was wiederum Muskelschmerzen lindern kann. Diese Körperarbeit bezeichnen manche auch als passives Yoga, weil der Masseur sich und den Nehmer fließend und ohne Hast in verschiedene Positionen bewegt und ihm hilft, bestimmte Dehnungen ohne Belastung durchzuführen. Die Massage verbessert die allgemeine Vitalität und Beweglichkeit, lindert Schmerzen und verschafft dem Nehmer ein Gefühl tiefer Entspannung.

Der Therapeut braucht eine einschlägige Ausbildung. In Thailand wird das Wissen von Generation zu Generation weitergegeben, was dazu geführt hat, dass sich regional und persönlich unterschiedliche Stile und Techniken entwickelt haben.

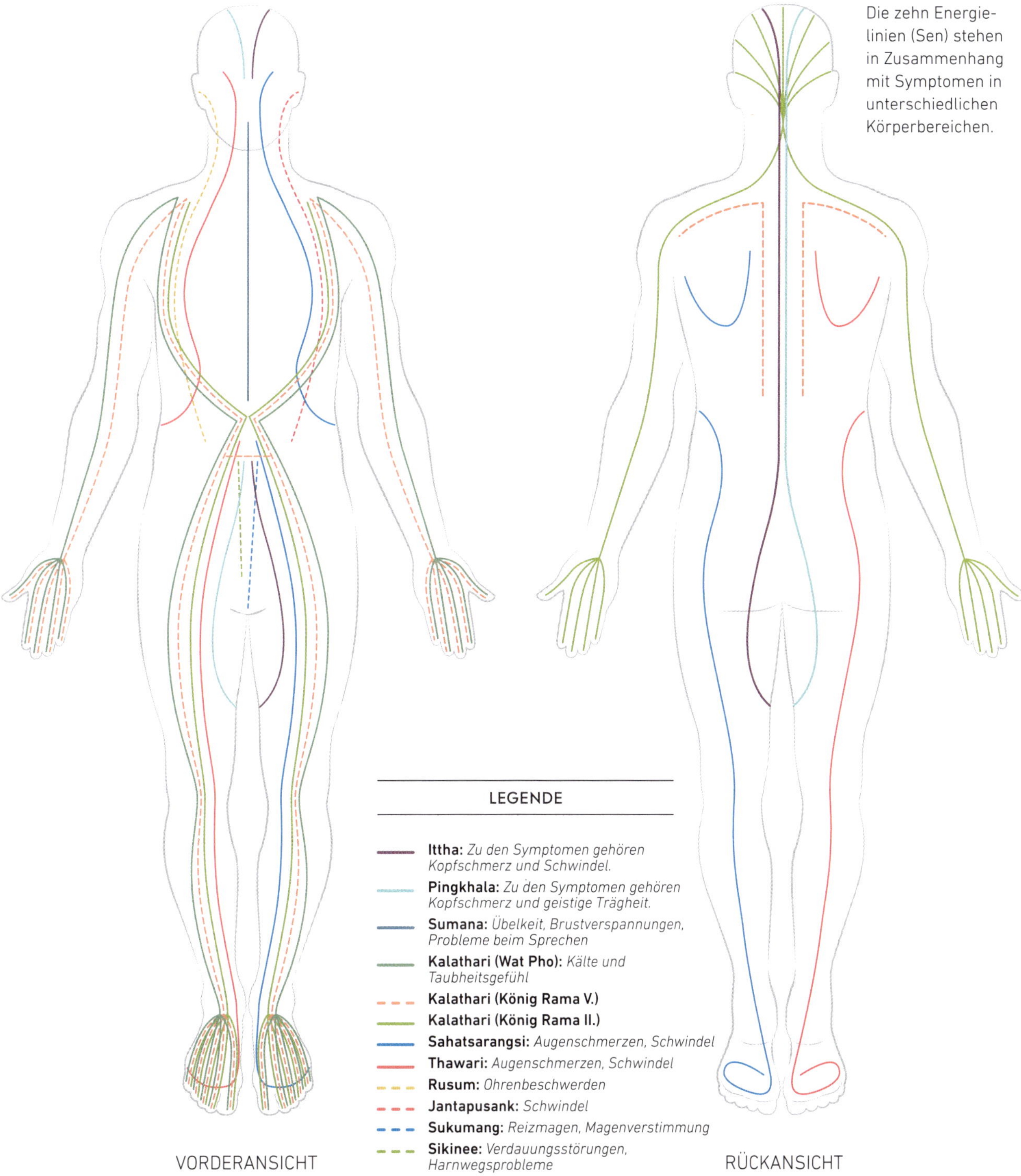

◄ ENERGIELINIEN
Die zehn Energielinien (Sen) stehen in Zusammenhang mit Symptomen in unterschiedlichen Körperbereichen.

THAI-MASSAGE

Thai-Massage energetisiert den Körper. Indem sie Druckpunkte anspricht, löst sie Energie, passive Yoga-Dehnungen bauen Spannung ab und verbessern die Beweglichkeit. Der Nehmer muss nicht gelenkig sein – der Masseur nutzt seine Erfahrung, um den Klienten behutsam etwas weiter zu bringen, als dieser sonst gehen würde. Um diese Techniken ausüben zu können, ist eine Ausbildung erforderlich.

VERWENDETE GRUNDTECHNIKEN:
- **Petrissage, Seite 56**
- **Effleurage, Seite 40**
- **Druck, Seite 72**

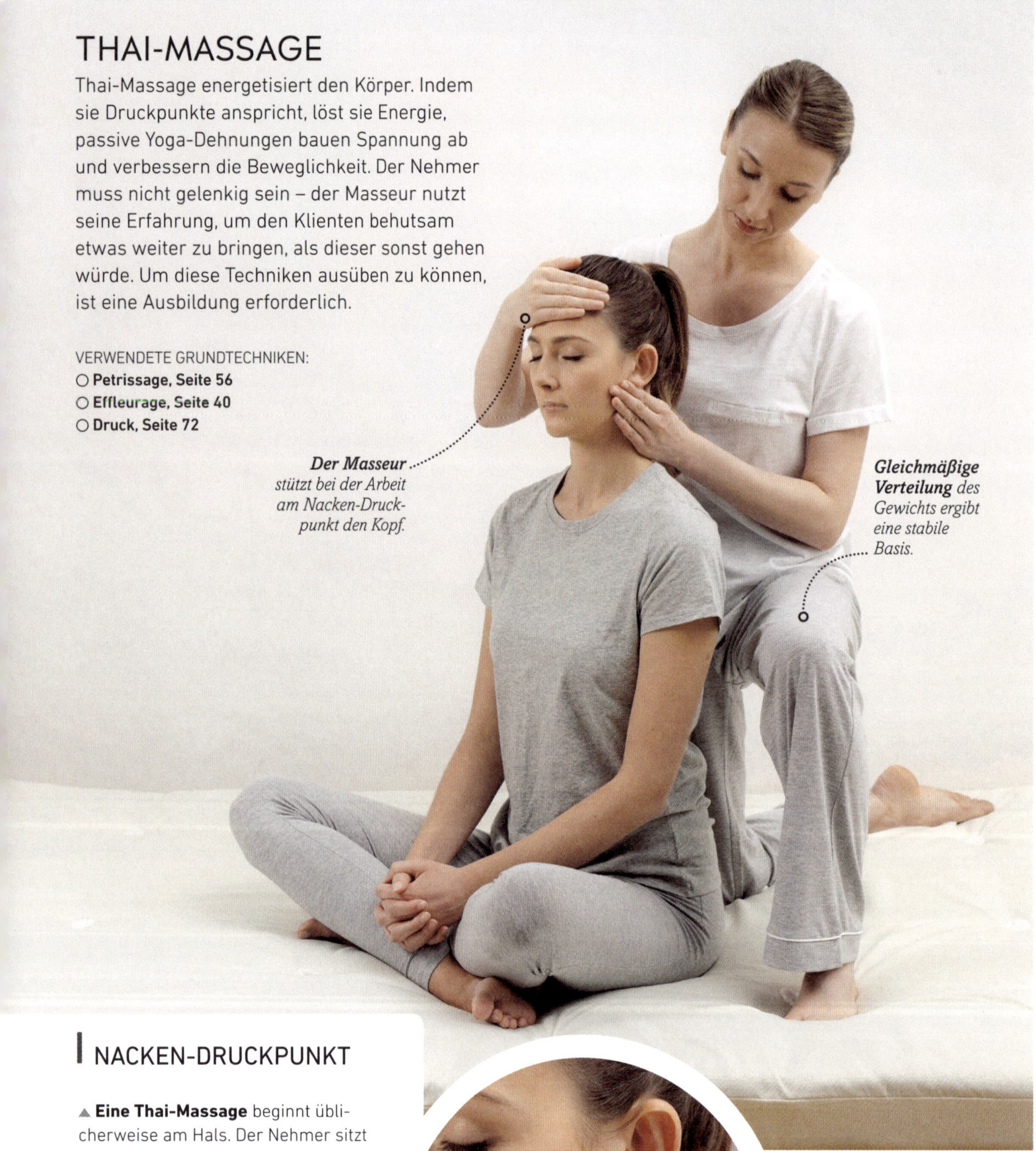

Der Masseur *stützt bei der Arbeit am Nacken-Druckpunkt den Kopf.*

Gleichmäßige Verteilung *des Gewichts ergibt eine stabile Basis.*

NACKEN-DRUCKPUNKT

▲ **Eine Thai-Massage** beginnt üblicherweise am Hals. Der Nehmer sitzt im Schneidersitz, der Masseur kann am Akupressurpunkt an der Schädelbasis arbeiten: Starker Druck mit dem Daumen soll Energie lösen, danach werden abwärts die Meridiane seitlich des Halses bearbeitet.

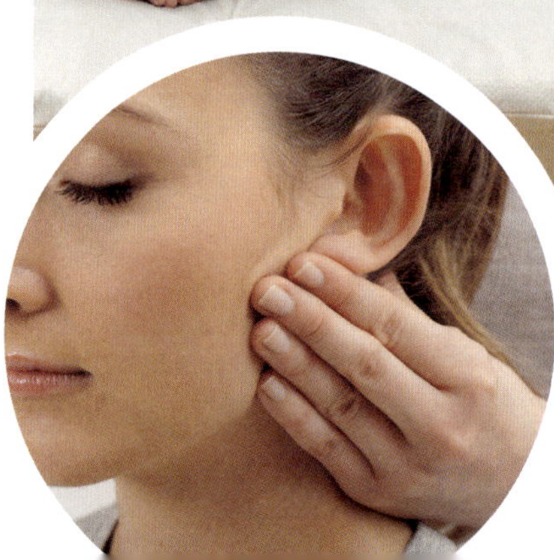

◀ **ALTERNATIVE ANSICHT**
Der Druckpunkt wird mit dem Daumen bearbeitet, der hinter dem Ohr auf die Schädelbasis drückt.

UNTERARMDRUCK

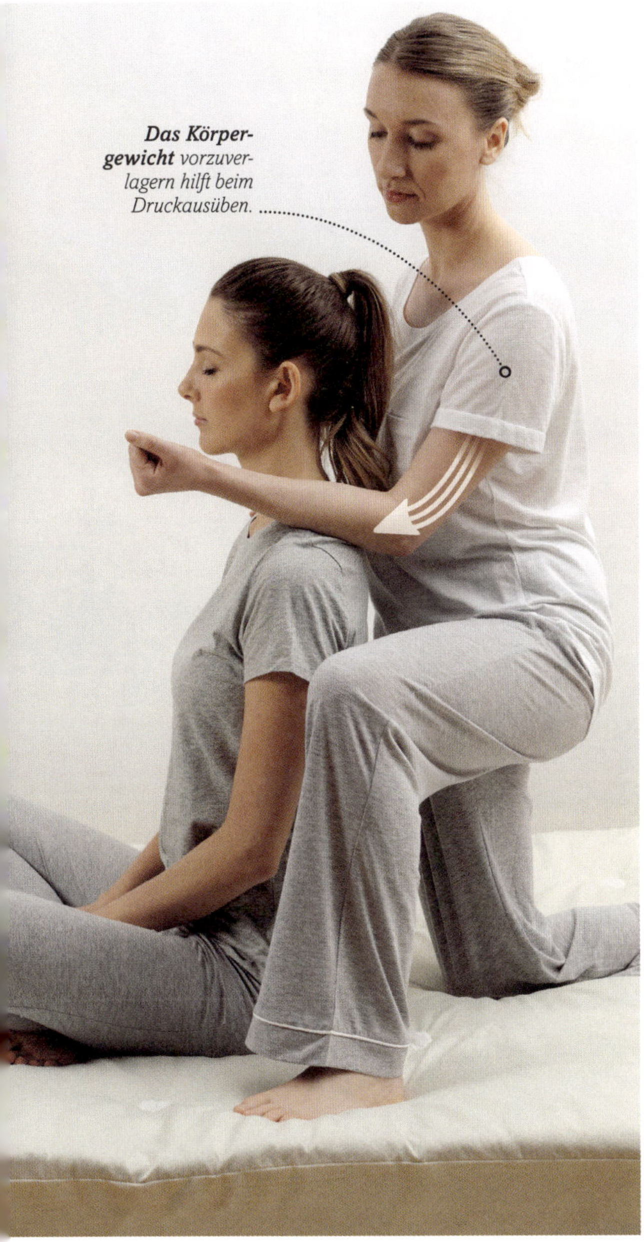
Das Körpergewicht vorzuverlagern hilft beim Druckausüben.

▲ **Auch die** Schultern behandelt man, wenn der Nehmer sitzt. Der Masseur kann aus dem Kniestand heraus mit dem Unterarm fest auf den Trapezmuskel drücken. Das entspannt das Gewebe und löst Verspannung.

BEINDEHNUNG IN SEITENLAGE

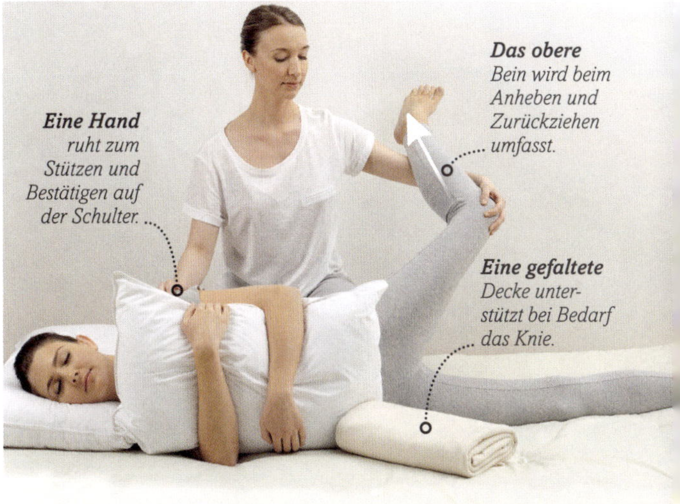
Eine Hand ruht zum Stützen und Bestätigen auf der Schulter.
Das obere Bein wird beim Anheben und Zurückziehen umfasst.
Eine gefaltete Decke unterstützt bei Bedarf das Knie.

▲ **Seitenlage erleichtert** die Arbeit an den Extremitäten, der Nehmer erhält dazu stützende Kissen. Der Masseur drückt sein Knie gegen die Hüfte des Nehmers, um dessen Körper während der Dehnung zu stützen.

FUSSDRUCK

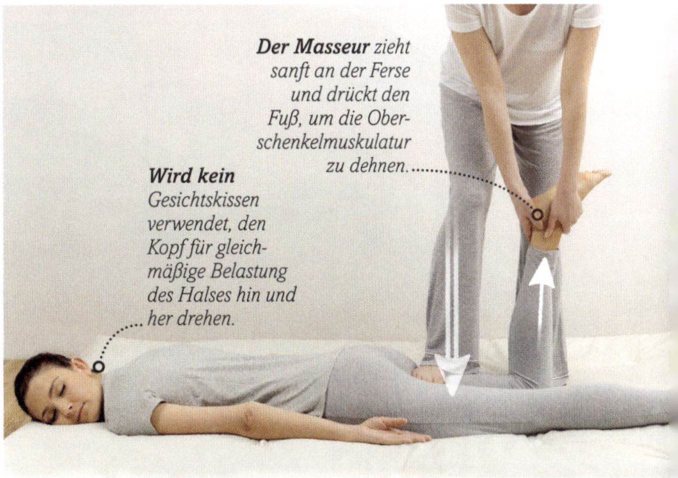
Der Masseur zieht sanft an der Ferse und drückt den Fuß, um die Oberschenkelmuskulatur zu dehnen.
Wird kein Gesichtskissen verwendet, den Kopf für gleichmäßige Belastung des Halses hin und her drehen.

▲ **Die Füße** lassen sich bei der Thai-Massage am ganzen Körper einsetzen. Hier stellt der Masseur seinen Fuß aus dem Stand fest auf die Hüfte des Nehmers und drückt auf das Gewebe, während er Druckpunkte am Bein bearbeitet.

FORTSETZUNG ▶

THAI-MASSAGE *Fortsetzung*

PASSIVE RÜCKBEUGE

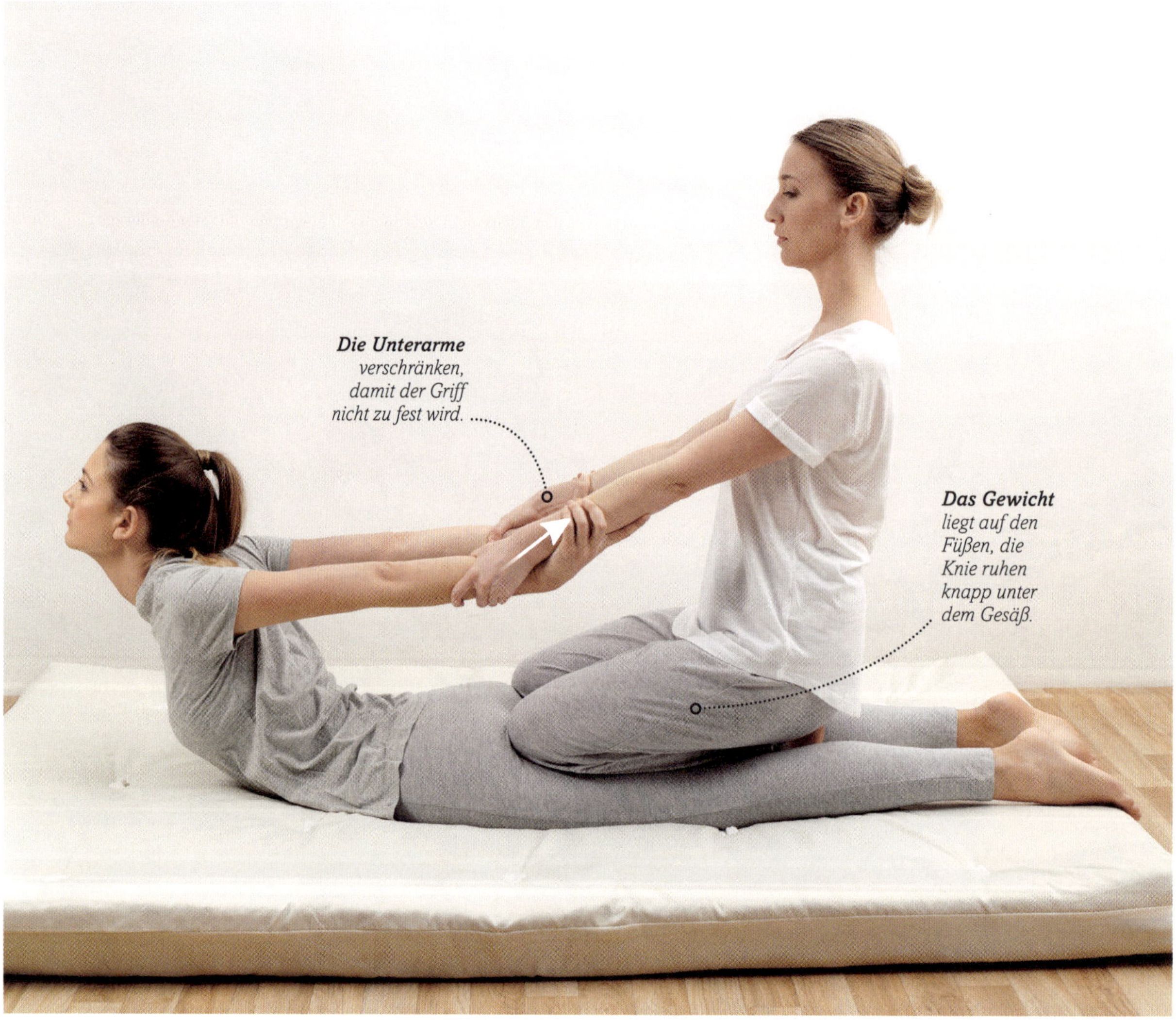
Die Unterarme verschränken, damit der Griff nicht zu fest wird.
Das Gewicht liegt auf den Füßen, die Knie ruhen knapp unter dem Gesäß.

▲ **Diese dynamische Dehnung** ist gegen Mitte der Sitzung während der Rückenarbeit vorgesehen. Der Masseur bittet den Nehmer auszuatmen, wenn er ihn zurückzieht, erinnert ihn, die Schultern nach unten zu lockern und die Position 5 Sekunden zu halten.

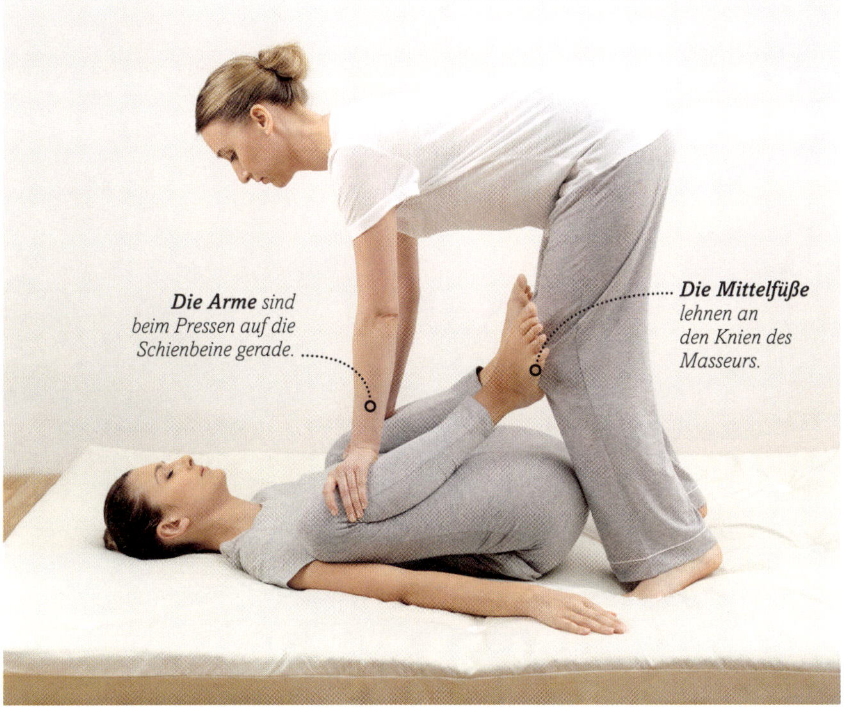
Die Arme sind beim Pressen auf die Schienbeine gerade.
Die Mittelfüße lehnen an den Knien des Masseurs.

BALL-POSITION 1

◀ **Diese interaktive** Ball-Position dehnt die Gesäßmuskeln und die Muskeln am unteren Rücken. Der Masseur drückt die Unterschenkel fest in den Brustkorb, bis Widerstand zu spüren ist. Sprechen Sie mit dem Nehmer, beobachten Sie, ob sich Anspannung bemerkbar macht. Sie können die Übung, führend und vorsichtig, etwas über den Widerstand hinaus wiederholen.

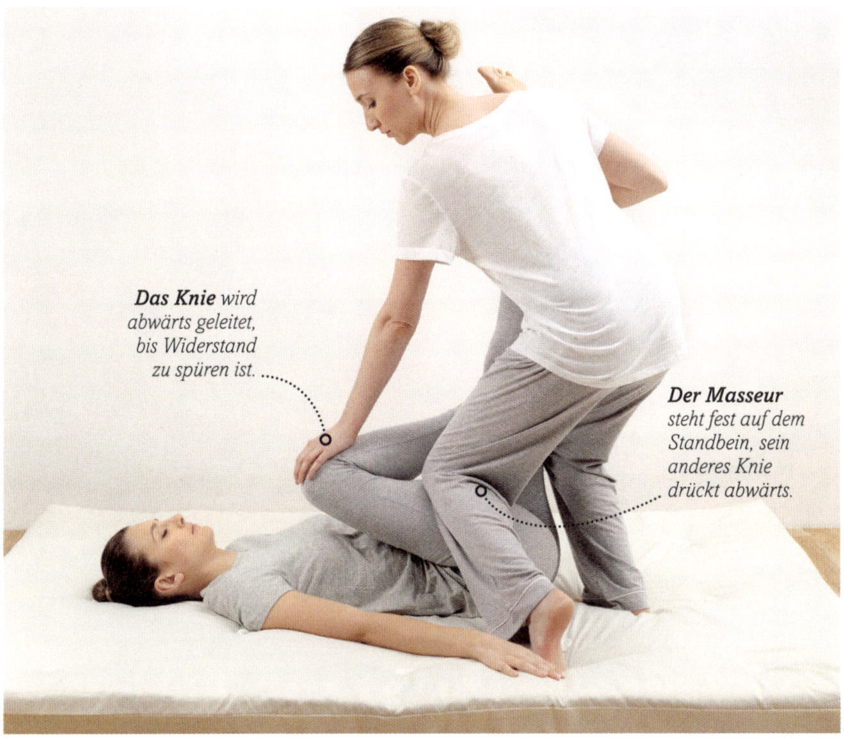
Das Knie wird abwärts geleitet, bis Widerstand zu spüren ist.
Der Masseur steht fest auf dem Standbein, sein anderes Knie drückt abwärts.

BALL-POSITION 2

◀ **Der Nehmer liegt** auf dem Rücken. Ein Bein wird Richtung Brust gedrückt, das andere gerade gehalten, während der Masseur mit seinem Knie fest auf die rückwärtige Oberschenkelmuskulatur drückt. Er dehnt dabei beim Nehmer Gesäß- und Oberschenkelmuskulatur und die Muskulatur des unteren Rückens.

FORTSETZUNG ▶

THAI-MASSAGE *Fortsetzung*

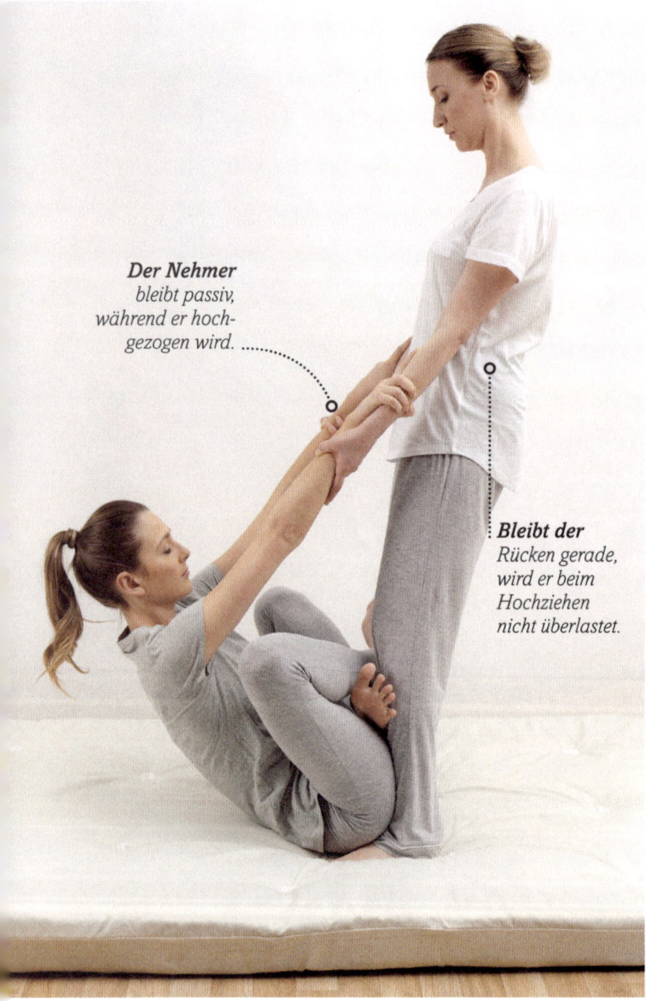
Der Nehmer bleibt passiv, während er hochgezogen wird.
Bleibt der Rücken gerade, wird er beim Hochziehen nicht überlastet.

HOCHZIEHEN

▲ **Den Nehmer in** den Schneidersitz zu ziehen, ist eine interaktive Art, die Position zu wechseln, die auch den Rücken lockert und gerade macht. Sobald der Nehmer sitzt, schließt die Massage mit passiven Schulterdehnungen und -drehungen.

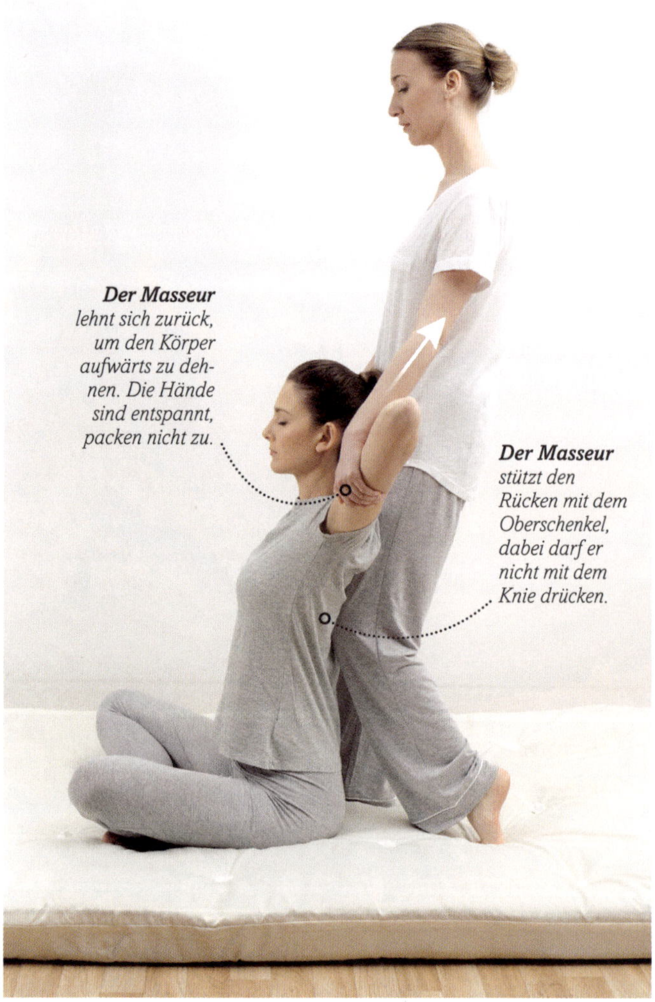
Der Masseur lehnt sich zurück, um den Körper aufwärts zu dehnen. Die Hände sind entspannt, packen nicht zu.
Der Masseur stützt den Rücken mit dem Oberschenkel, dabei darf er nicht mit dem Knie drücken.

BRUSTKORB WEITEN

▲ **Passives Öffnen ist** gegen Ende der Sitzung an der Reihe. Es weitet den Brustkorb und verhilft zu einem schönen Gefühl des Gelöstseins. Mit seinem Oberschenkel am oberen Rücken des Nehmers kann der Masseur dessen Oberkörper sanft nach hinten beugen. 5 Sekunden halten.

»Ein Spinal Twist als Abschluss hilft, verbliebene Anspannung zu lösen.«

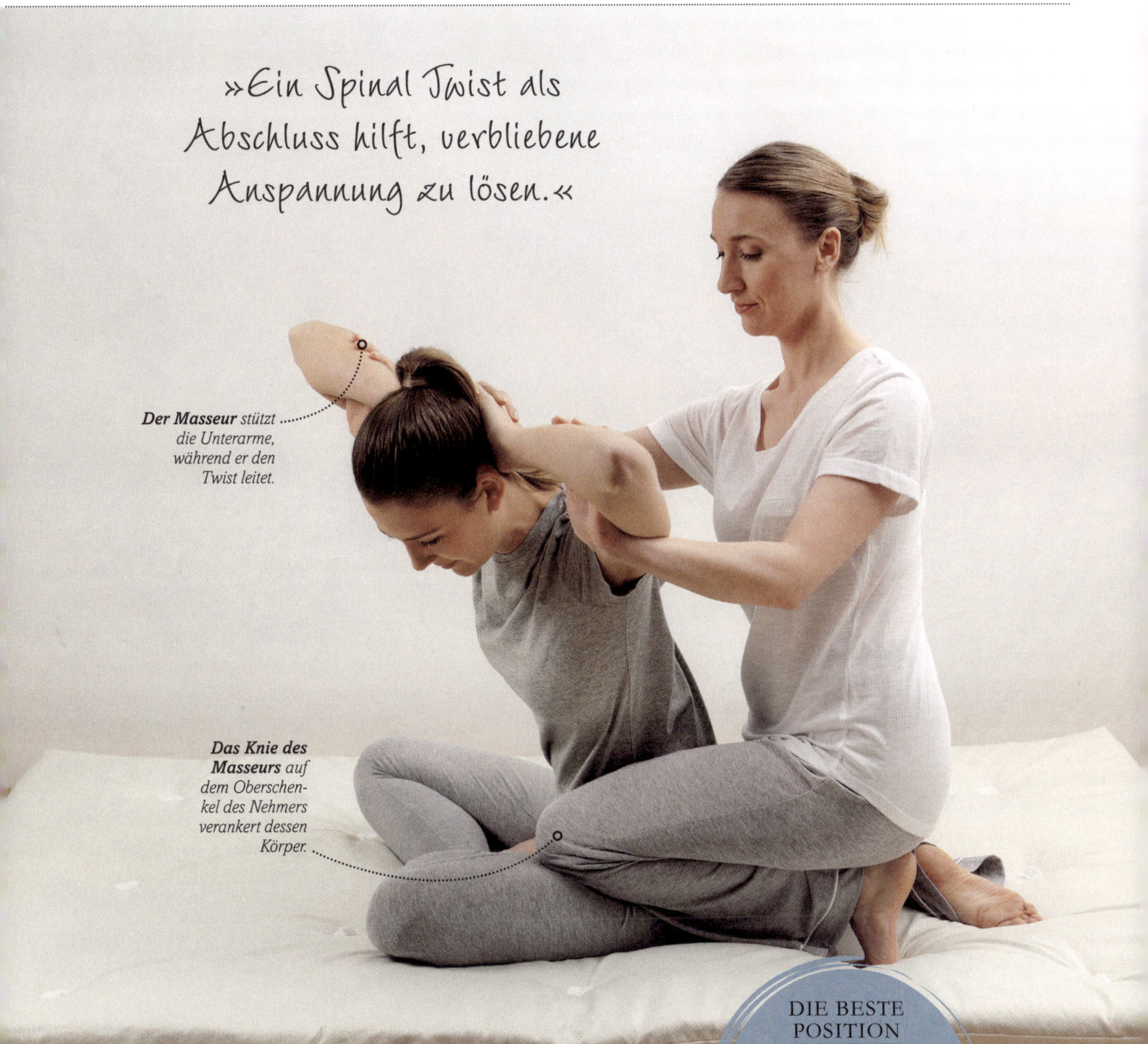
***Der Masseur** stützt die Unterarme, während er den Twist leitet.*
***Das Knie des Masseurs** auf dem Oberschenkel des Nehmers verankert dessen Körper.*

DIE BESTE POSITION

Wenn der Schneidersitz für den Nehmer unbequem ist, kann er sich mit ausgestreckten Beinen hinsetzen, um Überlastung des Körpers zu vermeiden.

OBERER SPINAL TWIST

▲ **Diese passive Drehung** schließt eine Sitzung ab. Der Masseur leitet sanft den Körper, dreht ihn zu einer Seite, hält 5 Sekunden inne, wiederholt dann auf der anderen Seite. Das löst Verspannungen im oberen Rücken und in den Schultern.

SPEZIALGEBIETE

CHINESISCHE TUINA

Tuina hat eine über 3000-jährige Tradition. Sie ist eine der fünf Säulen der traditionellen chinesischen Medizin (TCM) – neben Akupunktur, Kräuterheilkunde, Ernährungslehre und Qi Gong, Übungen mit Fokus auf Körperhaltung und Atmung. Die chinesische Medizin geht davon aus, dass Krankheit und Disharmonie zusammenhängen mit einem Ungleichgewicht im Fluss der Energie (Qi), die durch ein Netzwerk von Meridianen den Körper durchströmt. Tuina zielt entsprechend darauf ab, die Symptome bestimmter Krankheiten, aber auch muskuloskeletale Beschwerden zu behandeln, indem sie den Energiefluss im Körper wieder ins Gleichgewicht bringt.

DAS WESENTLICHE

KERNAUSSAGE	TECHNIKEN	VORTEILE
TCM-Prinzipien werden zur Diagnose des Energieflusses eingesetzt	**Manuell wird der Fluss von Energie (Qi) ins Gleichgewicht gebracht**	**Körper und Geist werden durch Wiederherstellung des Energieflusses geheilt**

WIE FUNKTIONIERT DIE CHINESISCHE TUINA?

Tuina wird in China als medizinische Massage angesehen. Ärzte in medizinischen Hochschulen entwickelten sie in ihrer langen Geschichte kontinuierlich weiter. In China ist sie nach wie vor sehr beliebt und erste Wahl, wenn es um die Behandlung von Babys und Kindern geht; dafür passt man die Techniken entsprechend an. In der westlichen Welt findet die Methode zunehmend Interesse.

Vor der Behandlung befragt der Therapeut den Klienten zu Themen wie Schlaf, Ernährung, Verdauung, Menstruation und Schmerzempfinden. Er untersucht Zunge, Augen und Haut und analysiert den Puls. Ihre Diagnose erstellen Tuina-Therapeuten anhand der TCM-Prinzipien zum Energiefluss, bevor sie über die Herangehensweise bei der Massage entscheiden.

Dabei richten sie ihr Hauptaugenmerk darauf, Probleme mit dem Energiefluss zu lösen, indem sie Akupressurpunkte (siehe rechts) entlang der Meridiane stimulieren. Die eingesetzten Techniken sind vielfältig, u. a. verschiedenartiges Klopfen mit Handflächen und Fingern, minutenlanges statisches Drücken sowie Dehnungen und Gelenkrotationen. Das Ganze findet üblicherweise auf einer Massageliege statt; der Klient ist meist bekleidet, doch es gibt auch Behandlung der nackten Haut, wofür ein Gleitmittel verwendet wird.

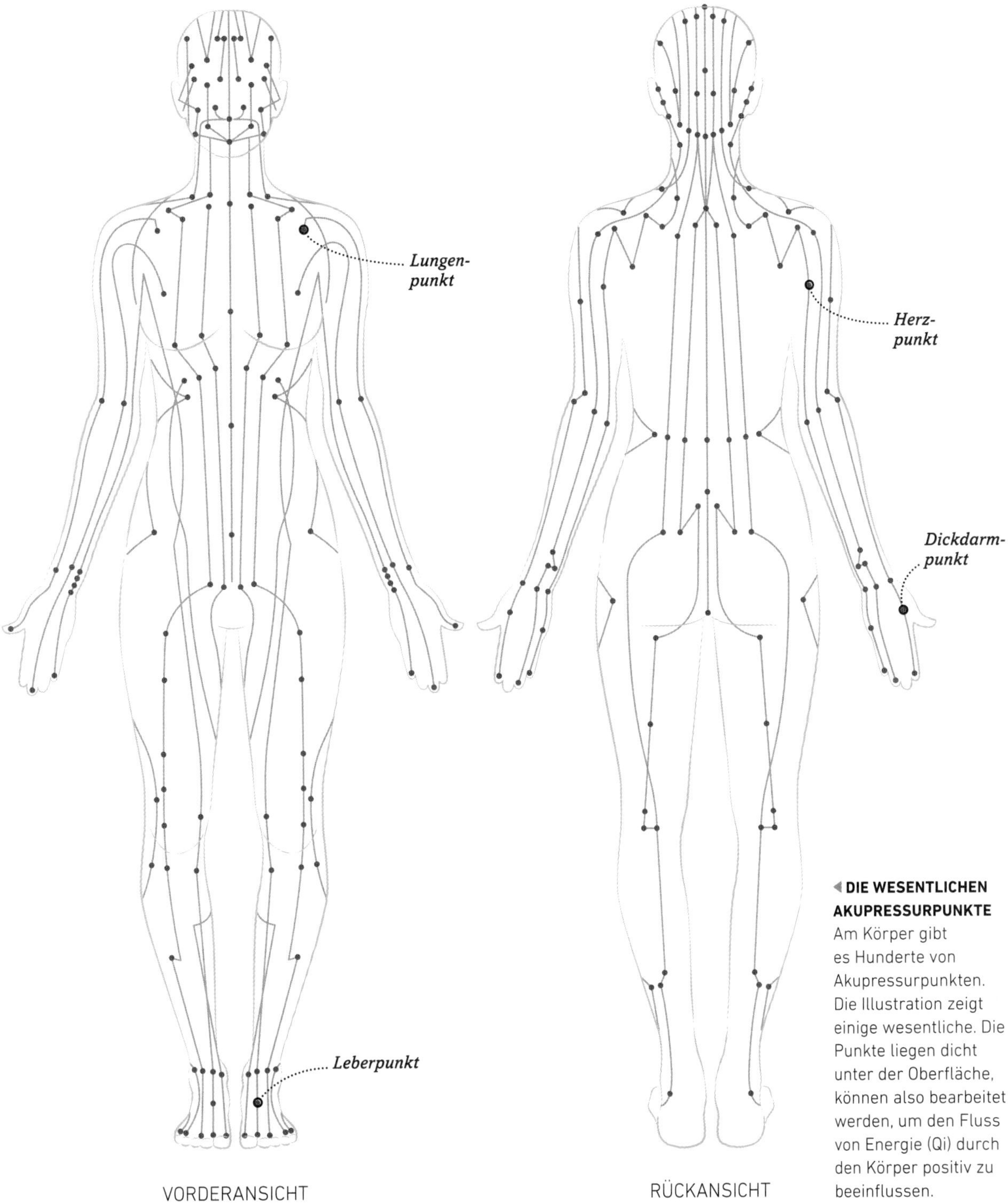

DIE WESENTLICHEN AKUPRESSURPUNKTE
Am Körper gibt es Hunderte von Akupressurpunkten. Die Illustration zeigt einige wesentliche. Die Punkte liegen dicht unter der Oberfläche, können also bearbeitet werden, um den Fluss von Energie (Qi) durch den Körper positiv zu beeinflussen.

CHINESISCHE TUINA

Nach einer Befragung zu Schlaf und Ernährung und einer kurzen Untersuchung stellt der Therapeut die Diagnose und entscheidet, wo im Körper Energie wieder ins Gleichgewicht gebracht werden muss. Neben allgemeiner, recht schneller Effleurage kann er auch Techniken zum Dehnen des Gewebes anwenden und Akupressurpunkte stimulieren, um Blockaden im Energiefluss aufzuheben.

VERWENDETE GRUNDTECHNIKEN:

- **Streichen und gleiten, Seite 44**
- **Dehnen, Seite 74**
- **Tiefe Streichungen, Seite 52**
- **Statischer Druck, Seite 72**
- **Knuckling, Seite 58**

DAS GEWEBE DEHNEN

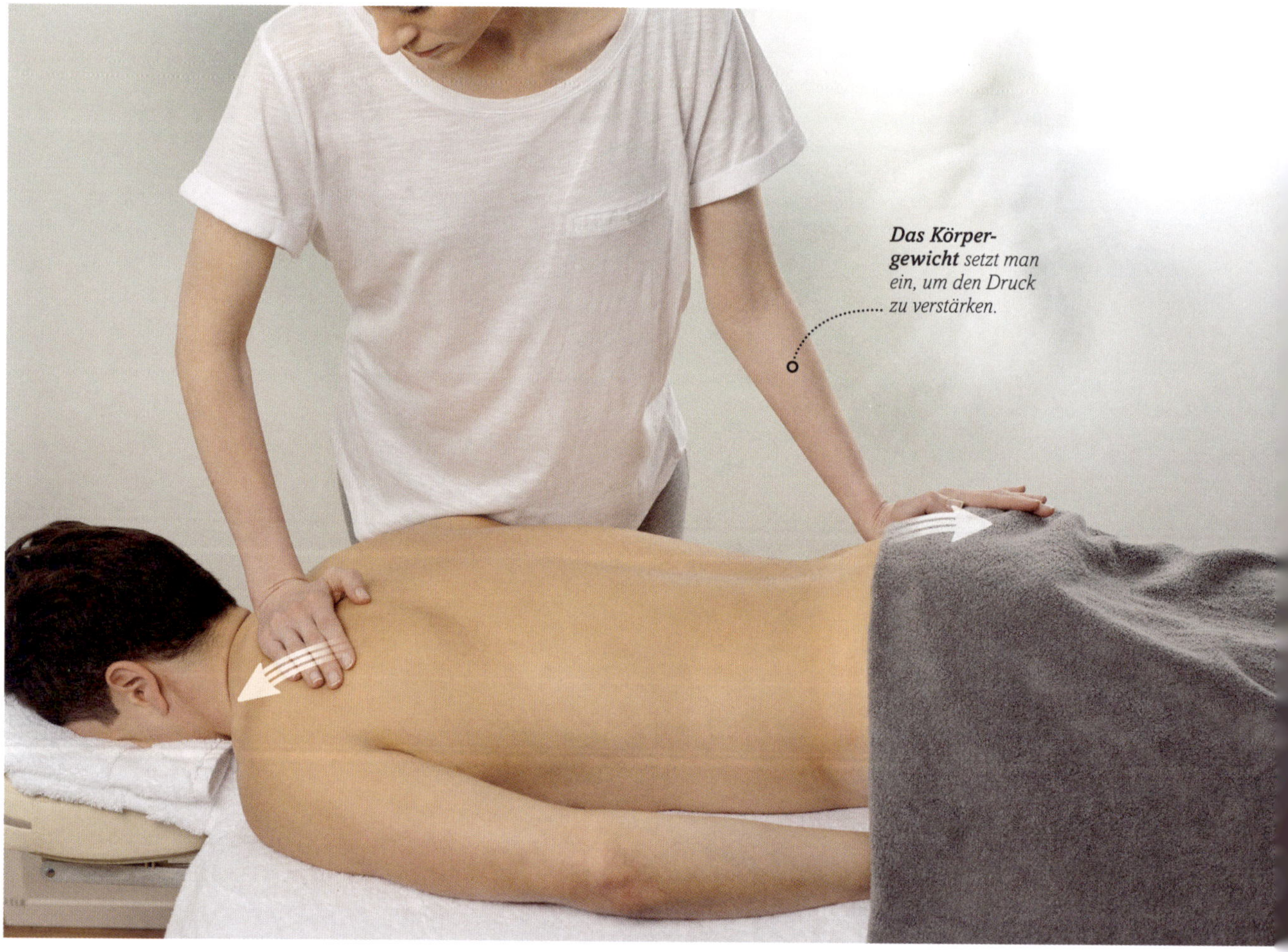

▲ **Das Dehnen des Rückens** erwärmt das Gewebe und löst Verspannungen, die den Energiefluss blockieren können. Der Therapeut drückt in die fleischigen Areale von Schulter und Gesäß und dehnt das Gewebe. Dies kann er auch über einem Tuch tun.

»Der Therapeut stimuliert den Punkt, wo Energie im Körper wieder ausgeglichen werden muss.«

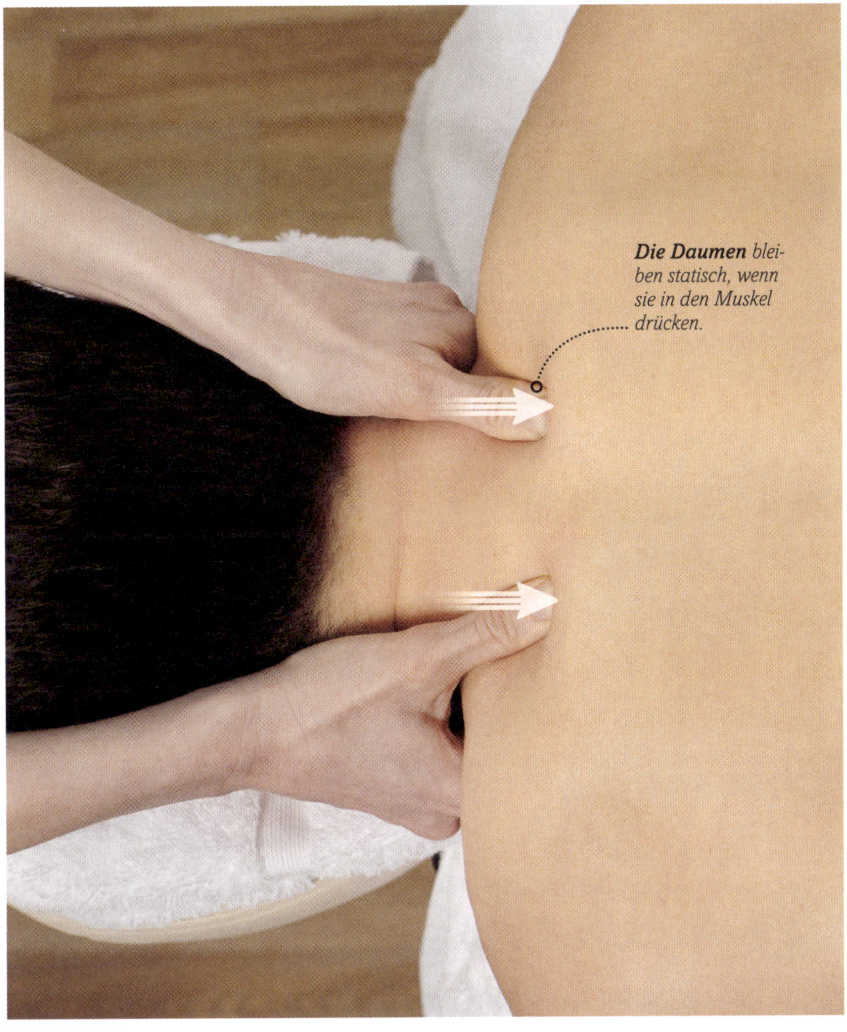

ARBEIT AN DRUCKPUNKTEN

◀ **Mit den Daumen** lässt sich an wesentlichen Akupressurpunkten arbeiten, um Blockaden, die den Energiefluss behindern, zu beseitigen. Die Daumen drücken – manchmal einige Minuten lang – tief in den Muskel, um das Gewebe zu komprimieren. Danach kann der Therapeut mit den Fingerknöcheln fächerförmig über den Trapezmuskel fahren.

ZUSÄTZLICHE BEHANDLUNGEN

Geschulte Tuina-Therapeuten können Moxibustion, eine TCM-Methode, anwenden: Mit erhitztem Beifuß stimulieren sie Punkte oder Bereiche.

SPEZIALGEBIETE

SHIATSU

Der Begriff Shiatsu ist Japanisch und bedeutet »Fingerdruck«. Bei dieser Methode wird Druck auf bestimmte Punkte des Körpers ausgeübt, um den Energiefluss Qi (in Japan: Ki) zu verbessern und so die natürlichen Heilkräfte des Organismus anzuregen. Der japanische Therapeut Tempaku Tamai entwickelte das Verfahren Anfang des 20. Jahrhunderts, indem er westliches medizinisches Wissen über Anatomie und Physiologie mit einigen älteren Methoden der traditionellen japanischen Medizin verband. Dabei berief er sich insbesondere auf eine frühere Form der japanischen Massage, Anma, die wiederum in traditionellen chinesischen Methoden wie Tuina (siehe Seite 150) wurzelt.

DAS WESENTLICHE

KERNAUSSAGE	TECHNIKEN	VORTEILE
Optimiert den Qi-Fluss, behandelt so physische und psychische Erkrankungen	**Steter Druck zusammen mit Dehnungen und Rotationen der Extremitäten**	**Fördert die Heilung von Körper und Geist durch das Lösen von Blockaden**

WIE FUNKTIONIERT SHIATSU?

Heutzutage gibt es viele unterschiedliche Shiatsu-Stile. Manche konzentrieren sich eher auf die Behandlung spezieller Akupressurpunkte, andere mehr auf die Energieleitbahnen, die Meridiane (siehe rechts), um den Energiefluss anzuregen; wieder andere setzen überwiegend auf diverse traditionelle chinesische Diagnoseverfahren.

Wie auch immer, alle Shiatsu-Praktiker diagnostizieren und behandeln nach den Prinzipien der traditionellen chinesischen Medizin (TCM) in der Überzeugung, dass Fehlfunktionen und Erkrankungen von Körper und Geist auf Unterbrechungen des Qi-Flusses in den Meridianen zurückzuführen sind. Gesundheitliche Probleme, die den Blut- und Lymphfluss stören, beeinflussen demnach auch den Qi-Fluss.

Shiatsu findet üblicherweise auf dem Boden statt, Praktiker und Klient tragen dabei lockere Kleidung, welche die Bewegung nicht einschränkt. Der Praktiker übt mit den Händen Druck aus und verwendet manipulative Techniken, um die Körperhaltung zu verbessern und den Qi-Fluss zu optimieren. Doch er gibt auch entspannten Druck auf diverse Punkte des Körpers, die Tsubos, die sich auf den Meridianen befinden. Passives Dehnen und passive Rotationen der Extremitäten helfen, die Meridiane zu öffnen und so Blockaden zu beseitigen.

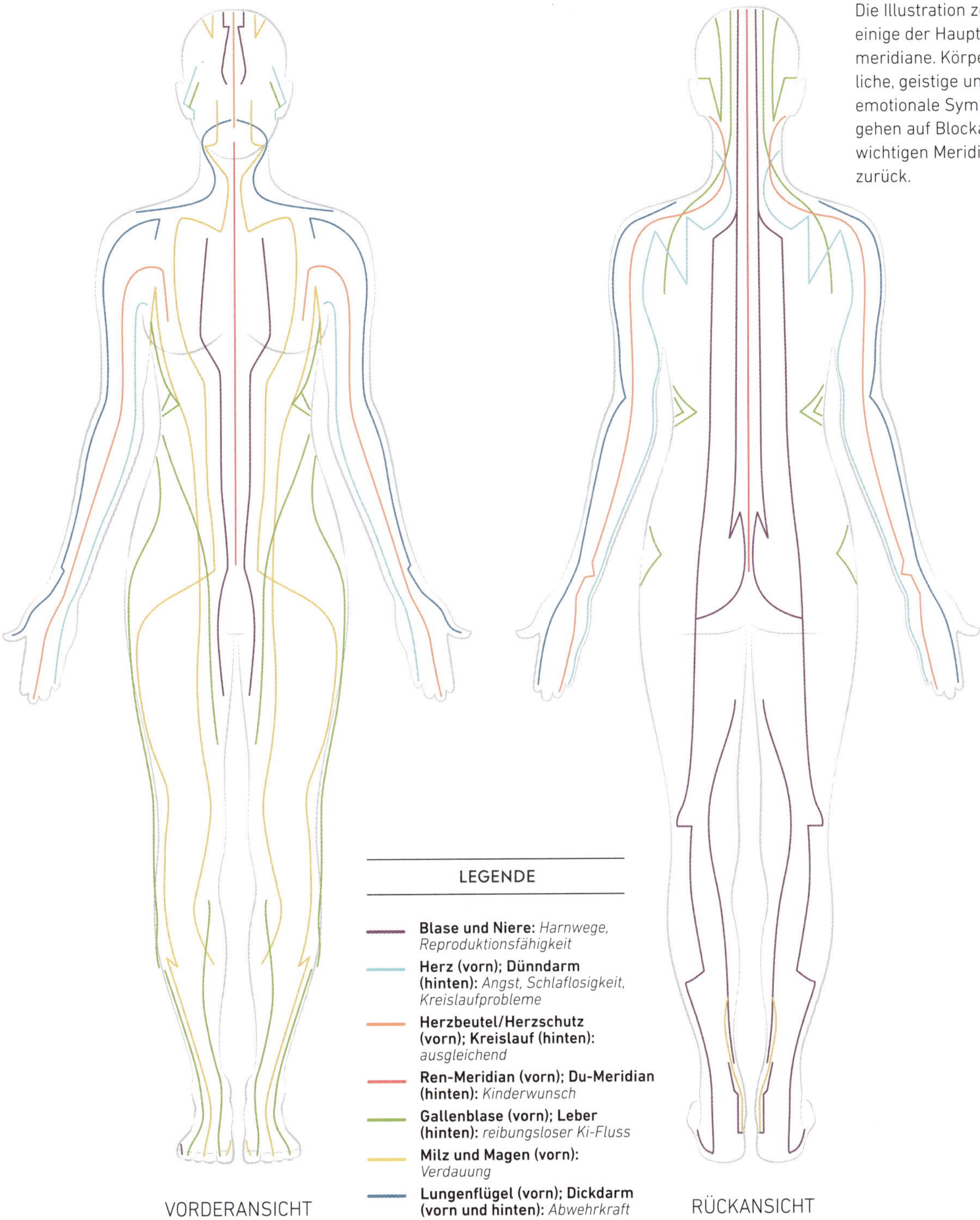

◀ **MERIDIANE**
Die Illustration zeigt einige der Hauptmeridiane. Körperliche, geistige und emotionale Symptome gehen auf Blockaden in wichtigen Meridianen zurück.

SHIATSU

Shiatsu übt man am Boden aus, am bekleideten Klienten. Der Geber ist extrem ruhig und fokussiert, wenn er die eigene Energie nutzt, um sie ausgleichend auf den Nehmer zu übertragen. Er übt dabei auch entspannten Druck auf diverse Punkte (Tsubos) entlang der Meridiane aus – wobei die Qualität der Berührung wichtiger ist als die Stärke –, und führt passive Dehnungen und Rotationen aus.

VERWENDETE GRUNDTECHNIKEN:
- **Statischer Druck, Seite 72**
- **Passive Bewegungen, Seite 74**

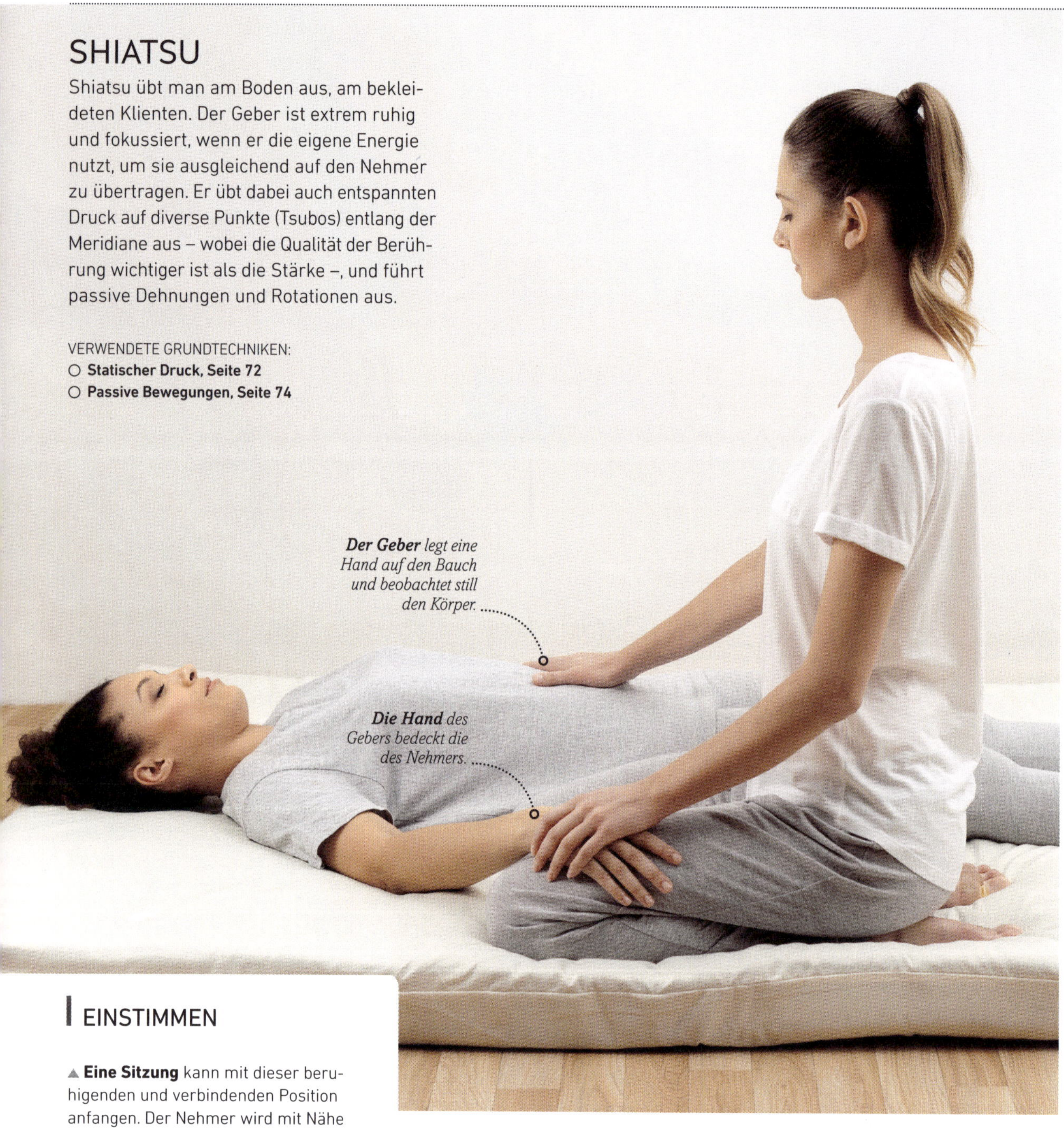
__Der Geber__ legt eine Hand auf den Bauch und beobachtet still den Körper.
__Die Hand__ des Gebers bedeckt die des Nehmers.

EINSTIMMEN

▲ **Eine Sitzung** kann mit dieser beruhigenden und verbindenden Position anfangen. Der Nehmer wird mit Nähe und Berührung vertraut gemacht – der Geber bildet mit ihm einen Kreis, indem er Körperkontakt herstellt und seine Hand hält. Der Dialog auf Berührungsebene beginnt.

HARA-DIAGNOSE

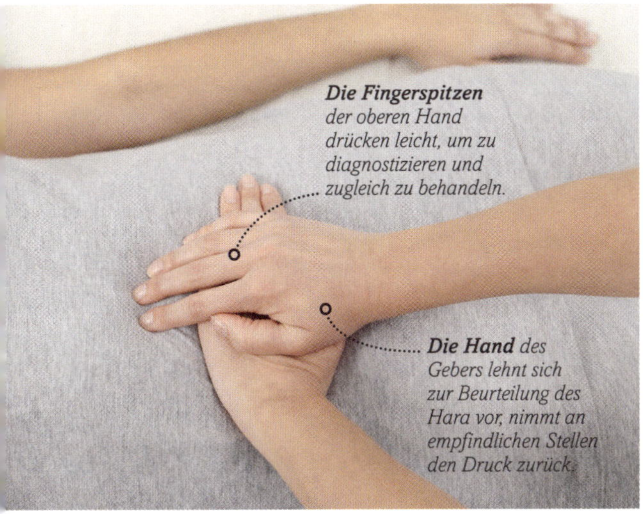

▲ **Abtasten des Hara,** der Körpermitte, hilft bei der Diagnosestellung. Härte, Wärme, Empfindlichkeit und Geräusche können darauf hinweisen, welche Bereiche einer Behandlung bedürfen.

DRUCKPUNKT-ARBEIT

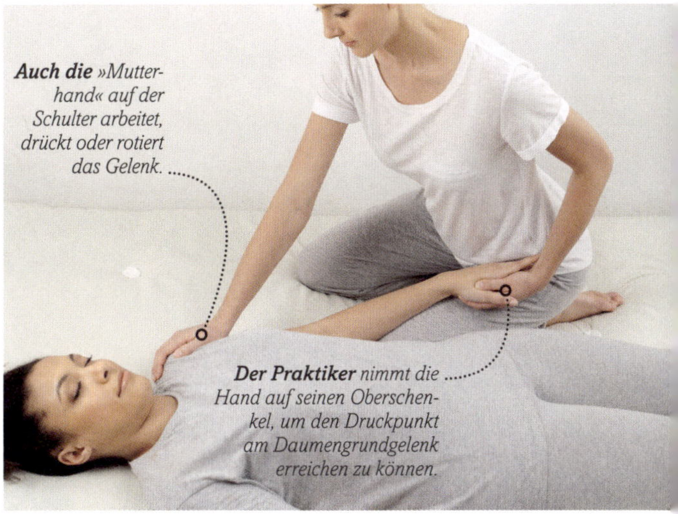

▲ **Druckpunkte entlang der Meridiane** zu bearbeiten kann den Energiefluss wiederherstellen. Der Druckpunkt am Daumen ist mit der Verdauung verbunden und hilft bei der Schmerzlinderung.

UM DEN KOPF ARBEITEN

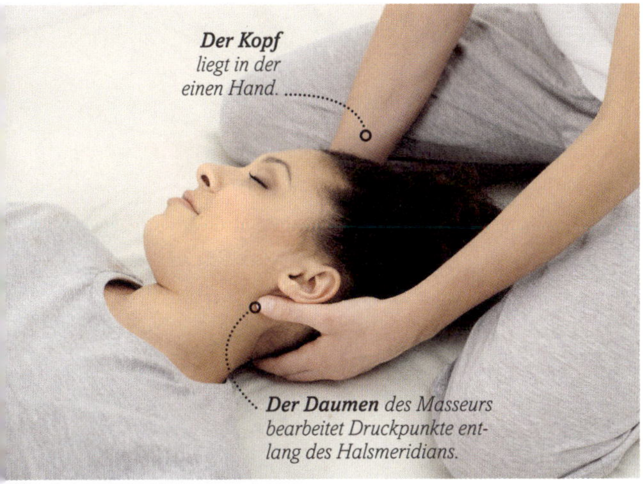

▲ **Kopf und Nacken** werden im Shiatsu viel bearbeitet, weil hier eine Menge Anspannung sitzt. Handflächen oder Daumen manipulieren hier Druckpunkte entlang der Meridiane.

DEN UNTERARM EINSETZEN

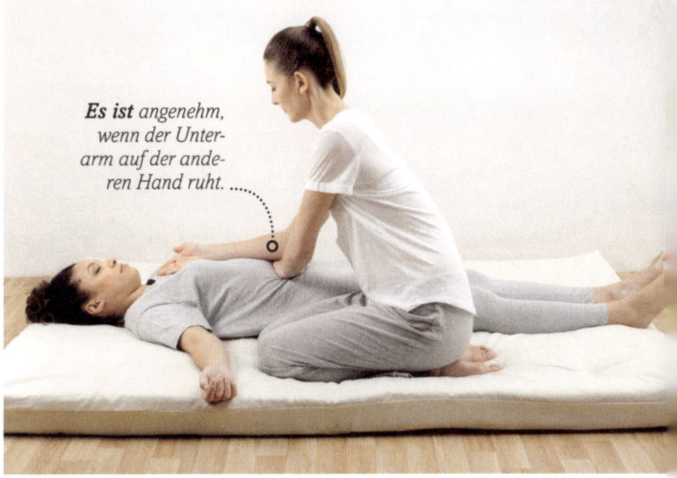
Es ist angenehm, wenn der Unterarm auf der anderen Hand ruht.

▲ **Die Seite des Unterarms** kann einen langen Abschnitt eines Meridians, etwa des mittleren Meridians am Oberkörper, erreichen. Hier wird der Arm auswärts gedreht, um die Lungen zu weiten. Ähnlich setzt man den Unterarm auf großen Arealen wie dem Rücken ein.

FORTSETZUNG ▶

SHIATSU *Fortsetzung*

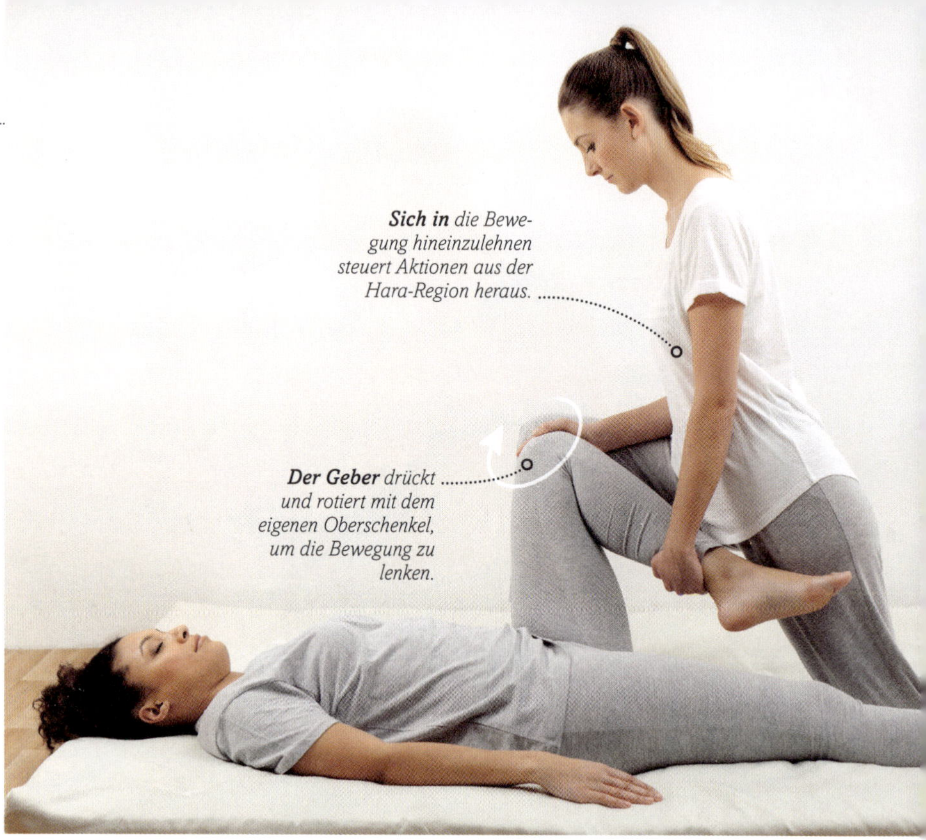
Sich in die Bewegung hineinzulehnen steuert Aktionen aus der Hara-Region heraus.
Der Geber drückt und rotiert mit dem eigenen Oberschenkel, um die Bewegung zu lenken.

HÜFTROTATION

Viele Meridiane verlaufen ▶ durch die Hüften; daher kann Energie in diesem Bereich leicht blockiert sein. Diese gelenkte Rotation öffnet die Hüften, damit die Energie ungehindert durch den Körper fließen kann.

SEITENLAGE

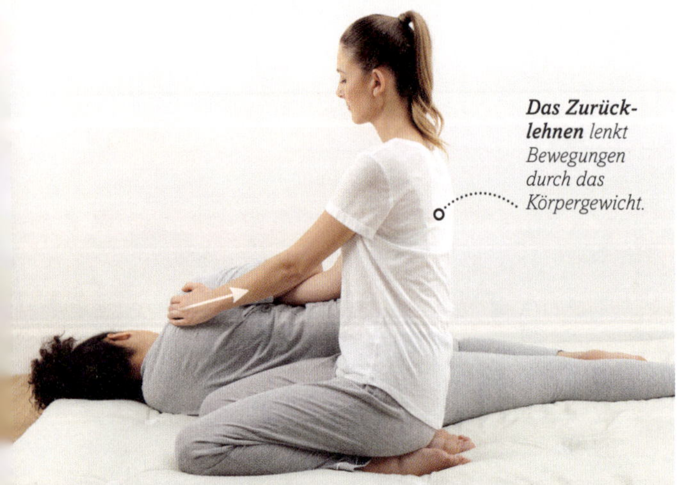
Das Zurücklehnen lenkt Bewegungen durch das Körpergewicht.

▲ **Den Nehmer auf die** Seite zu legen verschafft Zugang zu den Schultern und ist auch für Schwangere ideal. Vom Boden aus kann der Geber sein Gewicht nutzen, um das Gelenk zurückzuziehen und zu rotieren, und Meridian-Punkte behandeln.

HANDAUFLEGEN

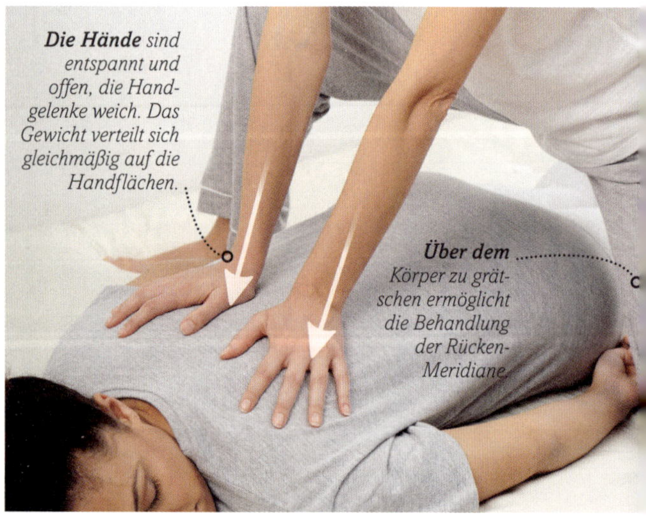

▲ **Mit den Handflächen** kann auf dem ganzen Körper gedrückt werden. Wieder nutzt man das Körpergewicht, um in die Bewegung zu sinken und Energie zu übertragen – eine heilsame Berührung, die beruhigt und Beschwerden lindert.

VERANKERN UND KREISEN

Diese erdende Technik ist geeignet, um die Bein-Meridiane zu behandeln. Hier ruht eine Hand auf dem Kreuzbein, die andere fährt einen Bein-Meridian hinab. Der Therapeut arbeitet an Wasserelementen, um Anspannung zu nehmen, hält an einem Druckpunkt inne und streicht dann bis zu einem Punkt am Fuß.

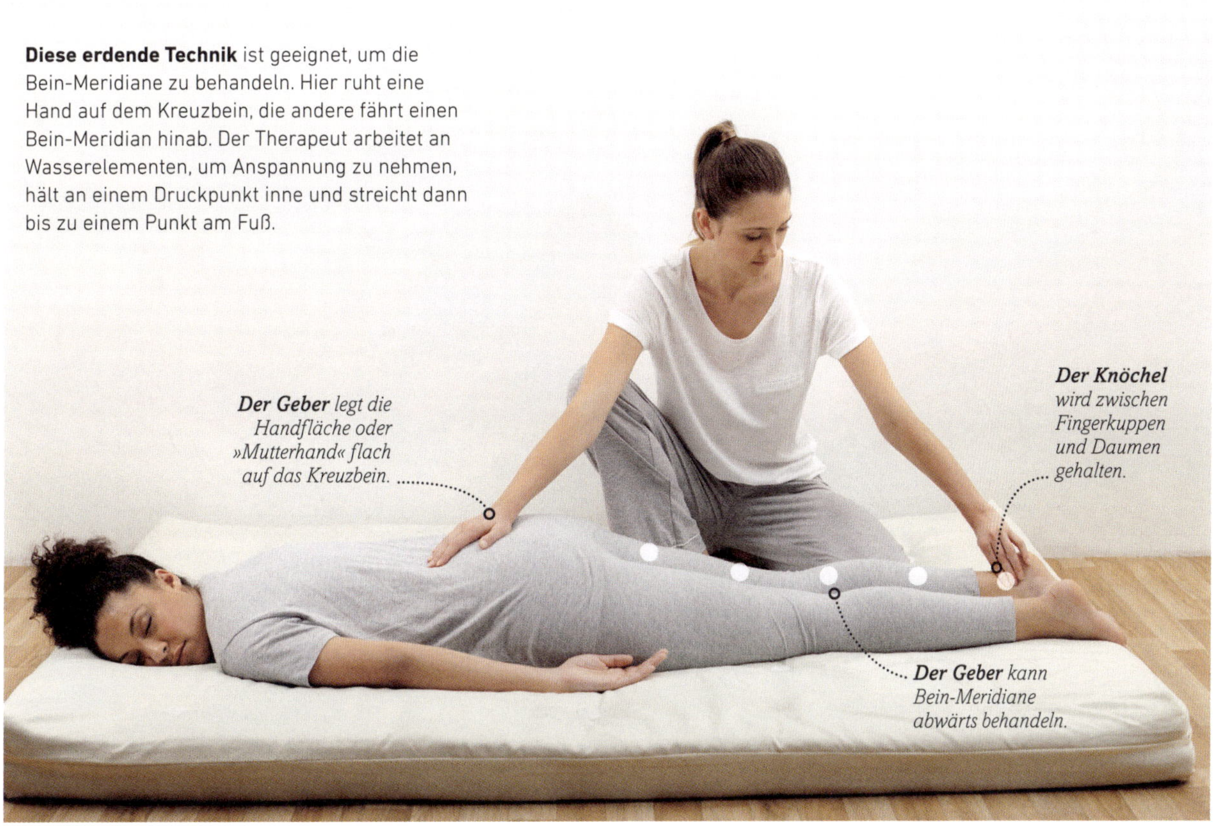
Der Geber legt die Handfläche oder »Mutterhand« flach auf das Kreuzbein.
Der Knöchel wird zwischen Fingerkuppen und Daumen gehalten.
Der Geber kann Bein-Meridiane abwärts behandeln.

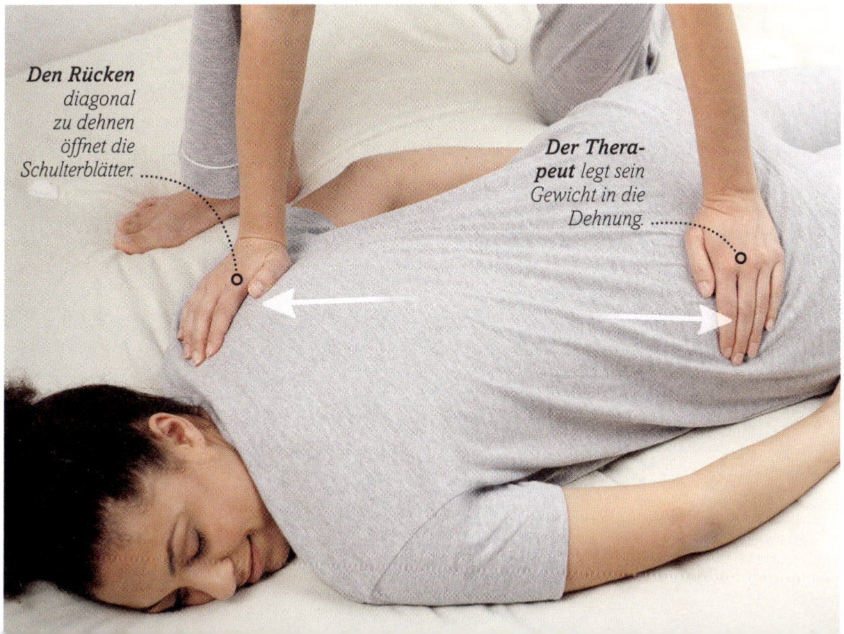

DEHNUNG

Dehnungen lassen sich leicht auf Kleidung ausführen. Sie dienen anstelle von klassischer Effleurage und Petrissage zum Lösen von Spannung. Auch Schaukeltechniken werden so eingesetzt. Das Dehnen entspannt Körperbereiche und öffnet auch Meridiane.

SPEZIALGEBIETE

REFLEXZONENMASSAGE

Über die Füße zu heilen ist ein Konzept, das man in vielen alten Hochkulturen findet. Im Grab des ägyptischen Arztes Ankhmahor fand man Piktogramme, die wohl um 2400 v. Chr. entstanden sind und die Behandlungen von Händen und Füßen darstellen, und es gibt Belege dafür, dass im alten China, in Japan und Indien Füße behandelt wurden. Aus diesen Traditionen entwickelten sich die diversen Formen der Reflexzonenmassage, die wir heute kennen. In den 1980er-Jahren erforschte der Neurologe Sir Henry Head die Verbindung zwischen empfindsamen Hautbereichen und erkrankten Organen. Er nahm an, sie würden von Nerven aus demselben Teil der Wirbelsäule versorgt. Dieses frühe Werk legte den Grundstein für das Konzept der Körperzonen, aus dem sich die heutige Form der Reflexzonenmassage entwickelte.

DAS WESENTLICHE

KERNAUSSAGE	TECHNIKEN	VORTEILE
Behandlung von Hautzonen, um die Gesundheit anderer Körperareale zu fördern	**Manuell wird Druck auf größere Bereiche oder auf Punkte ausgeübt**	**Die nichtinvasive Behandlung unterstützt mentale und körperliche Gesundheit**

WIE FUNKTIONIERT DIE REFLEXZONENMASSAGE?

Bei der Reflexzonenmassage wird Druck auf Reflexareale, üblicherweise an Füßen und Händen, ausgeübt, um die Gesundheit des gesamten Organismus positiv zu beeinflussen. Das Ziel ist, im Körper ein Gleichgewicht herzustellen und so die allgemeine physische und emotionale Gesundheit zu fördern, aber auch die Behandlung innerer Organe, an denen Probleme erkannt wurden.

Es gibt zahlreiche Stile der Reflexzonenmassage, von denen viele auf die Füße fokussieren, einige aber auch Hände, Ohren und Gesicht einbeziehen. Sie alle arbeiten mit einer präzisen Ausübung von Druck auf eine bestimmte Stelle der Körperoberfläche, basierend auf dem Wissen um die Reflexzonen und die positive Wirkung auf den ihnen jeweils zugeordneten Bereich des Körpers.

Einige Reflexzonenmasseure sind der Meinung, dass die Interaktion mit dem Nervensystem durch die Stimulation von druckempfindlichen Nerven woanders im Körper eine Antwort verursacht. Andere arbeiten nach dem Prinzip, dass bestimmte Punkte verschiedene Meridiane – die Energieleitungen im Körper – aktivieren und so Energieblockaden beseitigen und den freien Energiefluss wiederherstellen können.

Die Reflexzonenmassage behandelt eine Reihe allgemeiner Beschwerden und wird auch dazu genutzt, die Fruchtbarkeit, die Gesundheit in der Schwangerschaft und den Beginn der Wehen zu fördern. Weil sie nichtinvasiv ist, eignet sie sich auch für Kinder sowie alte und/oder geschwächte Menschen.

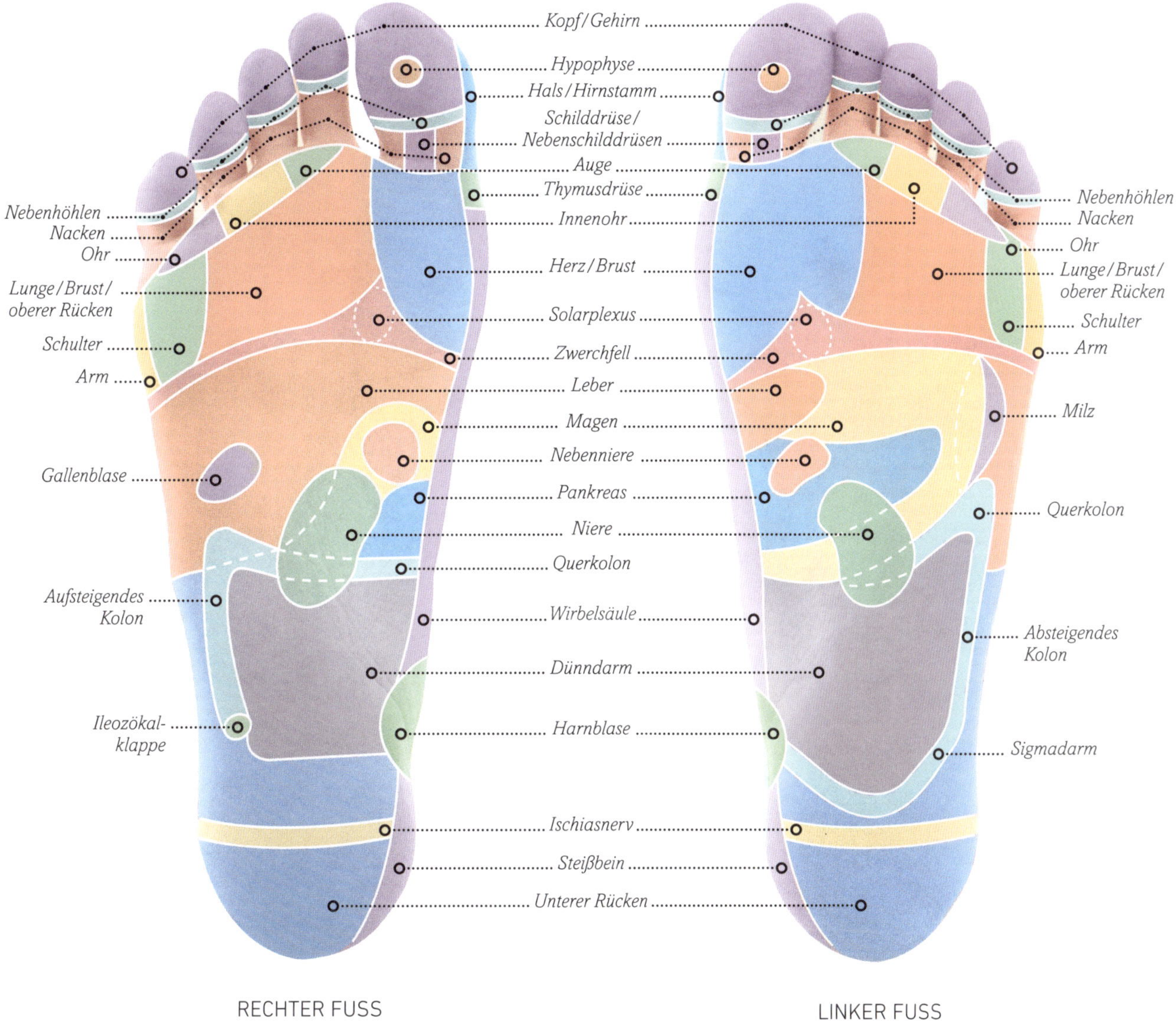

▲ **KARTE DER FÜSSE**
Eine Karte der Reflexzonen der Füße zeigt Reflexbereiche, die mit bestimmten Arealen oder Organen des Körpers verbunden sind. Behandelt man eine Reflexzone, soll das die Gesundheit im betreffenden Teil des Körpers fördern. Die Karte des rechten Fußes betrifft die rechte, die des linken Fußes die linke Körperhälfte.

REFLEXZONENMASSAGE

Man setzt bestimmte Techniken ein, um anhand einer Karte der Füße (oder der Hände, wenn diese bearbeitet werden) Druck sowohl auf den ganzen Fuß als auch auf einen definierten Punkt auszuüben und so Beschwerden zu beheben. Entspannungstechniken wie die Hin-und-her-Methode (siehe rechts) sind zu Beginn einer Sitzung und zwischen anderen Techniken sinnvoll.

VERWENDETE GRUNDTECHNIKEN:

- **Statischer Druck, Seite 72**
- **Dehnungen, Seite 74**
- **Rotationen, Seite 76**
- **Kneten, Seite 60**
- **Knuckling, Seite 58**

REAKTIONEN BEACHTEN

Druck auf Reflexzonen kann etwas schmerzhaft sein. Ein wenig Unbehagen ist okay; beobachten Sie aber das Gesicht des Nehmers und nehmen Sie, falls nötig, Druck zurück.

RAUPENGANG

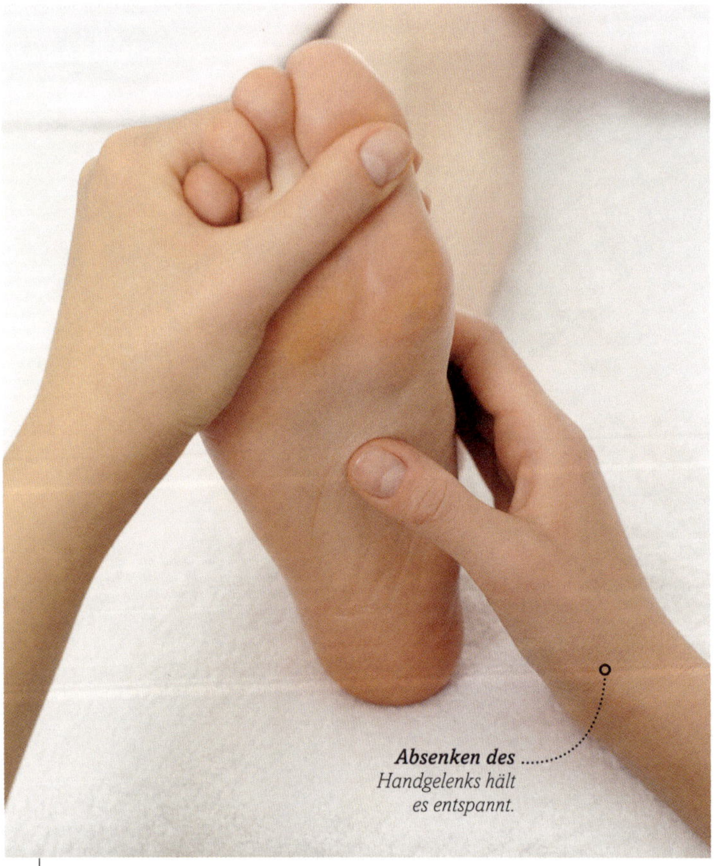

1 **Beim Raupengang wird auf einen** Bereich des Fußes gleichbleibender Druck ausgeübt. Der Masseur stützt mit einer Hand die Zehen und dehnt sanft die Fußsohle. Der Masseur setzt den Daumen der anderen Hand dann auf die Fußsohle und drückt.

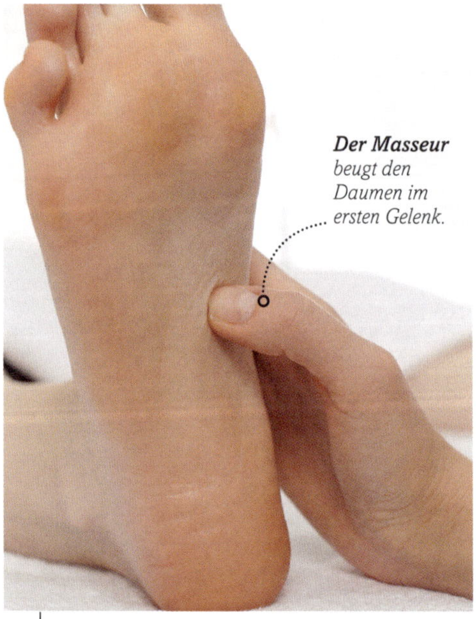

2 **Der Daumen wird im ersten** Gelenk gebeugt und gestreckt. Dies wiederholt der Masseur, während sein Daumen allmählich wie eine Raupe über die einzelnen Reflexzonen die Fußsohle hinaufwandert.

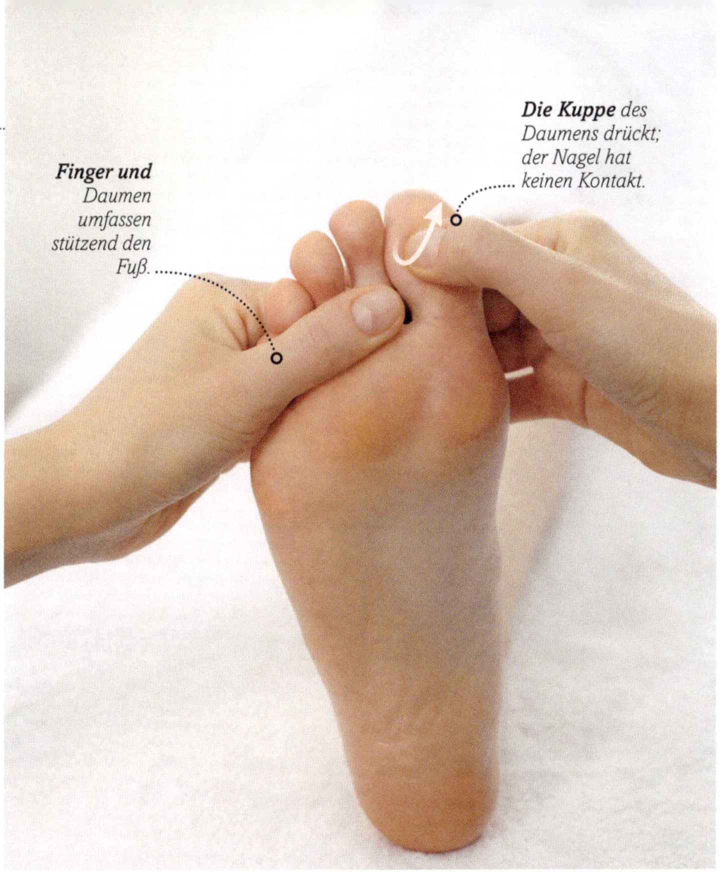

DRUCK UND ZUG

◄ **Mit dieser Methode** lässt sich ein definierter Punkt bearbeiten, um den entsprechenden Teil des Körpers positiv zu beeinflussen. Der Daumen hakt sich mit einer kleinen Bewegung tief ein und drückt dann das Gewebe wieder nach oben zurück.

ROTATION AUF EINEM PUNKT

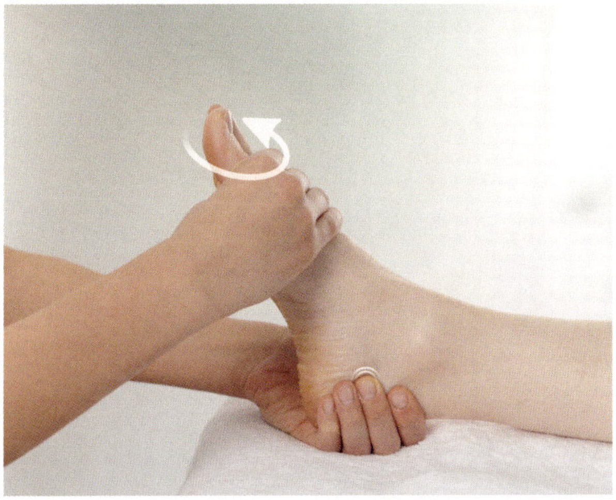

▲ **Mit dieser Methode behandelt** man eine bestimmte Reflexzone. Der Mittelfinger der stützenden Hand drückt auf einen Punkt, während die andere Hand den Fuß mehrmals erst im, dann gegen den Uhrzeigersinn rotiert. Diese Dehnung des Fußes stimuliert den Reflexpunkt in regelmäßigen Abständen.

HIN UND HER

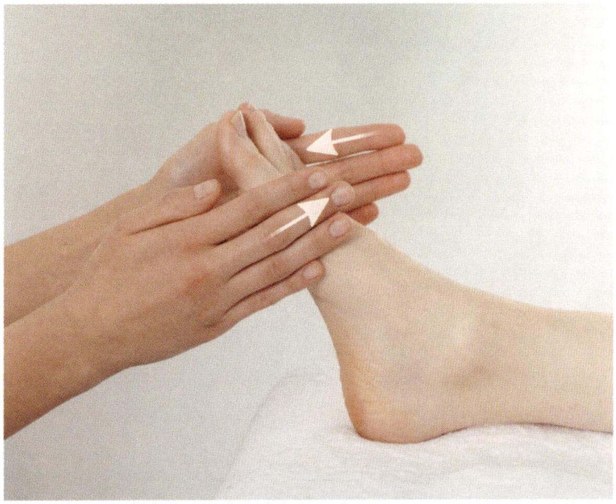

▲ **Diese Entspannungstechnik,** bei der man den Fuß zwischen den Händen hin- und herbewegt, erwärmt zu Beginn der Sitzung das Gewebe und entspannt es zwischendurch. Ähnlich wirken u. a. sanftes Ziehen, Kneten der Fußsohle mit den Daumen und Knuckling der Fußsohle.

SPEZIALGEBIETE

INDISCHE KOPFMASSAGE

Die Tradition der indischen Kopfmassage geht darauf zurück, dass Inderinnen sich pflanzliche Öle in die Kopfhaut massieren, damit das Haar lang, kräftig und schön bleibt. Auch Friseure und Barbiere haben in Indien traditionell eine angenehme, belebende Kopfmassage im Angebot. Die indische Kopfmassage, wie sie im Westen durchgeführt wird, verbindet zahlreiche traditionelle Techniken mit der Massage anderer Teile des Oberkörpers, die häufig gestresst sind, etwa Gesicht, Nacken, Schultern und Arme. Außerdem soll sie die Körperenergie (Prana) ausbalancieren, deren Unterbrechung krank machen kann.

DAS WESENTLICHE

KERNAUSSAGE	TECHNIKEN	VORTEILE
Wohltuende Massage von Oberkörper, Nacken, Kopfhaut und Gesicht	**Methoden der klassischen Massage und Behandlung von Druckpunkten**	**Überall anwendbar, sorgt für Energieausgleich und löst Verspannungen**

WIE FUNKTIONIERT DIE INDISCHE KOPFMASSAGE?

Ein indischer Kopfmasseur arbeitet nicht nur an den drei oberen Chakren, um Energie auszugleichen und Prana unbehindert durch den Körper fließen zu lassen. Er behandelt auch viele häufig vorkommende Probleme, die durch Stress und Computerarbeit verursacht werden, wie Augenüberlastung, Kopfschmerzen und Verspannungen in Nacken und Schultern. Die Massage kann auch die allgemeinen Energielevel verbessern und die Konzentration fördern, der Nehmer sollte danach ein Wohlgefühl empfinden.

In westlichen Ländern wird die indische Kopfmassage meist ohne Öl am bekleideten Klienten ausgeführt. Man benötigt lediglich einen bequemen Stuhl mit niedriger Rückenlehne, auf dem der Nehmer sitzt; der Masseur steht während der Behandlung dahinter. Die Methode ist überall anwendbar, etwa am Arbeitsplatz, bei Veranstaltungen und an öffentlichen Orten. Bei einer Massage im öffentlichen Raum sollte der Masseur die Privatsphäre schützen, etwa indem er einen Paravent aufstellt oder sich mit dem Klienten in ein Besprechungszimmer zurückzieht.

Die indische Kopfmassage setzt diverse Techniken ein, z.B. Friktion, Kneten, Effleurage, Tapotement und die Behandlung von Druckpunkten am Kopf. Der Masseur arbeitet behutsam und rhythmisch, trotzdem aber energisch, damit sich Muskelverspannungen lösen, das Stresslevel sinkt und der Nehmer sich anschließend erfrischt und belebt fühlt.

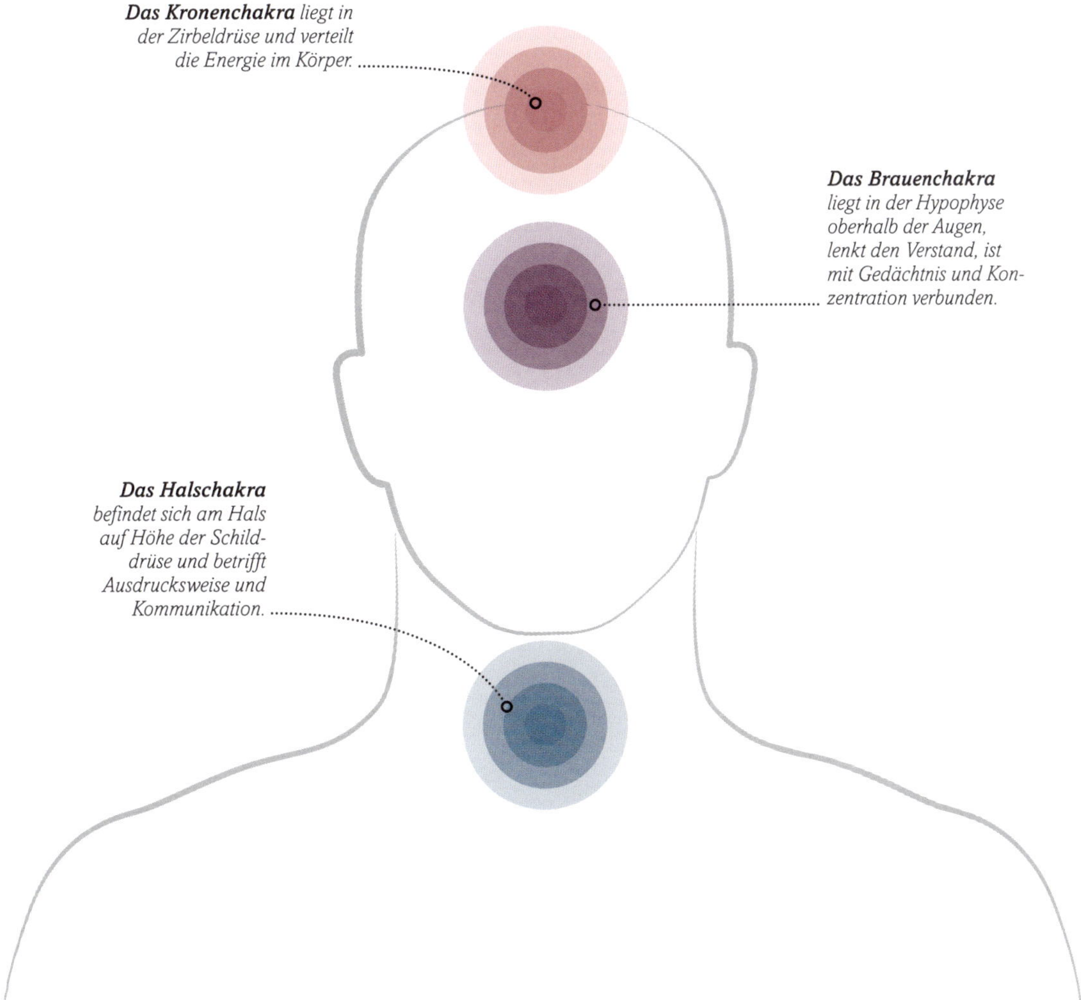

▲ **DIE CHAKREN**
Der Körper hat sieben Chakren, die in Zusammenhang mit bestimmten Organen und Drüsen stehen. Sind sie im Gleichgewicht, fließt Energie, und der Gesundheitszustand ist optimal. Die indische Kopfmassage bearbeitet die drei höheren Chakren, um den Energiefluss zu verstärken.

INDISCHE KOPFMASSAGE

Diese belebende Kopfmassage kann entspannen, aber auch energetisieren. Unterschiedliche Techniken, z. B. Friktion, Knetung und Druckpunktmassage, lockern verspannte Muskeln. Öl wird nicht verwendet, und der Nehmer bleibt bekleidet. Bevor der Masseur Nacken, Kopfhaut und Gesicht behandelt, löst er Verspannungen in den Schultern und im Oberkörper.

VERWENDETE GRUNDTECHNIKEN UND ANDERE TECHNIKEN:

- **Tiefe Streichungen, Seite 52**
- **Druck, Seite 72**
- **Knetung, Seite 60**
- **Triggerpunkt-Therapie, Seite 130**
- **Streichen und gleiten, Seite 44**
- **Vibrationen, Seite 68**

RÜCKENVERSPANNUNGEN LÖSEN

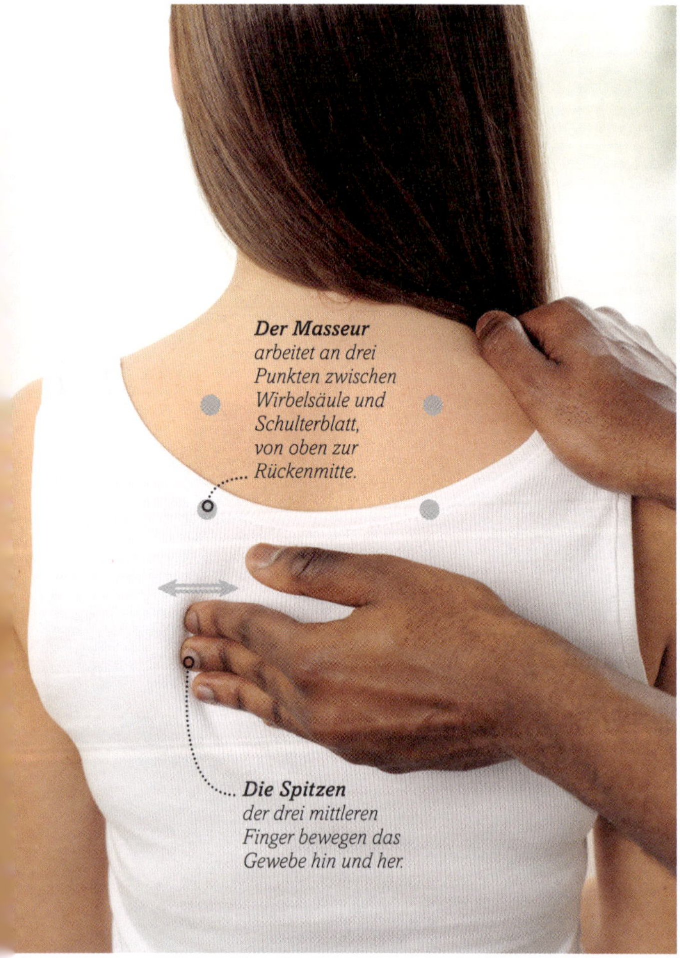

▲ **Friktion lockert** oberflächliche Muskeln unter der Haut. Der Masseur hält eine Schulter, während er die Muskeln zwischen Wirbelsäule und Schulterblatt hin- und herbewegt.

TRAPEZMUSKELN ENTSPANNEN

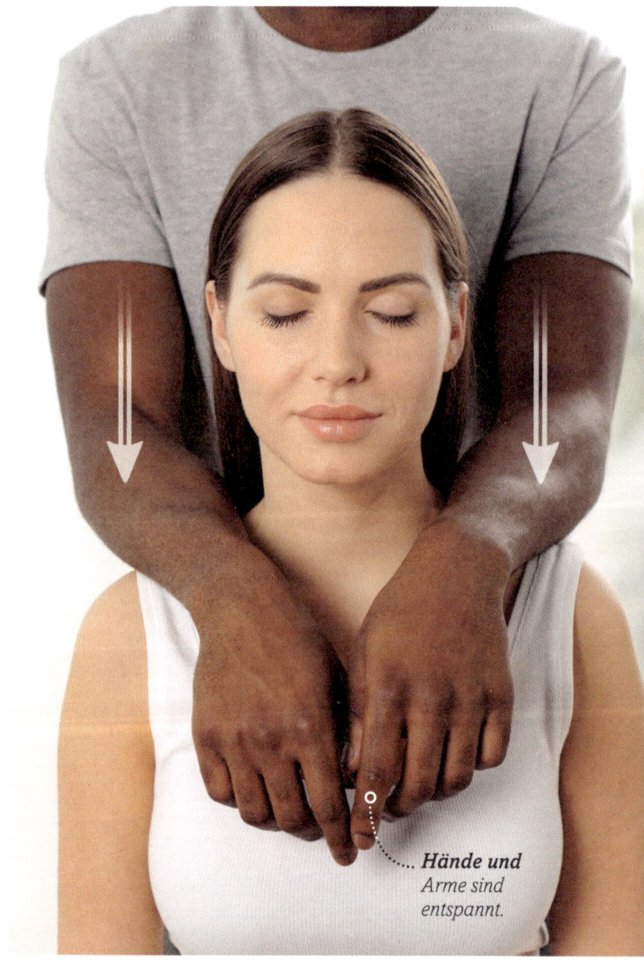

▲ **Die Unterarme** üben Druck auf die oberen Trapezmuskeln aus, die oft verspannt sind. Der Masseur lehnt sich mit Einsatz des Körpergewichts vor; der Nehmer soll sich dabei wohlfühlen.

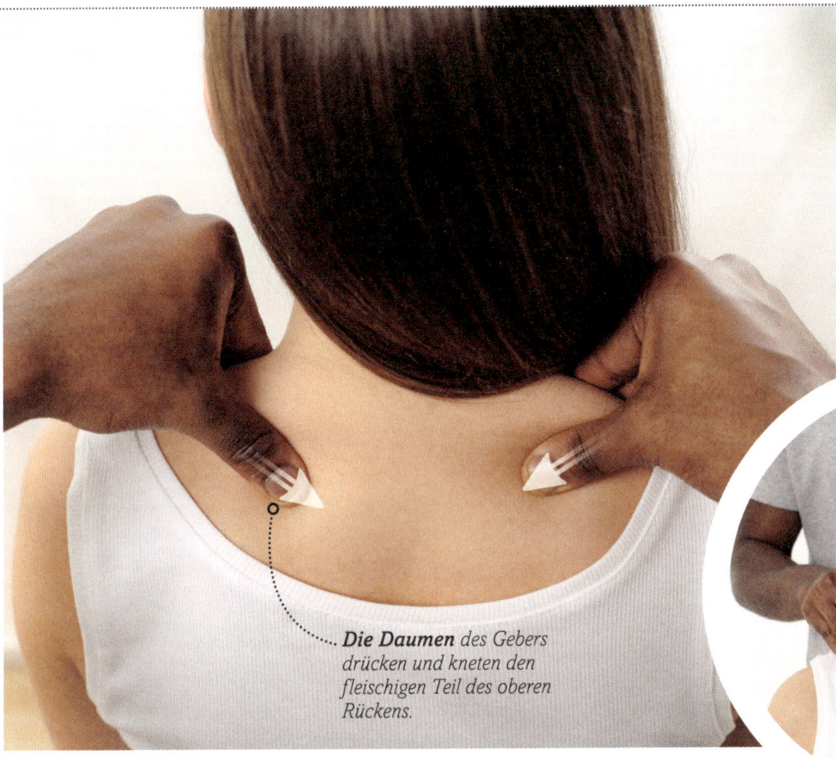

Die Daumen des Gebers drücken und kneten den fleischigen Teil des oberen Rückens.

PRESSEN UND HEBEN, UM VERSPANNUNG ZU LÖSEN

◀ **Mit den Daumen** presst der Geber beidseits der Wirbelsäule die Muskeln, hebt an, hält und lässt langsam locker. Dies wird entlang des fleischigen Teils der Schultern wiederholt; an Triggerpunkten hält er länger.

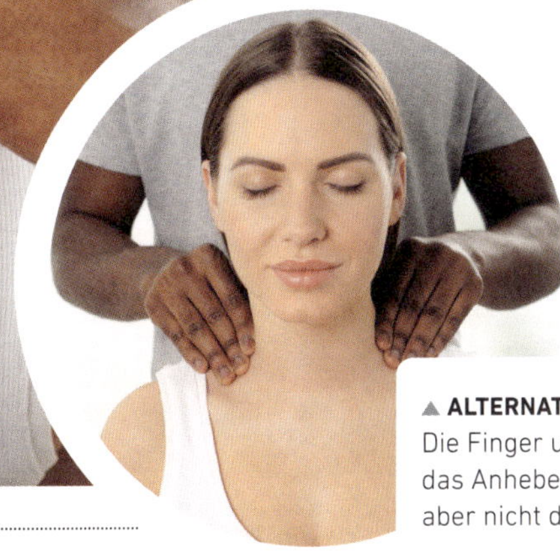

▲ **ALTERNATIVE ANSICHT**
Die Finger unterstützen das Anheben, drücken aber nicht das Gewebe.

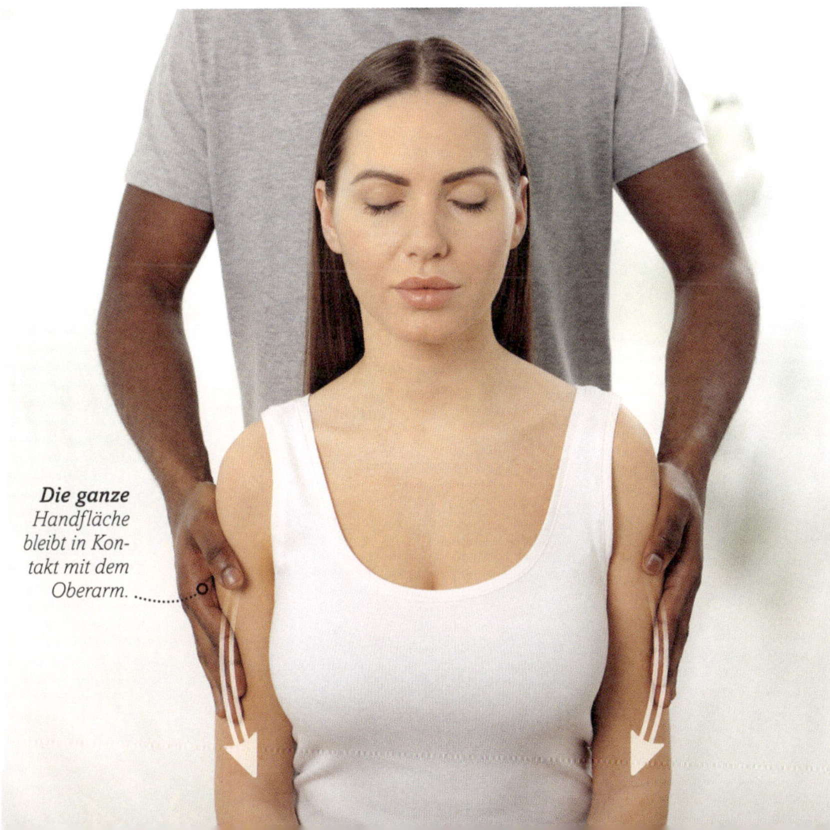

Die ganze Handfläche bleibt in Kontakt mit dem Oberarm.

ARM-EFFLEURAGE

◀ **Der Masseur** legt die Hände oben auf die Arme und streicht mit mittlerem Druck mehrmals bis kurz über den Ellbogen abwärts. Das erwärmt die Oberarmmuskeln und entspannt sie zunehmend bei jeder Streichung.

FORTSETZUNG ▶

INDISCHE KOPFMASSAGE *Fortsetzung*

NACKENKNETUNG

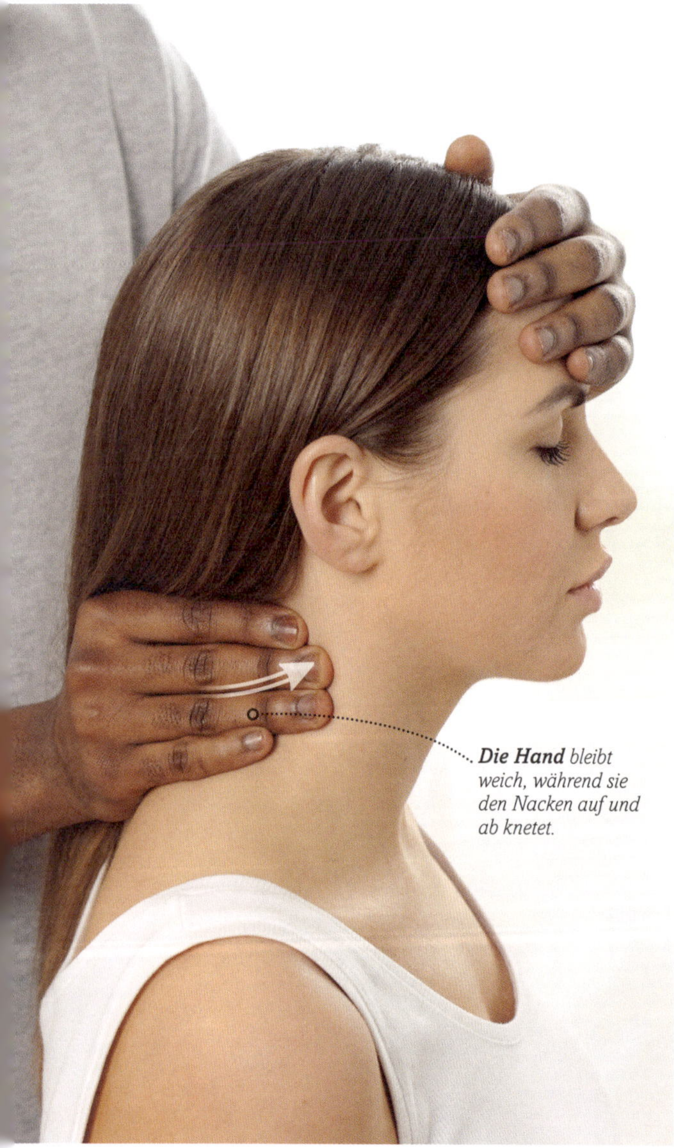

▲ **Während der Masseur** mit einer Hand die Stirn stützt, knetet die andere mit Finger- und Daumenflächen den Nacken. Die Hände wechseln sich ab, um den Nacken beidseitig zu massieren.

»SCHEIBENWISCHER«

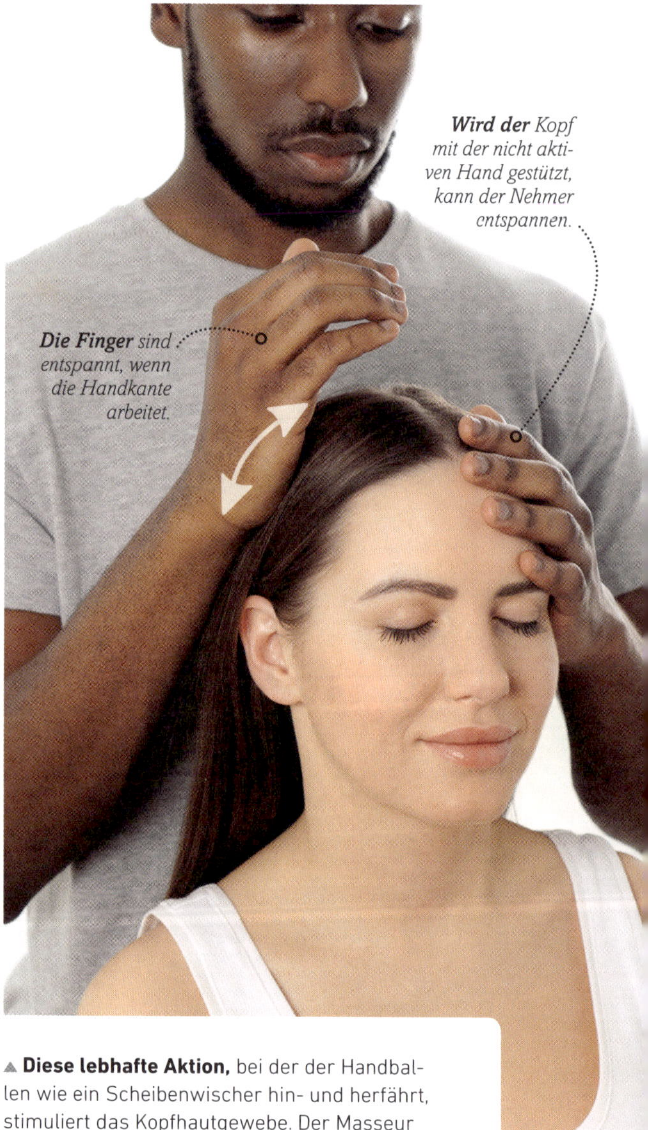

▲ **Diese lebhafte Aktion,** bei der der Handballen wie ein Scheibenwischer hin- und herfährt, stimuliert das Kopfhautgewebe. Der Masseur beginnt an der Schädelbasis, arbeitet um das Ohr herum, dann den Kopf hinauf und über ihn hinweg, wiederholt das Ganze dann auf der anderen Seite. Dabei bewegt er nicht nur die Haare, sondern auch das Gewebe darunter.

KOPFDRÜCKEN

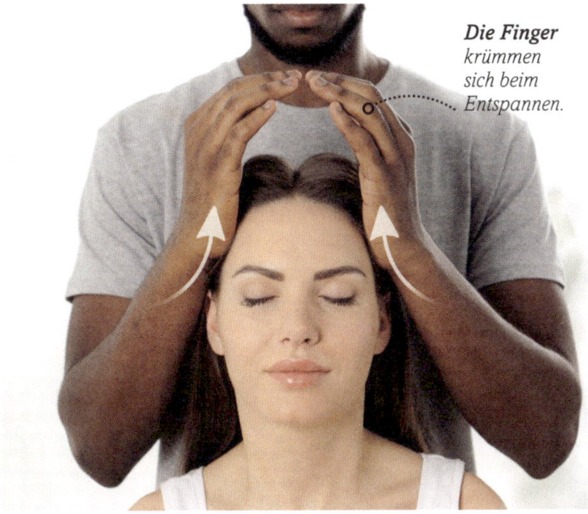
Die Finger krümmen sich beim Entspannen.

▲ **Um verspannte Kopfhaut** zu lockern, legt der Masseur die Handkanten seitlich an den Kopf, drückt sanft, um das Gewebe anzuheben, hält es, wiederholt das Ganze auf der gesamten Kopfhaut.

DAS HAAR ZIEHEN

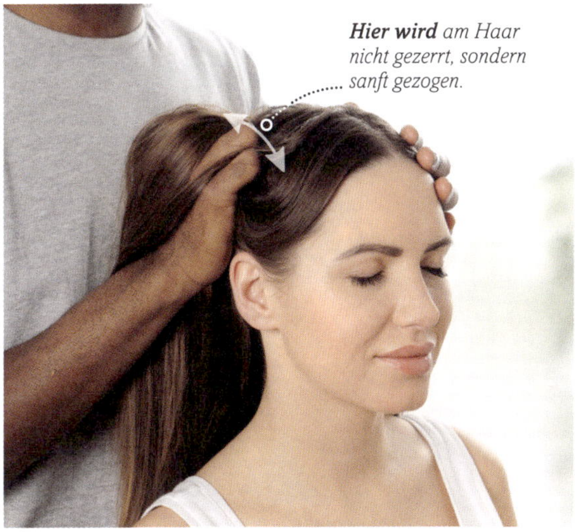
Hier wird am Haar nicht gezerrt, sondern sanft gezogen.

▲ **Diese entspannende** Aktion am ganzen Kopf lockert die Muskulatur und kräftigt das Gewebe. Die Finger greifen das Haar dicht an der Wurzel, bewegen es mit der Kopfhaut hin und her.

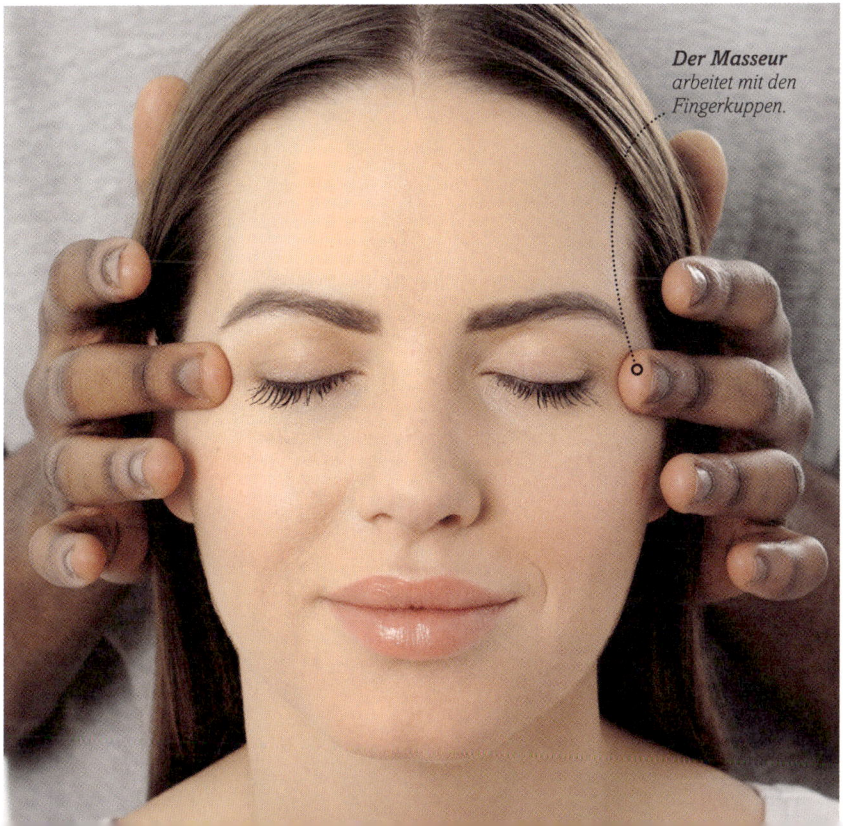
Der Masseur arbeitet mit den Fingerkuppen.

GESICHTS-BEHANDLUNG

◄ **Die Behandlung** von Druckpunkten im Gesicht (siehe Seite 171) entspannt die Muskeln. Der Masseur beginnt an der Stirn, arbeitet dann mit leichtem Druck abwärts um Augenhöhlen und Nase herum. Jeder Punkt wird einige Sekunden gedrückt, bevor man zum nächsten übergeht, dabei bleibt der Druck konstant. Punkte neben Nase und Nasenloch können länger gedrückt werden, bei Sinusitis ist Friktion hilfreich.

SPEZIALGEBIETE

GESICHTS-VERJÜNGUNG

Dieses Verfahren der Hautverjüngung stammt aus dem Ayurveda (siehe Seite 138), der traditionellen indischen Heilkunst, deren Anfänge etwa 5000 Jahre zurückliegen. Um Gesundheit und Schönheit zu erhalten, spielt Massage im Ayurveda eine wichtige Rolle. Bei der Hautverjüngung wird, nach ayurvedischen Prinzipien, nur das Gesicht massiert. Das Verfahren, das manche als »natürliches Lifting« bezeichnen, soll es auf nichtinvasive Weise ermöglichen, jünger auszusehen und sich auch so zu fühlen. Massage- und Druckpunkttechniken sollen gesundheitsförderlich auf Gesichtshaut und -muskeln wirken und emotionalen Stress verringern.

DAS WESENTLICHE

KERNAUSSAGE	TECHNIKEN	VORTEILE
Nichtinvasiver Weg zu jüngerer, strahlenderer Haut	**Sanfte Berührung bewegt überschüssige Lymphe, kräftige exfoliert die Haut**	**Verringert Falten, Schlaffheit des Gewebes und Wassereinlagerungen**

WIE FUNKTIONIERT DIE GESICHTSVERJÜNGUNG?

Das Verfahren beinhaltet sowohl sanfte als auch kräftigere Massagen des Gesichts. Man arbeitet ohne Öl auf vollkommen sauberer Haut. Die Massage stimuliert ayurvedische Druckpunkte, um Anspannung in Gesicht und Kiefer zu lösen, und setzt Techniken ein, die den Energiefluss durch die höheren Chakren, die Energiezentren des Körpers (siehe Seite 164), ausgleichen sollen. Die Arbeit an den Chakren lässt die natürliche Energie des Körpers (Prana) freier fließen. Nach der ayurvedischen Lehre verursachen Blockaden in diesem Energiefluss Symptome wie Schmerzen, Abgeschlagenheit und Krankheit.

Der Masseur bearbeitet Falten mit sich wiederholenden Fingerbewegungen und löst geschickt Anspannungen in der Muskulatur von Gesicht, Hals und Kopfhaut. Beides glättet Fältchen und verbessert die Elastizität der Haut und des darunterliegenden Bindegewebes.

Sanfte Massagetechniken fördern den Abfluss überschüssiger Lymphe, kräftigere Bewegungen exfolieren auf natürliche Weise, entfernen also abgestorbene Hautzellen, um die Haut zu vitalisieren und zu verjüngen.

Die Gesichtsverjüngung ist aber nicht nur eine beliebte Methode, um das Aussehen zu verbessern, sie kann auch Probleme wie Sinusitis und Kopfschmerzen lindern, bei Schlafstörungen die Entspannung fördern und Stresssymptome verringern.

KARTE DER DRUCKPUNKTE
Diese Illustration zeigt die Reihenfolge, in der man Druckpunkte während der Hautverjüngung behandelt kann. Die Legende unten erklärt, wie Gruppen von Punkten zur Linderung körperlicher Symptome beitragen können.

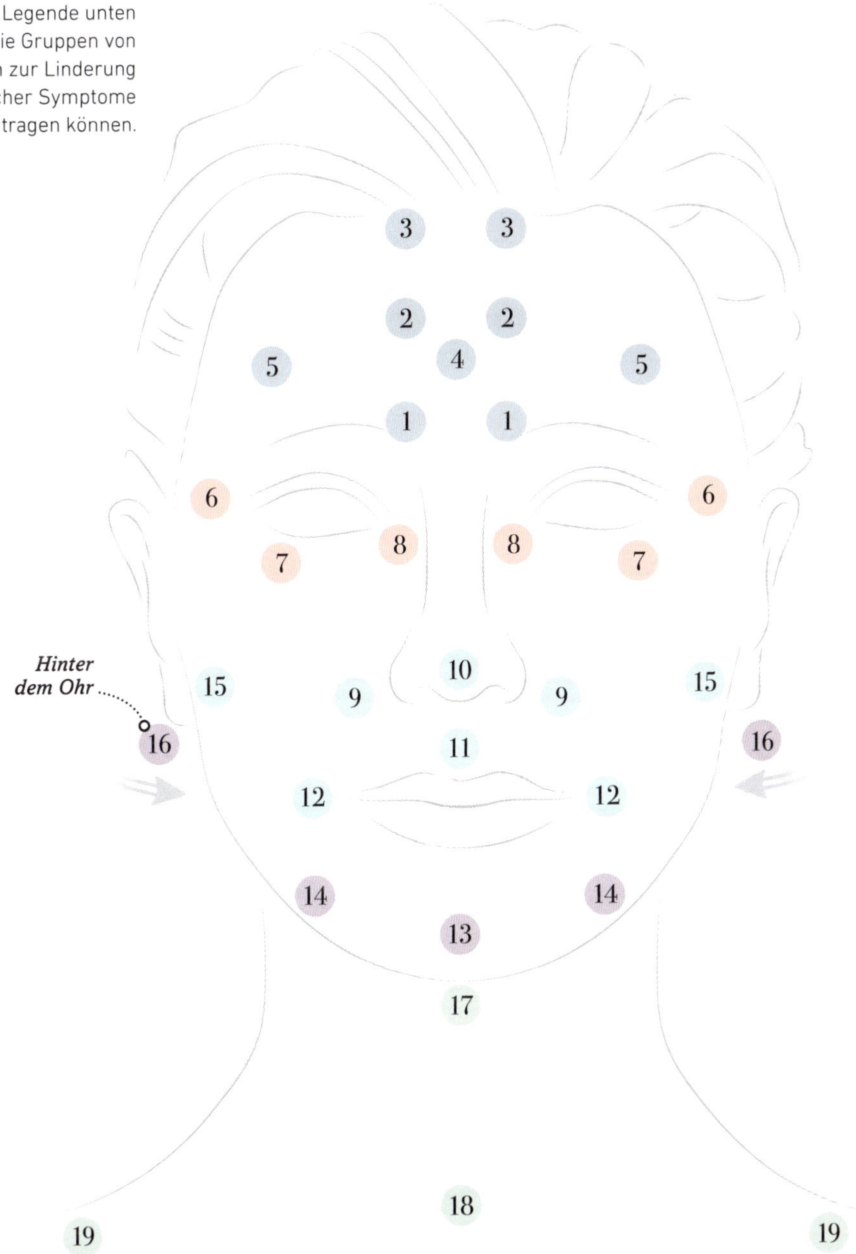

LEGENDE

- **Stirnpunkte:** *fördern Konzentration, entspannen Muskeln für mehr Elastizität*
- **Augenpunkte:** *bei Augenüberlastung*
- **Nasen-, Mund- und Wangenpunkte:** *wirken bei Sinusitis befreiend*
- **Kieferpunkte:** *lindern Kopfschmerz wegen verspannter Kiefer und manche Ohrenschmerzen*
- **Halspunkte:** *Die Punkte auf knochigen Arealen fördern die Entspannung.*

GESICHTSVERJÜNGUNG

VERWENDETE GRUNDTECHNIK:
○ **Effleurage, Seite 40**

Effleurage entspannt hier Kiefer und Gesicht, befreit die Nebenhöhlen und regt den Lymphabfluss an; stimulierende Griffe lösen verklebtes Kollagen, glätten Fältchen und verjüngen die Haut. Es wird kein Öl verwendet, die Haut muss sehr sauber sein. Nach Einsatz von Botox und Fillern ist von der Behandlung abzuraten. Die Abbildungen hier zeigen Grundtechniken, doch um die Methode wirklich zu beherrschen, benötigt man eine Ausbildung.

ARBEIT AUF DRUCKPUNKTEN

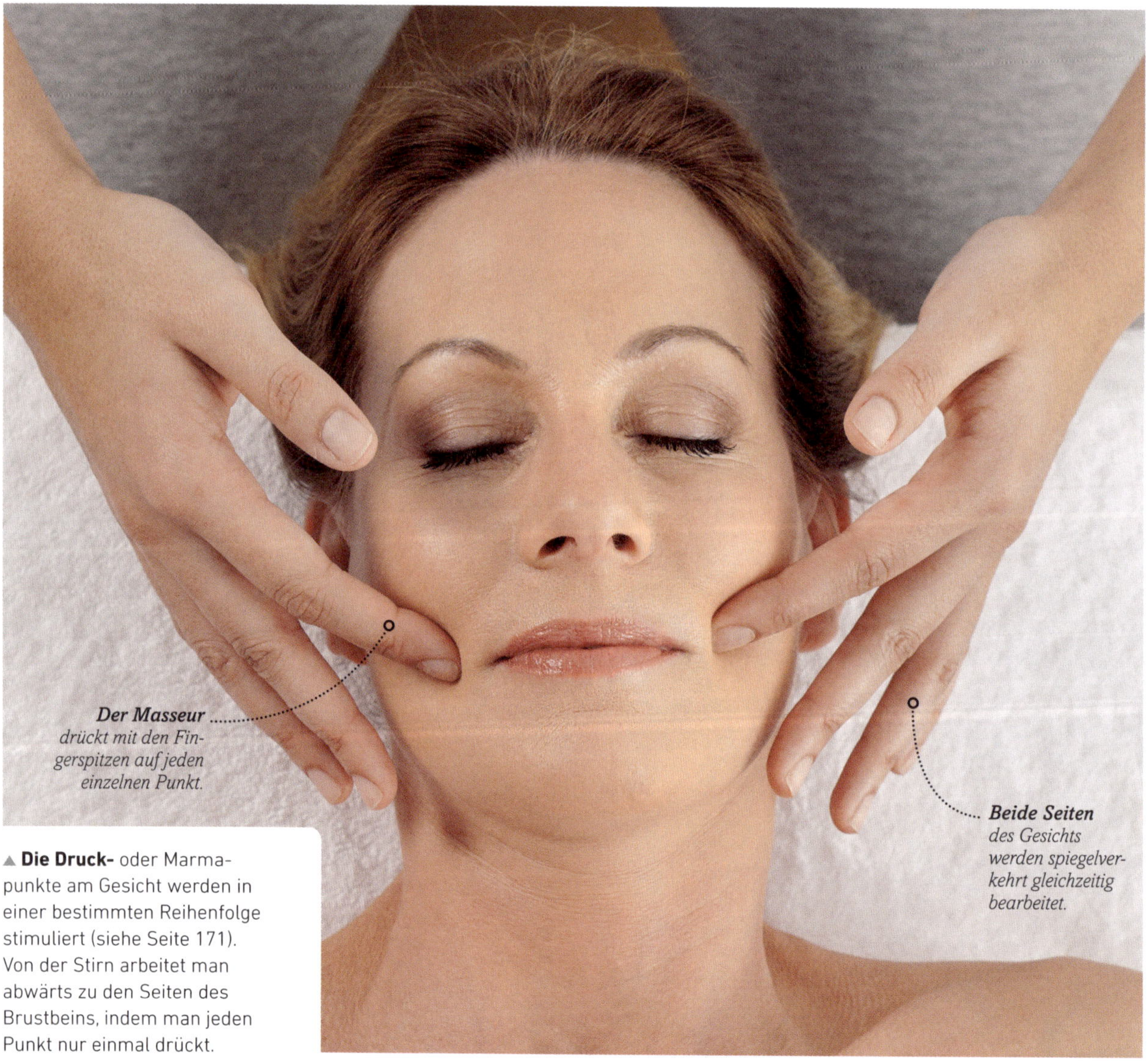
Der Masseur *drückt mit den Fingerspitzen auf jeden einzelnen Punkt.*
Beide Seiten *des Gesichts werden spiegelverkehrt gleichzeitig bearbeitet.*

▲ **Die Druck-** oder Marmapunkte am Gesicht werden in einer bestimmten Reihenfolge stimuliert (siehe Seite 171). Von der Stirn arbeitet man abwärts zu den Seiten des Brustbeins, indem man jeden Punkt nur einmal drückt.

DAS GESICHT ENTSPANNEN

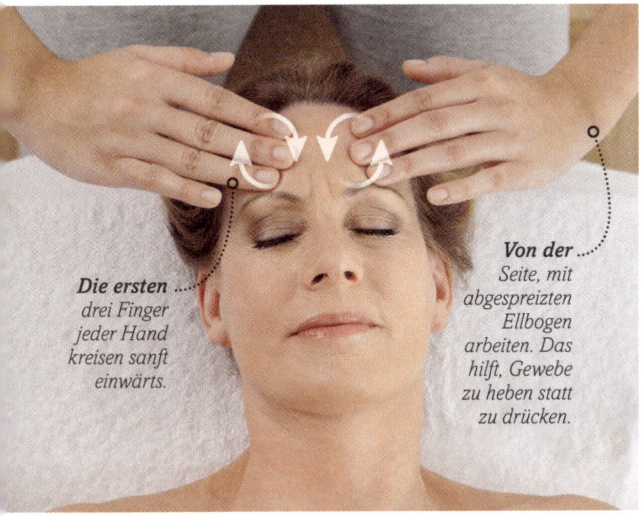
Die ersten drei Finger jeder Hand kreisen sanft einwärts.
Von der Seite, mit abgespreizten Ellbogen arbeiten. Das hilft, Gewebe zu heben statt zu drücken.

▲ **Kreisen** auf dem Gesicht, von oben nach unten, löst die Faszien und entspannt die Gesichtsmuskeln. Die Massage gilt den Muskeln, nicht nur der Haut, der Druck wird allmählich verstärkt.

EXFOLIEREN

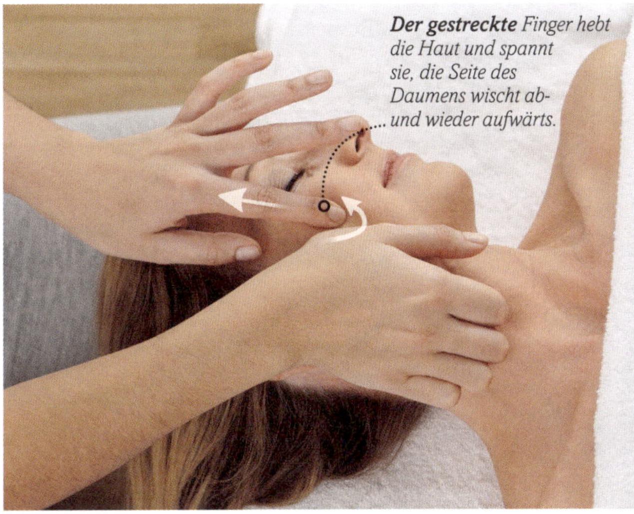
Der gestreckte Finger hebt die Haut und spannt sie, die Seite des Daumens wischt ab- und wieder aufwärts.

▲ **Den Muskel** mit einem Finger anzuheben und dann mit der Seite des Daumens zu wischen, entfernt abgestorbene Hautzellen und befreit die Haut. Wiederholung des Ablaufs glättet die Haut.

FÄLTCHEN GLÄTTEN

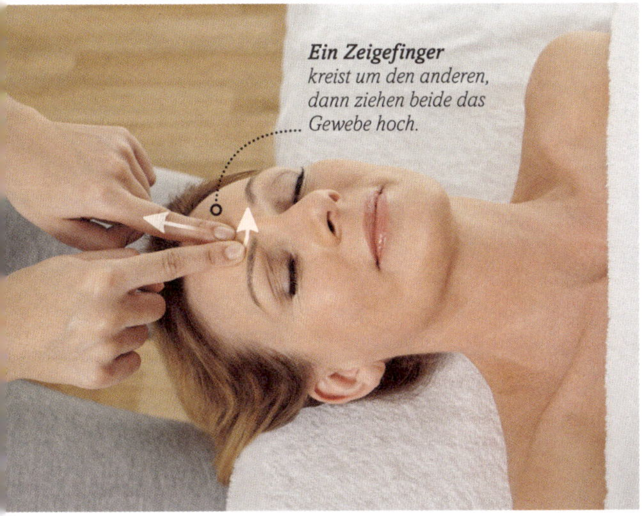
Ein Zeigefinger kreist um den anderen, dann ziehen beide das Gewebe hoch.

▲ **Kleine, präzise** Bewegungen lösen »starres« Gewebe, um Fältchen zu glätten. Die Finger drücken und ziehen, arbeiten von oben zu den Seiten; der Druck wird der Hautempfindlichkeit angepasst.

LIFTEN

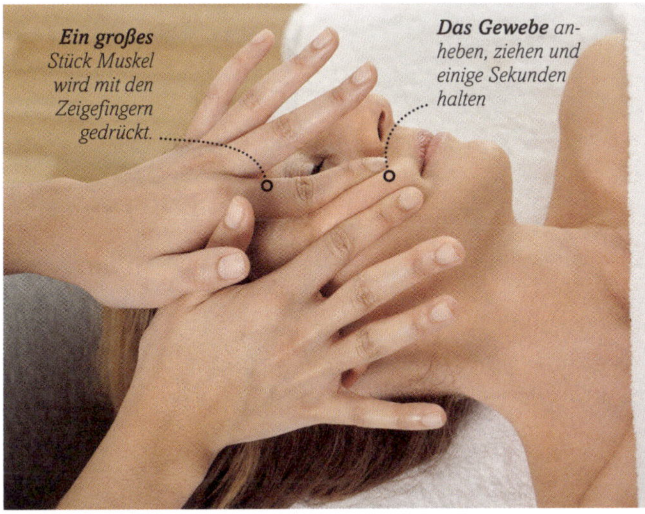
Ein großes Stück Muskel wird mit den Zeigefingern gedrückt.
Das Gewebe anheben, ziehen und einige Sekunden halten

▲ **Diese Technik** gehört ans Ende der Sitzung, wenn das Gewebe erwärmt ist. Man führt sie auf fleischigen Arealen und am Kieferknochen (nicht an der Stirn) durch, damit die Haut entspannt und geliftet wirkt.

BEHANDLUNGEN ANPASSEN

»Eine für alle« – so etwas gibt es in der Massage nicht. Jede Person hat ihre speziellen Bedürfnisse, und die können von Tag zu Tag wechseln. Daher ist es auch Aufgabe des Behandelnden, sich die Wünsche anzuhören, sie einzuschätzen und die Massage anzupassen, etwa eine Ganzkörpermassage zu modifizieren oder sich vielleicht in einem kleineren Zeitrahmen einzelnen Bereichen zu widmen. Hier finden Sie Anleitungen, wie Sie individuelle Behandlungspläne für unterschiedliche Situationen erstellen, vom Ausgleichen der Energie über Verbessern des Wohlbefindens, Linderung von Symptomen bei diversen Beschwerden bis zum Anpassen der Massage an die Bedürfnisse spezieller Patientengruppen. Auch eine kurze Babymassage-Sequenz ist dabei, die Eltern Spaß macht.

LEGENDE

Leichter Druck

Starker Druck

Mittlerer Druck

Position der Hände

BEHANDLUNGS-PLAN ERSTELLEN

Massage soll dazu beitragen, die Gesundheit zu optimieren, wobei die Behandlung nach Belieben durch Öl unterstützt werden kann. Ein auf den Einzelnen abgestimmter Behandlungsplan hilft Ihnen, zielgerichtet und planvoll zu arbeiten. Auch wer nur einmal massiert werden will, profitiert von einer Präzisierung der Behandlung. Bedenken Sie, dass sich Beschwerden mit der Zeit entwickeln können und die Pläne entsprechend angepasst sein wollen.

BEDÜRFNISSE ERKENNEN

Wer eine Massage bucht, kommt vielleicht wegen gesundheitlicher Beschwerden oder aus einem anderen Grund. Am besten erarbeiten Sie gemeinsam mit Ihrem Klienten, was die individuellen Bedürfnisse sind und was die Massage bewirken soll. So können Sie leichter entscheiden, wie Sie vorgehen. Den Nehmer von Anfang an aktiv in die Planung einzubeziehen hilft, eine für Sie beide angenehme und vertrauensvolle Partnerschaft aufzubauen.

Eine Eingangsuntersuchung kann etwas länger dauern, wenn Sie etwa den Klienten zu Allgemeinzustand und Krankengeschichte befragen. Sie sollten auch Kontraindikationen herausfinden, etwa Hautverletzungen oder eine Infektion (siehe Seite 36). Bedenken Sie auch, dass es nötig sein könnte, die Person an einen spezialisierten Masseur zu verweisen. Entscheidend ist, dass Sie jeden als Individuum mit eigenen Bedürfnissen ansehen. Der folgende Leitfaden kann Sie bei der Planung unterstützen.

VISUELLE BEURTEILUNG

Eine kurze visuelle Beurteilung kann zu Beginn einer Behandlung Hinweise auf mögliche Problembereiche geben.▼

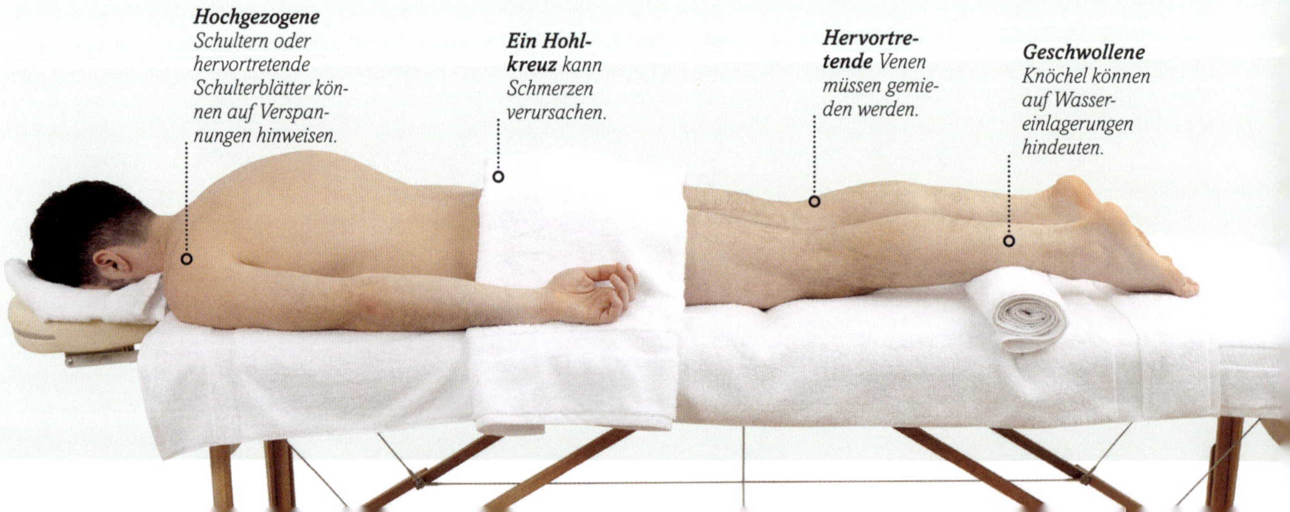

»Ein übersichtlicher Behandlungsplan definiert die Richtung der Behandlung und lässt Sie planvoll und zielgerichtet arbeiten.«

- **Was ist der Hauptgrund** für die Massage? Soll sie entspannen und das Wohlbefinden steigern oder gibt es ein spezielles Ziel – etwa die Energielevel erhöhen, Schmerzen lindern oder Stresssymptome angehen?
- **Welche Symptome liegen vor und wo?** Gibt es beispielsweise Spannung oder Steifheit in oberem Rücken, Nacken und Schultern, oder sind die Symptome eher allgemeiner Art, etwa anhaltende chronische Müdigkeit?
- **Wie häufig tritt ein Symptom auf?** Ist es akut oder chronisch? Dies kann Ihre Behandlung beeinflussen. Vielleicht halten Sie es für angebracht, sich in verschiedenen Sitzungen jeweils einem Körperbereich zu widmen.
- **Was sind Auslöser?** Weiß der Klient vielleicht, zu welcher Zeit oder bei welchem Anlass das Symptom erstmals auffiel?
- **Besprechen Sie,** wie ein Symptom den Alltag beeinflusst. Bedenken Sie dabei, dass körperliche Symptome psychische Auswirkungen haben können und umgekehrt.
- **Sobald der Nehmer** sich auf der Massageliege eingerichtet hat, kann eine kurze visuelle Beurteilung helfen, Problembereiche zu erkennen (siehe links).
- **Während der Massage** sollten Sie die Wirkung der Behandlung beurteilen. Beispiel: Bei Schmerzen im unteren Rücken bearbeiten Sie zuerst diesen Bereich und kommen später auf ihn zurück, um zu prüfen, ob des Gewebe deutlich weicher geworden ist. Identifizieren Sie auch Entzündungen: 10 Sekunden so stark drücken, dass es etwas unangenehm ist. Wird es unangenehmer, den Bereich während der Behandlung aussparen.

GEMEINSAME ZIELE

Gemeinsam Problembereiche herauszufinden hilft Masseur und Klient, die Behandlung zu fokussieren, und bringt beider Ziele in Einklang.

WEITERE PLANUNG

Machen Sie vor und nach der Behandlung Notizen dazu, was Sie besprochen haben. Anhand derer können Sie Behandlungsverlauf und -wirkung nachvollziehen. Notizen sind auch nützlich, wenn Sie Informationen an einen Spezialisten weitergeben müssen. Am Ende der Massage schlagen Sie einen künftigen Behandlungsplan vor. Erklären Sie, was Sie erreichen wollen, lassen Sie den Nehmer erkennen, was Sie können und was nicht.

BEHANDLUNGEN ANPASSEN

WOHLFÜHL-MASSAGE

Die Anforderungen des Alltags führen oft dazu, dass wir uns gestresst und überfordert fühlen, unfähig, einen Schritt zurückzutreten und abzuschalten. Oder wir haben das Gefühl, energielos zu sein und unsere Ausstrahlung zu verlieren. Eine Massage mit Aromatherapie kann dann ausgleichen, erden und einen Rahmen schaffen, um Abstand zu gewinnen und sich auf die Behandlung mit Berührung und ätherischen Ölen einzulassen, damit Körper und Geist entspannen. Muskelverspannungen zu lösen und den Blut- und Lymphkreislauf anzuregen wirkt in vielerlei Hinsicht positiv: Es lockert Steifheit und verbessert die Körperhaltung, entgiftet, fördert Konzentration und Entspannung. All dies kann zu frischer Lebensenergie und Wohlbefinden verhelfen.

ENTSTRESSEN

Ziel jeder Massage ist, das Gewebe zu lockern und Verspannungen zu lösen. Bei Dauerstress sind die Muskeln oft besonders angespannt, und der Verstand ist vernebelt. Eine Ganzkörpermassage mit ausgewählten ätherischen Ölen hilft dem Nehmer, abzuschalten und belastende Gedanken beiseitezuschieben. Gleichbleibender Druck wirkt beruhigend – er muss allerdings stark genug sein, um die lösende Wirkung spürbar zu machen. Dem Rücken mehr Zeit zu widmen hilft, dort Verspannungen zu lösen, Kopf- und Fußmassage können überaus entspannend sein.

VERWENDETE GRUNDTECHNIKEN:

- **Fächer-Streichung, Seite 40**
- **Kreis-Streichungen, Seite 46**
- **Dehnungen, Seite 74**

DEN RÜCKEN ENTSPANNEN

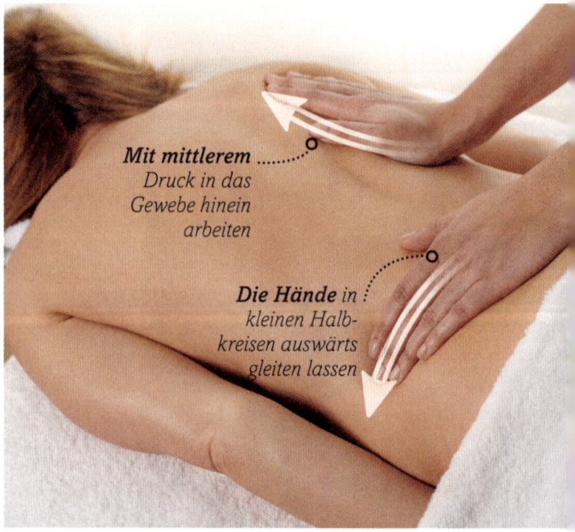

▲ **Effleurage am Rücken** erwärmt und lockert zu Beginn das Gewebe und löst Faszienverklebungen. Die Hände fächern mit kleinen Bewegungen aufwärts oder streichen einen großen Fächer.

WOHLTUENDE KOPFKREISE

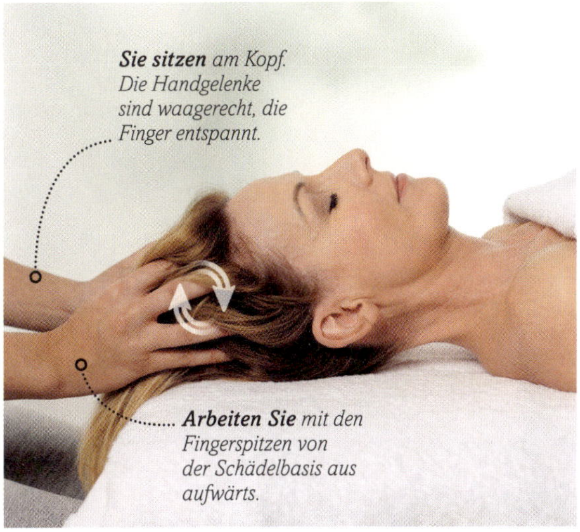

▲ **Die Kopfhaut** mit kreisenden Bewegungen zu massieren lässt den Nehmer nach dem Umdrehen schnell wieder entspannen. Bewegen Sie nicht nur die Haut, sondern auch das Gewebe darunter.

LOCKERNDE DEHNUNG

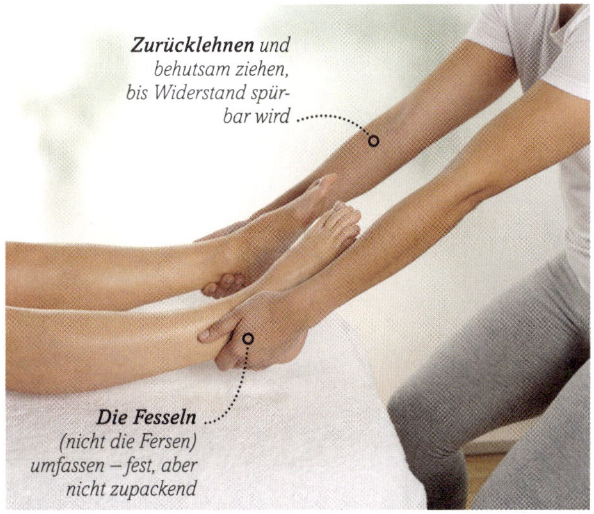
Zurücklehnen und behutsam ziehen, bis Widerstand spürbar wird
Die Fesseln (nicht die Fersen) umfassen – fest, aber nicht zupackend

▲ **Eine Beindehnung** gegen Ende der Massage lässt den Nehmer vollständig loslassen. Er fühlt sich danach, als sei der Körper von Kopf bis Fuß gelockert worden.

SANFTER NACKENZUG

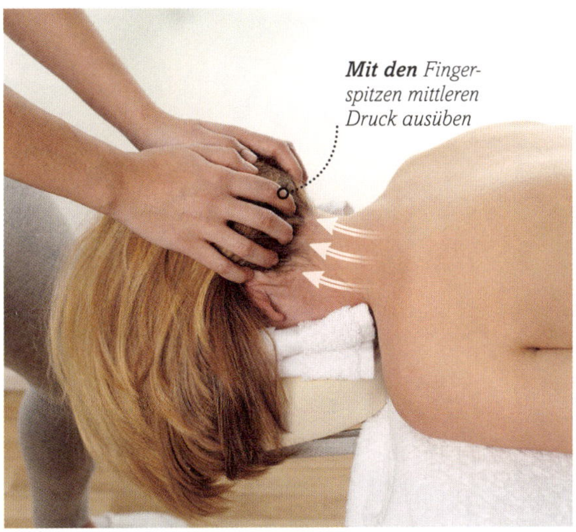

▲ **Für einen zutiefst entspannenden** Abschluss die Fingerspitzen hoch zum Nacken gleiten lassen. Den Nacken sanft dehnen, dann die Finger unter den Hinterhauptkamm haken und kurz halten.

SELBSTMASSAGE DES KOPFS

An einen Tisch setzen, die Ellbogen dort aufstützen. Den Kopf in die Hände legen und die Kopfhaut sanft mit den Fingerspitzen massieren.

Ätherische Öle

Einige entstressende Öle sind:

- **VETIVER –** *erdet und lindert stressbedingte Symptome*
- **PATSCHULI –** *wirkt stimmungsaufhellend und erdend, lindert stressbedingte Symptome*
- **NEROLI –** *kann ausgleichen und bei Angstzuständen hilfreich sein*

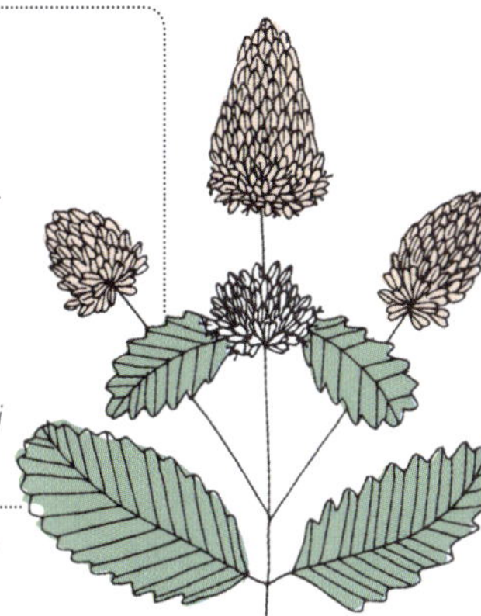

PATSCHULI ▶

ENERGETISIERENDE MASSAGE

Dass man sich schlapp und energielos fühlt, kann viele Gründe haben, von Verdauungsstörungen bis Stress. Daher ist es wichtig, der Ursache auf den Grund zu gehen und die Massage, falls erforderlich, anzupassen. Setzen Sie viel lebhafte Petrissage und Effleurage ein, und kümmern Sie sich besonders um Kopf und Füße – eine Massage dort kann eine besonders anregende Wirkung haben.

VERWENDETE GRUNDTECHNIKEN:

- ○ **Kreis-Streichungen, Seite 46**
- ○ **Streichen und gleiten, Seite 44**
- ○ **Tausend Hände, Seite 42**
- ○ **Knuckling, Seite 58**
- ○ **Tapotement, Seite 64**

STIMULIERENDE KOPFMASSAGE

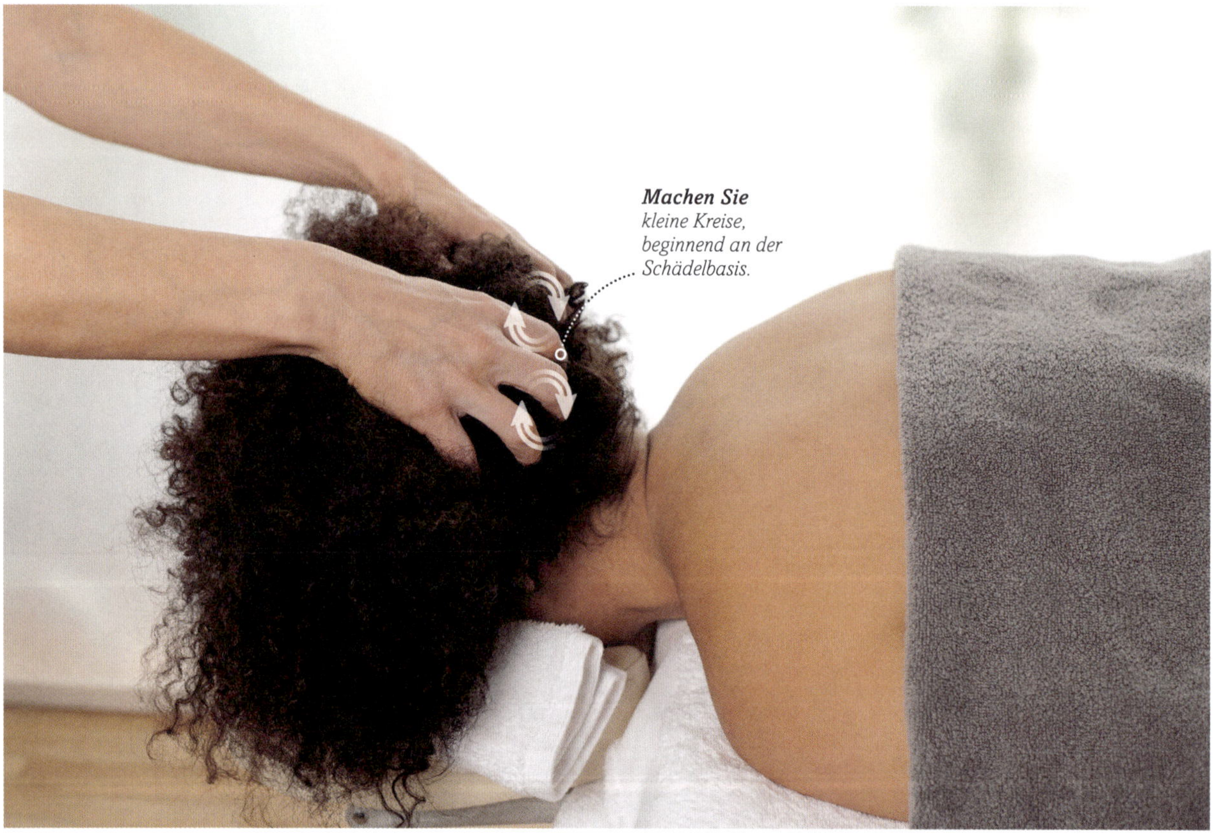

▲ **Eine Kopfmassage kann** beides sein, entspannend und stimulierend. Zu Beginn einer Ganzkörpermassage – bevor der Rücken an der Reihe ist – kann sie besonders energetisierend und revitalisierend sein. Massieren Sie den Hinterkopf mit recht kräftigen, schnellen Kreisen, achten Sie dabei darauf, dass Sie den Kopf nicht in den Gesichtsschlitz der Liege drücken.

Ätherische Öle

Einige beim Energetisieren hilfreiche Öle sind:

- ○ **BERGAMOTTE** *und* **LITSEA CUBEBA –** *wirken stimmungsaufhellend, steigern das Wohlbefinden*
- ○ **SCHWARZER PFEFFER –** *regt die Durchblutung an*

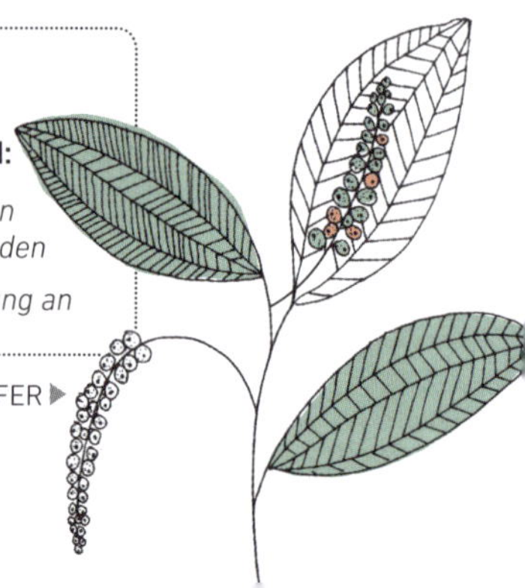

SCHWARZER PFEFFER ▶

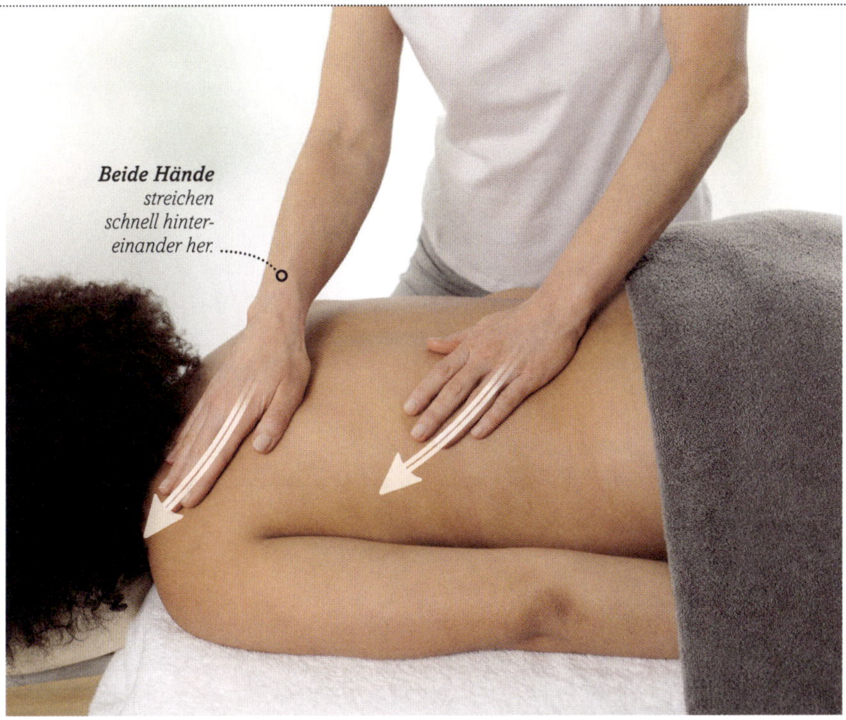

GLEITENDE STRICHE

◀ **Setzen Sie ziemlich** zu Anfang der Massage lange, ausladende Striche mit der Tausend-Hände-Technik ein, um Blutfluss und Abtransport von Abfallstoffen anzuregen, zu energetisieren und zu reinigen. Bearbeiten Sie nacheinander jede Seite des Rückens, indem Sie die Massage auf jeder Seite jeweils mehrmals wiederholen, bis die Muskeln warm und entspannt sind.

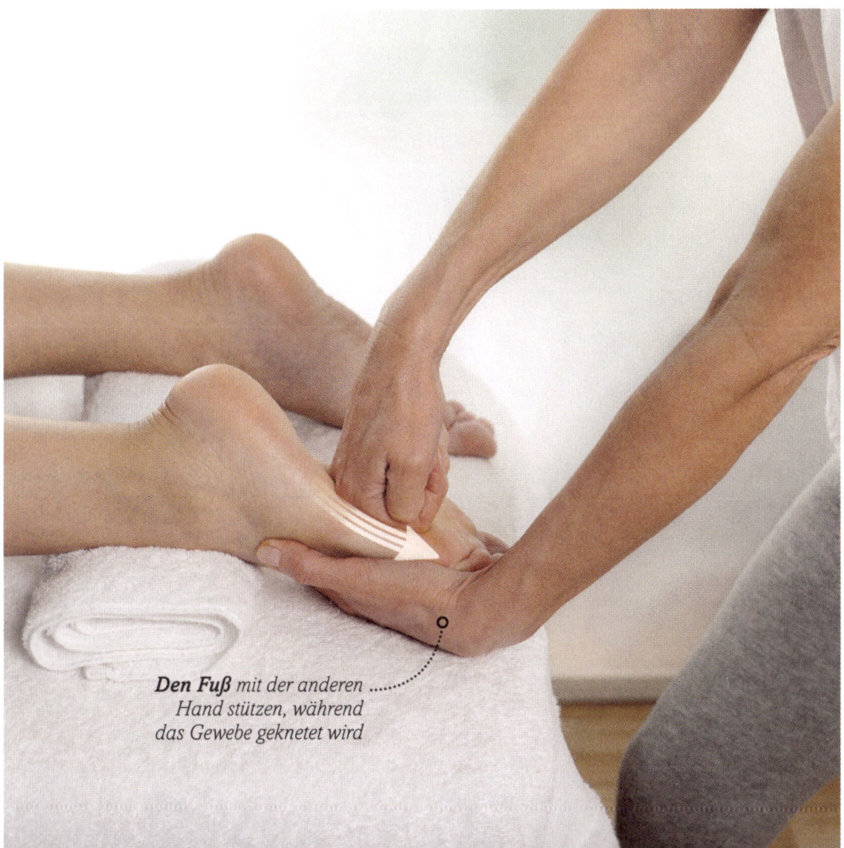
Den Fuß *mit der anderen Hand stützen, während das Gewebe geknetet wird*

TIEFENGEWEBS-MASSAGE AM FUSS

◀ **Wenn der Nehmer** Fußmassagen mag, kann dies den ganzen Körper beleben. Wenden Sie Knuckling auf den fleischigen Bereichen an, um das Gewebe aufzuwecken – recht kräftig, um die Durchblutung anzuregen, gefolgt von etwas Tapotement an den Fußsohlen.

BEHANDLUNGEN ANPASSEN

MASSAGEN BEI HÄUFIGEN BESCHWERDEN

Massage kann helfen, eine Vielzahl von Beschwerden zu minimieren. Begleitend zu medikamentöser Behandlung und zur Veränderung der Lebensweise, kann Körpermassage eine beachtliche Wirkung haben. Bestimmte Techniken regen die Durchblutung an und erwärmen das Gewebe, was Kreislaufprobleme positiv beeinflussen kann. Sie lösen auch Verklebungen im Gewebe, was Steifheit lindern und die Beweglichkeit verbessern kann. Zudem erden und revitalisieren sie, steigern so das Wohlbefinden und verbessern die seelische Gesundheit. Auf den folgenden Seiten sehen Sie, wie Sie spezielle Techniken in den Mittelpunkt stellen und in eine Massagesequenz einbinden können, um Symptome zu lindern. Man setzt Grundtechniken ein, gelegentlich kombiniert mit Spezialtechniken wie Triggerpunkt-Therapie und sporttherapeutische Methoden, für die eine besondere Qualifikation erforderlich ist.

ARTHRITIS

Wenn Sie jemanden mit Arthritis massieren, müssen Sie Rücksicht auf etwaige Beschwerden wie eingeschränkte Beweglichkeit oder Schmerzen nehmen. Prüfen Sie auch, ob Entzündungen vorliegen, und massieren Sie nicht auf akut entzündeten und/oder schmerzenden Arealen. Arbeiten Sie mit geringem Druck, um kein empfindliches Gewebe zu verletzen. Die hier gezeigten Techniken fokussieren auf Knie und Hand, wo Arthritis besonders häufig auftritt.

VERWENDETE GRUNDTECHNIKEN:

- **Kneten, Seite 60**
- **Streichen und gleiten, Seite 44**
- **Kreis-Streichungen, Seite 46**
- **Dehnungen, Seite 74**
- **Rotationen, Seite 76**

Ätherische Öle

Einige bei Arthritis hilfreiche Öle sind:

- **ROSMARIN, PINIE** *und* **SCHWARZER PFEFFER –** *wärmen und lindern Schmerzen*

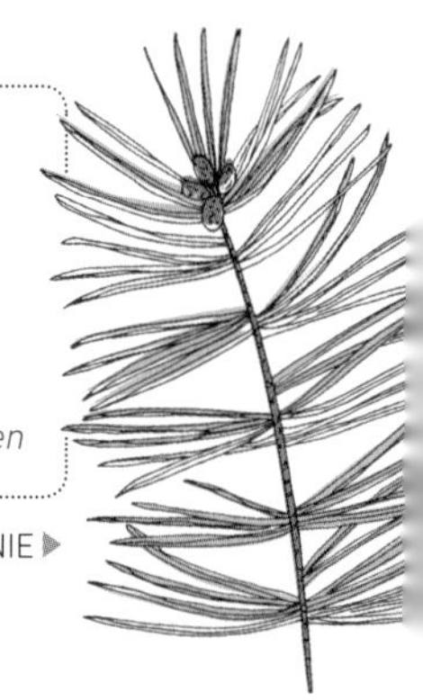

PINIE ▶

DAS KNIE KNETEN

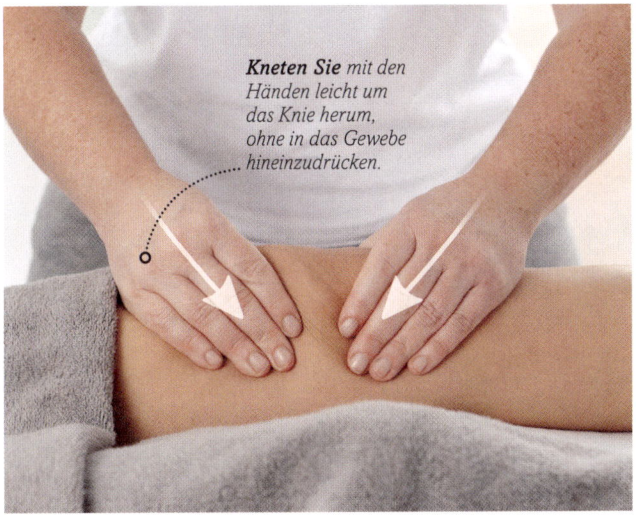

▲ **Sanftes Kneten** des fleischigen Bereichs um das Knie herum mobilisiert das Gewebe, regt Durchblutung und Lymphabfluss an und wirkt so entzündungshemmend. Bevor Sie das Knie behandeln, auf dem ganzen Bein Effleurage-Streichungen vornehmen.

MASSAGE DER KNIEKEHLE

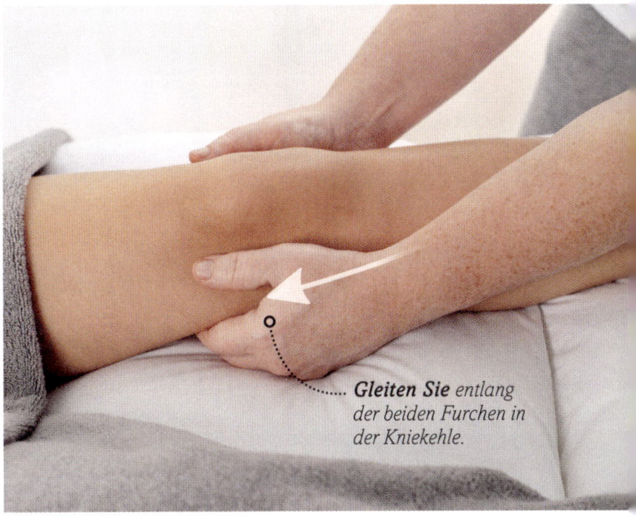

▲ **Massieren Sie die Kniekehle,** während der Nehmer auf dem Rücken liegt. So lockern Sie das Gewebe sanft und vermeiden es, Druck auf die Kniescheibe auszuüben. Die Hände gleiten schöpfend, ohne in die Kniekehle zu drücken.

DAUMENKREISE

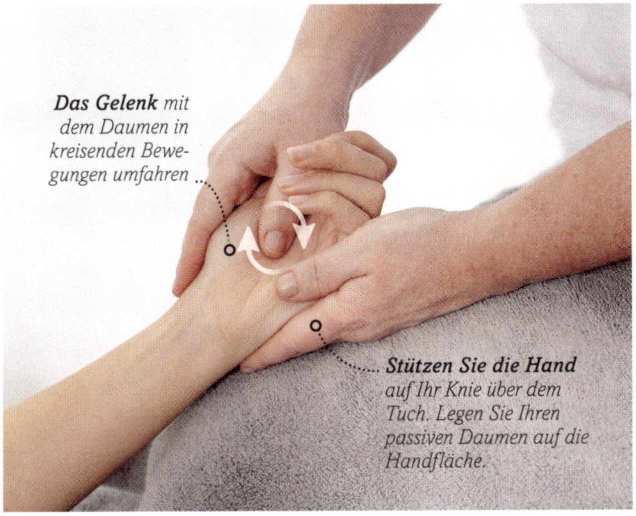

▲ **An der Hand** tritt Arthritis häufig auf. Massieren Sie die Gelenke mit dem Daumen, um das Gewebe zu entspannen und Steifheit zu lösen. Halten Sie den Druck leicht, reduzieren Sie ihn bei Bedarf. Ist das Daumengrundgelenk sehr steif, widmen Sie ihm Extrazeit.

HANDGELENKROTATION

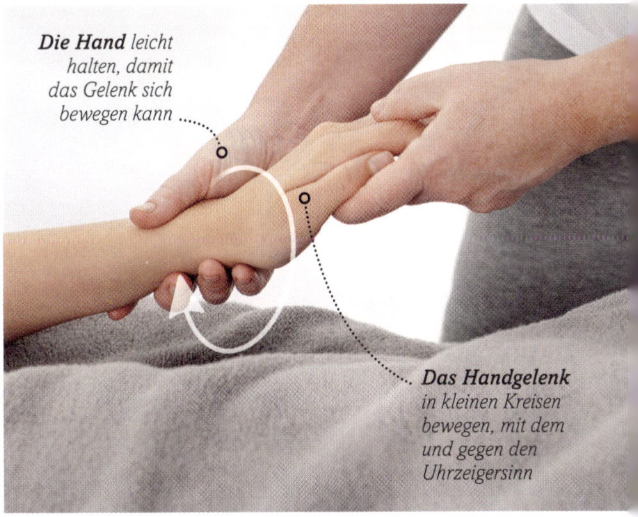

▲ **Das Handgelenk** zu rotieren lockert es, löst Verspannungen und lindert Steifheit, die als Folge der Arthritis in den Handgelenken auftritt. Diese passive Bewegung führen Sie sanft mit Rücksicht auf die Beweglichkeit des Nehmers aus.

RÜCKENSCHMERZEN

Bedenken Sie, wo der Schmerz auftritt, was ihn lindert oder verstärkt, ob es Bereiche mit eingeschränkter Beweglichkeit gibt und ob es übertragenen Schmerz gibt, der etwa am Bein hinabwandert. Auf Effleurage und Knetung zum Erwärmen können tiefere Gewebestreichungen und Triggerpunkt-Therapie folgen, um Verspannung zu lösen und den Ursprung des Schmerzes zu behandeln.

VERWENDETE GRUNDTECHNIKEN UND ANDERE TECHNIKEN:

- **Tiefe Streichungen, Seite 52**
- **Druck, Seite 72**
- **Triggerpunkt-Therapie, Seite 130**
- **Streichen und gleiten, Seite 44**

Ätherische Öle

Einige bei Rückenschmerzen hilfreiche Öle sind:

- **MAJORAN –** *wirkt schmerzlindernd*
- **WACHOLDER –** *erwärmend und entwässernd; kann Schwellungen im Gewebe reduzieren*
- **SCHWARZER PFEFFER –** *heilend und schmerzlindernd, verbessert die lokale Durchblutung*

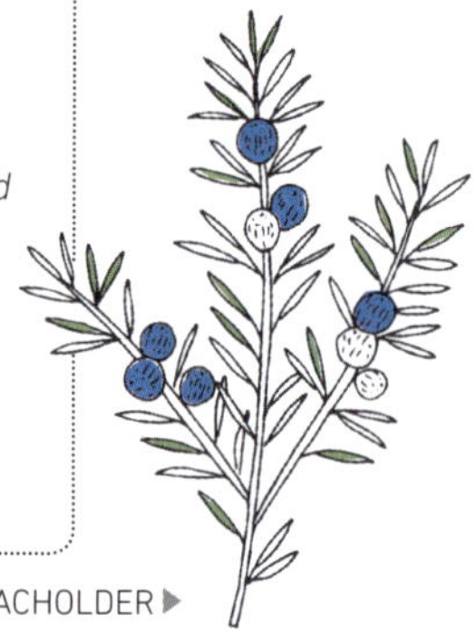

WACHOLDER ▶

TIEFE EFFLEURAGE AM KREUZ

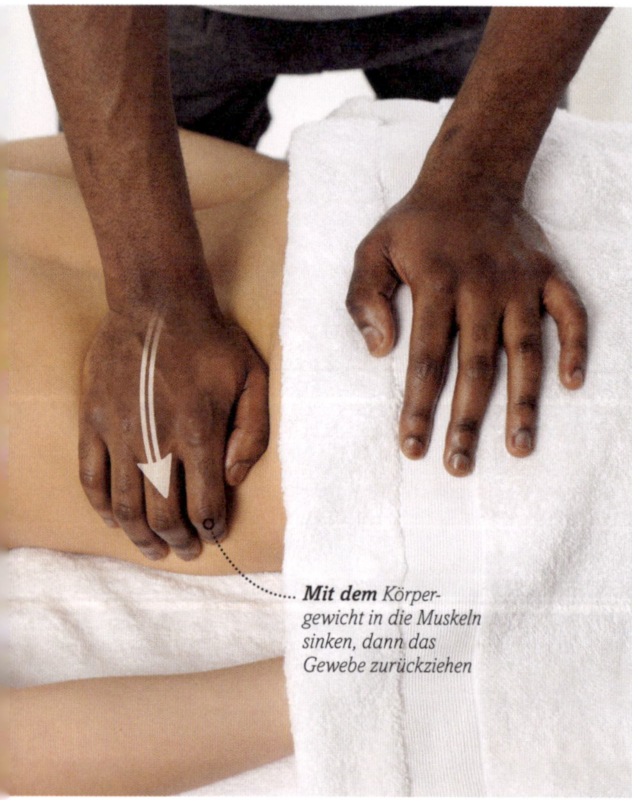

▲ **Das Kreuz –** entlang des M. quadratus lumborum – schmerzt häufig. Nach leichteren Streichungen hilft diese stärkere Effleurage den Muskeln beim Entspannen und bereitet sie auf die Triggerpunkt-Therapie vor.

TRIGGERPUNKT-THERAPIE AM KREUZ

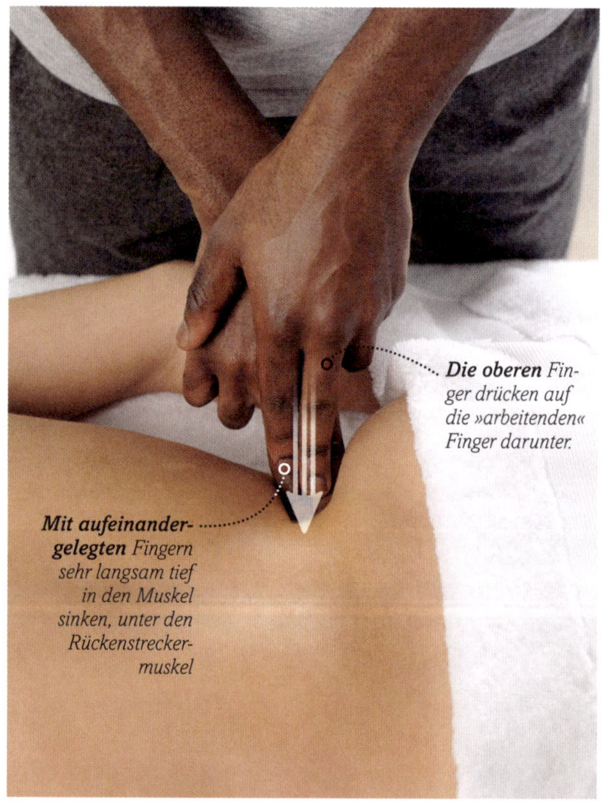

▲ **Der quadratische Lendenmuskel** kann Schmerzen in andere Rückenbereiche und die Hüften übertragen. Den erwärmten Muskel auf mögliche Triggerpunkte absuchen, einen empfindlichen Punkt länger drücken, bis das Gewebe entspannt.

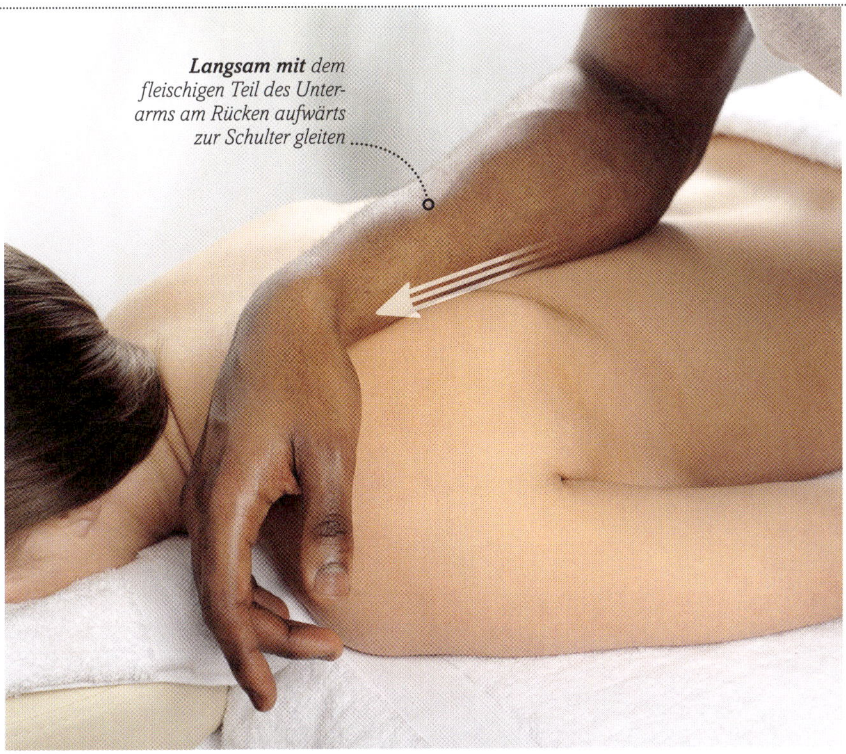

TIEFER UNTERARMDRUCK

◀ **Unter Einsatz** des Körpergewichts mit dem Unterarm zwischen Schulterblatt und Wirbelsäule drücken. Lehnen Sie sich dabei im Ausfallschritt vor, um den Arm aufwärts zu bewegen. Diese Tiefengewebsmassage kann Schmerzen im oberen Rücken lindern und auch in anderen Bereichen, falls Verspannung im oberen Rücken Schmerzen im unteren verursacht.

MASSAGE DER RÜCKENSTRECKER

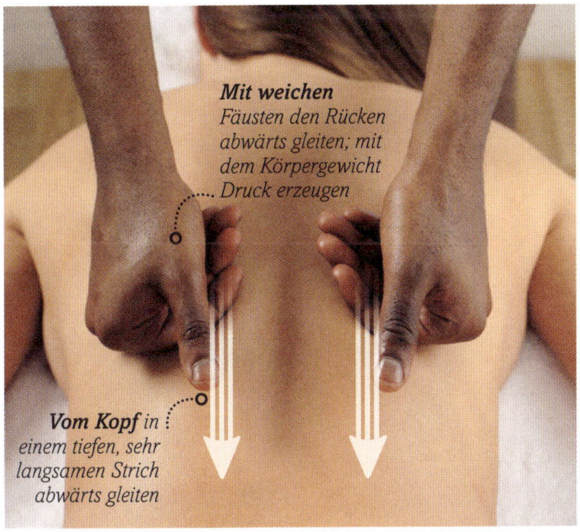

▲ **Diese tiefe Effleurage** im Anschluss an leichtere Striche erwärmt und dehnt die Rückenstreckermuskeln auf jeder Seite der Wirbelsäule. Den Rücken entlang zu arbeiten lässt Sie mehrere Problembereiche erreichen.

DIE HAMSTRINGS LOCKERN

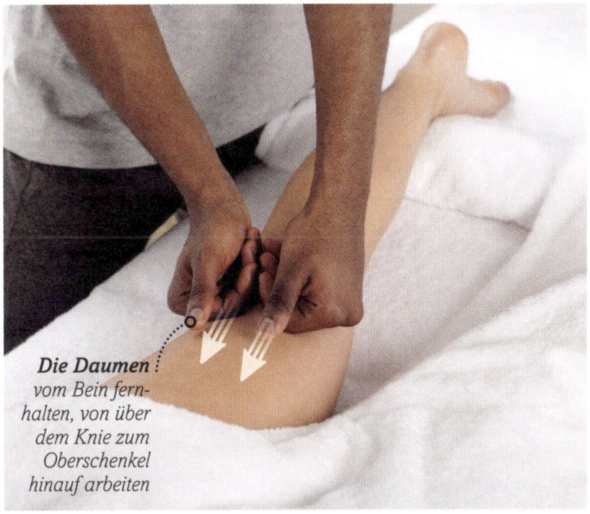

▲ **Verspannte** Oberschenkelmuskeln können Zug auf das Becken ausüben und Kreuzschmerzen verursachen. Vom Gewicht unterstützter starker Druck dehnt nach Effleurage die Muskeln. Grundsätzlich sind die Hamstrings nach dem Rücken an der Reihe.

VERSPANNTER NACKEN

Nackenverspannungen sind häufig und können sich auf vielerlei Art bemerkbar machen, etwa als Kopfschmerz oder als Bewegungseinschränkung. Fragen Sie den Nehmer nach seinen Symptomen und passen Sie die Behandlung entsprechend an. Effleurage, Dehnungen und Triggerpunkt-Therapie können hilfreich sein. Arbeiten Sie am Nacken immer einfühlsam mit fließenden, langsamen Bewegungen.

VERWENDETE GRUNDTECHNIKEN UND ANDERE TECHNIKEN:

- **Streichen und gleiten, Seite 44**
- **Dehnungen, Seite 74**
- **Triggerpunkttherapie, Seite 130**
- **Knuckling, Seite 58**

EFFLEURAGE AM NACKEN

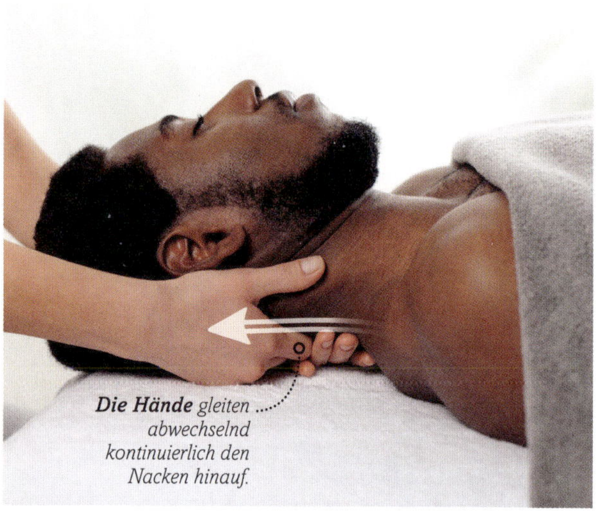

▲ **Am Kopfende sitzend,** streichen Sie mit beiden Händen den Nacken hinauf. Die Hände bleiben entspannt, greifen das Gewebe fließend, ohne zu pressen. Diese Streichung entspannt die Muskeln vor der Tiefengewebsmassage.

SELBSTMASSAGE DEHNUNG

Auf eine Hand setzen, um die Schulter zu stabilisieren. Die andere Hand um den Nacken herum auf dieselbe Seite führen und den Nacken sanft von der Schulter wegdehnen.

NACKENDEHNUNG

Diese passive Dehnung ▶ löst Verspannung im oberen Trapezmuskel. Sie drehen den Kopf des Nehmers etwas von sich fort und legen dann die Hand auf seine Schulter. Der Nehmer atmet aus, während Sie langsam die Schulter wegdrücken. Wird Widerstand spürbar, etwa 30 Sekunden halten, dann auf der anderen Seite wiederholen.

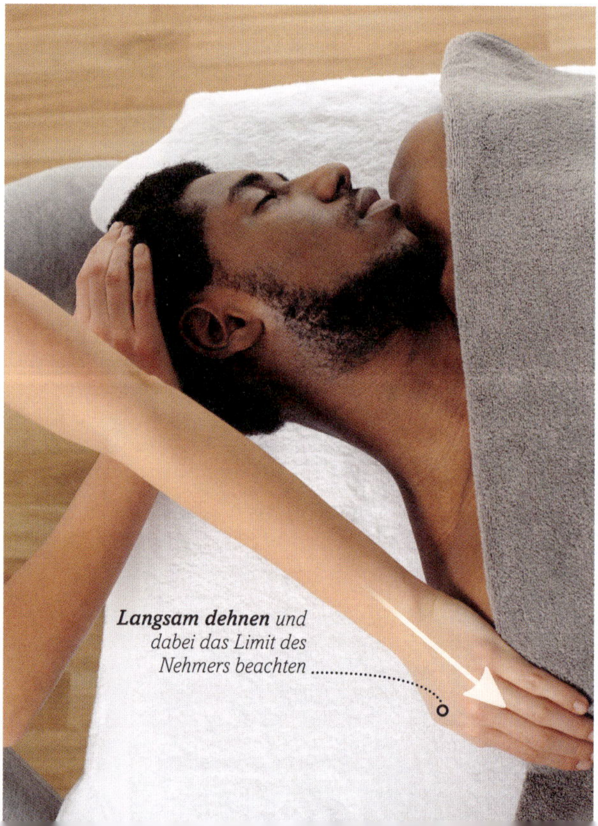

TRIGGERPUNKTE: SEITLICHER NACKEN

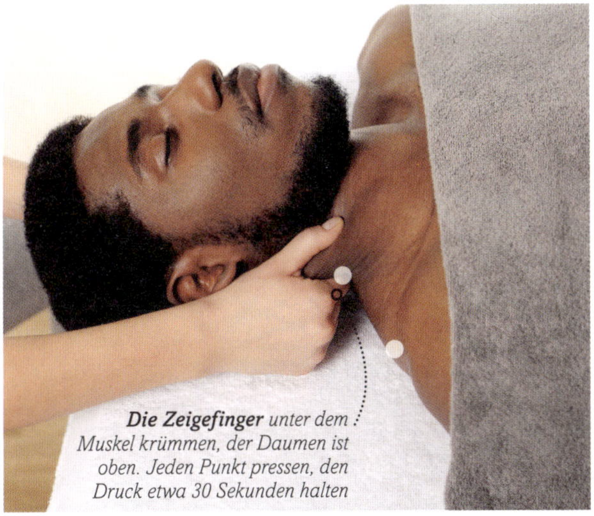
Die Zeigefinger unter dem Muskel krümmen, der Daumen ist oben. Jeden Punkt pressen, den Druck etwa 30 Sekunden halten

▲ **Triggerpunkt-Massage** vom M. Sternocleidomastoideus abwärts kann Ursachen für Kopfweh erkennen lassen. Empfindliche Punkte länger drücken, bis die Verspannung nachlässt.

Ätherische Öle

Einige bei Muskelverspannung hilfreiche Öle sind:

- **LAVENDEL** *und* **MAJORAN** – *ihre analgetische Wirkung kann Muskelschmerzen lindern.*
- **RÖMISCHE KAMILLE** – *wirkt leicht entzündungshemmend*

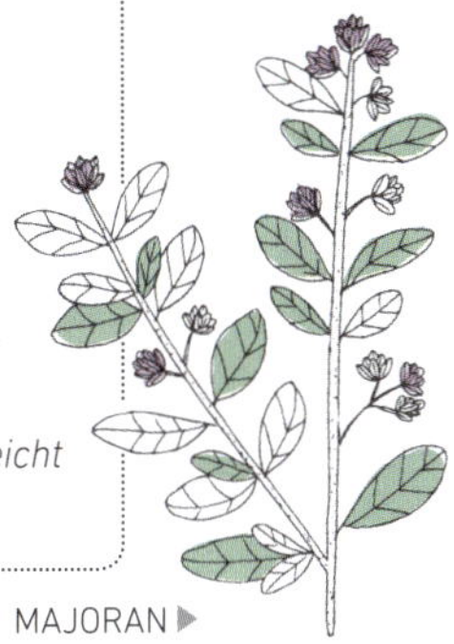
MAJORAN ▶

MASSAGE DES OBEREN TRAPEZMUSKELS

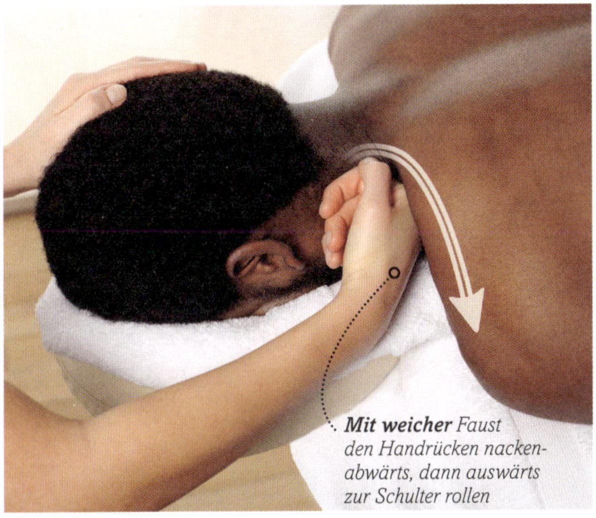

▲ **Massieren Sie** am oberen Trapezmuskel und an anderen Nackenmuskeln entlang, um chronische Verspannung zu lösen. Dieser recht kräftige einleitende Strich erwärmt das Gewebe vor Triggerpunkt-Therapie und Tiefengewebsmassage.

TRIGGERPUNKTE: OBERER NACKEN

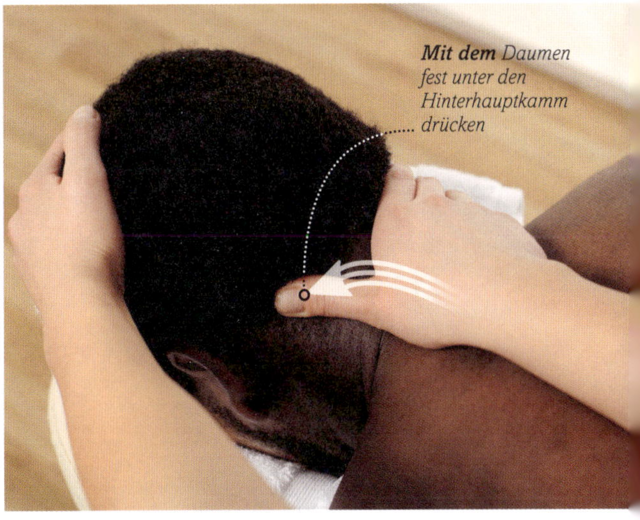

▲ **Verspannungen in der** oberen Nackenmuskulatur, den Subokzipitalmuskeln, können Kopfschmerzen verursachen. Bearbeiten Sie diesen Bereich mit dem Daumen, um Triggerpunkte zu finden.

UNRUHIGE BEINE

Das Syndrom der unruhigen Beine (Restless-Legs-Syndrom, RLS) wird als Empfindungsstörungen in den Beinen beschrieben, die es fast unmöglich machen, diese still zu halten. Es kann schwach oder stark ausgeprägt sein, wird meist nachts schlimmer und stört den Schlaf. Die Ursache ist nicht bekannt, das Syndrom kann aber bei Schwangeren häufiger auftreten und wird mit Mineralstoffmangel und Durchblutungsstörungen in Verbindung gebracht. Regelmäßige Massage unter Einsatz von Beindehnungen und stimulierender Petrissage kann die Symptome lindern.

VERWENDETE GRUNDTECHNIKEN UND ANDERE TECHNIKEN:

- **Dehnungen, Seite 74**
- **Sportmassage, Seite 128**
- **Wringen, Seite 56**

WADENDEHNUNG

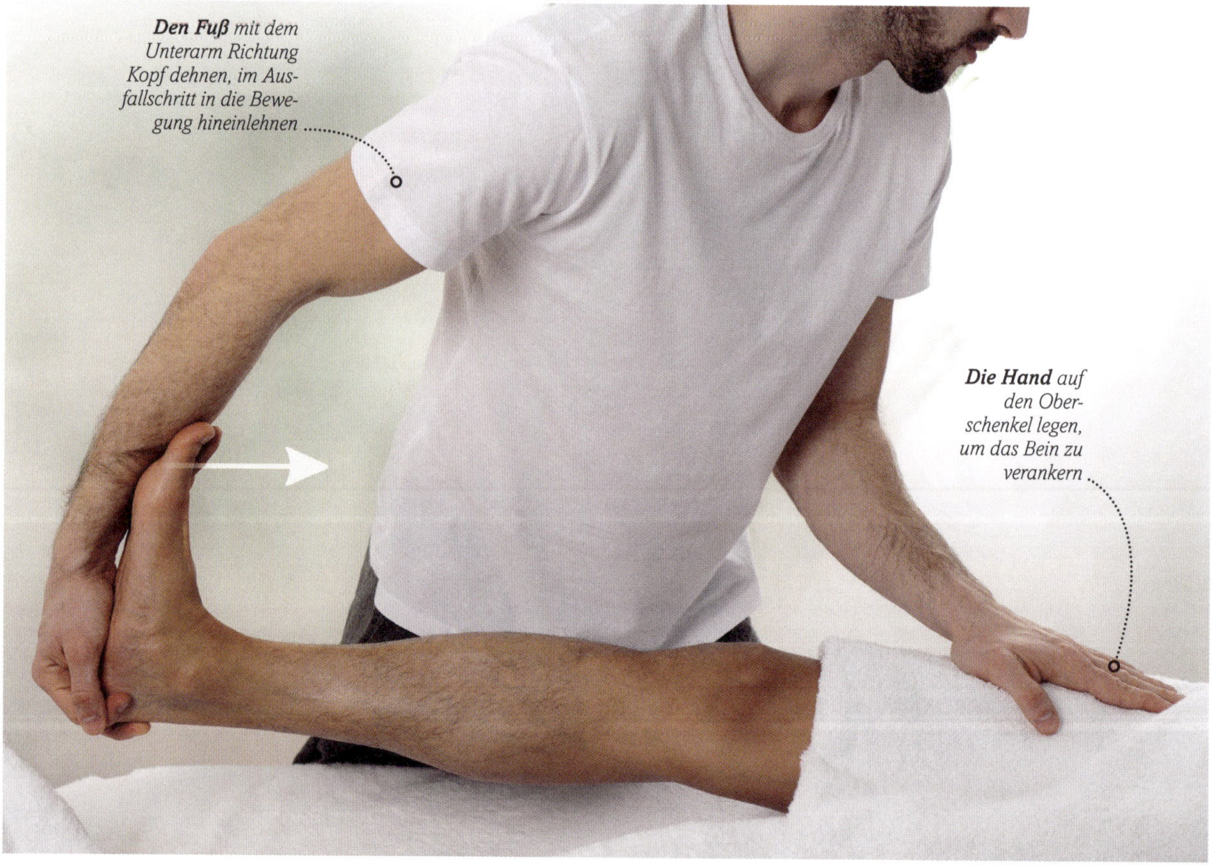

▲ **Dehnung der Wadenmuskeln** entspannt das Gewebe und löst Anspannungen in den Muskeln. Das wiederum verbessert Blut- und Lymphkreislauf, hilft Gift- und Abfallstoffe zu beseitigen und lindert die Symptome. Der Nehmer hält sein Bein gestreckt und stemmt es gegen den Druck, wenn Sie seinen Fuß aufwärts beugen.

Ätherische Öle

Einige bei unruhigen Beinen hilfreiche Öle sind:

- **VETIVER –** *wirkt beruhigend, fördert die Entspannung*
- **MAJORAN –** *regt den Kreislauf an*
- **LAVENDEL –** *hat eine extrem ausgleichende Wirkung und unterstützt daher die Entspannung*

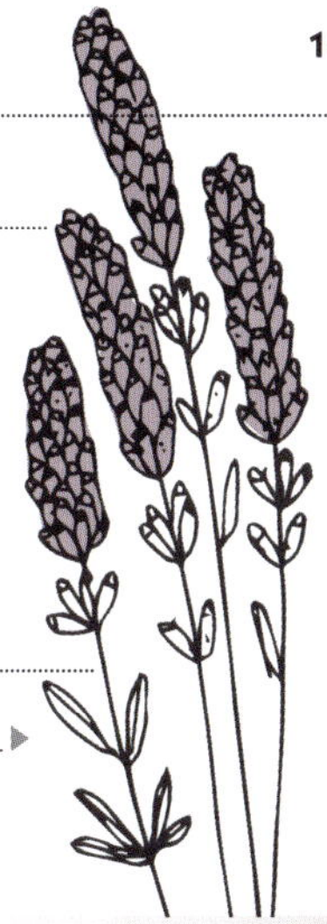

LAVENDEL ▶

DIE OBERSCHENKEL WRINGEN

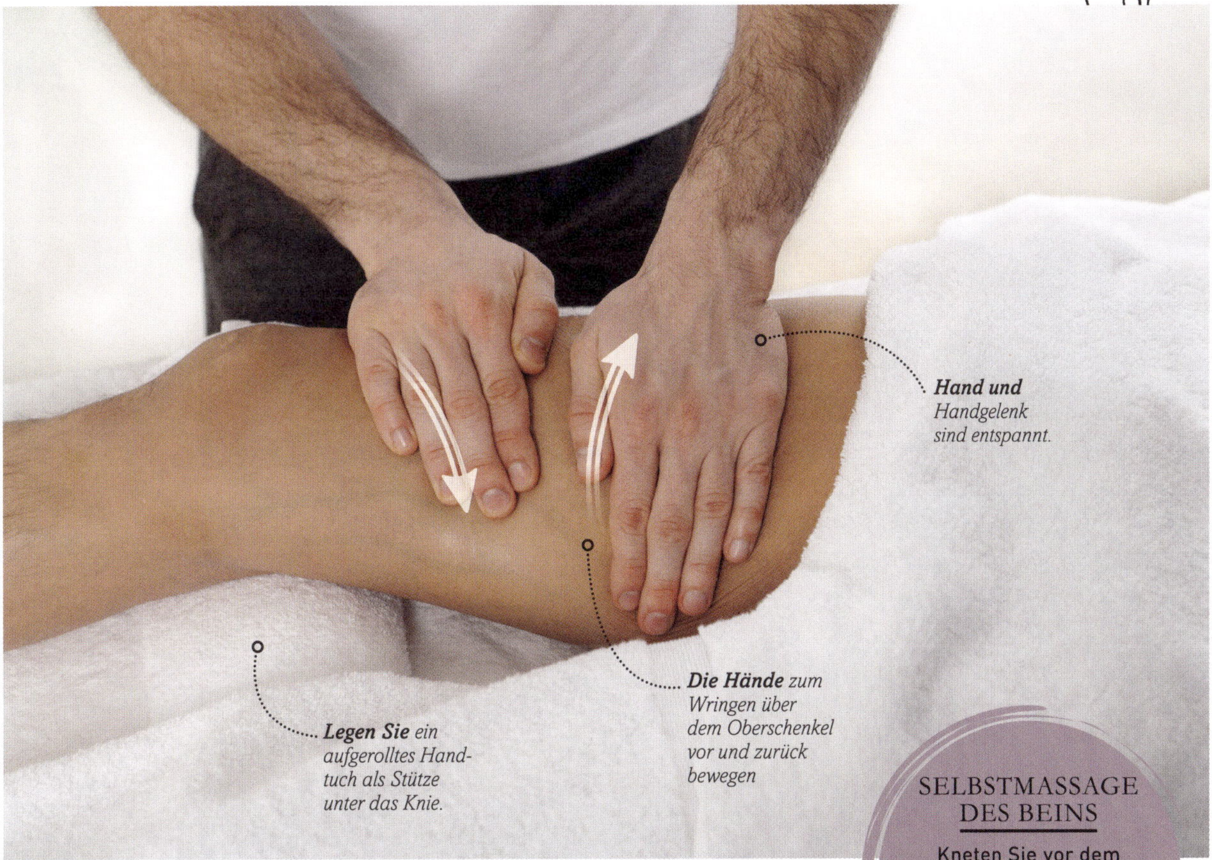

▲ **Mit energischem Wringen** wird das Gewebe auf der Oberseite der Oberschenkel kräftig gezogen. Dies erwärmt den Bereich und verbessert die Durchblutung des ganzen Beins. Legen Sie die Beine etwas auseinander, damit Sie die Schenkelinnenseite erreichen können. Nun langsam beim näher gelegenen Bein mit nur wenig Öl den Quadriceps auf- und abwärts bearbeiten.

SELBSTMASSAGE DES BEINS

Kneten Sie vor dem Zubettgehen täglich die Oberschenkel rundherum und machen Sie Beindehnungen. Beides regt die Durchblutung an.

KRÄMPFE

Krämpfe – plötzliche schmerzhafte Kontraktionen, oft in einem Bein oder Fuß – können viele Ursachen haben, darunter Muskelüberanstrengung, Dehydrierung, hohes Lebensalter und Mineralstoffmangel. Männer sind wegen ihres hohen Anteils an Muskelmasse häufiger betroffen. Eine Ganzkörpermassage mit längerer Behandlung verspannter Beinmuskeln ist eine gute Vorbeugemaßnahme. Erst den Oberschenkel massieren, um den Lymphfluss Richtung Leiste anzuregen, dann die Wade.

VERWENDETE GRUNDTECHNIKEN:

- **Streichen und gleiten, Seite 44**
- **Tiefe Streichungen, Seite 52**
- **Kneten, Seite 60**
- **Statischer Druck, Seite 72**
- **Knuckling, Seite 58**

SELBSTMASSAGE FUSS UND BEIN

Beim akuten Krampf mit dem Daumen Gewebe an der Fußsohle dehnen und kneten oder mit den Händen die Wade kneten.

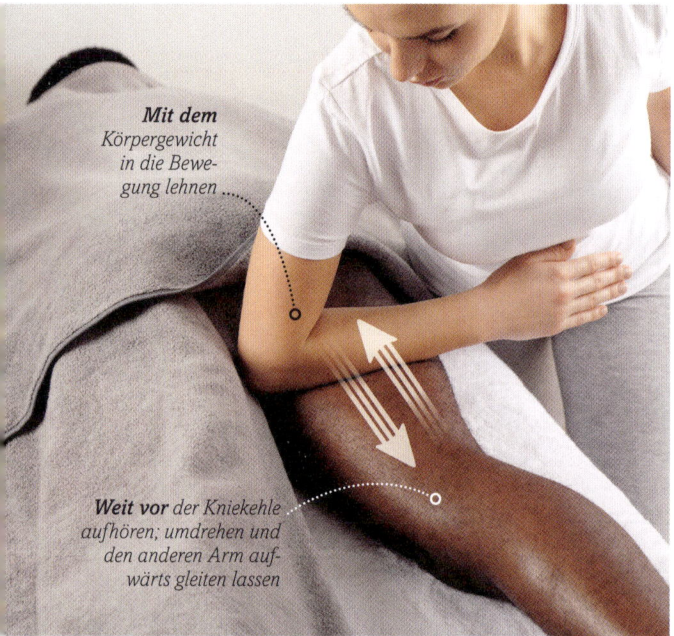

1 **Kräftig mit** dem Unterarm über die Rückseite des Oberschenkels zu gleiten löst Anspannung. Erst mit leichter Effleurage und Petrissage erwärmen, dann auf- und abwärts arbeiten.

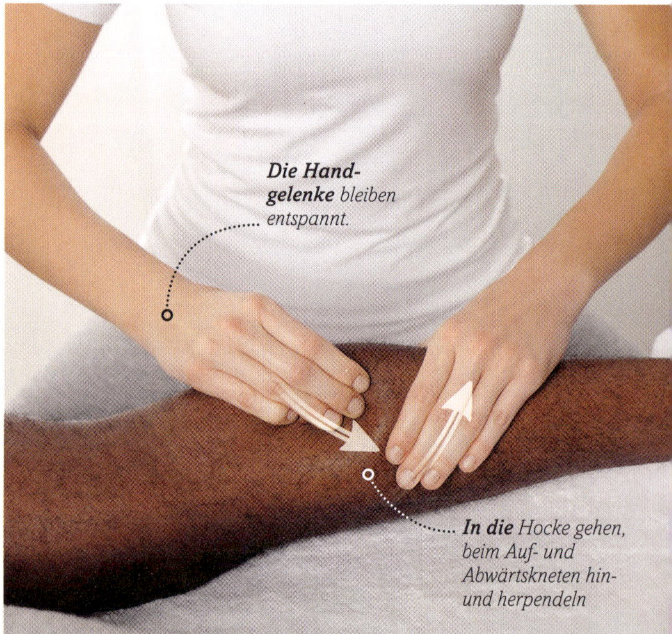

2 **Die Wade** nach Effleurage auf- und abwärts kneten, um das Gewebe zu entspannen. Spüren Sie Verspannung, bleiben Sie länger an dieser Stelle. Auch kräftiges Unterarmgleiten können Sie einsetzen, aber nur aufwärts.

Ätherische Öle

Einige bei Krämpfen hilfreiche Öle sind:

- **MAJORAN –** *wirkt wärmend und stärkt den Kreislauf*
- **PFEFFERMINZE** *und* **THYMIAN LINALOOL –** *regen den Kreislauf an*

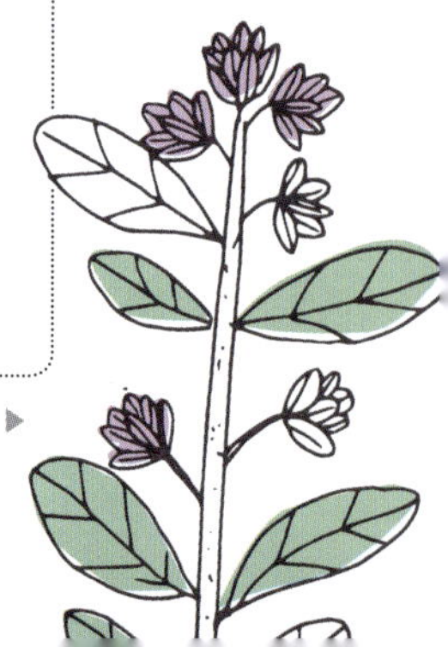

MAJORAN ▶

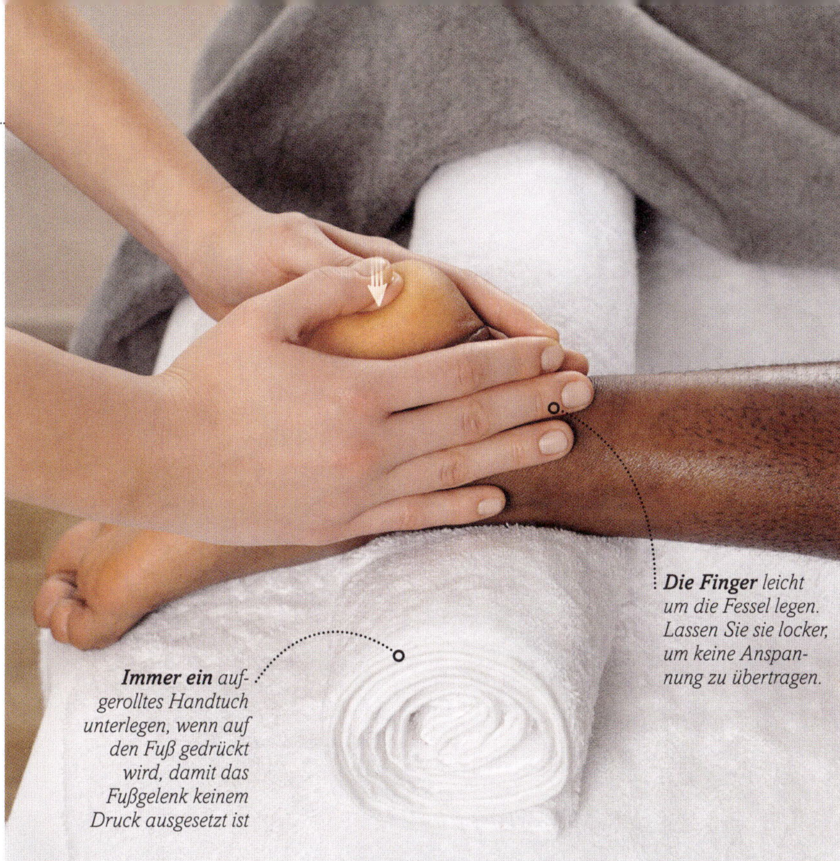

3

Die Fersen können vom Auftreten gestresst und verspannt sein, was möglicherweise zu Krämpfen führt. Übt man mit aufeinandergelegten Daumen starken Druck auf die Ferse aus, hilft dies, Verklebungen im Gewebe zu lösen. Fragen Sie den Nehmer, ob der Druck für ihn angenehm ist, und passen Sie die Stärke entsprechend an.

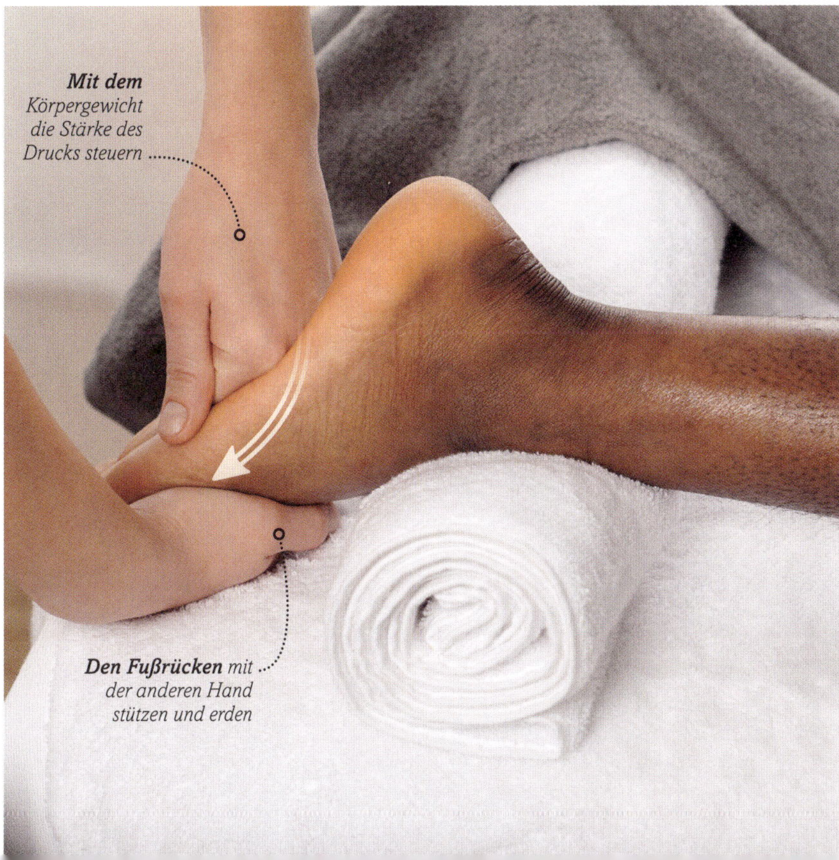

4

Die Fußsohle mit den Fingerknöcheln behandeln: unter der Ferse beginnen, abwärts zu den Zehen arbeiten und auch diese abwärts massieren. Die Fußsohle nur auf diese Weise bearbeiten und Druck auf die Ferse vermeiden, er könnte als unangenehm empfunden werden.

KNIESCHMERZEN

Das Knie ist ein komplexes Gebilde, in dem Bänder und Sehnen mit Knochen und Muskeln verbunden sind. Ist auch nur ein Teil dieses Gefüges beschädigt, kann das Schmerzen verursachen. Sind diese akut, sollte man lieber nicht massieren. Bei chronischem Schmerz kommt es auf die Ursache an. Effleurage und Petrissage mit ätherischen Ölen können das Kniegelenk positiv beeinflussen. Die Dehnungen hier beinhalten fortgeschrittene Widerstandstechniken, die den Muskel am Oberschenkel lockern sollen, dessen Verspannung das Knie beeinträchtigen kann.

VERWENDETE GRUNDTECHNIKEN UND ANDERE TECHNIKEN:

- **Tiefe Streichungen, Seite 52**
- **Sportmassage, Seite 126**

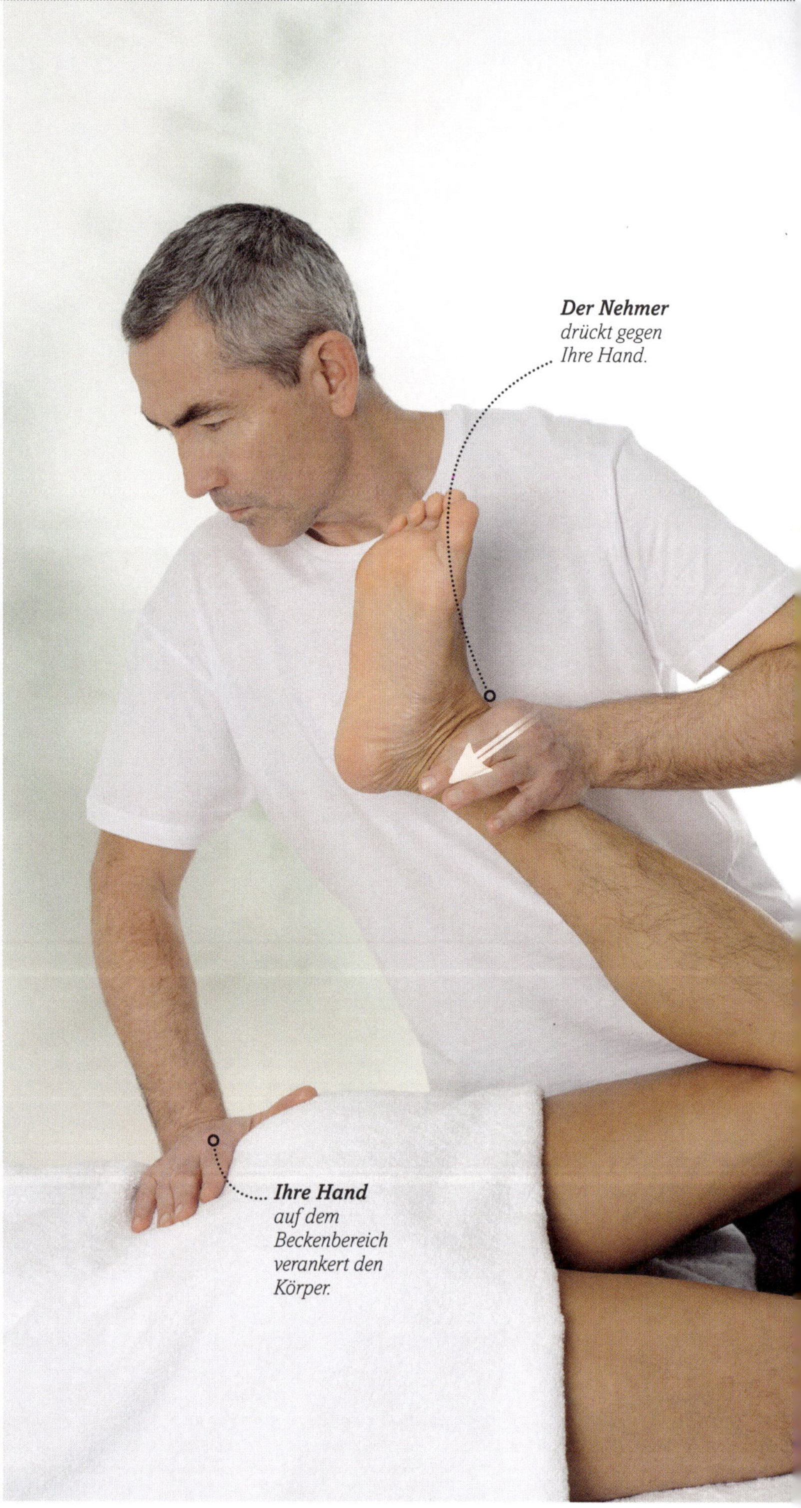

QUADRICEPS-DEHNUNG

Verspannungen des Quadriceps ▶ können ins Knie ausstrahlen. Dehnt und lockert man den verhärteten Muskel, kann das Knieschmerzen lindern. Hilfreich ist es dabei, den Körper zum Stabilisieren einzusetzen. Der Oberschenkel wird angehoben, das Bein gebeugt, bis Widerstand bemerkbar wird, der Nehmer drückt dagegen. Lockerlassen, dann die Dehnung stärker wiederholen.

HINTERE OBERSCHENKELMUSKULATUR DEHNEN

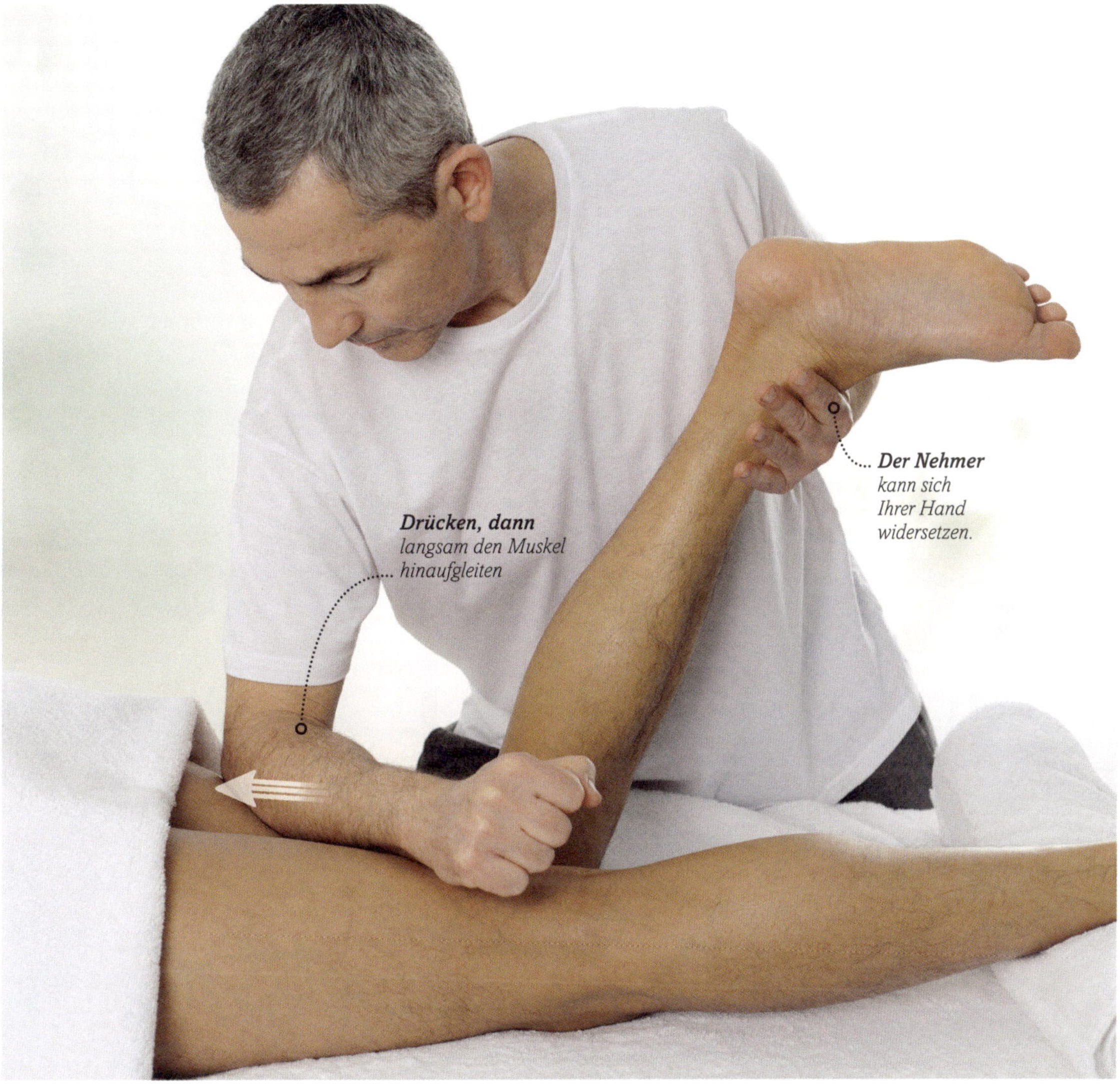

▲ **Massieren der** hinteren Oberschenkelmuskulatur (Hamstrings) lockert Fasern, die in die Kniekehle reichen. Der Unterarm kann hier tief in das Gewebe drücken, während die andere Hand den Unterschenkel auf- und abbewegt und der Nehmer sich widersetzt. Das hilft, Dysbalance in den Muskeln auszugleichen.

Ätherische Öle

Einige bei Knieschmerzen hilfreiche Öle sind:

- **PFEFFERMINZE** – *regt die Durchblutung an und wirkt schmerzlindernd*
- **INGWER** *und* **SCHWARZER PFEFFER** – *erwärmen das Gewebe, fördern die Durchblutung, lindern so Schmerzen*

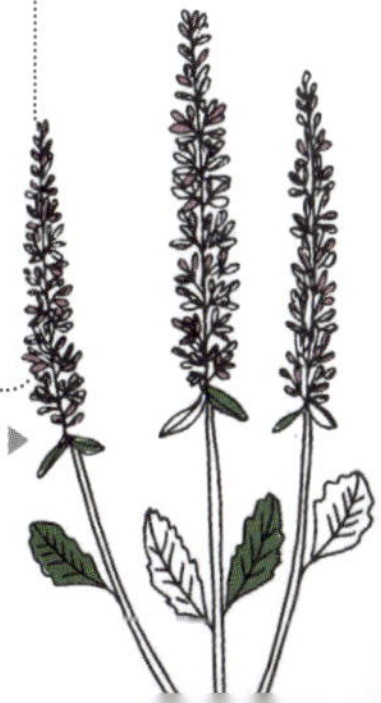

PFEFFERMINZE ▶

ZERRUNGEN, VERSTAUCHUNGEN

Eine Zerrung ist die Schädigung eines Muskels oder einer Sehne, eine Verstauchung die eines Bandes. Beides sollte sofort nach der **PECH**-Regel behandelt werden: **P**ause, **E**is, **C**ompression, **H**ochlagern. Massage vermeidet man in der akuten Phase meist, um das Gewebe in Ruhe zu lassen; allerdings kann Massage der nicht betroffenen Bereiche den Lymphabfluss fördern. Einige Wochen später können andere Methoden eingesetzt werden, um die Heilung voranzutreiben.

VERWENDETE GRUNDTECHNIKEN UND ANDERE TECHNIKEN:

- **Streichen und gleiten, Seite 44**
- **Kreis-Streichungen, Seite 46**
- **Sportmassage, Seite 126**
- **Vibrationen, Seite 68**

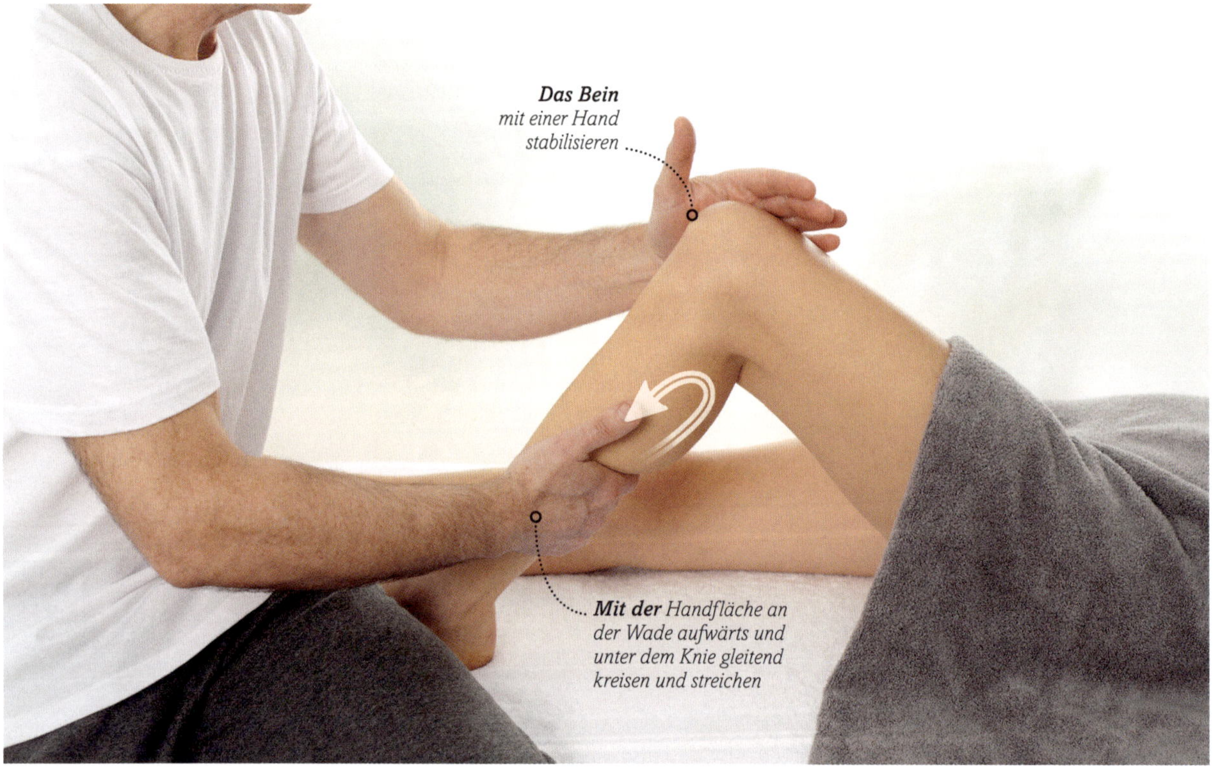

Das Bein *mit einer Hand stabilisieren*

Mit der *Handfläche an der Wade aufwärts und unter dem Knie gleitend kreisen und streichen*

ENTZÜNDUNG VERRINGERN

▲ **Leichte Effleurage** kann in den Tagen nach einer Zerrung oder Verstauchung von der Verletzung weg ausgeführt werden. Sie soll den Lymphkreislauf anregen, damit die Schwellung zurückgeht. Hebt man das Bein dazu an, kann der Nehmer auf dem Rücken liegen, was die Verletzung entlastet.

Ätherische Öle

Bei Zerrungen und Verstauchungen hilfreich sind:

- **RÖMISCHE KAMILLE –** *entzündungshemmend, hilft in der akuten Phase der Verletzung*
- **PFEFFERMINZE –** *schmerzlindernd, kühlend*
- **LAVENDEL –** *beruhigend, schmerzlindernd*

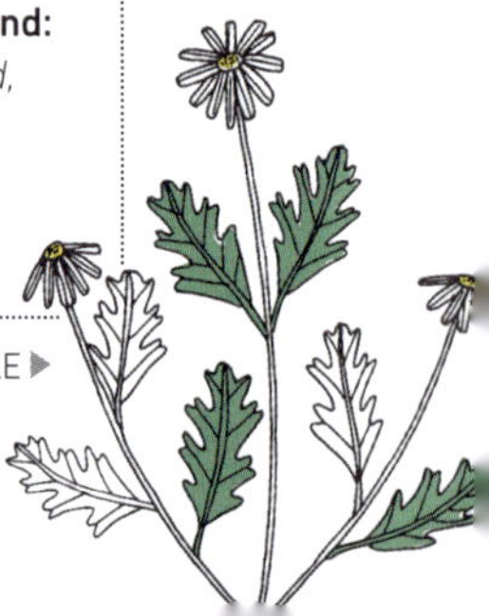

RÖMISCHE KAMILLE ▶

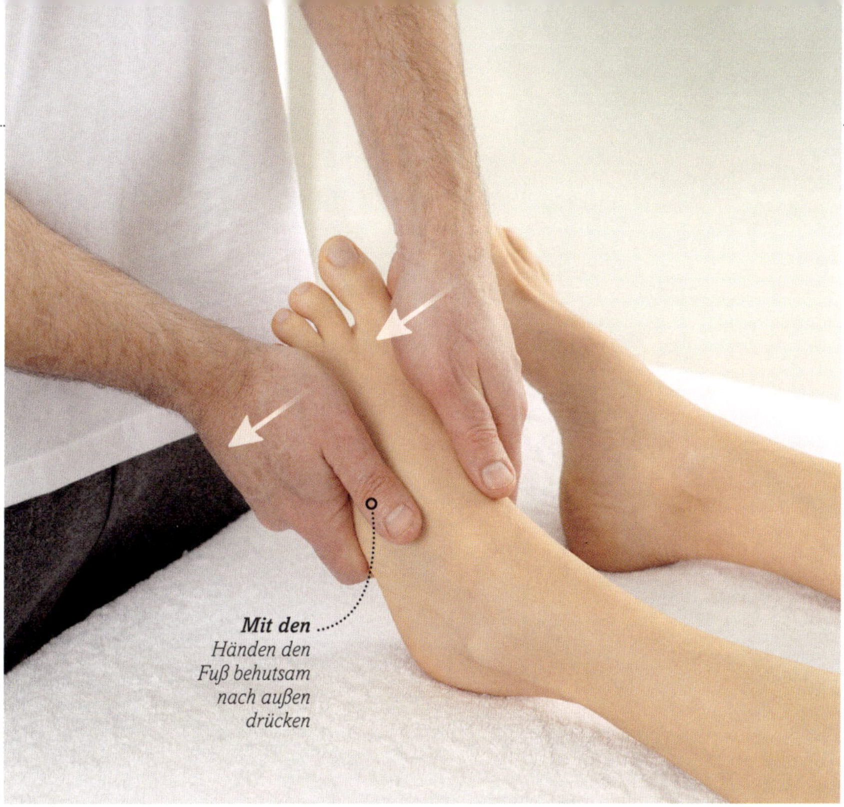

***Mit den** Händen den Fuß behutsam nach außen drücken*

GEGENDRUCK

◀ **Ist die Heilung** im Gang und die Schwellung abgeklungen, kann diese Methode die Bänder kräftigen und die Beweglichkeit wiederherstellen. Der Fuß wird gestützt auswärts bewegt, der Nehmer drückt den Fuß in die Gegenrichtung, zum anderen Fuß hin. Das Ganze kann mit mehr Gegendruck wiederholt werden.

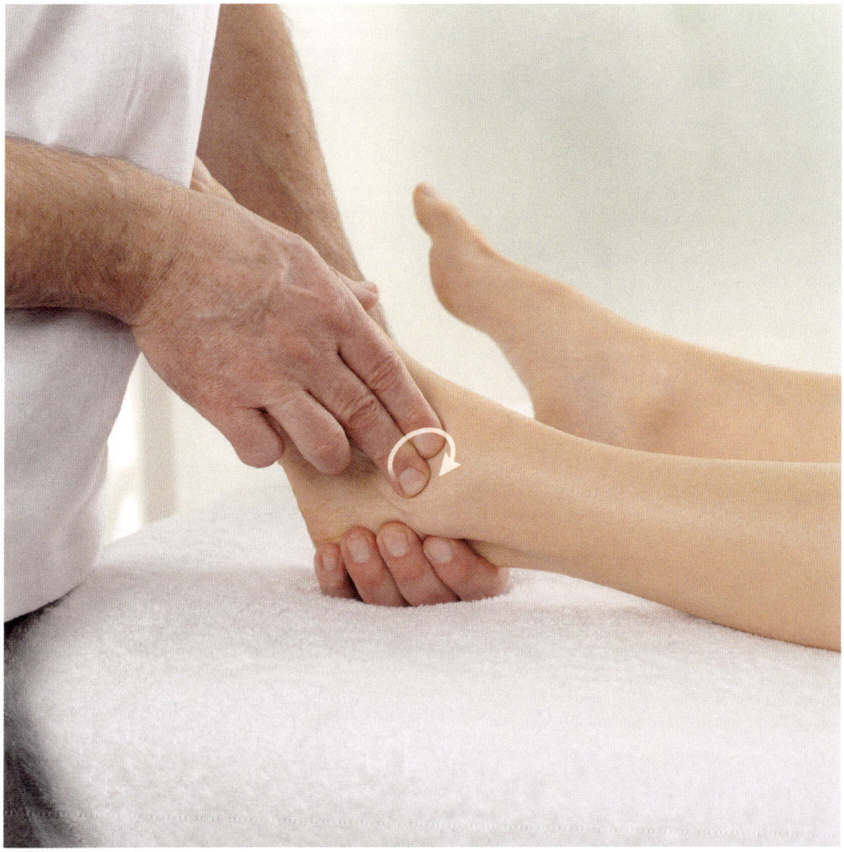

UM DEN KNÖCHEL KREISEN

◀ **Sanfte Reibung** an den Sehnen löst nach einer Verletzung Verklebungen und fördet die Heilung. Sie wird Wochen später angewendet, wenn die Schwellung verschwunden ist: Um den Knochen winzige Kreise beschreiben, das Gewebe vibirieren lassen. Der Druck ist leicht, denn hier gibt es sehr wenig weiches Gewebe.

SCHMERZHAFTE SCHULTERSTEIFE

Die sogenannte Frozen Shoulder (gefrorene Schulter) ist eine chronische Erkrankung, in deren Verlauf das Bindegewebe um das Schultergelenk verhärtet, was Schmerzen, Steifheit und eingeschränkte Beweglichkeit zur Folge hat. Die Ursache ist nicht immer bekannt, möglich ist eine Verletzung oder Operation, die den Arm einige Zeit bewegungsunfähig machte. Widerstandstechniken helfen, den Bewegungsumfang zu testen, mit Triggerpunkt-Therapie lässt sich die Schmerzursache herausfinden.

VERWENDETE TECHNIKEN:

- **Sportmassage, Seite 126**
- **Triggerpunkt-Therapie, Seite 130**

DEN BEWEGUNGSUMFANG PRÜFEN

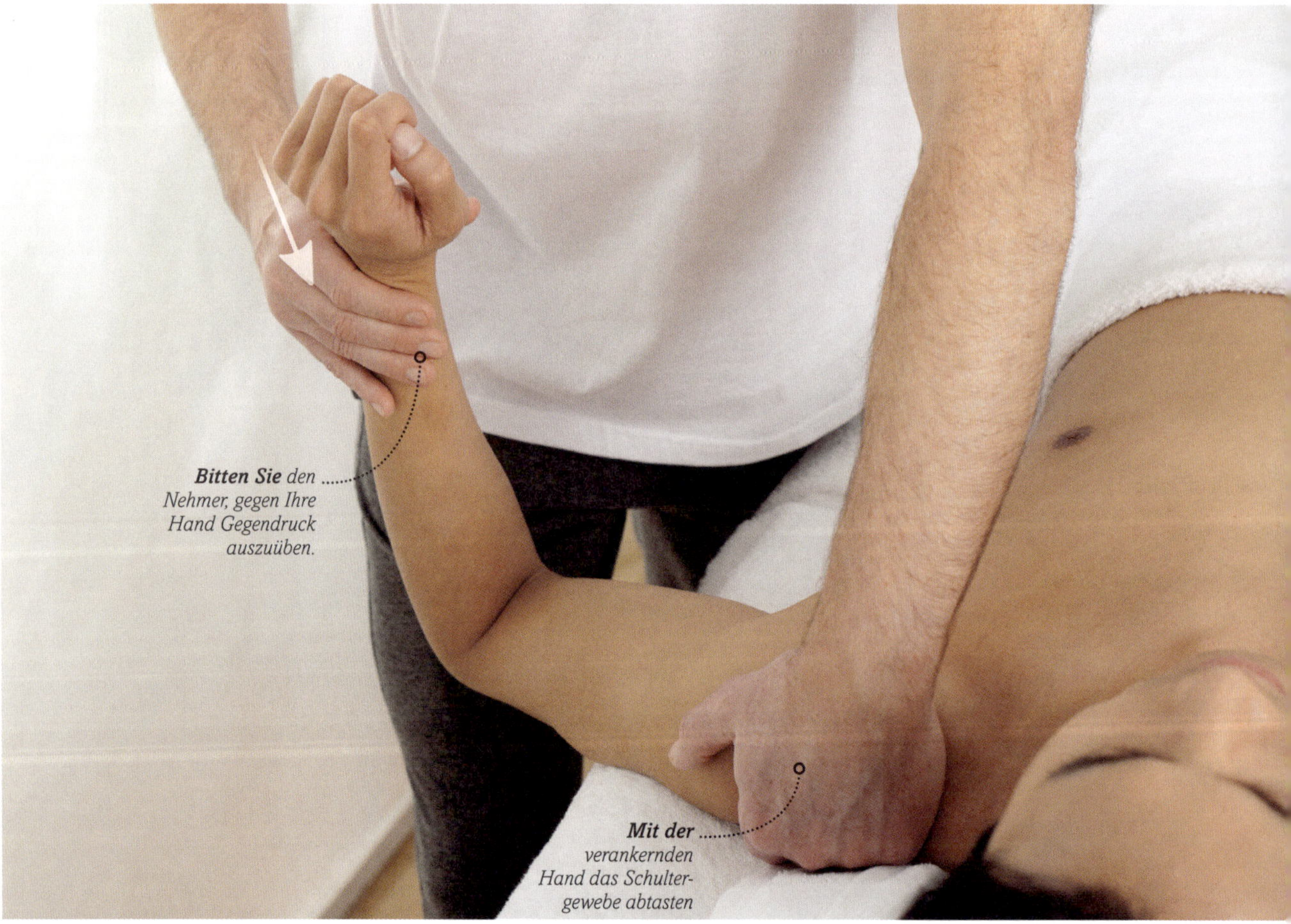

***Bitten Sie** den Nehmer, gegen Ihre Hand Gegendruck auszuüben.*

***Mit der** verankernden Hand das Schultergewebe abtasten*

▲ **Vor der Massage** von Arm und Schulter mit Widerstandstechnik Einschränkungen der Fasern prüfen und vorsichtig den Bewegungsumfang erhöhen: Sie halten den Arm, ziehen ihn zu sich, der Nehmer übt Gegendruck aus. Locker lassen, dann den Arm wieder nehmen und etwas über den Widerstand hinaus führen, um die Beweglichkeit zu testen.

Ätherische Öle

Einige bei Frozen Shoulder hilfreiche Öle sind:

- **INGWER –** *erwärmt, fördert die Durchblutung*
- **WACHOLDER –** *lindert Muskelschmerzen*
- **SCHWARZER PFEFFER –** *wirkt heilend, schmerzlindernd und durchblutungsfördernd*

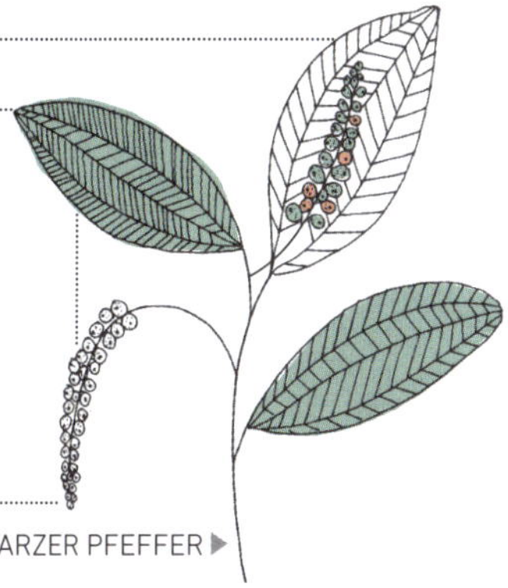

SCHWARZER PFEFFER ▶

TRIGGERPUNKT-THERAPIE UND GEGENDRUCK

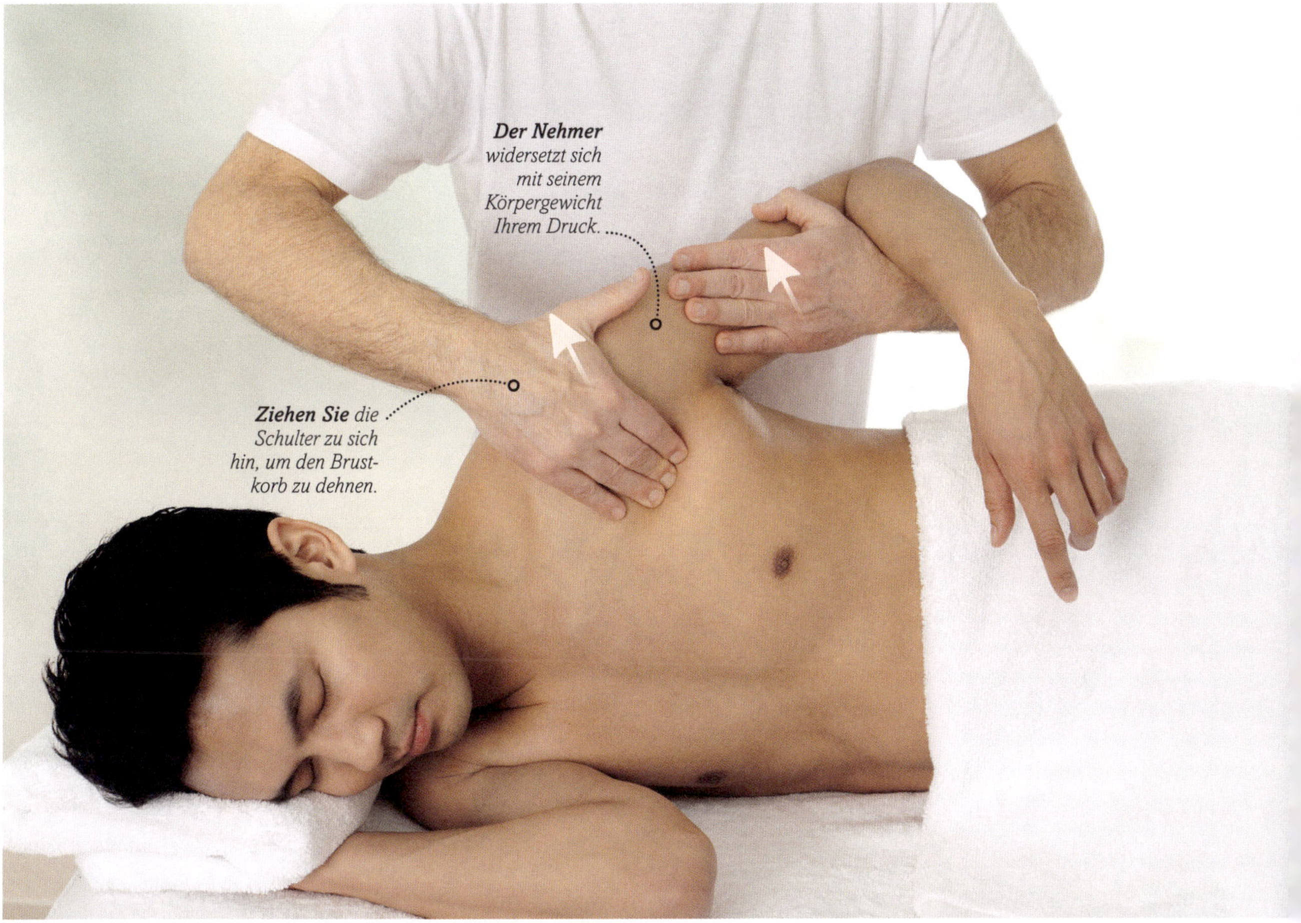

▲ **Der Nehmer liegt** auf der Seite, Sie tasten mit den Fingern die Rotatorenmanschette auf der Schulter ab. Drücken Sie stark, um empfindliche Triggerpunkte zu finden, die den Schmerz woandershin übertragen, und drücken Sie diese etwas länger. Gleichzeitig ziehen Sie die Schulter zu sich, der Nehmer leistet Widerstand, damit sich die Verspannung löst.

TENNISARM

Überbeanspruchung der Unterarmmuskeln nahe dem Ellbogengelenk durch stereotype Bewegungen, z.B. beim Sport, kann Schmerzen um den Ellbogen verursachen. Einleitende tiefe Effleurage am ganzen Arm bis zum Nacken erwärmt das Gewebe, bevor Sie sich besagten Muskeln widmen. Hier hilft Triggerpunkt-Therapie, den Schmerzauslöser zu orten, mit Gegendruck lässt sich die Beweglichkeit testen.

VERWENDETE GRUNDTECHNIKEN UND ANDERE TECHNIKEN:

- **Streichen und gleiten, Seite 44**
- **Triggerpunkt-Therapie, Seite 130**
- **Sportmassage, Seite 126**
- **Tiefengewebsmassage, Seite 114**

TRIGGERPUNKT-THERAPIE UND GEGENDRUCK

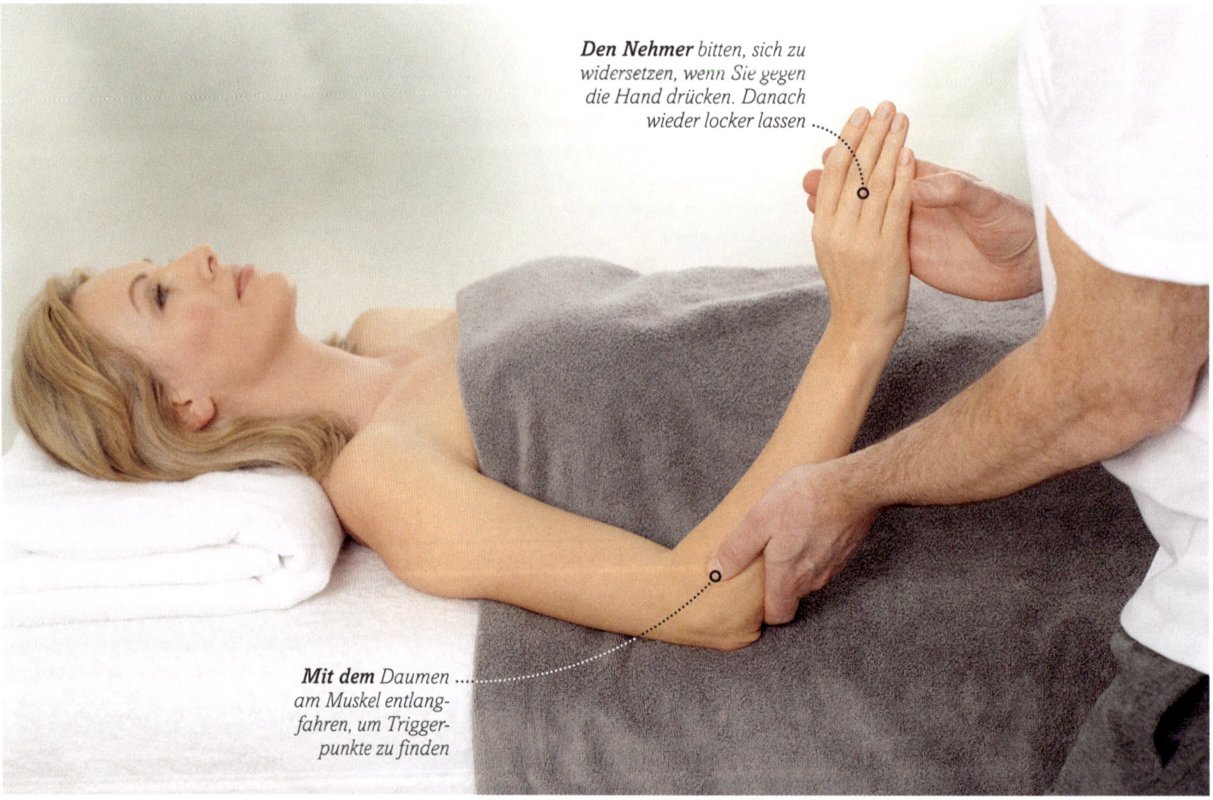
Den Nehmer bitten, sich zu widersetzen, wenn Sie gegen die Hand drücken. Danach wieder locker lassen
Mit dem Daumen am Muskel entlangfahren, um Triggerpunkte zu finden

▲ **Triggerpunkt-Therapie** in Kombination mit Gegendruck ortet den Schmerzauslöser, testet und verbessert gleichzeitig den Bewegungsumfang des Ellbogens. Während der Triggerpunkt gedrückt wird, kann der Nehmer gegen den Druck auf den erhobenen Arm Widerstand leisten. Das balanciert Ungleichgewicht in den Muskelgruppen aus und verbessert den Bewegungsumfang.

Ätherische Öle

Einige beim Tennisarm hilfreiche Öle sind:

- **ROSMARIN –** *regt die Durchblutung an*
- **THYMIAN LINALOOL –** *wirkt erwärmend*
- **WACHOLDER –** *regt Durchblutung und Lymphfluss an*

THYMIAN LINALOOL ▶

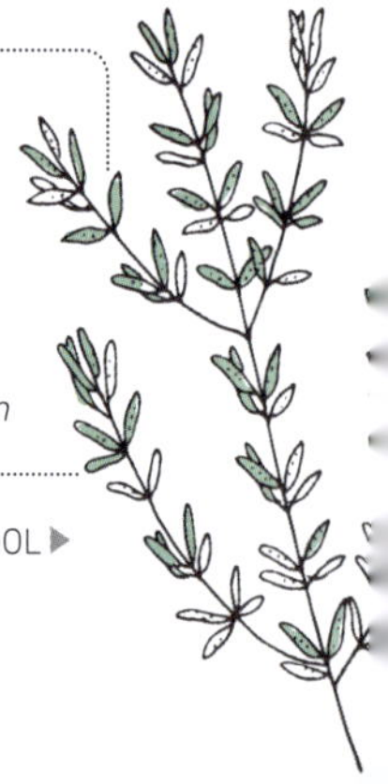

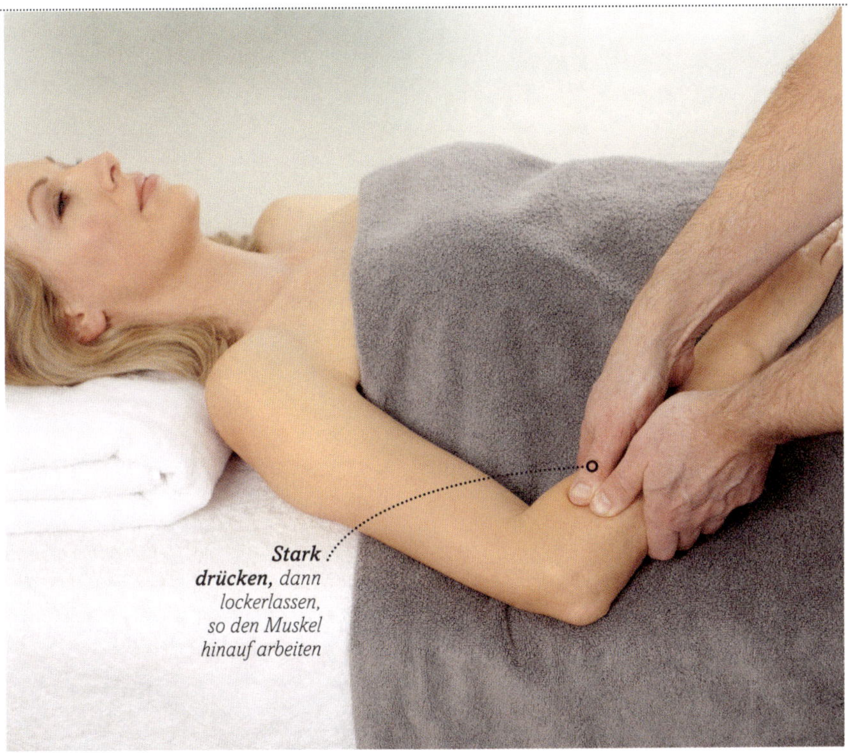

TIEFENGEWEBS-MASSAGE

◀ **Mit den Daumen** das Gewebe am Unterarm kräftig bearbeiten, den Streckmuskel hinauf bis unter den Ellbogen. Dies löst Verklebungen im Gewebe und verbessert die lokale Durchblutung.

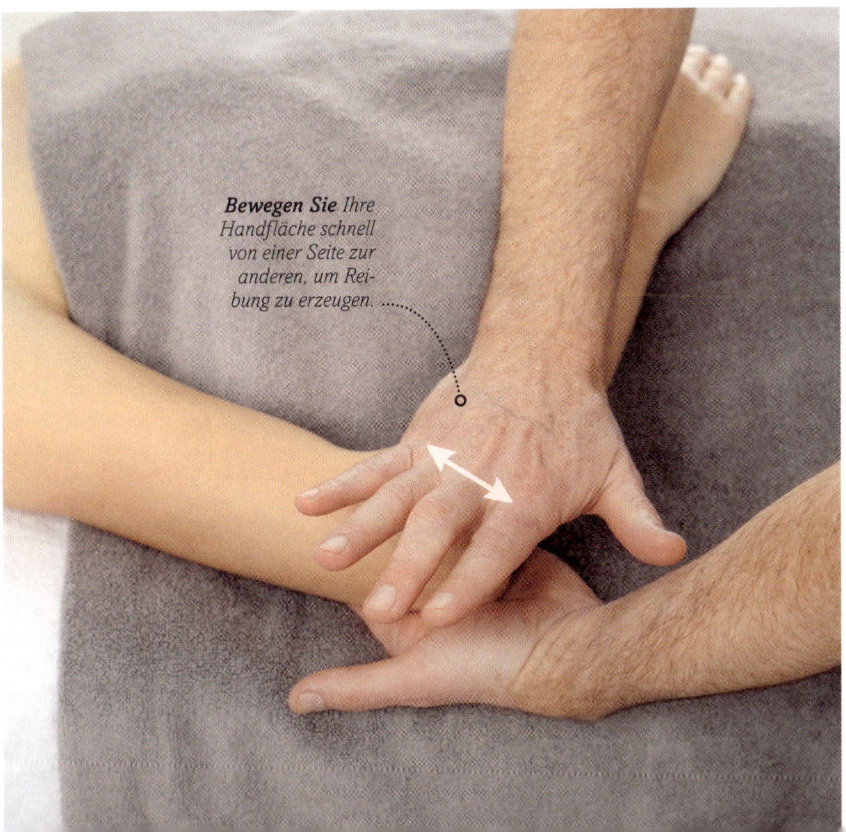

SELBSTMASSAGE DES ELLBOGENS

Reiben Sie mit dem Daumen schnell und kräftig über dem Ellbogen auf und ab, um Verklebungen im Gewebe zu lösen.

FRIKTION

◀ **Schädigung des Ellbogens** oder seine Überbeanspruchung führt zu Verklebungen im Gewebe. Milchsäure und Abfallprodukte sammeln sich an, die Muskeln versteifen. Reiben Sie quer zum Muskel, um verklebte Fasern zu trennen und die Beweglichkeit zu verbessern.

REPETITIVE-STRAIN-INJURY-SYNDROM

Dieses Syndrom, kurz RSI, entsteht durch monotone, über längere Zeit ständig wiederholte Bewegungen, wie sie etwa bei der Arbeit am Computer vorkommen. In den betroffenen Bereichen, meist sind das die oberen Extremitäten, verhärten die Muskeln, was die Durchblutung verringert und zu Kribbeln, Taubheit und Schmerzen führt. Massage regt den Blutfluss wieder an und löst Verklebungen im Gewebe. Integrieren Sie die Sequenz in Ihre Massage, um das Gewebe zu dehnen und den Bewegungsumfang zu verbessern.

VERWENDETE GRUNDTECHNIKEN:

- **Streichen und gleiten, Seite 44**
- **Kneten, Seite 60**
- **Kreis-Streichungen, Seite 46**
- **Schütteln, Seite 68**

DAS GEWEBE ERWÄRMEN

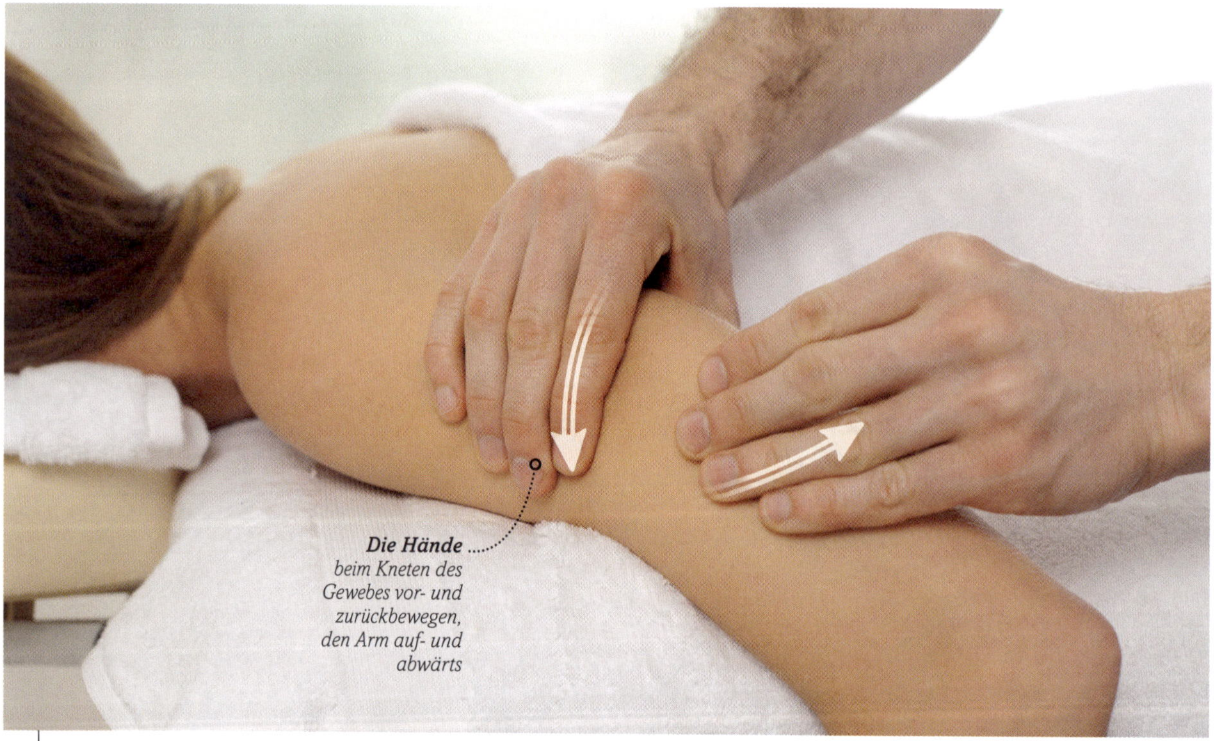

Die Hände *beim Kneten des Gewebes vor- und zurückbewegen, den Arm auf- und abwärts*

1 **Beginnen Sie** zum Erwärmen des Gewebes mit Effleurage, den ganzen Arm entlang, von der Hand zur Schulter und um die Schulter herum. Es folgt anregende Petrissage, Sie kneten den Oberarm, um die Durchblutung zu verbessern und Giftstoffe auszuschwemmen. Das beeinflusst den gesamten Arm positiv.

Ätherische Öle

Einige bei RSI hilfreiche Öle sind:

- **RÖMISCHE KAMILLE** – *ihre entzündungshemmenden Eigenschaften wirken positiv auf geschädigtes Gewebe.*
- **PFEFFERMINZE** *und* **LAVENDEL** – *wirken leicht schmerzlindernd*

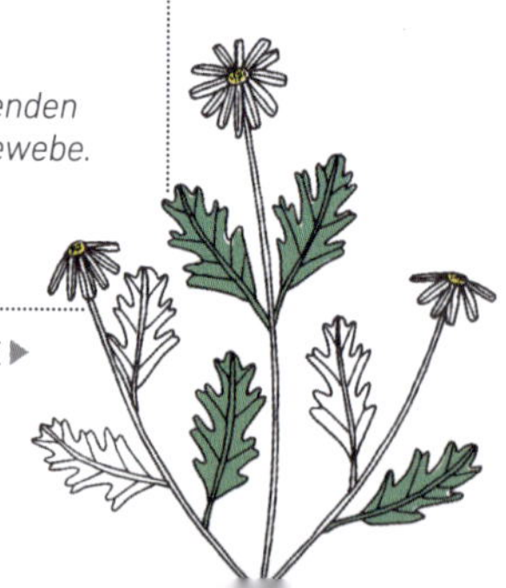

RÖMISCHE KAMILLE ▶

GLEITEN UND DEHNEN

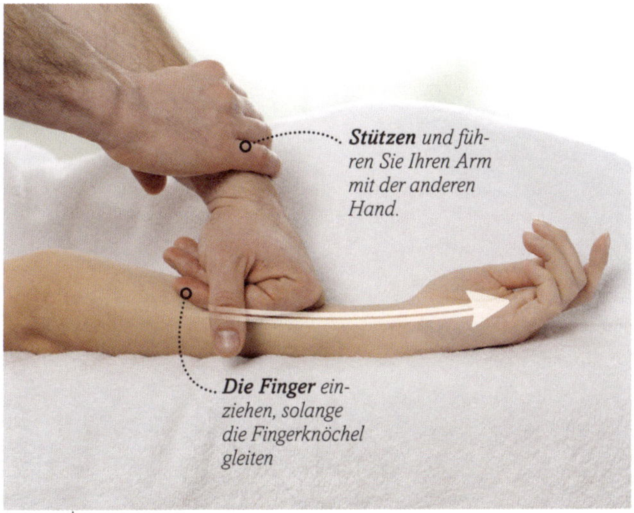

2 **Die weiche Faust** kräftig gleiten lassen, von der Schulter zum Ellbogen, dann vom Ellbogen nach unten; dabei die Faust in die Handfläche drücken, um das Gewebe zu dehnen.

SPANNUNG IM ELLBOGEN LÖSEN

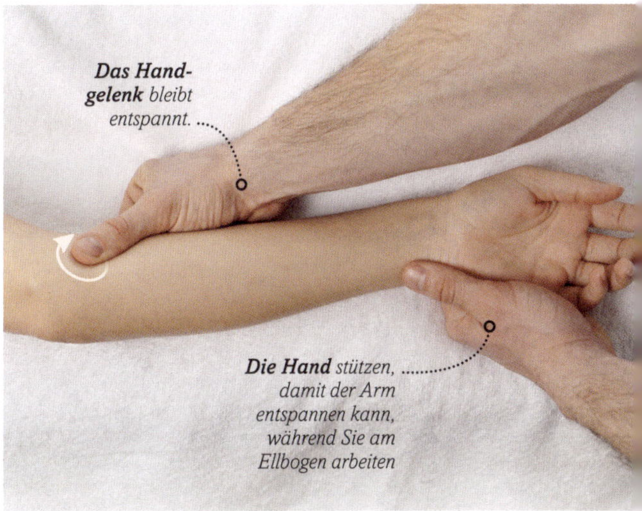

3 **Mit dem Daumen** um den Ellbogen kreisen, aber nicht auf ihm. Das soll Verklebungen im dortigen Gewebe lösen und Entzündungsprozesse hemmen.

HANDWURZELKNOCHEN

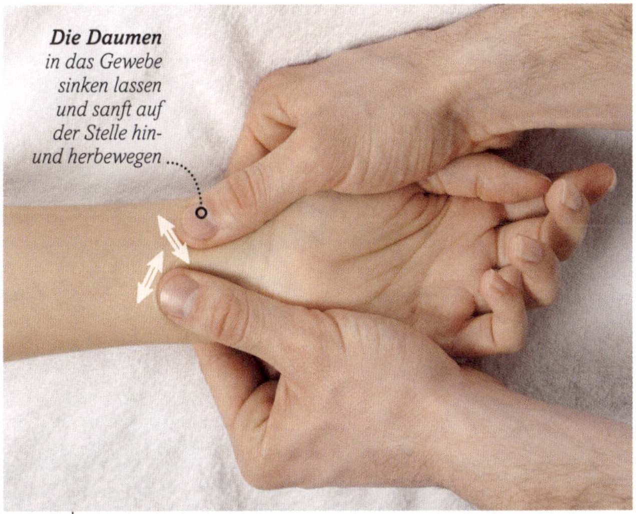

4 **Das Handgelenk** ist häufig von RSI betroffen, weil das Gewebe dort stark komprimiert ist. Machen Sie mit den Daumen kleine Vibrationen, um punktuelle Verklebungen zu lösen.

HANDFLÄCHENDEHNUNG

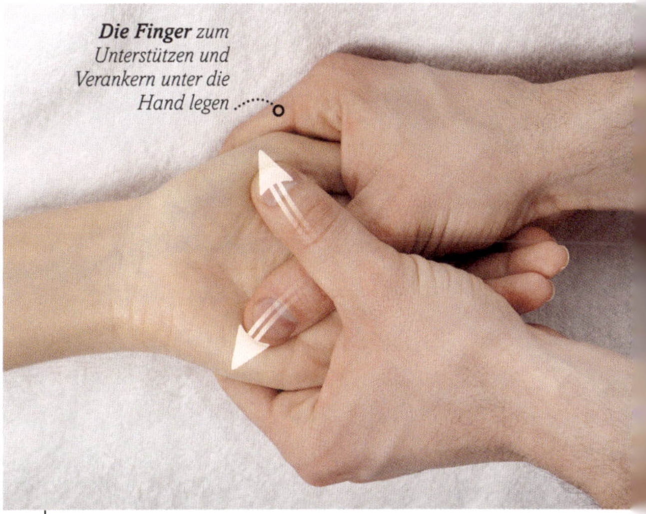

5 **Die Handfläche strecken,** um Verspannung zu lösen und die Beweglichkeit zu verbessern. Mit den Daumen unter recht starkem Druck darüberstreichen, um die Handfläche zu öffnen.

KOPFSCHMERZEN UND MIGRÄNE

Verspannung in Rücken, Schultern, Nacken und Armen aufgrund von Körperhaltung, Schreibtischarbeit oder Stress kann zu Kopfschmerzen führen. Die Gründe für Migräne sind nicht immer klar. Nehmen Sie die hier gezeigten Kopfbehandlungen mit Rücken- und Schulter-Effleurage sowie Tiefengewebsmassage in Ihre Massage auf, um allgemeine Anspannung zu lösen. Bei einem Migräneanfall bitte nicht massieren.

VERWENDETE GRUNDTECHNIKEN:

- **Kreisender Druck, Seite 72**

LINDERNDE SELBSTMASSAGE DES KOPFS

Mit aufgestützten Ellbogen an einen Tisch setzen. Die hohlen Hände über die Augen legen, mit den Fingerspitzen die Kopfhaut kreisend massieren.

KOPFHAUTKREISEN

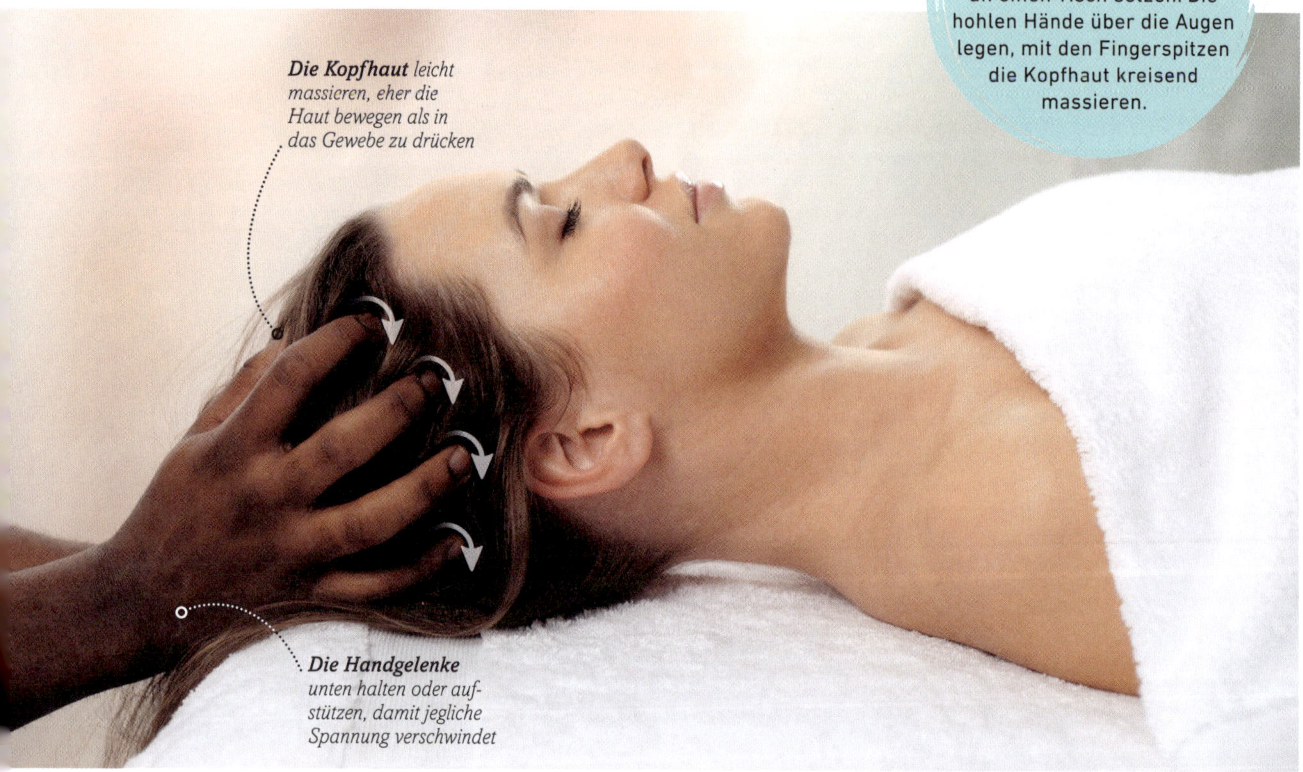
***Die Kopfhaut** leicht massieren, eher die Haut bewegen als in das Gewebe zu drücken*
***Die Handgelenke** unten halten oder aufstützen, damit jegliche Spannung verschwindet*

▲ **Beginnen Sie** die Arbeit am Kopf mit einer lindernden Kopfhautmassage – sie eignet sich perfekt, um mit der Berührung dieses Bereichs vertraut zu machen, bevor Sie sich bestimmten Arealen widmen. Diese Technik ist für jede Art von Kopfschmerz geeignet. Die Finger spreizen und leicht an den Kopf legen, dann auf der Stelle kreisen lassen, das Gewebe sanft drücken.

Ätherische Öle

Einige bei Kopfschmerzen hilfreiche Öle sind:

- **LAVENDEL –** *wirkt schmerzlindernd*
- **PFEFFERMINZE –** *kühlt und hat sich in der Behandlung von Spannungskopfschmerz bewährt*
- **WEIHRAUCH –** *wirkt zutiefst beruhigend, was bei stressbedingten Kopfschmerzen helfen kann*

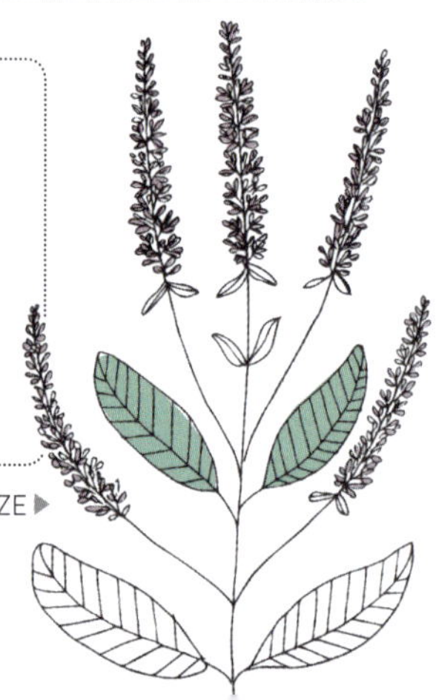

PFEFFERMINZE ▸

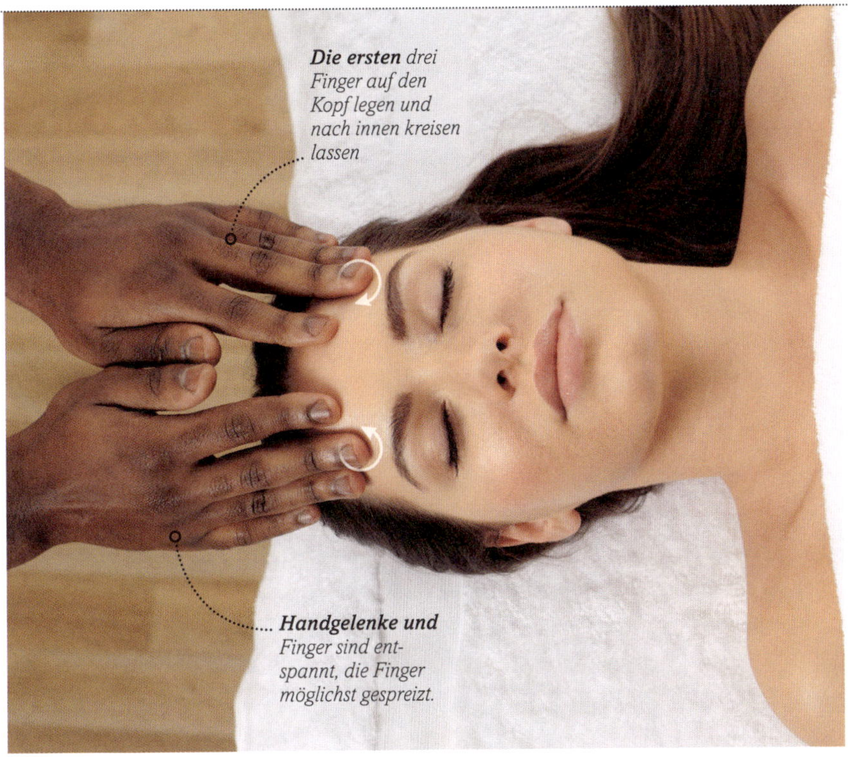
***Die ersten** drei Finger auf den Kopf legen und nach innen kreisen lassen*
***Handgelenke und** Finger sind entspannt, die Finger möglichst gespreizt.*

DIE STIRN BERUHIGEN

◂ **Die Finger** auf die Stirn setzen und mit schwachem Druck auf der Stelle kreisen lassen. Das hilft, lokale und allgemeine Anspannung zu lösen. Massieren Sie symmetrisch beide Seiten der Stirn, auch wenn Schmerz oder Anspannung überwiegend einseitig ist.

KREISEN AN DEN SCHLÄFEN

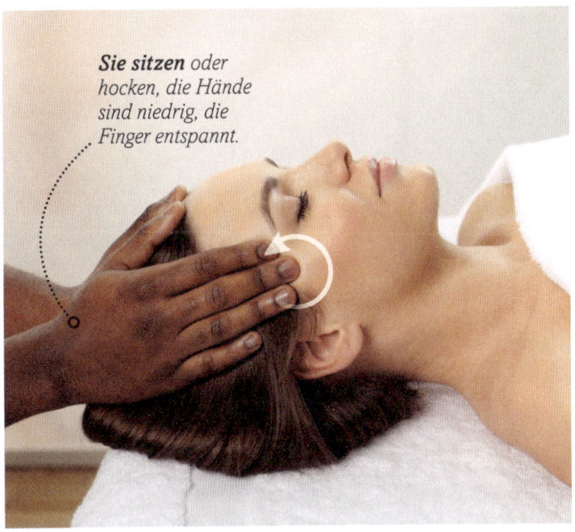

▴ **Schmerz in den Schläfen** lässt sich mit sehr sanftem Druck auf diesen Bereich lindern. Jeweils die ersten drei Finger auf die Schläfen setzen, kleine Kreise beschreiben, das Gewebe zu sich ziehen.

DEN KOPF HALTEN

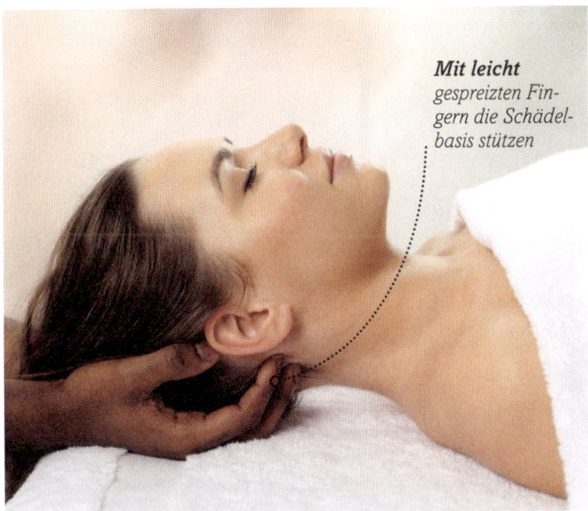
***Mit leicht** gespreizten Fingern die Schädelbasis stützen*

▴ **Dieses Halten** beendet üblicherweise eine Kopfmassage. Hält man den Kopf so, lässt ihn mit dem ganzen Gewicht in die gebeugten Finger sinken, wirkt das tief im Gewebe und lindert Verspannung.

SINUSITIS

Die Nasennebenhöhlen (Sinusse) liegen hinter Jochbein und Stirn. Winzige Kanäle, durch die Schleim läuft, verbinden sie mit der Nase. Sind diese Transportwege entzündet, meist aufgrund einer Virusinfektion, staut sich das Sekret, was schmerzhaft sein kann. Sanfter oder, falls erträglich, mittlerer Druck und wischende Bewegungen können die Flüssigkeit besser abfließen lassen. Bei Fieber nicht massieren.

VERWENDETE GRUNDTECHNIKEN:
- **Statischer Druck, Seite 72**

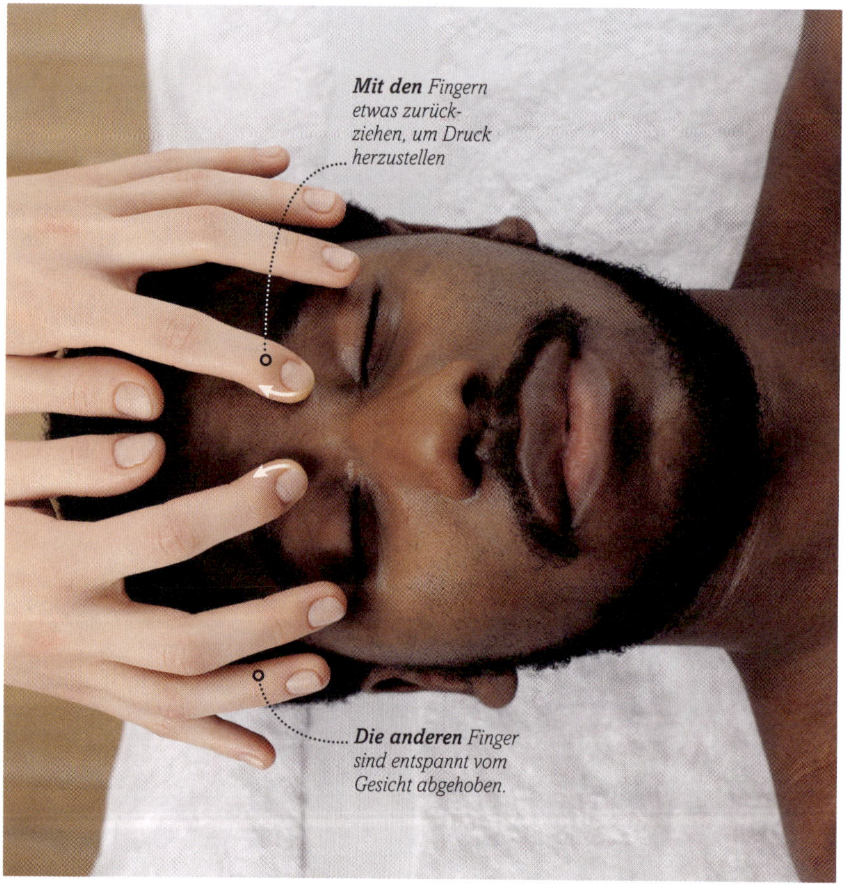
Mit den *Fingern etwas zurückziehen, um Druck herzustellen*
Die anderen *Finger sind entspannt vom Gesicht abgehoben.*

BEFREIENDE SELBSTMASSAGE

Mit aufgestützten Ellbogen am Tisch sitzen. Mit den Zeigefingern auf die verstopften Bereiche oder mit den Daumen unter den Überaugenwulst drücken.

AUGENBRAUENMASSAGE

▲ **Hinter den Kopf setzen** und über den Brauen beginnen, um die Sinusse in diesem Bereich und in der Stirn zu befreien. Die Zeigefinger unter den Überaugenwulst legen, leicht hochziehen und etwas drücken. Sie können auch Druckpunkte auf den Brauen (siehe Seite 171) behandeln.

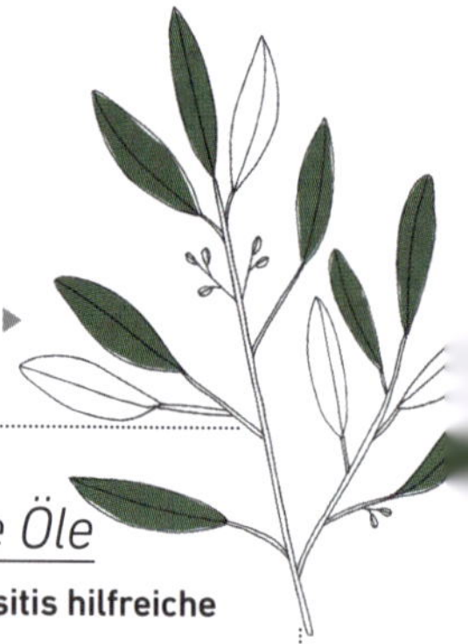

EUKALYPTUS ▶

Ätherische Öle

Einige bei Sinusitis hilfreiche Öle sind:

- **EUKALYPTUS –** *wirkt mukolytisch (schleimlösend)*
- **PFEFFERMINZE –** *kühlend, mukolytisch, schmerzlindernd*
- **ROSMARIN –** *stimuliert das lymphatische System*

DRUCK NEBEN DEN NASENLÖCHERN

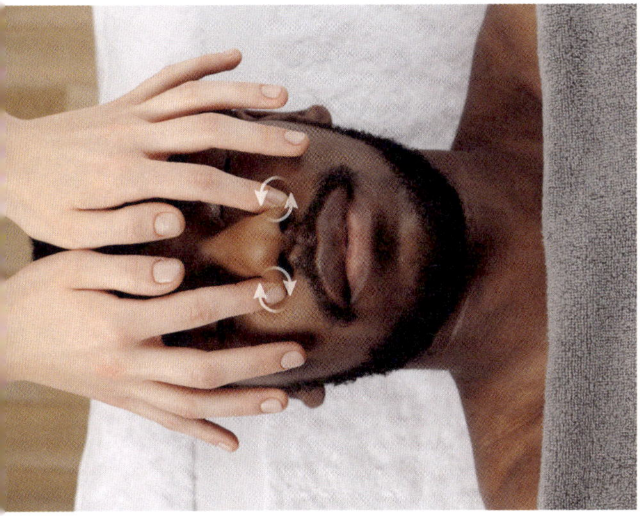

▲ **Massieren Sie** in der Nähe der Nasenlöcher behutsam, sie könnten besonders empfindlich sein. Mit sanftem Druck, so stark, dass es dem Nehmer angenehm ist, kreisen oder nur drücken.

SINUS-STREICHUNG

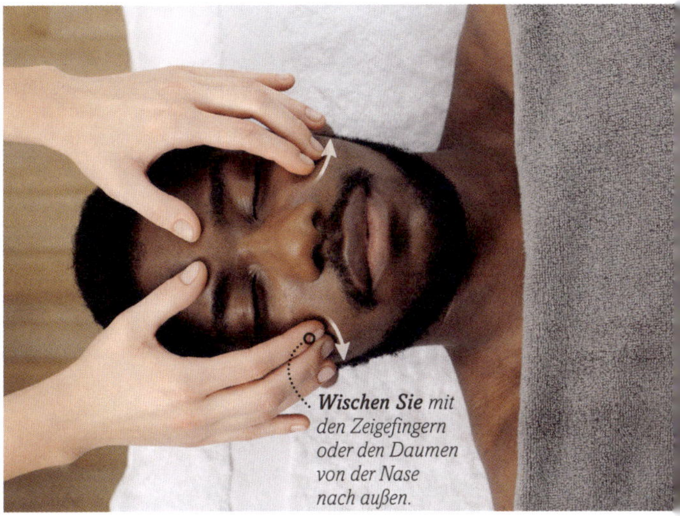
***Wischen Sie** mit den Zeigefingern oder den Daumen von der Nase nach außen.*

▲ **Streichen Sie mit** einer wischenden Bewegung, um Schleim aus verstopften Bereichen zu lösen. Dies können Sie über den Jochbeinen, von der Nase auswärts, oder über anderen entzündeten Bereichen tun.

SANFTE WANGENKOMPRESSION

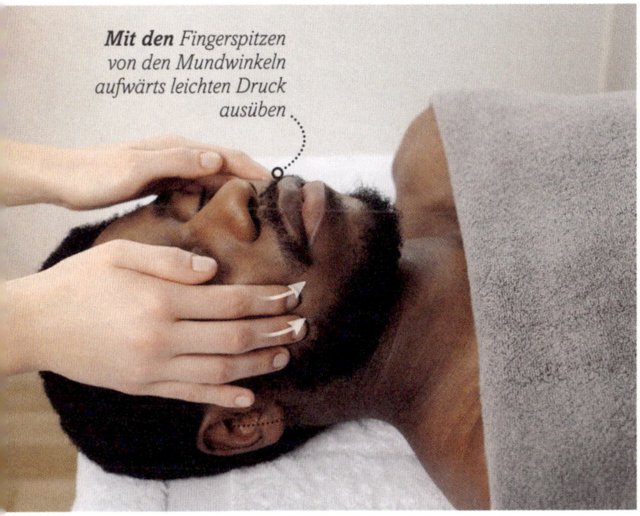

▲ **Den Bereich am** Mund sanft drücken, um Sinusse in diesem Bereich zu befreien. Dies soll Schleim lösen und fortspülen, starker Druck könnte ihn verfestigen. Es folgt eine weitere Sinusstreichung.

KINN-DRAINAGE

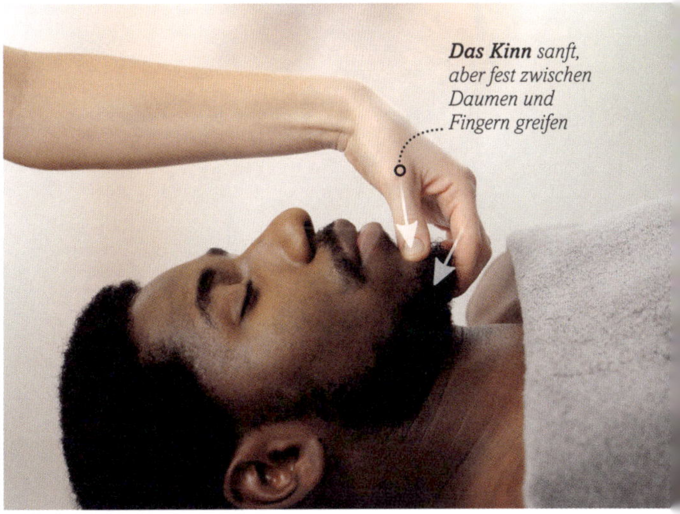
***Das Kinn** sanft, aber fest zwischen Daumen und Fingern greifen*

▲ **Lösen Sie Spannung im Kinn,** um hier den Lymphfluss anzuregen. Die Kinnmitte mit Zeigefinger und Daumen zusammendrücken, dann mit beiden Zeigefingern und Daumen an den Kieferknochen entlangarbeiten.

HOHER ODER NIEDRIGER BLUTDRUCK

Eine spezielle Massage bei abnormem Blutdruck gibt es nicht. Deutet ein gerötetes Gesicht auf sehr hohe Werte hin, lassen Sie den Nehmer nicht zu lange mit dem Gesicht nach unten liegen. Die Griffe sollten weich, tief und langsam sein, um den Körper zu beruhigen; lebhaftes Tapotement ist zu vermeiden. Bei niedrigem Blutdruck erleichtern abschließende erdende Techniken dem Nehmer, wieder in seinen Körper zurückzukehren. Helfen Sie ihm, sich aufzusetzen, falls ihm schwindelig ist, und lassen Sie ihn sitzen, bis er sich stabilisiert hat.

VERWENDETE GRUNDTECHNIKEN:

- **Wringen, Seite 56**
- **Dehnungen, Seite 74**

BLUTHOCHDRUCK: ANGEPASSTE BEINMASSAGE

Sie können bestimmte Anpassungen vornehmen, damit der Nehmer nicht zu lange auf dem Bauch (also mit dem Gesicht nach unten) liegen muss. Wenn Sie das Bein anheben, während der Nehmer auf dem Rücken liegt, können Sie eine leicht veränderte Wringung an Wade und hinterem Oberschenkel vornehmen.

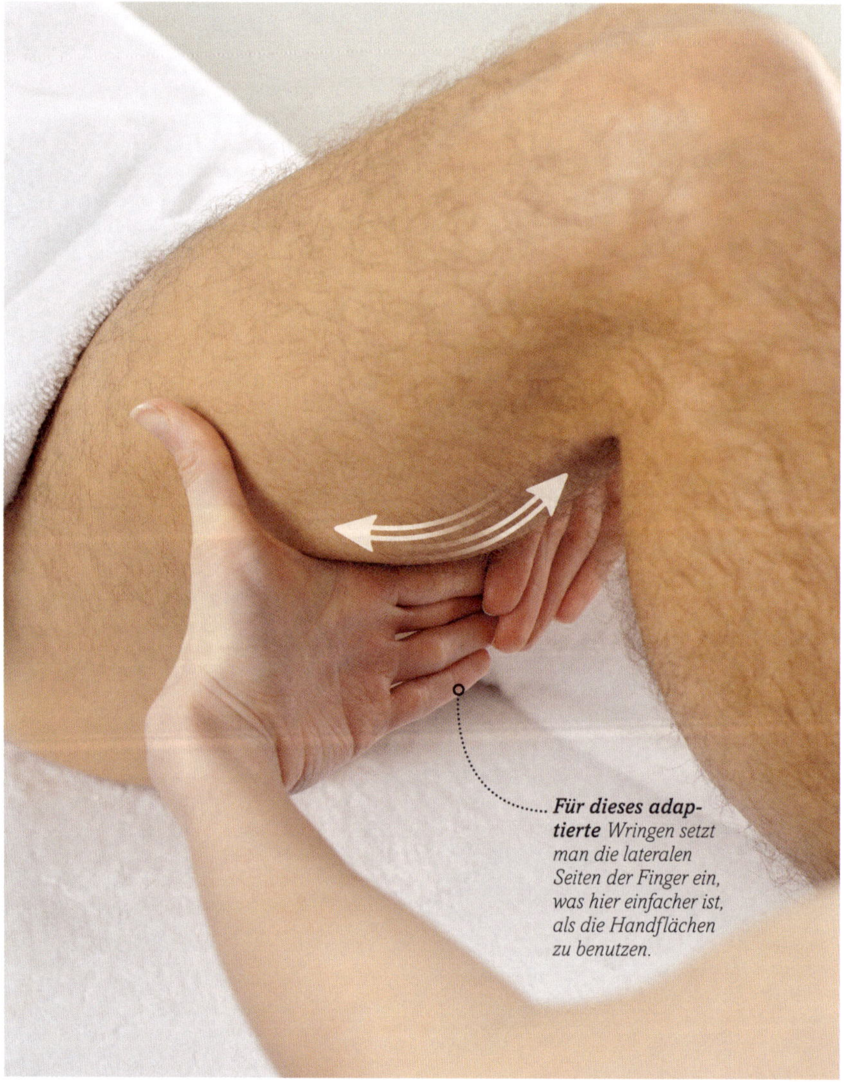

***Für dieses adaptierte** Wringen setzt man die lateralen Seiten der Finger ein, was hier einfacher ist, als die Handflächen zu benutzen.*

Ätherische Öle

Einige bei Bluthochdruck hilfreiche Öle sind:

- **LAVENDEL, YLANG YLANG, MAJORAN –** *beruhigend und daher blutdrucksenkend*

Einige bei niedrigem Blutdruck hilfreiche Öle sind:

- **ROSMARIN, SCHWARZER PFEFFER, INGWER –** *wirken wärmend und regen die Durchblutung an*

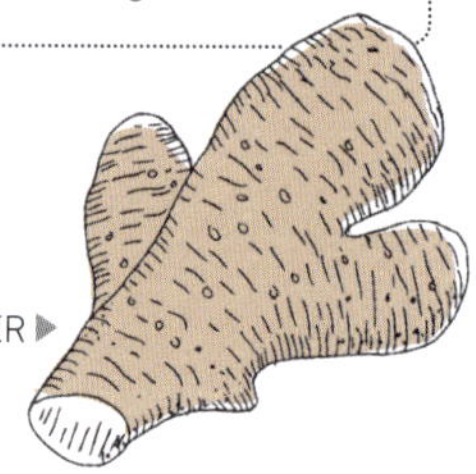

INGWER

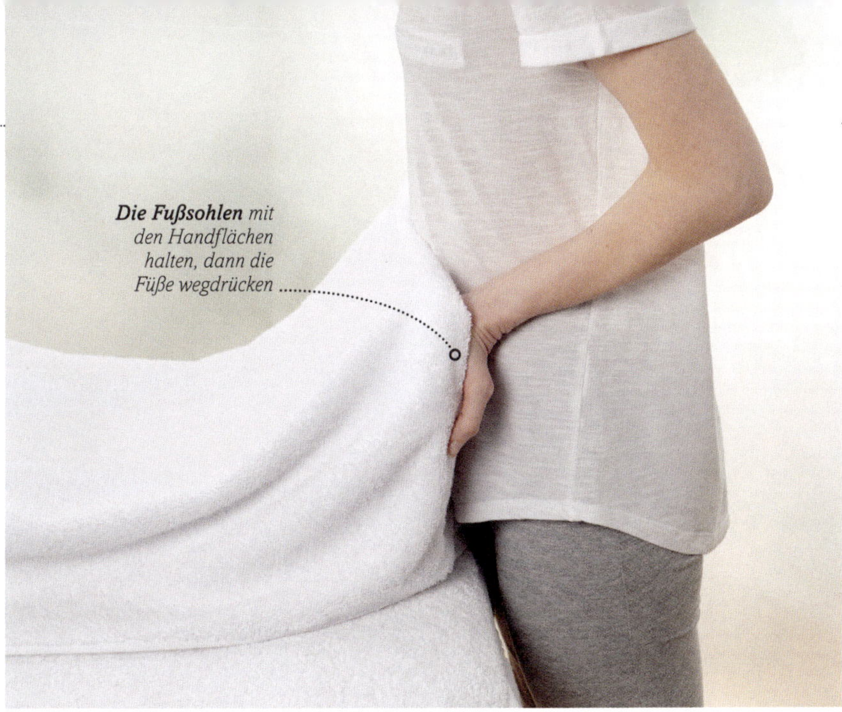

NIEDRIGER BLUT-DRUCK: FUSSDRÜCKEN

◀ **Bei niedrigem Blutdruck** kommt es darauf an, die Massage entsprechend zu beenden. Dieses kräftige Wegdrücken der Füße erdet. Die Dehnung der Beinrückseiten und der bestätigende Druck bereiten den Nehmer geistig und körperlich darauf vor, aus der tiefen Entspannung aufzutauchen und von der Liege aufzustehen.

NIEDRIGER BLUTDRUCK: DIE FÜSSE REIBEN

Das anregende Reiben der Füße kann anstelle des Fußdrückens oder, falls der Nehmer nach dem Drücken weiterhin tiefenentspannt ist, zusätzlich durchgeführt werden. Fußmassage wirkt oft sehr belebend, und dieses Reiben auf dem Tuch reaktiviert das Gewebe und hilft, den Nehmer wieder in seinem Körper zu erden.

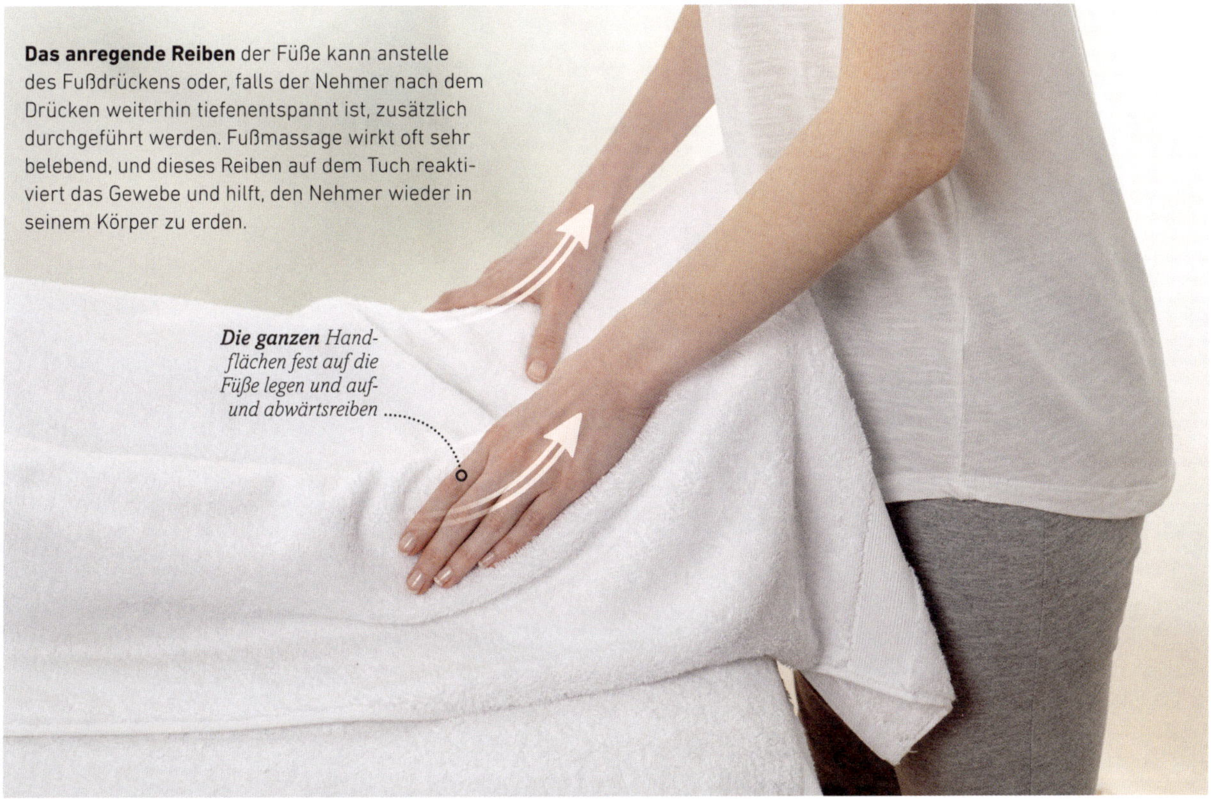

SCHLECHTE DURCHBLUTUNG

Das Kreislaufsystem transportiert mit dem Blut Sauerstoff und Nährstoffe durch den Körper. Funktioniert die Durchblutung nicht richtig, kann das Symptome wie Kribbeln, kalte Hände und Füße sowie Darmträgheit auslösen. Man sollte auf jeden Fall der Ursache für diese Störung nachgehen. Unabhängig davon kann stimulierende Massage mit kräftigen Effleurage- und insbesondere Petrissagegriffen die Durchblutung fördern.

VERWENDETE GRUNDTECHNIKEN:

- **Knetung, Seite 60**
- **Über Kreuz, Seite 48**
- **Fächer-Streichung, Seite 40**
- **Kreis-Streichung, Seite 46**

EXTREMITÄTEN MASSIEREN

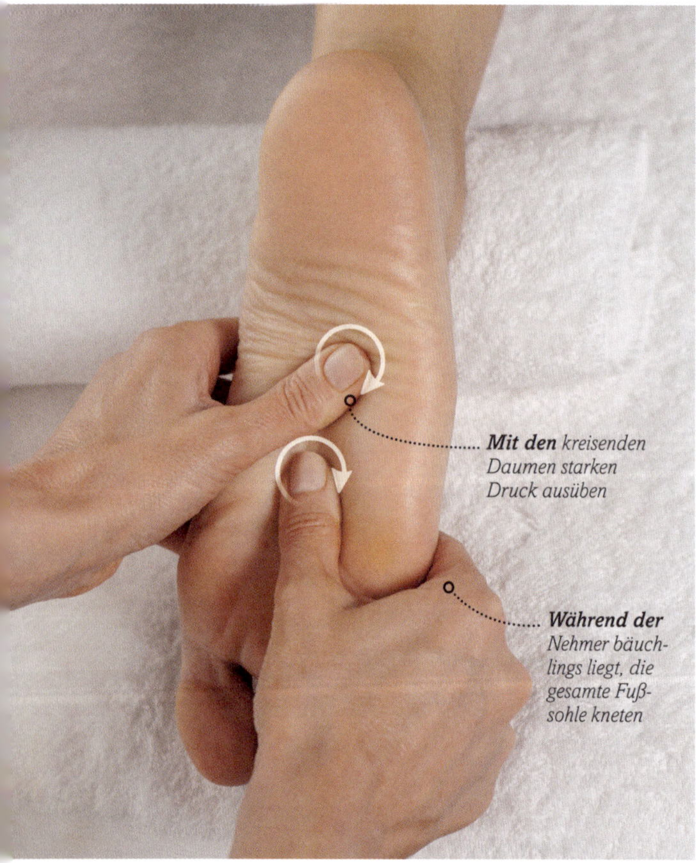

▲ **Füße und Hände** können bei träger Durchblutung chronisch kalt sein. Das Kneten mit den Daumen hilft, den Blutfluss anzuregen und das Gewebe zu erwärmen. Kneten Sie die Sohle, und wenn sich der Empfänger umgedreht hat, nacheinander jeden Zeh. Ähnlich behandeln Sie die Handfläche und die Finger.

OBERSCHENKELGEWEBE STIMULIEREN

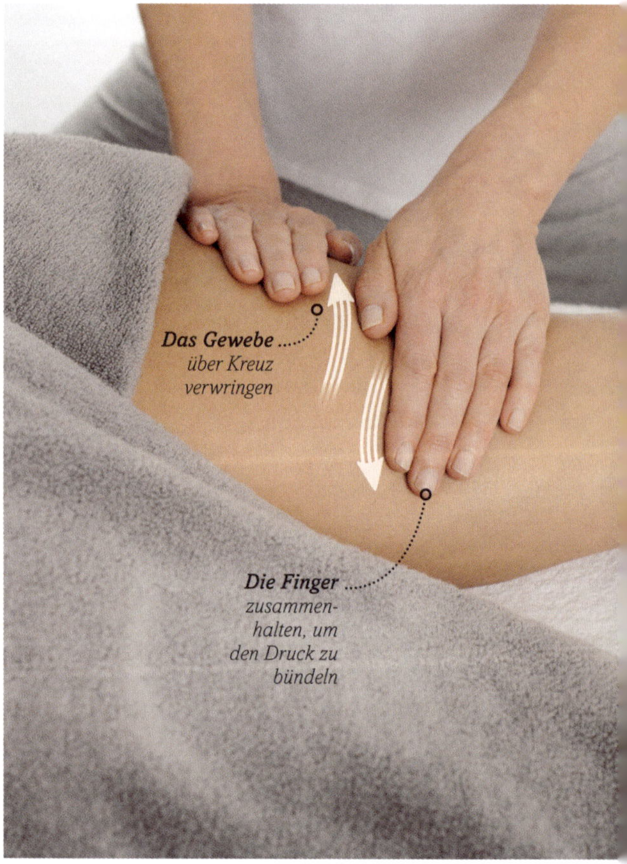

▲ **Starke Effleurage über Kreuz** am Oberschenkel nach gleitenden Streichungen erwärmt das Gewebe und regt den Blutfluss im ganzen Körper an. Vor Massage am Unterschenkel immer den Oberschenkel energisch behandeln, um Lymphe in die Leiste zu leiten, Blockaden zu lösen und die Durchblutung des Beins zu fördern.

ANREGENDE SELBSTMASSAGE

Hände, Füße und Beine kneten, um die Durchblutung anzuregen. Für bessere Verdauung den Bauch kreisend im Uhrzeigersinn streichen, unten rechts beginnen.

Ätherische Öle

Einige anregende Öle sind:

- **ZITRONE, SCHWARZER PFEFFER –** *helfen bei Darmträgheit aufgrund schlechter Durchblutung*
- **INGWER –** *wirkt wärmend und krampflösend*

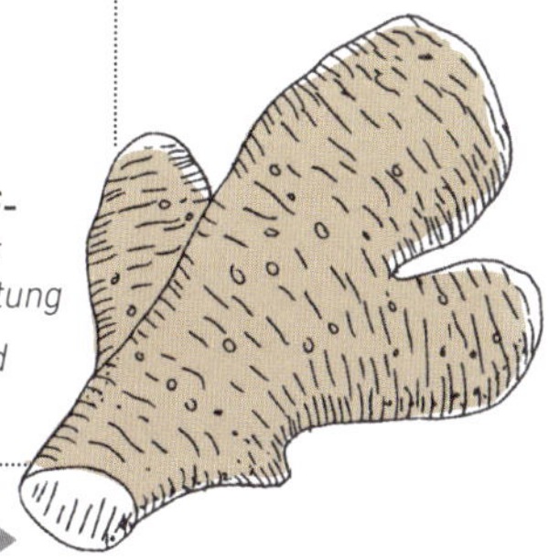

INGWER ▶

DIE VERDAUUNG FÖRDERN

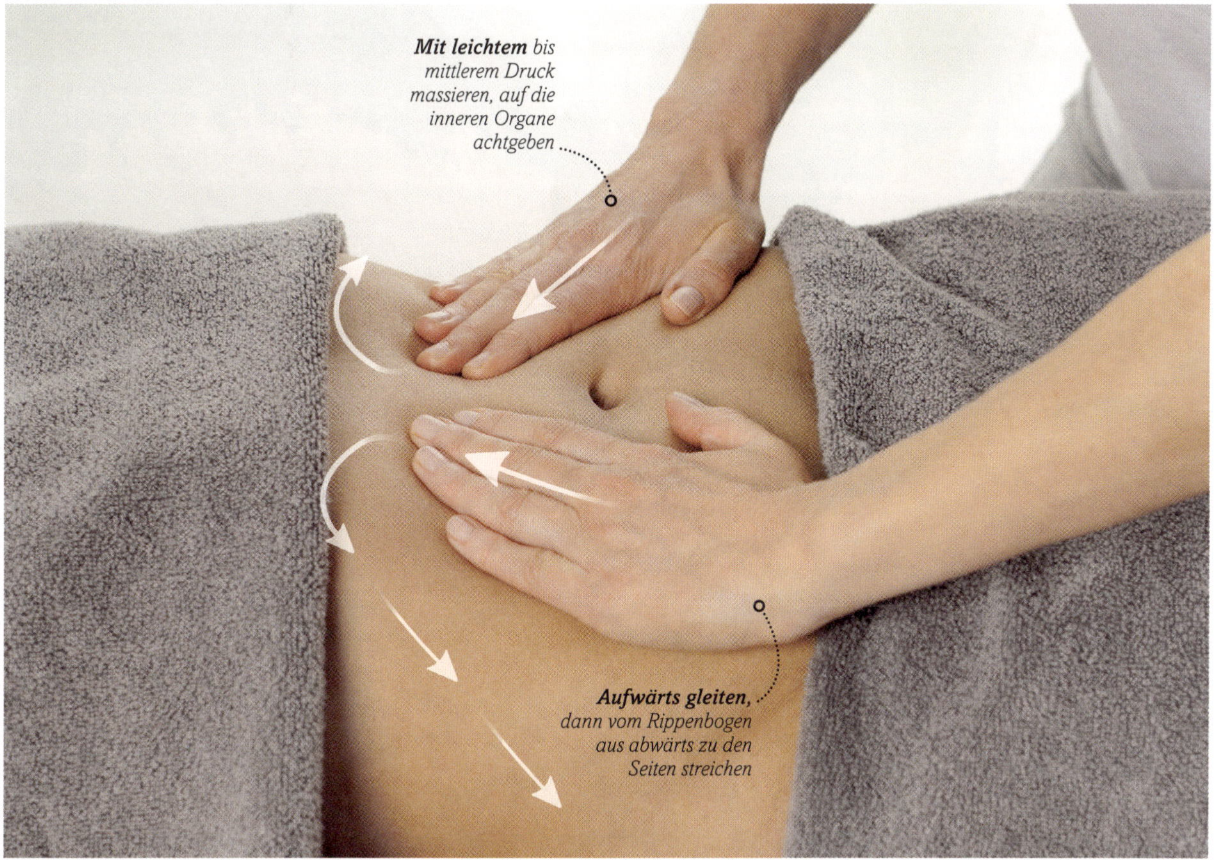

▲ **Schlechte Durchblutung** kann zu Darmträgheit und Verstopfung führen. Eine Bauchmassage erwärmt diesen Bereich, entspannt und regt so die Darmaktivität an. Arbeiten Sie am Bauch immer langsam und vorsichtig. Diese Fächer-Streichung dehnt und erwärmt das Gewebe. Auch Kreis-Streichungen sind hier möglich.

KRAMPFADERN

Weil sie die Durchblutung anregt, kann Ganzkörpermassage die Ausprägung von Krampfadern verringern. Allerdings ist Vorsicht geboten. Beurteilen Sie die Stärke der Krampfadern, bevor Sie das Bein massieren. Sind sie nur fadendünn, ist vorbeugende Petrissage angebracht; treten sie jedoch hervor, ist nur sanfte Effleurage möglich, ausschließlich neben den Krampfadern, nie darauf.

VERWENDETE GRUNDTECHNIKEN:

- **Knetung, Seite 60**
- **Streichen und gleiten, Seite 44**

VORBEUGENDE PETRISSAGE

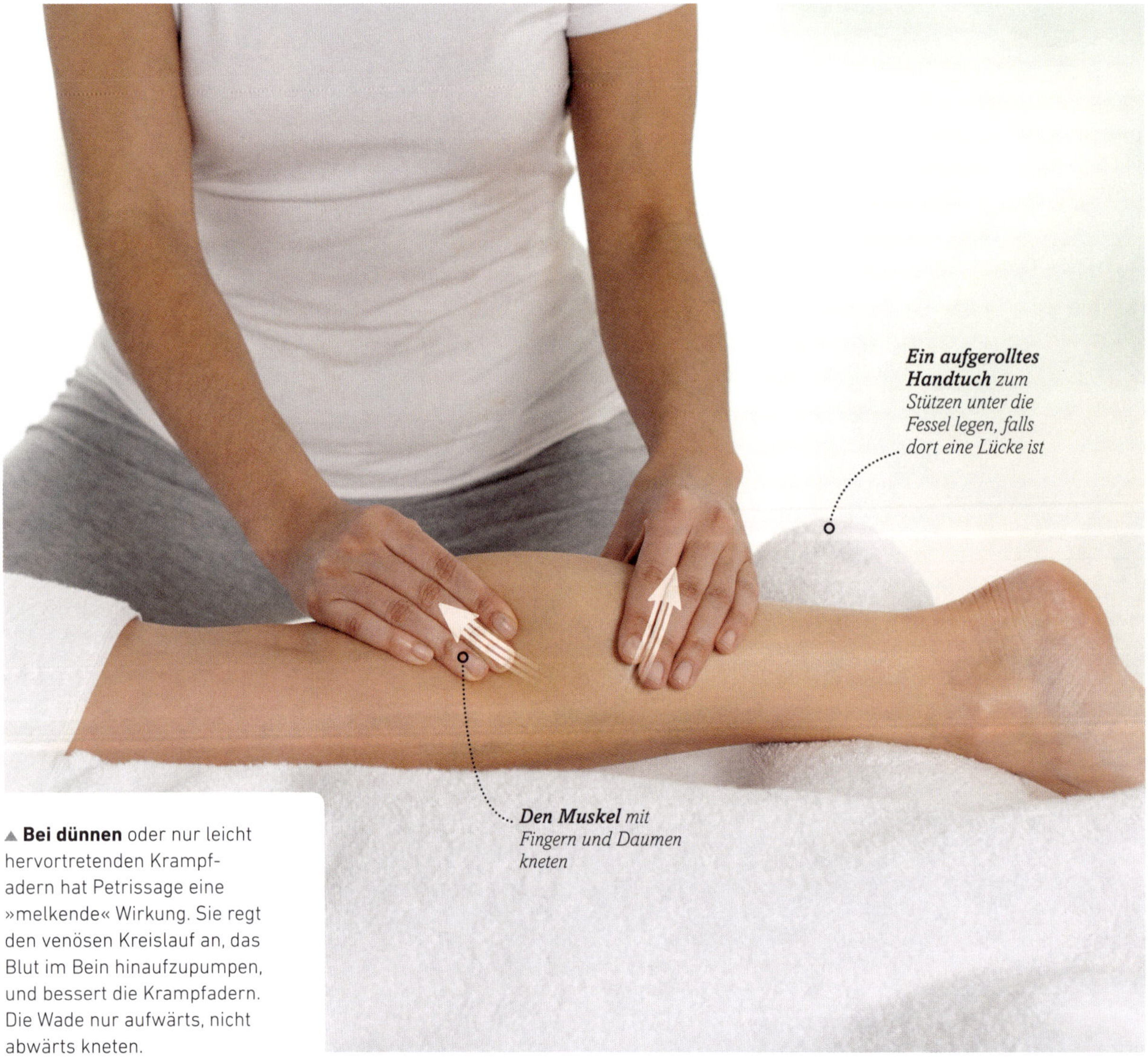

Ein aufgerolltes Handtuch *zum Stützen unter die Fessel legen, falls dort eine Lücke ist*

Den Muskel *mit Fingern und Daumen kneten*

▲ **Bei dünnen** oder nur leicht hervortretenden Krampfadern hat Petrissage eine »melkende« Wirkung. Sie regt den venösen Kreislauf an, das Blut im Bein hinaufzupumpen, und bessert die Krampfadern. Die Wade nur aufwärts, nicht abwärts kneten.

Ätherische Öle

Einige bei Krampfadern hilfreiche Öle sind:

- **WACHOLDER** – *ist adstringierend, kann so Krampfadern mildern*
- **ZITRONE** – *adstringierend, regt daher den Abtransport von Lymphe an*
- **LAVENDEL** – *lindert Jucken und Schmerzen bei Krampfadern*

ZITRONE ▼

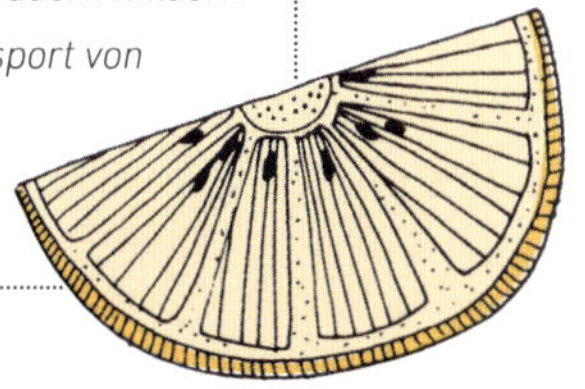

BEHANDLUNG MIT EFFLEURAGE

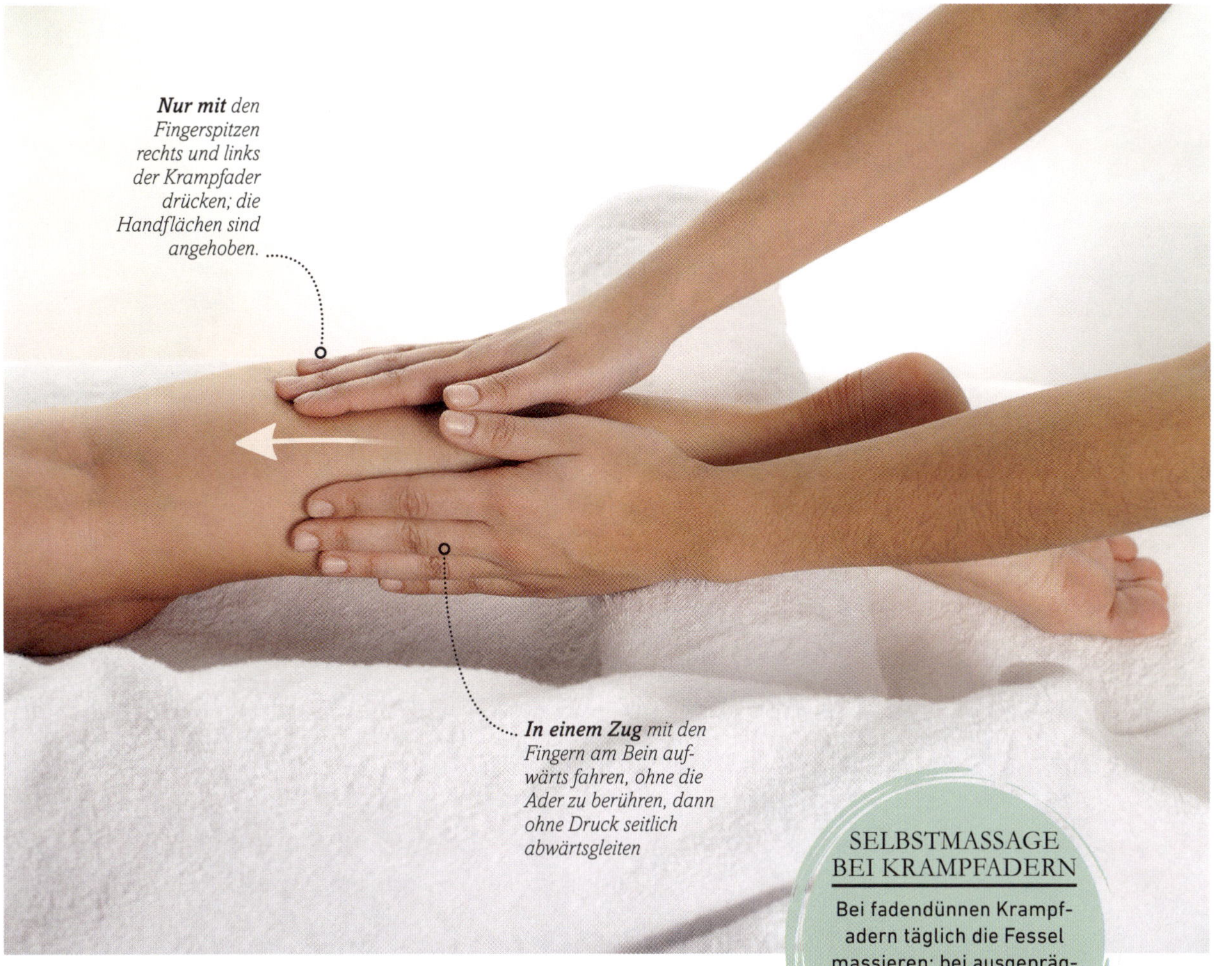
Nur mit *den Fingerspitzen rechts und links der Krampfader drücken; die Handflächen sind angehoben.*
In einem Zug *mit den Fingern am Bein aufwärts fahren, ohne die Ader zu berühren, dann ohne Druck seitlich abwärtsgleiten*

▲ **Sehr leichte Effleurage** begünstigt den Lymphabfluss und regt im Bereich der Krampfadern die Durchblutung an, was Schmerzen lindert. Rechts und links der betroffenen Ader massieren, die Ader nicht berühren. Ist die Krampfader dünn und schmerzlos, können Sie leicht darüberstreichen, um den venösen Blutfluss anzuregen.

SELBSTMASSAGE BEI KRAMPFADERN

Bei fadendünnen Krampfadern täglich die Fessel massieren; bei ausgeprägten Krampfadern täglich die Wade aufwärts streichen, die Ader nicht berühren.

WASSEREINLAGERUNGEN

Sammelt sich Flüssigkeit im Gewebe an, bilden sich dort Schwellungen, sogenannte Ödeme. Sie können überall am Körper auftreten, finden sich aber überwiegend an Fesseln, Beinen, Armen, Händen und Gesicht. Zu den Ursachen zählen schlechte Durchblutung, Schwangerschaft und bestimmte Erkrankungen. Planen Sie eine sanfte Behandlung mit viel lindernder Effleurage, die den Abfluss begünstigt, und üben Sie keinen starken Druck auf geschwollenes Gewebe aus. Die nachfolgend aufgezeigten Techniken sind darauf abgestimmt, die Entwässerung des Beins anzuregen.

VERWENDETE GRUNDTECHNIKEN:

- **Streichen und gleiten, Seite 44**
- **Tausend Hände, Seite 42**
- **Kreis-Streichung, Seite 46**

EFFLEURAGE UM DAS KNIE HERUM

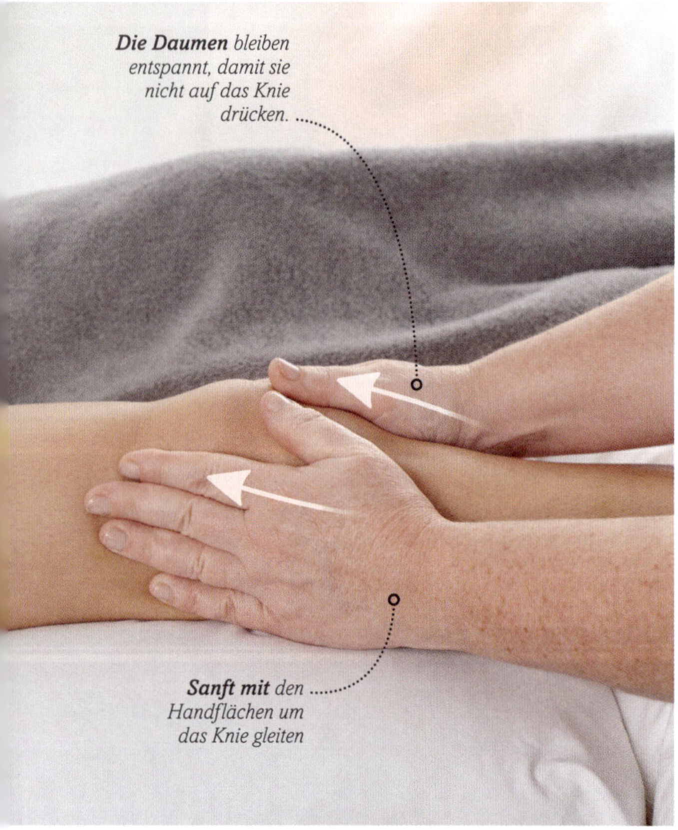

▲ **Das Bein** auf einem Kissen so hochlegen, dass es über Herzniveau ist. Am ganzen Bein Effleurage anwenden, dann den Oberschenkel mit Tausend Händen behandeln, bevor die Drainage am Knie beginnt. Arbeiten Sie mit leichtem Druck um das Knie herum, nicht darauf.

UNTERSCHENKEL-EFFLEURAGE

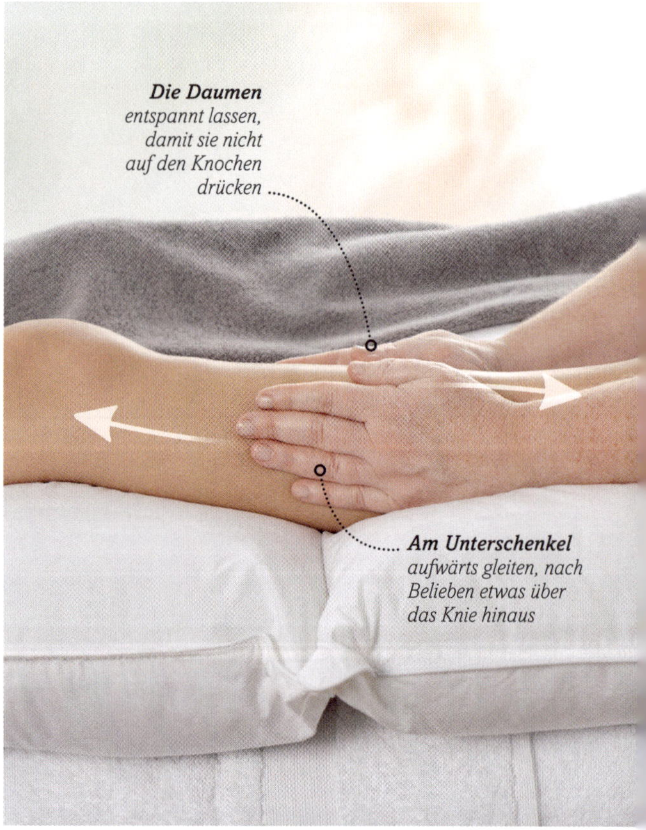

▲ **Die Beinmassage** mit Effleurage des Unterschenkels abschließen, auf- und abwärts. Gleiten Sie mit beiden Händen nach oben und nach unten. Beim Aufwärtsstreichen den Druck etwas stärker halten, um Flüssigkeit aus dem Gewebe zu leiten, dann behutsam abwärts gleiten.

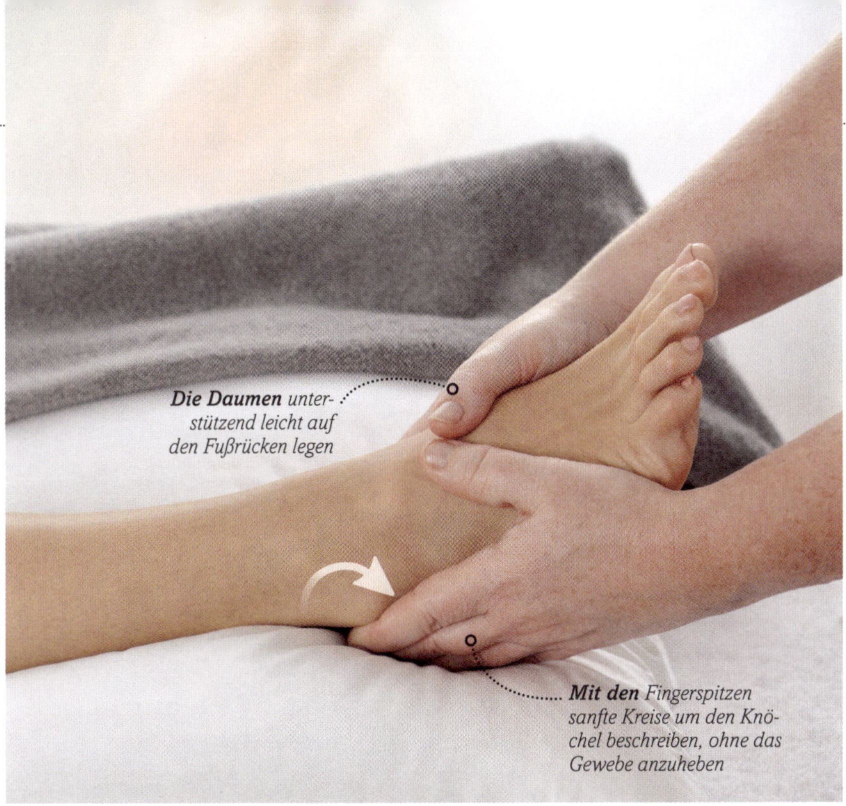

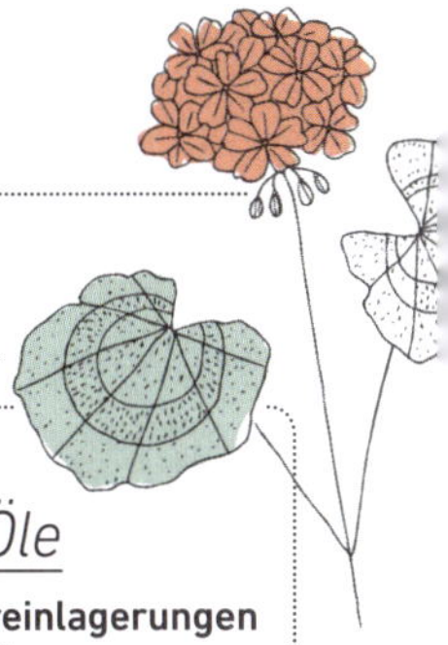

Ätherische Öle

Einige bei Wassereinlagerungen hilfreiche Öle sind:

- **WACHOLDER, ZITRONE, GERANIUM –** *wirken entgiftend*

KNÖCHELKREISE

Um den Knöchel kann sich Flüssigkeit ansammeln, was zu Schwellung und Empfindlichkeit führt. Kreis-Streichungen um den Knochen herum helfen, Ödeme aufzulösen und Abfallprodukte abzutransportieren. Geschwollene Fesseln nur mit extrem leichtem Druck massieren.

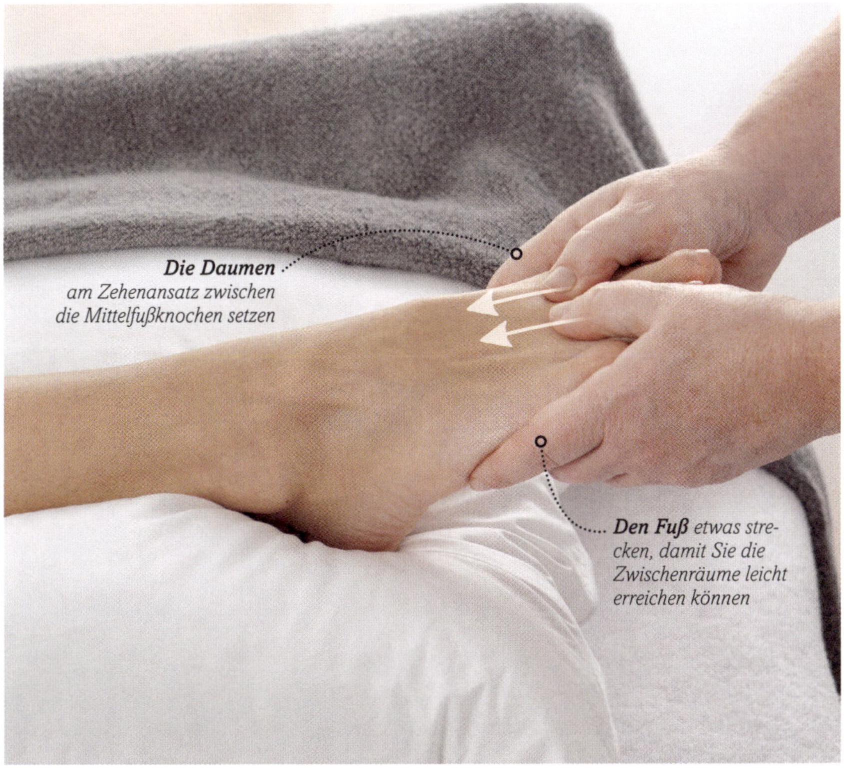

SELBSTMASSAGE AM BEIN

Massieren Sie Ober- und Unterschenkel regelmäßg mit gleitenden Strichen, aufwärts fester, abwärts leichter.

FUSSMASSAGE

Mit den Daumen zwischen den Mittelfußknochen aufwärtszugleiten hilft, überschüssige Flüssigkeit auszuleiten und die Schwellung zu mildern. Bei chronischem Ödem kann die Beweglichkeit des Fußes eingeschränkt sein, gehen Sie daher sanft und äußerst sensibel vor. Zum Abschluss die Zehen nacheinander rotieren.

ATEMWEGSBESCHWERDEN

Atemwegsbeschwerden können akut, etwa durch eine Infektion, oder chronisch sein. Widmen Sie sich bei der Massage dann etwas länger dem Bereich der Atemwege: Dehnungen, Schaukeln und Tapotement können schleimlösend wirken. Gehen Sie sanft vor, wenn der Nehmer geschwächt ist, und stellen Sie sicher, dass jemand mit verschleimten oberen Atemwegen nicht zu lange auf dem Bauch liegt.

VERWENDETE GRUNDTECHNIKEN:

- **Dehnungen, Seite 74**
- **Schaukeln, Seite 70**
- **Tapotement, Seite 64**
- **Tiefe Streichungen, Seite 52**

WEITENDE SELBSTMASSAGE

Strecken Sie regelmäßig den Arm hoch und über den Kopf, damit der Brustkorb geweitet und mobilisiert wird.

DEN BRUSTKORB DEHNEN

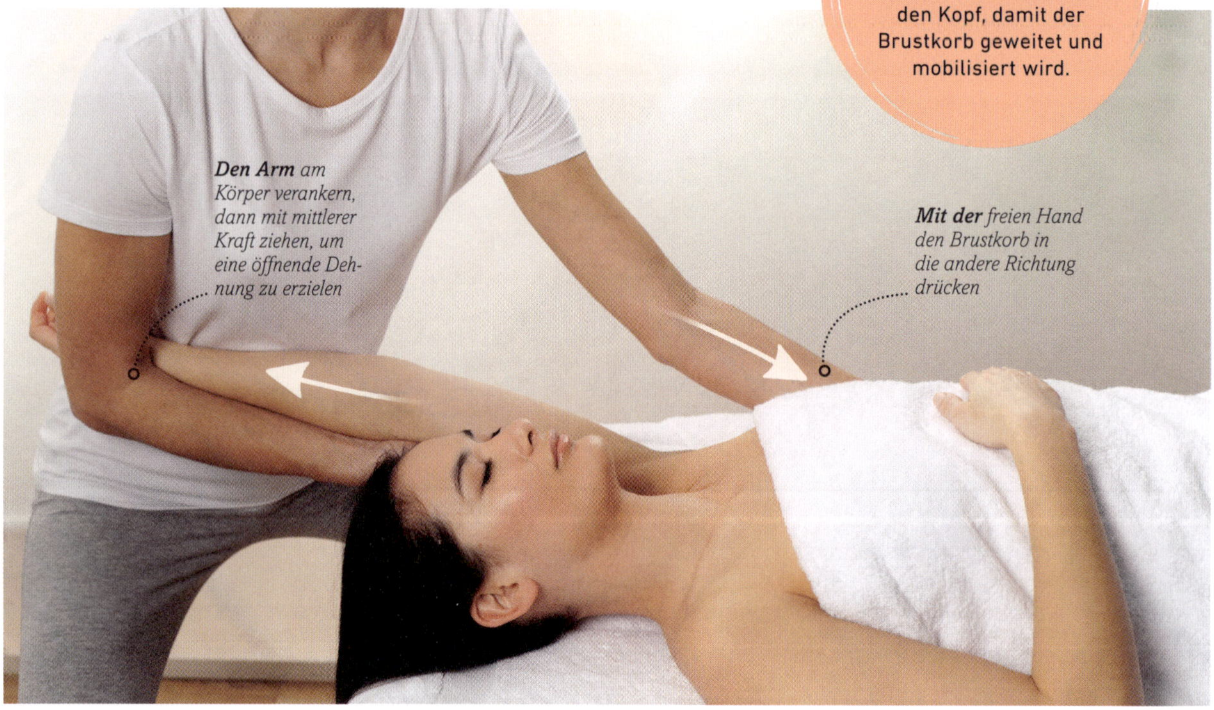
Den Arm *am Körper verankern, dann mit mittlerer Kraft ziehen, um eine öffnende Dehnung zu erzielen*
***Mit der** freien Hand den Brustkorb in die andere Richtung drücken*

▲ **Diese Armdehnung** hilft, den Brustkorb zu weiten und die Zwischenrippenmuskulatur zu dehnen, um Schleim zu lösen und den Atemwegsbereich zu weiten. Sie ist besonders für Asthmatiker geeignet. Stabilisieren Sie Ihre Position in Hocke oder Ausfallschritt, wiederholen Sie die Dehnung dann auf der anderen Seite.

Ätherische Öle

Einige bei Atemwegsproblemen nützliche Öle sind:

- **EUKALYPTUS** *und* **PINIE** – *wirken schleimlösend und haben keimtötende Eigenschaften, was bei Infektionen hilfreich ist*
- **PFEFFERMINZE** – *wirkt ebenfalls schleimlösend*
- **RÖMISCHE KAMILLE** – *antientzündlich, beruhigend und krampflösend*
- **THYMIAN LINALOOL** – *krampflösend; beide hilfreich bei Asthma*

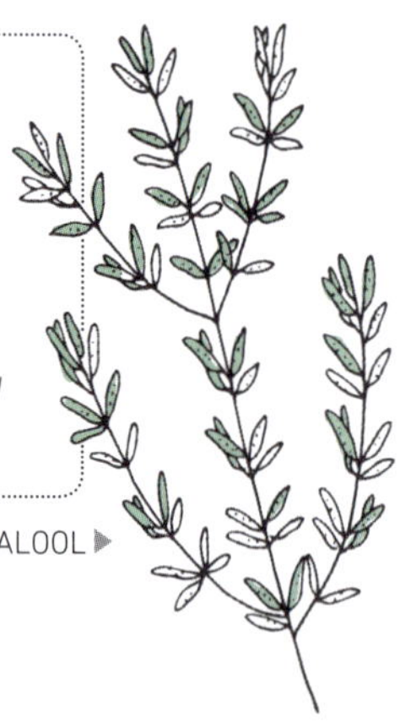

THYMIAN LINALOOL ▶

DEN BRUSTKORB LOCKERN

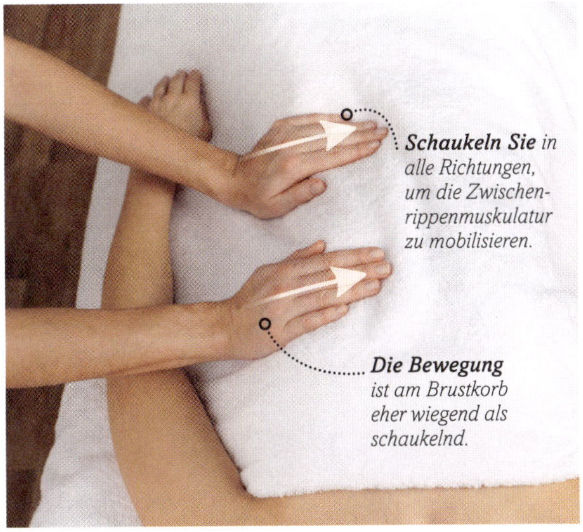

▲ **Rhythmisches Schaukeln** lockert den Brustkorb und löst Schleim. Sanft beginnen, dann allmählich die Intensität steigern. Von beiden Seiten schaukeln, die stärker verengte Seite länger behandeln.

BRUSTKORB-TAPOTEMENT

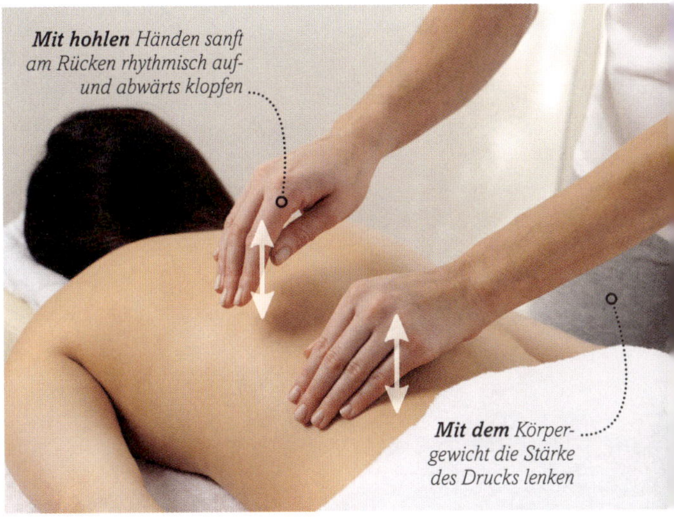

▲ **Mit den Fingerkuppen** von hinten rhythmisch auf den Brustkorb zu klopfen regt die Durchblutung an, was den Lymphabfluss fördert. Klopfen Sie nur auf die Rippen, auf keinen Fall auf die Wirbelsäule.

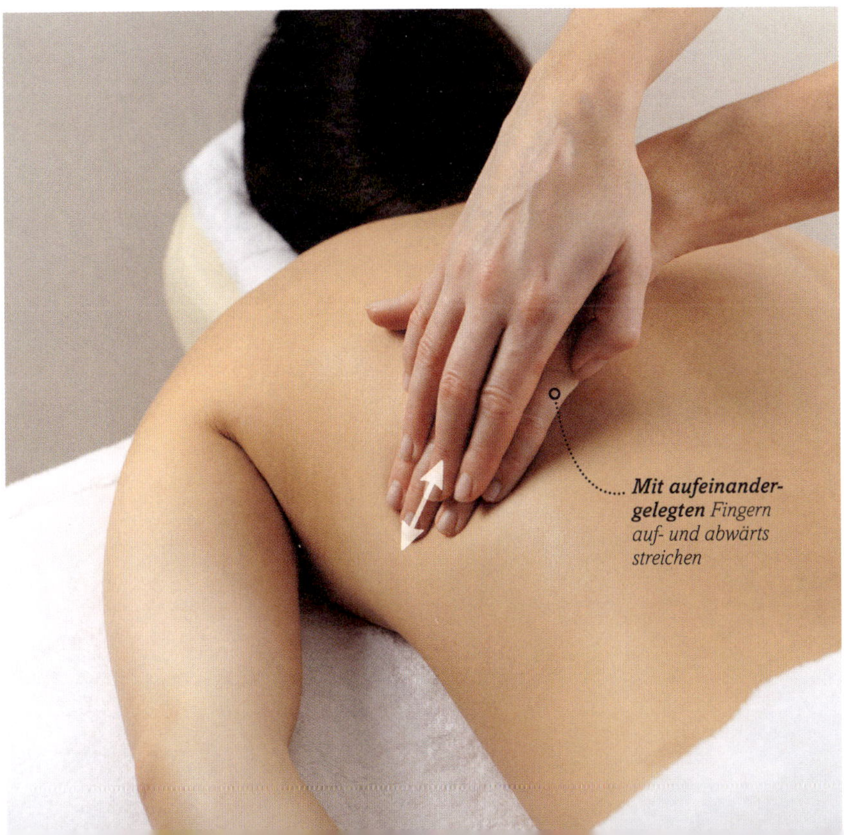

ZWISCHEN DIE RIPPEN DRÜCKEN

◀ **Präzise Streichungen** der Zwischenrippenmuskulatur lösen dort punktuelle Verschleimungen. Lenken Sie die sanfte Massage mit Ihrem Körpergewicht, erspüren Sie Verklebungen und wenden Sie eine Druckstärke an, die für den Nehmer angenehm ist.

VERDAUUNGSBESCHWERDEN

Verdauungsbeschwerden wie Verstopfung, Blähungen, Reizdarm und Reflux haben oft mit falscher Ernährung zu tun, aber auch Stress kann eine Rolle spielen. Das sollten Sie bei Ihrem Behandlungsplan berücksichtigen. Gegen ein häufiges Problem, Verstopfung, kann recht kräftige Bauchmassage helfen, die die Peristaltik – Bewegungen, mit denen der Darm seinen Inhalt weitertransportiert – anregt. Brustweitende Techniken, die zu einer besseren Körperhaltung führen, können ebenfalls hilfreich sein, weil die Verdauungsorgane nicht mehr durch eine gebeugte Haltung zusammengedrückt sind.

VERWENDETE GRUNDTECHNIKEN:

- **Fächer-Streichung, Seite 40**
- **Kreis-Streichung, Seite 46**
- **Knetungen, Seite 60**
- **Tiefe Streichungen, Seite 52**
- **Streichen und gleiten, Seite 44**

ERWÄRMENDE EFFLEURAGE

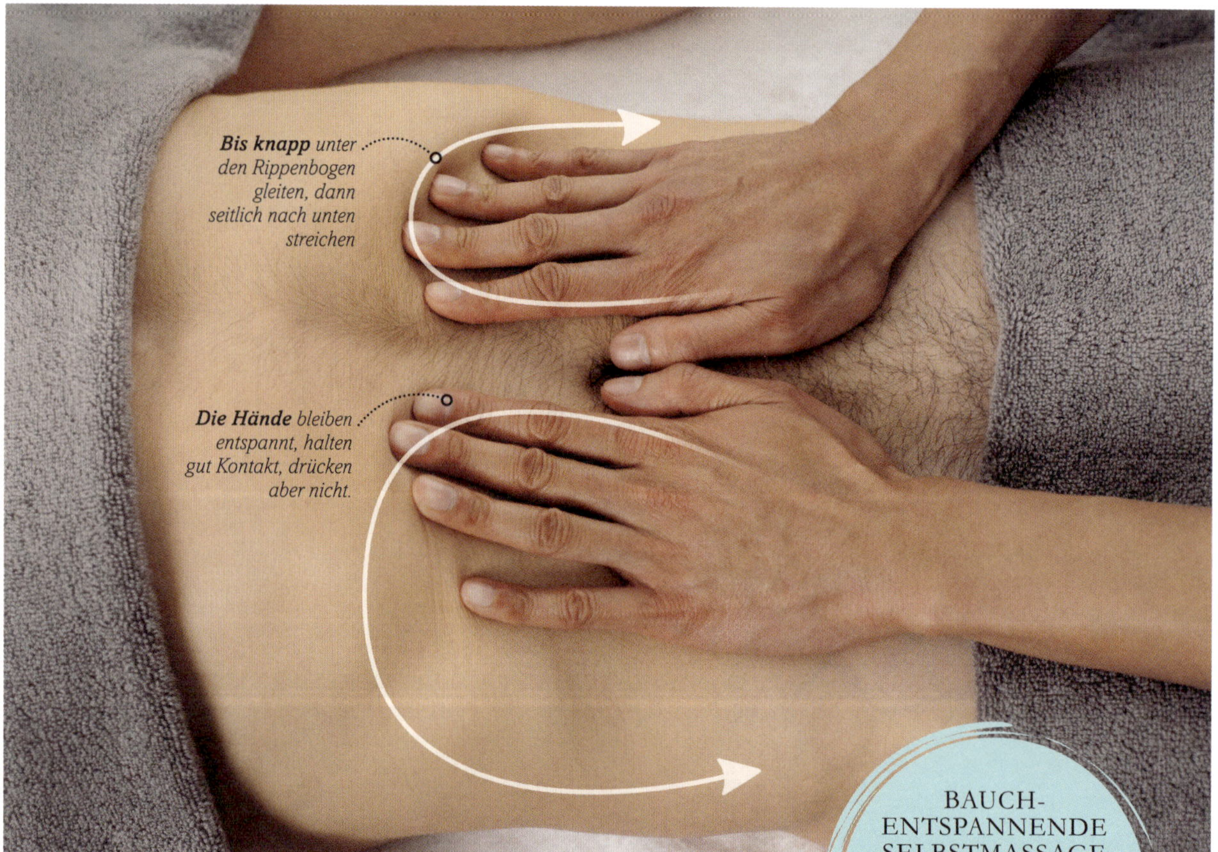

▲ **Den ganzen Bauch** mit einer großen Fächer-Streichung zu behandeln wärmt und entspannt das Gewebe, fördert die Muskelentspannung und regt so die Peristaltik an. Deshalb ist dies eine gute Technik bei Verstopfung. Lassen Sie einige Kreis-Streichungen folgen, im Uhrzeigersinn in Darmrichtung ausgeführt.

BAUCH-ENTSPANNENDE SELBSTMASSAGE

Mit einer Handfläche im Uhrzeigersinn den Bauch mit einer Pfefferminzöl-Mischung kreisend massieren.

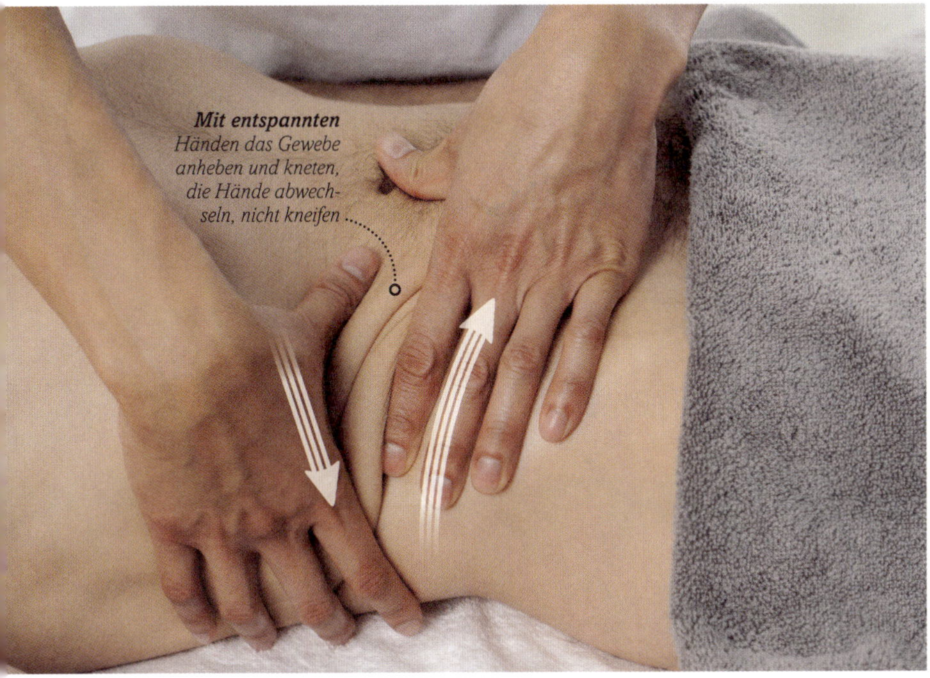

BAUCHKNETUNG

◀ **Zum Anregen der Verdauung** den Bauch zwischen Hüfte und Rippen langsam kneten. Die Intensität allmählich steigern, der Bereich kann empfindlich sein. Nach der Effleurage kein Öl mehr auftragen, Sie sollen das Gewebe gut greifen können. Es wird die entlegene Seite massiert, Sie gehen also um die Liege, um die andere zu behandeln.

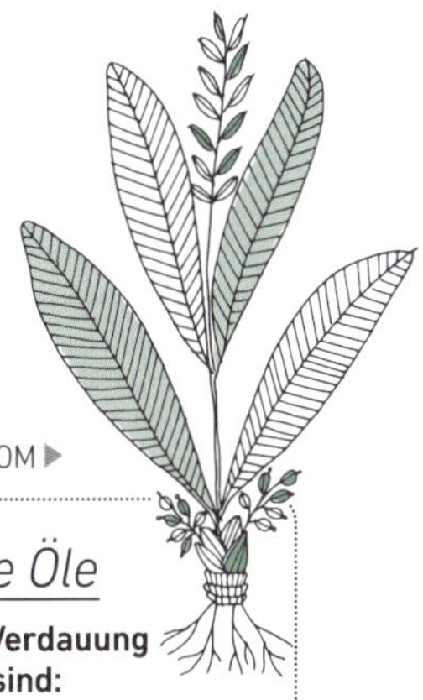

KARDAMOM ▶

Ätherische Öle

Einige für die Verdauung hilfreiche Öle sind:

- ○ **KARDAMOM –** *lindert Sodbrennen und Verdauungsstörungen*
- ○ **PFEFFERMINZE –** *lindert Verdauungsstörungen, wirkt anregend bei Darmträgheit*
- ○ **INGWER –** *wirkt ausgleichend bei stressbedingten Verdauungsstörungen*

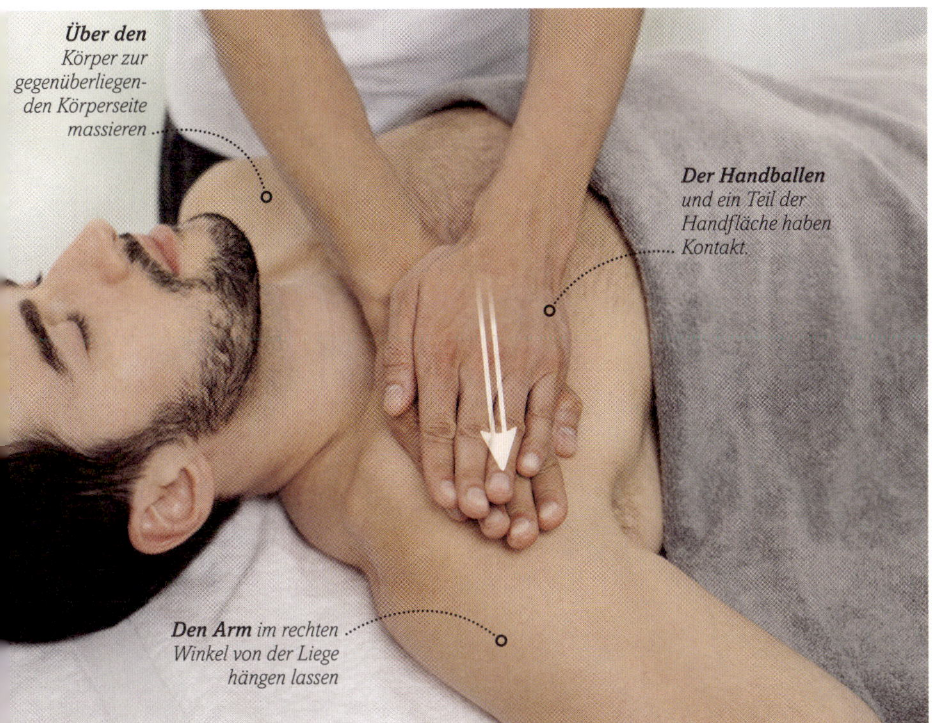

BRUSTKORB WEITEN

◀ **Computerarbeit** kann zu gekrümmter Körperhaltung führen, was innere Organe zusammendrückt und die Verdauung stört. Probieren Sie diese Methode: Die Hände aufeinander mittig auf die Brust legen, kräftig zum Arm streichen. Das dehnt die Muskeln und löst Verspannung. Langsam arbeiten, die Reaktion vom Gesicht ablesen. Auf der anderen Seite wiederholen.

MENSTRUATIONSBESCHWERDEN

Eine Bauchmassage kann während der Menstruation sehr wohltuend sein. Sie erwärmt das Gewebe und wirkt krampflösend. Wichtig: diesmal nur mit leichtem Druck massieren, energische Griffe vermeiden, sanft und fließend arbeiten. Ist der Bauch empfindlich, nur Effleurage anwenden. Sanfte Effleurage der Beine, die sich vielleicht schwer und träge anfühlen, ist oft auch angenehm.

VERWENDETE GRUNDTECHNIKEN:

- **Kreis-Streichungen, Seite 46**
- **Streichen und gleiten, Seite 44**

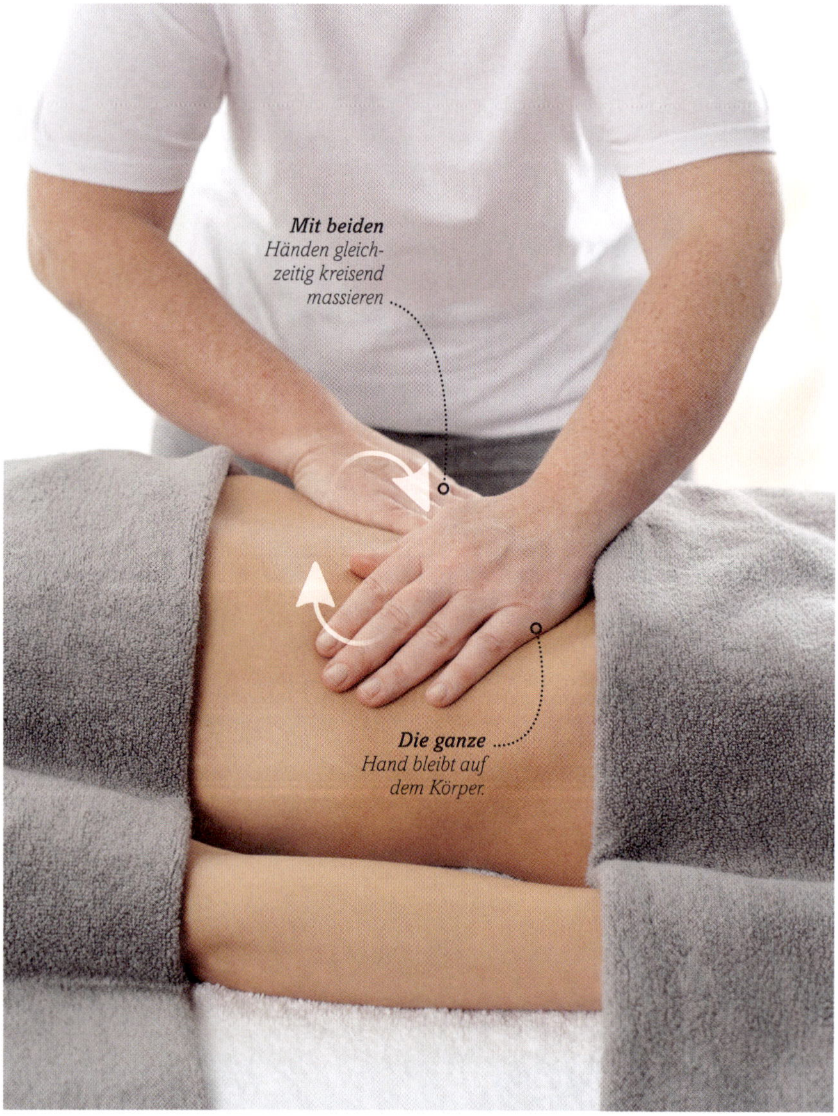

DEN BAUCH BERUHIGEN

◀ **Sanfte Effleurage** auf dem Bauch erwärmt und beruhigt das Gewebe, was bei Menstruationskrämpfen und Unwohlsein hilfreich ist. Massieren Sie den Bauch leicht und extrem langsam mit kleinen Kreisen beider Hände und achten Sie darauf, nicht kräftig unter die Rippen zu drücken.

BAUCHBERUHIGENDE SELBSTMASSAGE

Lassen Sie die Hände im Uhrzeigersinn um den Bauch kreisen, um das Gewebe zu erwärmen und Krämpfe zu lösen.

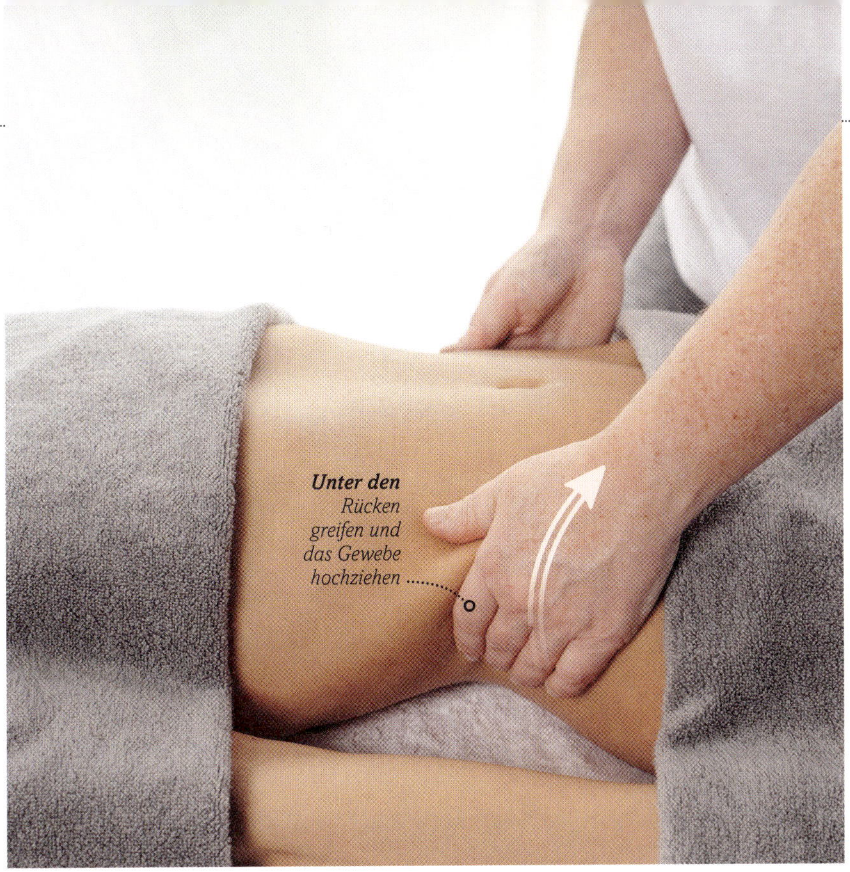

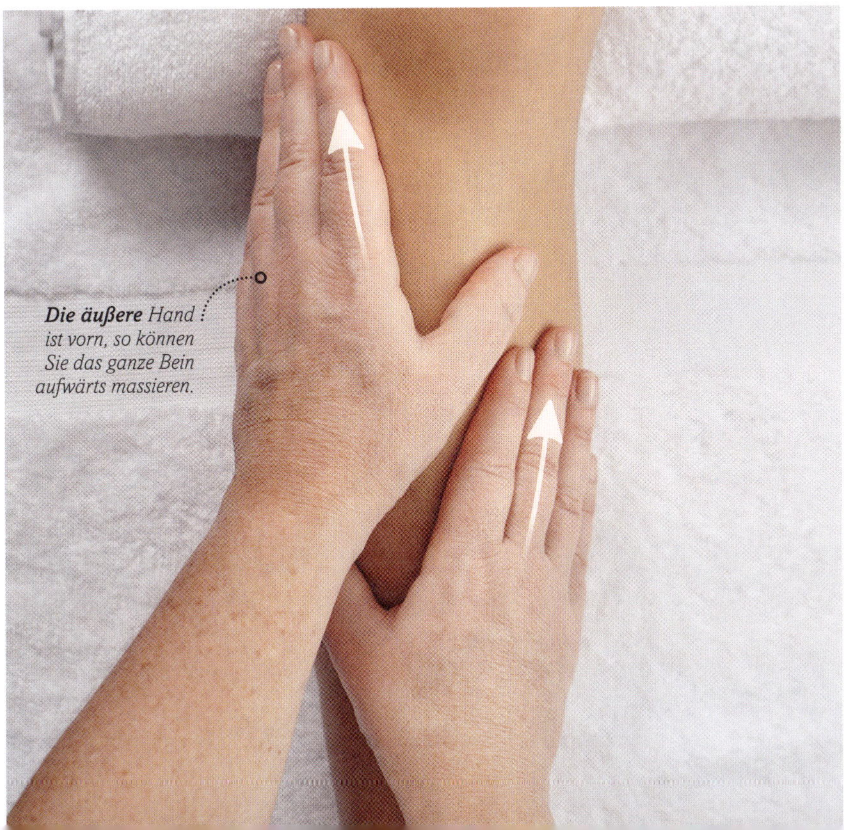

DAS KREUZ LOCKERN

Kreuzschmerzen treten bei Bauchkrämpfen oft auf, weil die Kontraktionen den Schmerz in den unteren Rücken ausstrahlen lassen. Das Gewebe vom Rücken her hochzuziehen, während die Nehmerin auf dem Rücken liegt, lockert die Rückenmuskulatur, ohne dass man Druck auf den Bauch ausübt.

Ätherische Öle

Einige bei Menstruationsbeschwerden hilfreiche Öle sind:

- **GERANIUM –** *wirkt ausgleichend und entwässernd*
- **ROSE –** *wirkt lindernd*
- **KARDAMOM –** *wirkt krampflösend, ist hilfreich bei Blähungen*

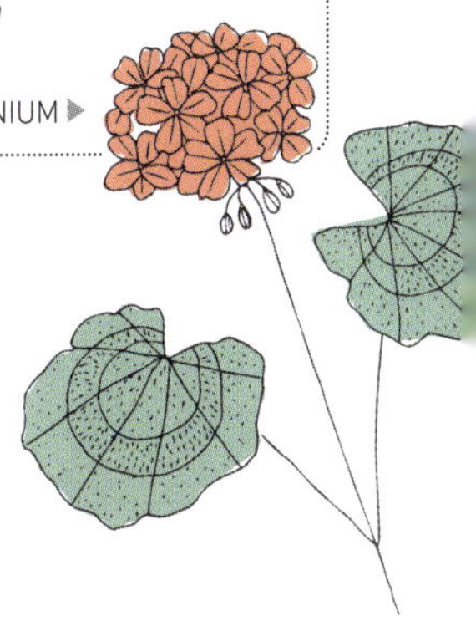

GERANIUM

BEIN-EFFLEURAGE

Manche Frauen haben während der Menstruation das Gefühl schwerer Beine. Effleurage am Bein kann dem entgegenwirken. Sie regt die Durchblutung an, belebt die Beine und verringert Wassereinlagerungen. Die hier verwendete Technik ist »Drachenmaul«, doch andere Streichungen eignen sich auch.

ANGSTZUSTÄNDE

Bei chronischer Angst ist der ganze Körper angespannt. Dazu gehören Herzstolpern, Hyperventilation und Verdauungsprobleme. Eine Ganzkörpermassage mit zusätzlicher entspannender Effleurage und Behandlung von Problembereichen hilft dem Nehmer, emotional loszulassen. Sie können tief in das Gewebe hineinmassieren.

VERWENDETE GRUNDTECHNIKEN:

- **Statischer Druck, Seite 72**
- **Kreis-Streichungen, Seite 46**
- **Tiefe Streichungen, Seite 52**
- **Streichen und gleiten, Seite 44**
- **Tausend Hände, Seite 42**
- **Fächer-Streichung, Seite 40**

SANFTES HALTEN ZUM WEITEN DER BRUST

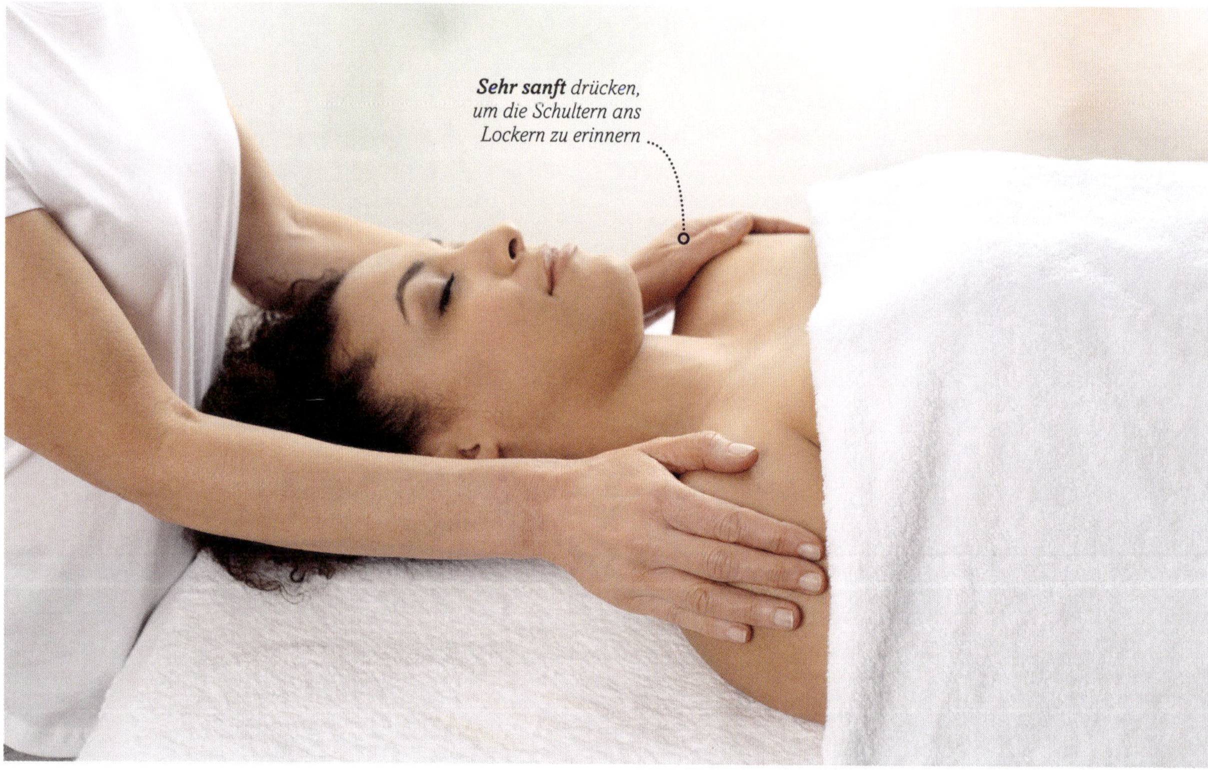
Sehr sanft drücken, um die Schultern ans Lockern zu erinnern

▲ **Die Hände auf** die Schultern zu legen und diese sanft nach unten zu drücken hilft, den Brustbereich zu weiten. Das kann die Atmung beruhigen und den Nehmer animieren, loszulassen und zu entspannen. Hat er Angst davor, den Kopf auf das Gesichtskissen zu legen, kann dieses Halten eine gute Art sein, die Sitzung zu eröffnen und mit Ihrer Berührung vertraut zu machen.

Ätherische Öle

Einige bei Angstzuständen hilfreiche Öle sind:

- **LAVENDEL –** *wirkt zutiefst entspannend, hilft, Angstzustände zu lindern*
- **NEROLI –** *gleicht aus und belebt*
- **WEIHRAUCH –** *stimmungsaufhellend, fördert die Konzentration, wirkt energieausgleichend*

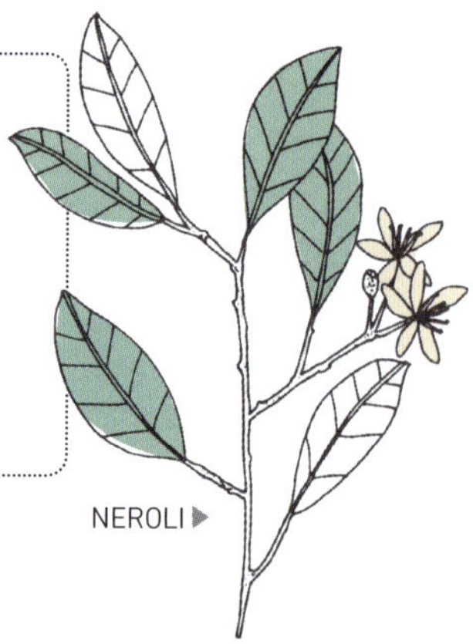

NEROLI ▶

EFFLEURAGE AM BAUCH

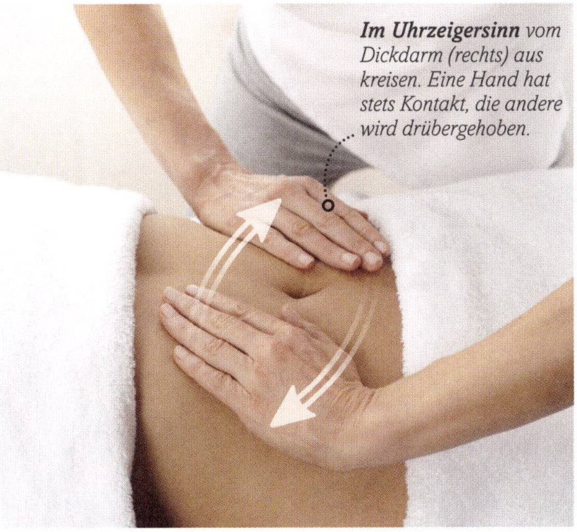

▲ **Angst manifestiert sich** oft als Verdauungsstörungen. Sanfte Effleurage stimuliert das Bauchgewebe und unterstützt die Peristaltik. Arbeiten Sie hier recht behutsam und ziemlich lange.

DAS ZWERCHFELL MASSIEREN

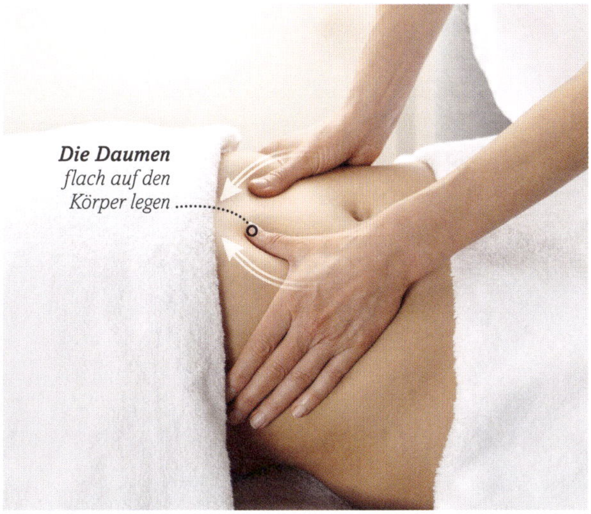

▲ **Die Daumen unter** die Rippen legen. Nach oben in das Zwerchfell drücken, um die Atmung zu vertiefen. Von der Atmung des Nehmers leiten lassen, beim Ausatmen den Druck verstärken. Sensibel vorgehen, bei Widerstand den Druck reduzieren.

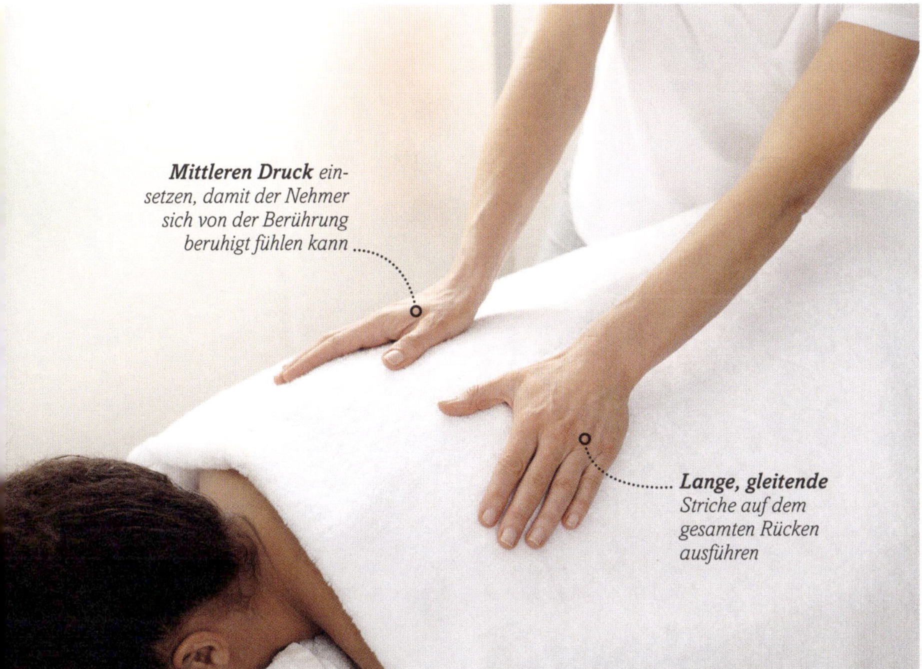
Mittleren Druck einsetzen, damit der Nehmer sich von der Berührung beruhigt fühlen kann
Lange, gleitende Striche auf dem gesamten Rücken ausführen

BERUHIGENDE SELBSTMASSAGE

Um auf die Atmung zu fokussieren, die Hände auf den Bauch legen. Entspannen und beobachten, wie sich der Körper bei jedem Atemzug in Ihre Hände schmiegt.

BERUHIGENDE RÜCKEN-STREICHUNG

◀ **Wenn Sie über** einem Tuch arbeiten, machen Sie sanft mit Berührung vertraut. Massieren Sie so eine kleine Weile mit Streichungen, die Sie später wieder aufgreifen, z. B. Tausend Hände und Fächern, um den Nehmer zu beruhigen, mit seinem Körper zu verbinden und ihm vor dem Aufdecken Sicherheit zu geben.

DEPRESSION

Anhaltende Niedergeschlagenheit kann viele Gesichter haben, etwa Teilnahmslosigkeit, Traurigkeit, Abgeschlagenheit und Konzentrationsstörungen. Die Massage soll den Kreislauf anregen und den Körper revitalisieren; dafür werden kraftvolle Techniken und Streichungen eingesetzt, die Körper und Geist aktivieren – wichtig ist, dass der Nehmer sich wohlfühlt. Integrieren Sie schnelle, dynamische Effleurage und lebhafte Petrissage sowie energetisierendes, schnelleres Tapotement und die bestätigende Dehnungen, die hier gezeigt werden, in Ihre Massage.

VERWENDETE GRUNDTECHNIKEN:

- **Tapotement, Seite 64**
- **Dehnungen, Seite 74**
- **Schütteln, Seite 68**
- **Tausend Hände, Seite 42**
- **Schaukeln, Seite 70**

TAPOTEMENT

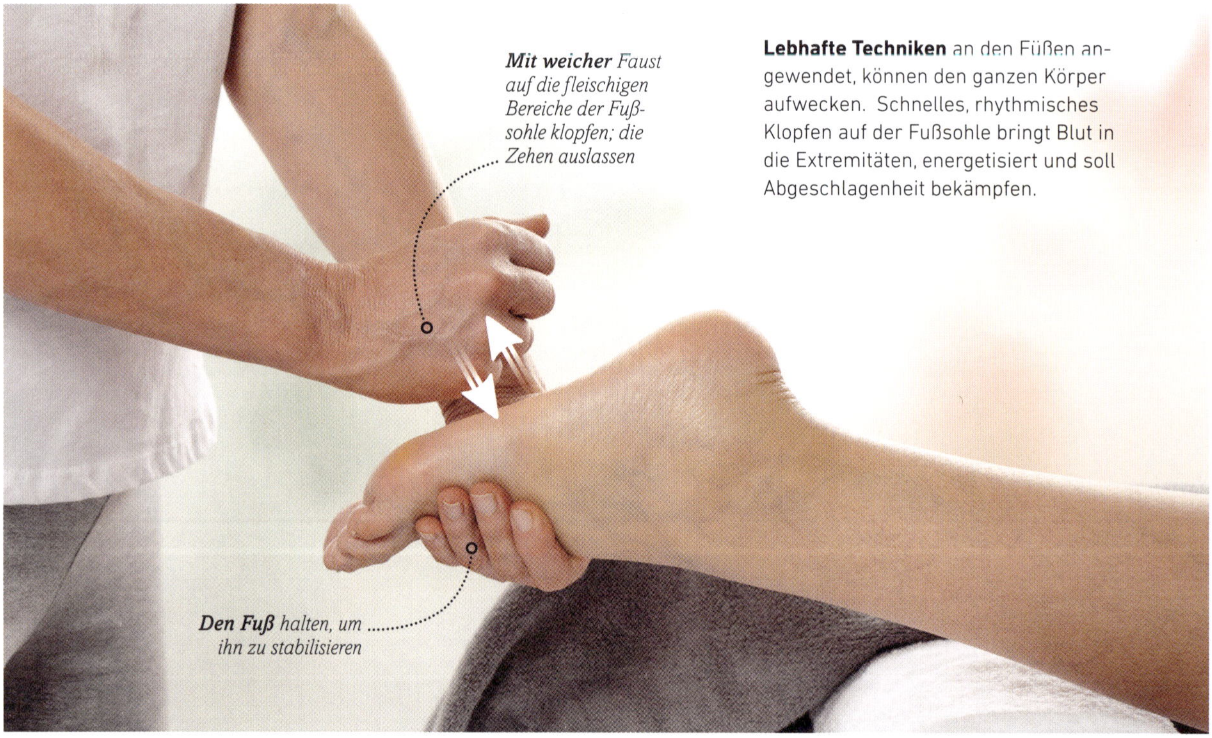

***Mit weicher** Faust auf die fleischigen Bereiche der Fußsohle klopfen; die Zehen auslassen*

***Den Fuß** halten, um ihn zu stabilisieren*

Lebhafte Techniken an den Füßen angewendet, können den ganzen Körper aufwecken. Schnelles, rhythmisches Klopfen auf der Fußsohle bringt Blut in die Extremitäten, energetisiert und soll Abgeschlagenheit bekämpfen.

Ätherische Öle

Einige bei Depression hilfreiche Öle sind:

- **ROSMARIN –** *belebt, stimuliert die Nerven, fördert die Konzentration und hilft gegen Abgeschlagenheit*
- **LITSEA CUBEBA –** *wirkt beruhigend und stimmungsaufhellend, hilft, aufkommende Panik zu unterdrücken*
- **BERGAMOTTE –** *der belebende Duft wirkt als Antidepressivum.*

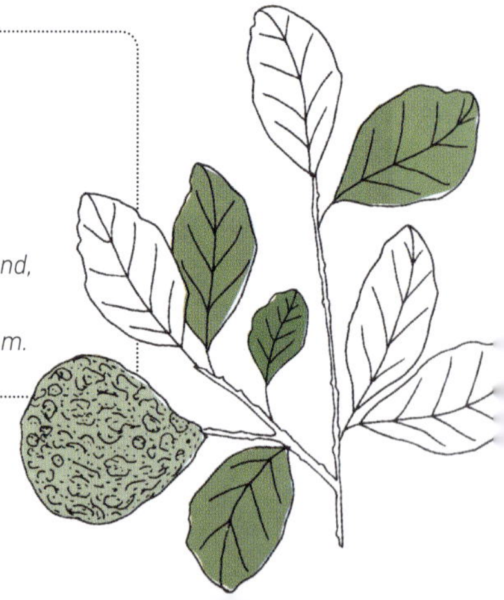

BERGAMOTTE ▶

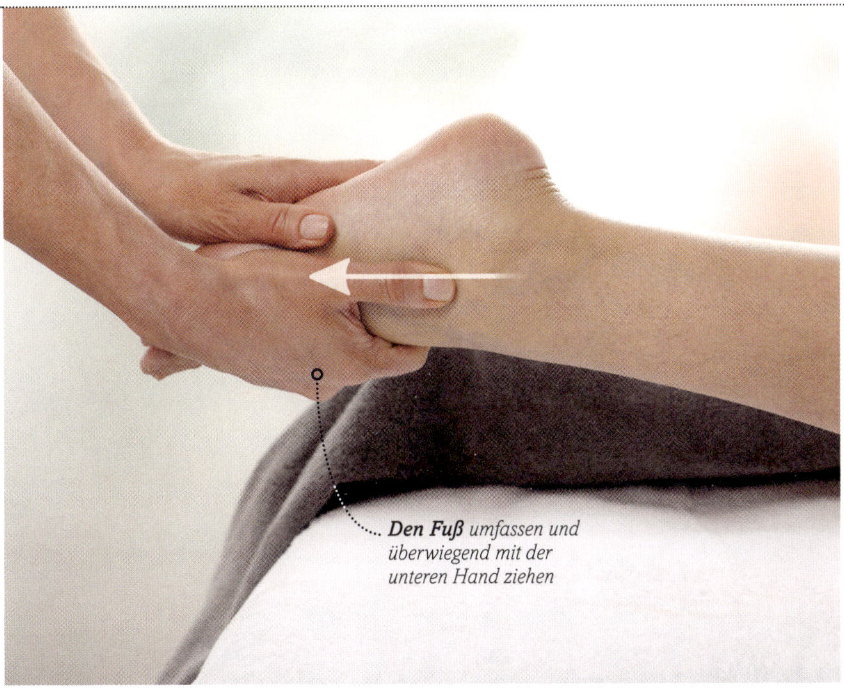

EXTREMITÄTEN DEHNEN

◂ **Sanftes Ziehen** und Strecken einer Extremität hilft dem Nehmer, sich verbunden und präsent zu fühlen. Sie können die Extremität auch vor dem Ziehen sanft schütteln, um den Körper zu energetisieren. Für Beinzüge liegt der Nehmer auf Bauch oder Rücken, für Armzüge immer auf dem Rücken.

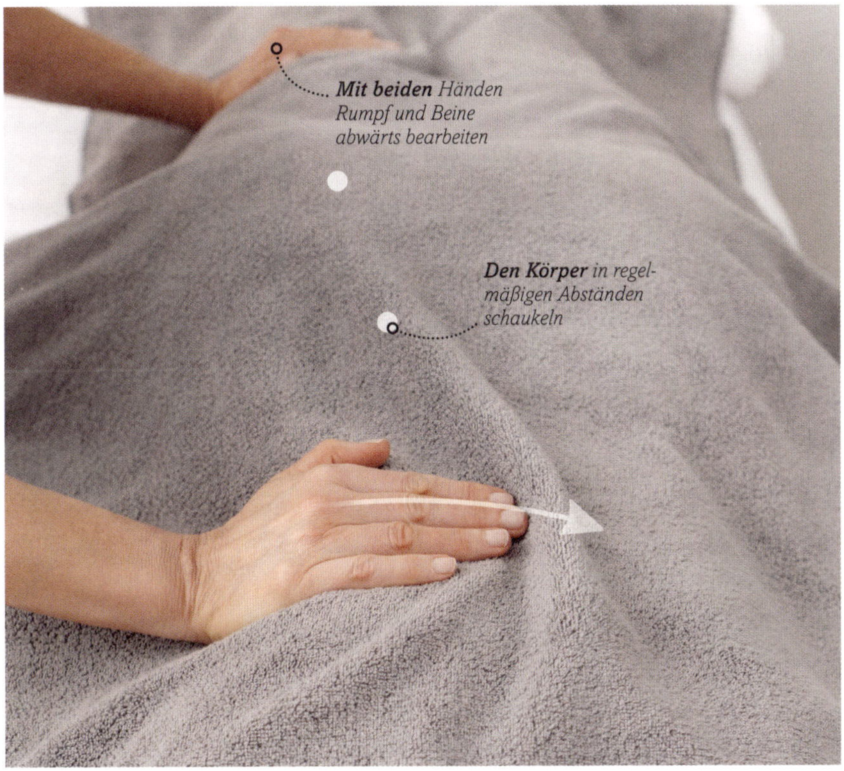

VITALISIERENDE SELBSTMASSAGE

Versuchen Sie es mit lebhaften Tausend Händen an den Oberschenkeln, um das Gewebe zu wecken und den Kreislauf anzuregen.

STIMULIERENDES SCHAUKELN

◂ **Wenn sich die Sitzung** dem Ende zuneigt oder Sie mit der Massage einer Seite fertig sind und den Nehmer zugedeckt haben, bringt energisches Schaukeln den Nehmer in einen klareren Bewusstseinszustand, weckt Körper und Geist.

ENERGIEMANGEL

Energiemangel kann auf Faktoren wie Rekonvaleszenz, Krankheit oder Übermüdung zurückzuführen sein und mit Beschwerden wie Appetit- und Schlaflosigkeit einhergehen. Hier ist Ihre Vorgehensweise wichtig: Ist jemand schwach, kann eine einstündige Massage zu lang sein, und bei überempfindlichen Menschen müssen Sie vielleicht eine schwächere Ölmischung (siehe Seite 24–29) verwenden. Auch Kommunikation spielt eine Rolle, besonders bei Hausbesuchen.

VERWENDETE GRUNDTECHNIKEN:
- **Streichen und gleiten, Seite 44**

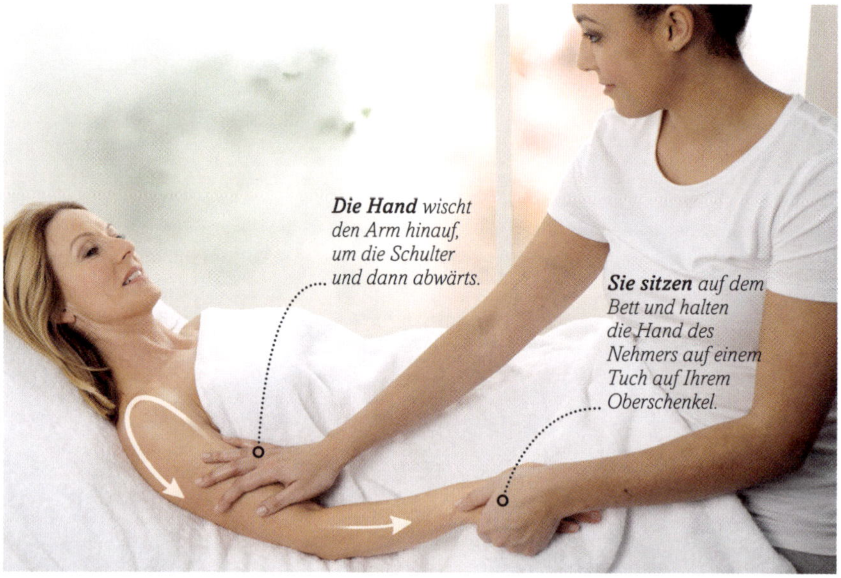
Die Hand *wischt den Arm hinauf, um die Schulter und dann abwärts.*
Sie sitzen *auf dem Bett und halten die Hand des Nehmers auf einem Tuch auf Ihrem Oberschenkel.*

SANFTE EFFLEURAGE

Reichlich beruhigende Effleurage entspannt den Nehmer tief, was bei Schlaflosigkeit helfen kann. Sanftes Vorgehen ist ideal, etwa bei einer kurzen Oberkörpermassage, für die der Nehmer hochgelagert wird. Reden Sie während der Massage mit ihm, fragen Sie, ob er den Druck mag.

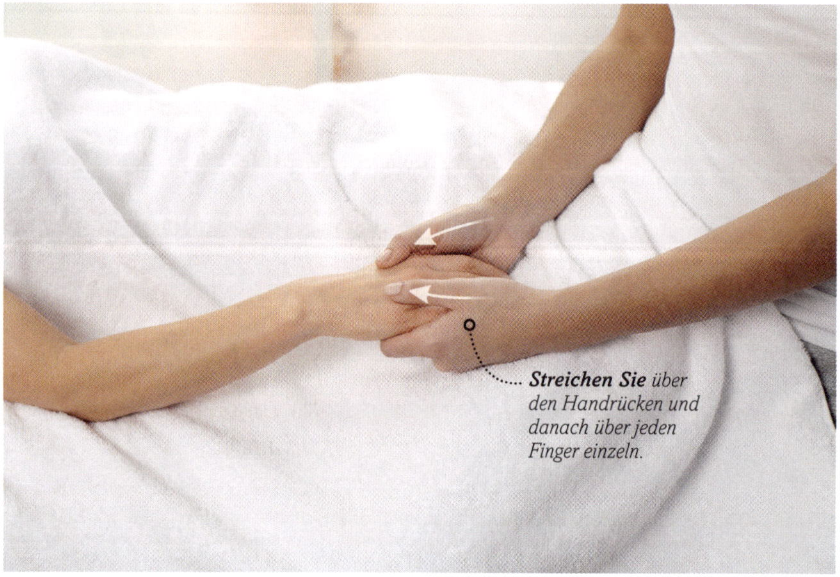

EFFLEURAGE AN DER HAND

Sehr leichte Striche an der Hand, während Sie auf dem Bett sitzen, können eine Wohltat sein. Auf die Hand zu fokussieren ist z. B. gut, wenn jemand krank ist und keine Ganzkörpermassage möchte. Decken Sie Bereiche zu, die nicht massiert werden, damit der Nehmer es warm hat.

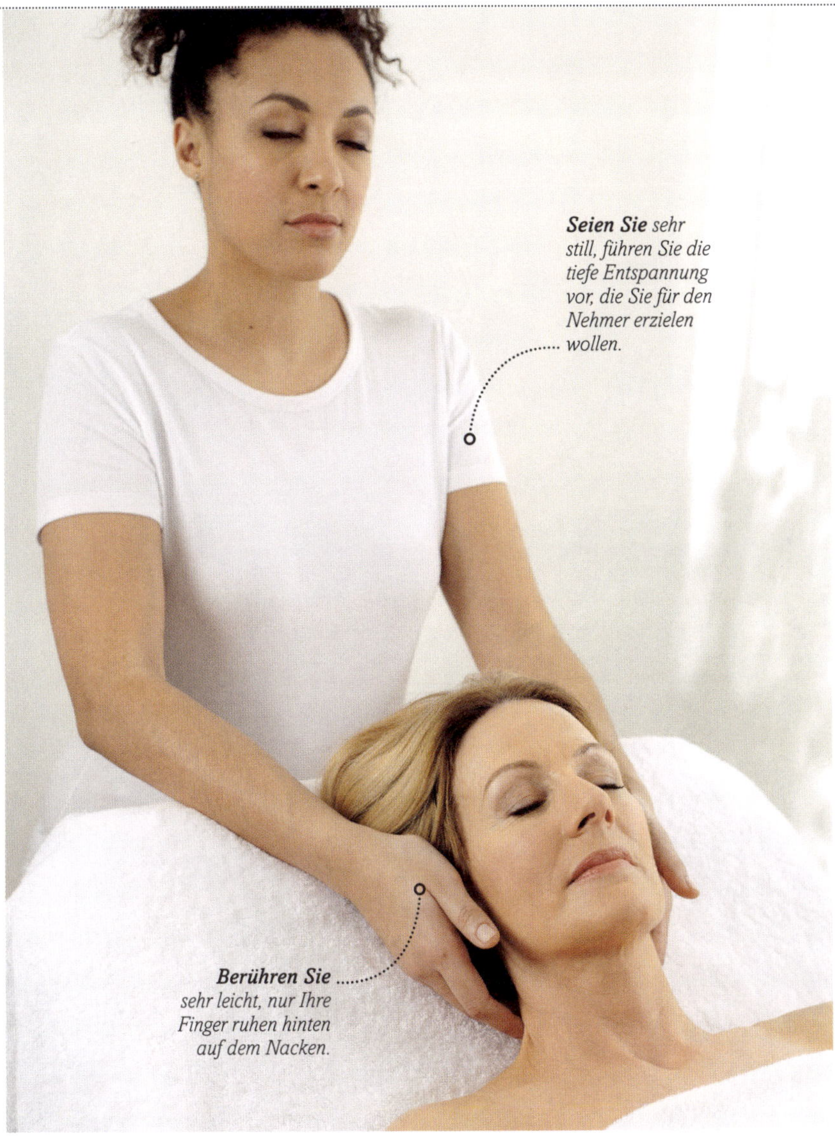
Seien Sie sehr still, führen Sie die tiefe Entspannung vor, die Sie für den Nehmer erzielen wollen.
Berühren Sie sehr leicht, nur Ihre Finger ruhen hinten auf dem Nacken.

ENTSPANNENDES HALTEN DES KOPFS

◀ **Den Kopf sanft** zwischen die hohlen Hände zu nehmen ist eine subtile Technik, die auf das Autonome Nervensystem (siehe Seite 20) wirkt und den Nehmer in einen Zustand tiefster Entspannung bringt. Führen Sie dies zu Beginn einer Sitzung durch oder am Ende, wenn Sie Zeichen von Vitalität und Heilung erspüren können. Fühlen Sie, während Sie den Kopf halten, den Blutfluss und das Erweichen der Faszien. Die Technik lässt sich auch an den Füßen anwenden.

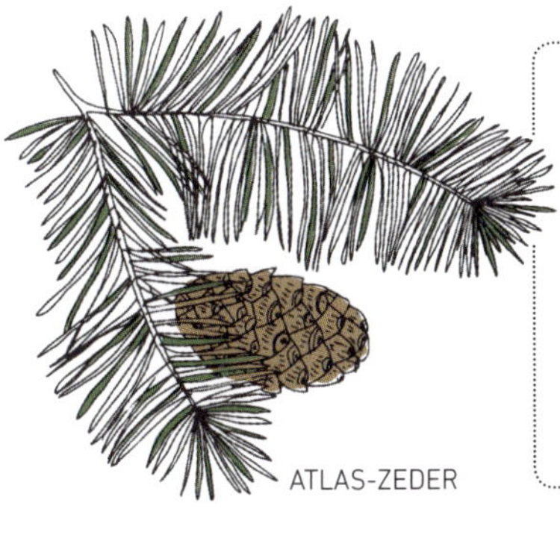

ATLAS-ZEDER

Ätherische Öle

Einige bei Energiemangel hilfreiche Öle sind:

- **ATLAS-ZEDER –** *wirkt stimmungsaufhellend, hilft, Abgeschlagenheit zu beseitigen*
- **WEIHRAUCH –** *der ausgleichende Duft wirkt beruhigend, stimmungsaufhellend und revitalisierend.*
- **PATSCHULI –** *wirkt antidepressiv und erdend, hilft daher, das Wohlbefinden zu steigern*

FIBROMYALGIE

Die chronische Erkrankung verursacht generalisierte Schmerzen, kann mit chronischem Erschöpfungssyndrom (CES) und Steifheit einhergehen. Die Ursachen sind unbekannt, möglicherweise besteht ein Zusammenhang mit vorangegangenen Virusinfektionen und Angstzuständen. Die Massage muss langsam und sanft sein. Man behandelt Triggerpunkte, aber vorsichtig, weil der Schmerz akut sein kann.

VERWENDETE GRUNDTECHNIKEN UND ANDERE TECHNIKEN:

- **Statischer Druck, Seite 72**
- **Triggerpunkt-Therapie, Seite 130**

VERSPANNUNG IM TRAPEZMUSKEL LÖSEN

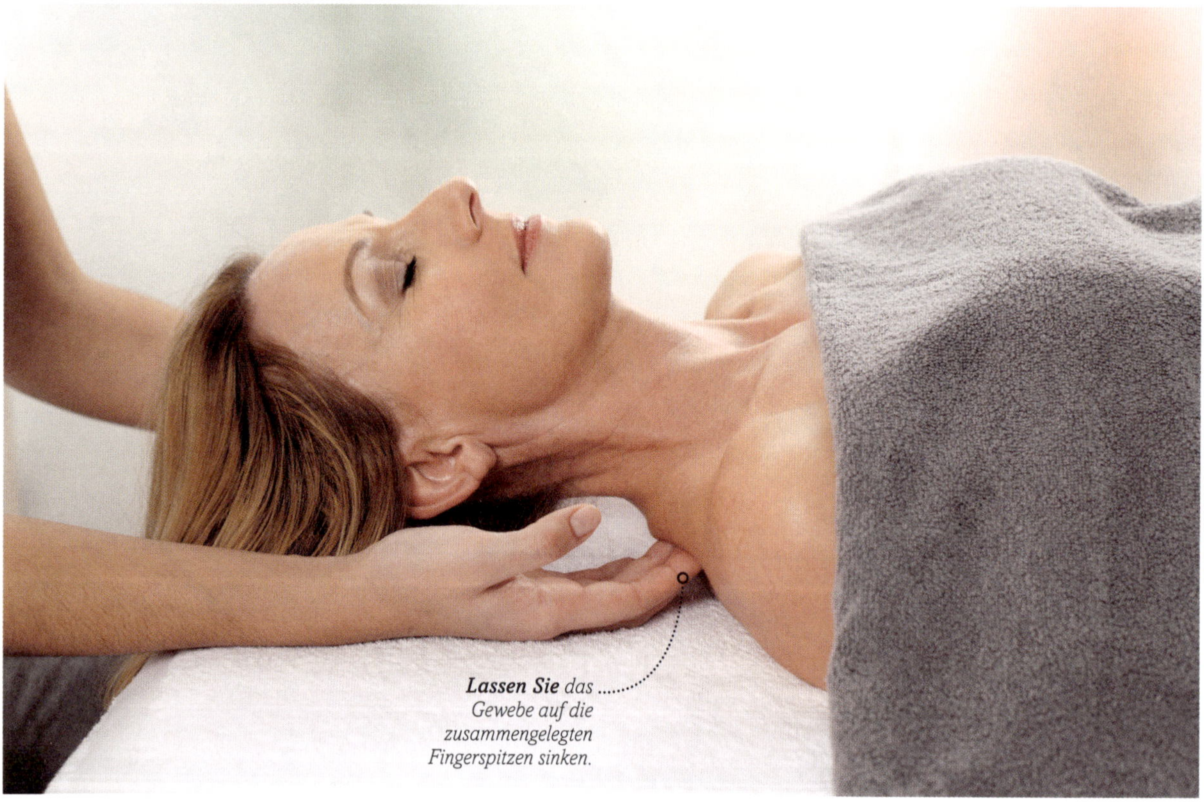

***Lassen Sie** das Gewebe auf die zusammengelegten Fingerspitzen sinken.*

▲ **Dieser statische Druck** gilt den Trapezmuskeln, die allgemein sehr verspannt sind. Wenn Sie die Hand oben unter den Trapezmuskel legen, bearbeiten Ihre Finger die Triggerpunkte. Das muss mit Feingefühl geschehen. Achten Sie auf die Reaktion des Nehmers. Lässt das Gewebe es zu und ist der Schmerz nicht zu stark, drücken Sie etwas stärker.

Ätherische Öle

Einige bei Fibromyalgie hilfreiche Öle sind:

- **LAVENDEL –** *wirkt mild schmerzlindernd*
- **WEIHRAUCH –** *stärkt und wärmt*
- **ATLAS-ZEDER –** *ihre wärmenden Eigenschaften lindern Schmerzen und Unwohlsein.*

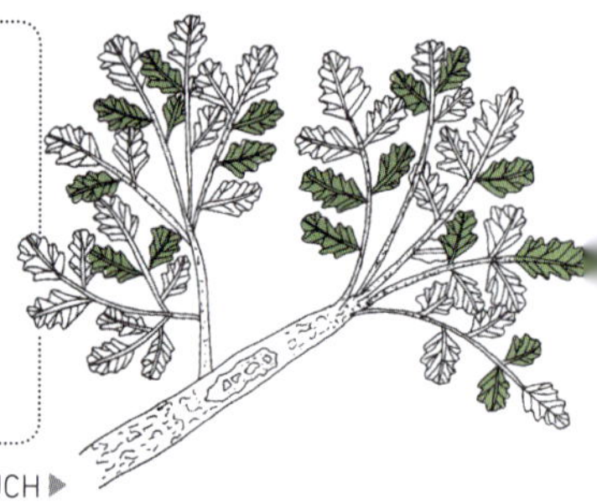

WEIHRAUCH ▶

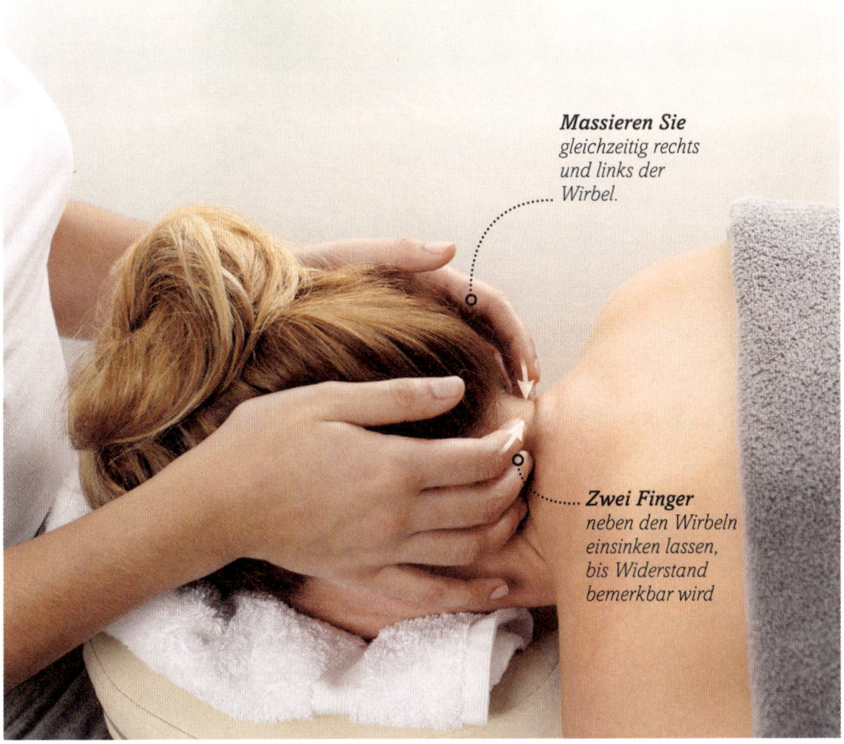
Massieren Sie gleichzeitig rechts und links der Wirbel.
Zwei Finger neben den Wirbeln einsinken lassen, bis Widerstand bemerkbar wird

VERSPANNUNG IM NACKEN LÖSEN

◀ **Der Bereich um** die Halswirbel kann bei jedem entzündet sein und schmerzen, wenn sich dort Flüssigkeit sammelt. Bei Fibromyalgie müssen Sie hier noch sanfter massieren. Die Finger in eine Stelle sinken lassen, abwarten, bis sich der Schmerz löst, dann stärker drücken, falls es das Gewebe zulässt.

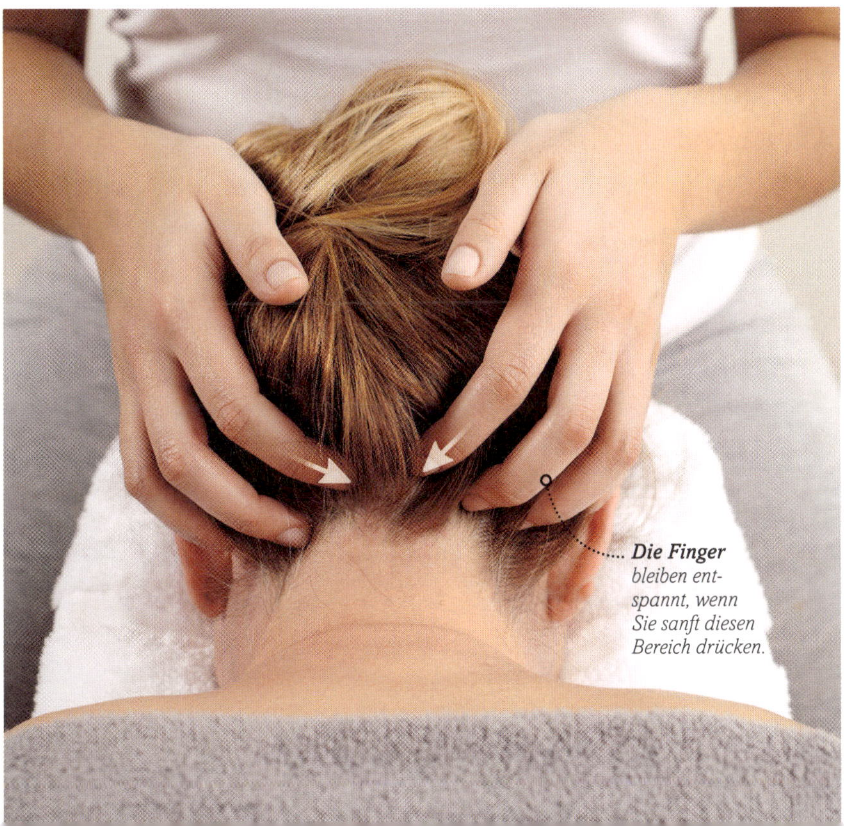
Die Finger bleiben entspannt, wenn Sie sanft diesen Bereich drücken.

DRUCKPUNKT-MASSAGE AM SCHÄDEL

◀ **Die Schädelbasis –** das Hinterhauptbein – hat rechts und links der Halswirbel einen Akupressurpunkt, der oft schmerzt. Es ist daher wichtig, ihn zu massieren. Liegt der Nehmer auf dem Bauch, können Sie den Druck kontrollieren und sicherstellen, dass er nicht zu stark wird.

BEHANDLUNGEN ANPASSEN

MASSAGE FÜR KLIENTEN-GRUPPEN

Eine Massage sollte immer maßgeschneidert sein, damit sie den individuellen Bedürfnissen des Nehmers am jeweiligen Tag entgegenkommt. Doch es gibt bestimmte Phasen oder Zeiten im Leben, in denen die Anpassung der Massage auf eine spezielle Gruppe von Menschen erforderlich ist. Bei Babys ist nur leichte Berührung nötig, wobei die Betonung sowohl auf dem Aufbau einer Bindung als auch auf den passenden Techniken liegt. Bei Schwangeren, Senioren, Kranken oder Menschen mit eingeschränkter Bewegungsfähigkeit müssen Sie überlegen, wie Sie vorgehen wollen und was Sie adaptieren sollten, damit die Behandlung für die Klientin, den Klienten angenehm ist. Wenn Sie wissen, wie Sie Ihre Behandlung anpassen, können Sie jeder Person eine wirklich ganzheitliche und therapeutische Massage bieten.

SCHWANGERSCHAFT

In der Schwangerschaft kann eine Ganzkörpermassage ein wunderbar entspannendes Erlebnis sein, wenn Positionen adaptiert werden und stützende Kissen für Bequemlichkeit sorgen. Grundsätzlich ist der Druck etwas leichter, aber nicht so leicht, dass es kitzelt. Tapotement wird nicht eingesetzt, der Fokus liegt auf Entspannung. Fragen Sie, ob die Schwangere mag, dass ihr Bauch berührt wird. Wenn ja, ist die Behandlung sicher. Therapeutische Massagen, die bei speziellen Schwangerschaftsbeschwerden und -problemen eine medizinische Behandlung unterstützen, erfordern eine Spezialausbildung.

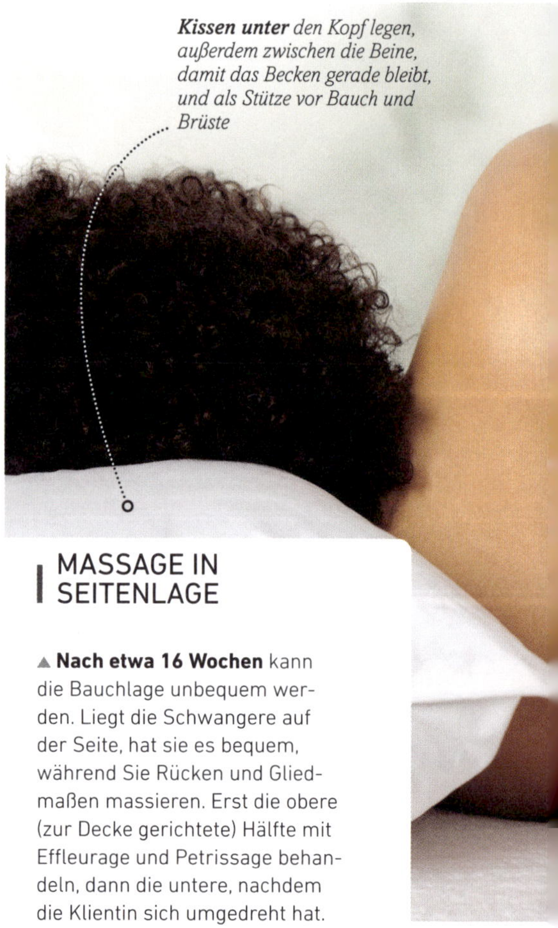
__Kissen unter__ den Kopf legen, außerdem zwischen die Beine, damit das Becken gerade bleibt, und als Stütze vor Bauch und Brüste

MASSAGE IN SEITENLAGE

▲ **Nach etwa 16 Wochen** kann die Bauchlage unbequem werden. Liegt die Schwangere auf der Seite, hat sie es bequem, während Sie Rücken und Gliedmaßen massieren. Erst die obere (zur Decke gerichtete) Hälfte mit Effleurage und Petrissage behandeln, dann die untere, nachdem die Klientin sich umgedreht hat.

VERWENDETE GRUNDTECHNIKEN:

- ○ **Streichen und gleiten, Seite 44**
- ○ **Knetung, Seite 60**
- ○ **Über Kreuz, Seite 48**
- ○ **Kreis-Streichungen, Seite 46**

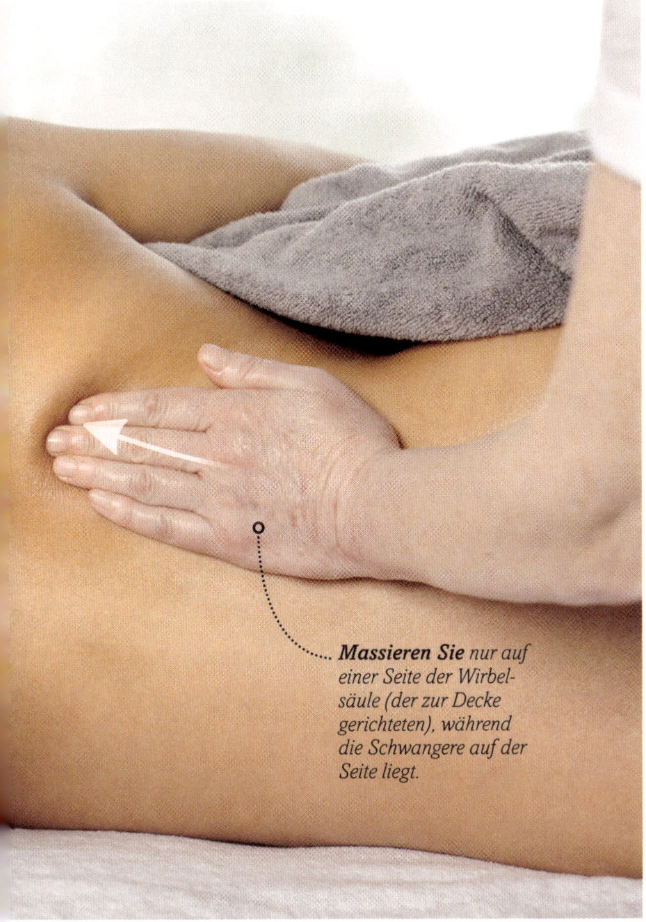

***Massieren Sie** nur auf einer Seite der Wirbelsäule (der zur Decke gerichteten), während die Schwangere auf der Seite liegt.*

HANDMASSAGE AN EINER SCHWANGEREN IN SEITENLAGE

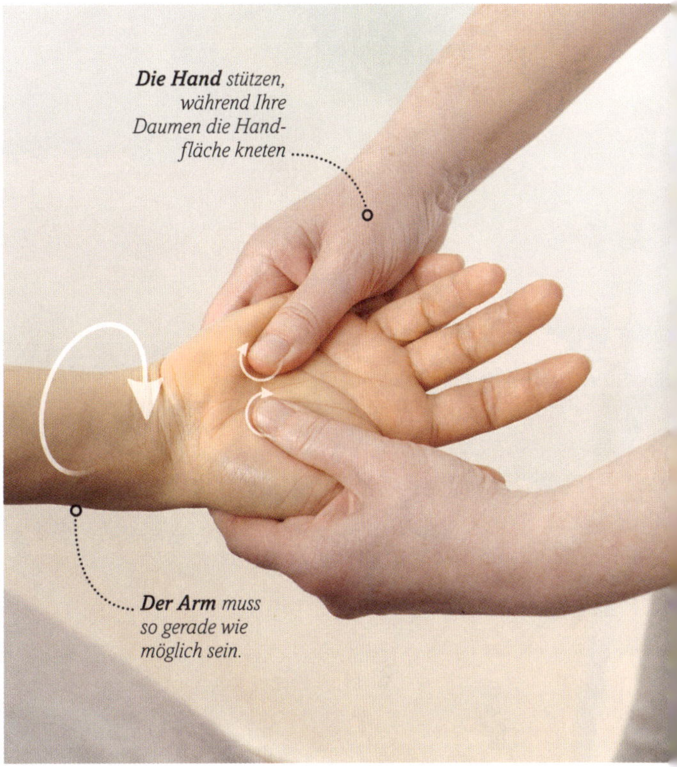

***Die Hand** stützen, während Ihre Daumen die Handfläche kneten*

***Der Arm** muss so gerade wie möglich sein.*

▲ **Damit Sie sie** massieren können, während die Nehmerin auf der Seite liegt, müssen Sie die Hand im Uhrzeigersinn umdrehen. Das fühlt sich kontraintuitiv an, ist aber die einzige Möglichkeit, in dieser Position die Handfläche zu behandeln.

Ätherische Öle

Sicher in der Schwangerschaft sind:

- ○ **MANDARINE –** *beruhigend und stimmungsaufhellend*
- ○ **PALMAROSA –** *ausgleichend und belebend*
- ○ **LAVENDEL –** *sehr entspannend, fördert Erholung und Entspannung*

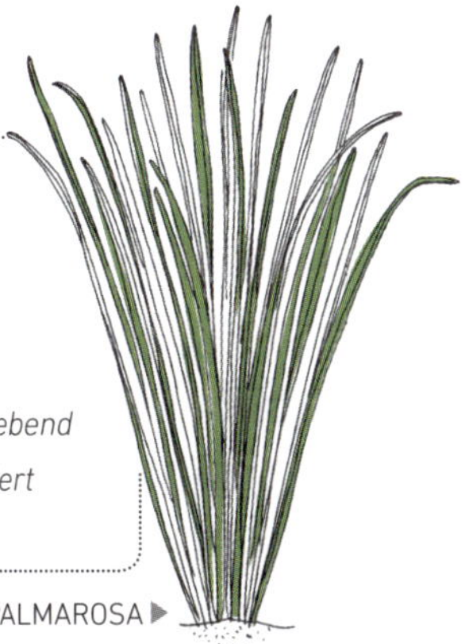

PALMAROSA ▶

FORTSETZUNG ▶

SCHWANGERSCHAFT *Fortsetzung*

MASSAGE BEI HOCHLAGERUNG

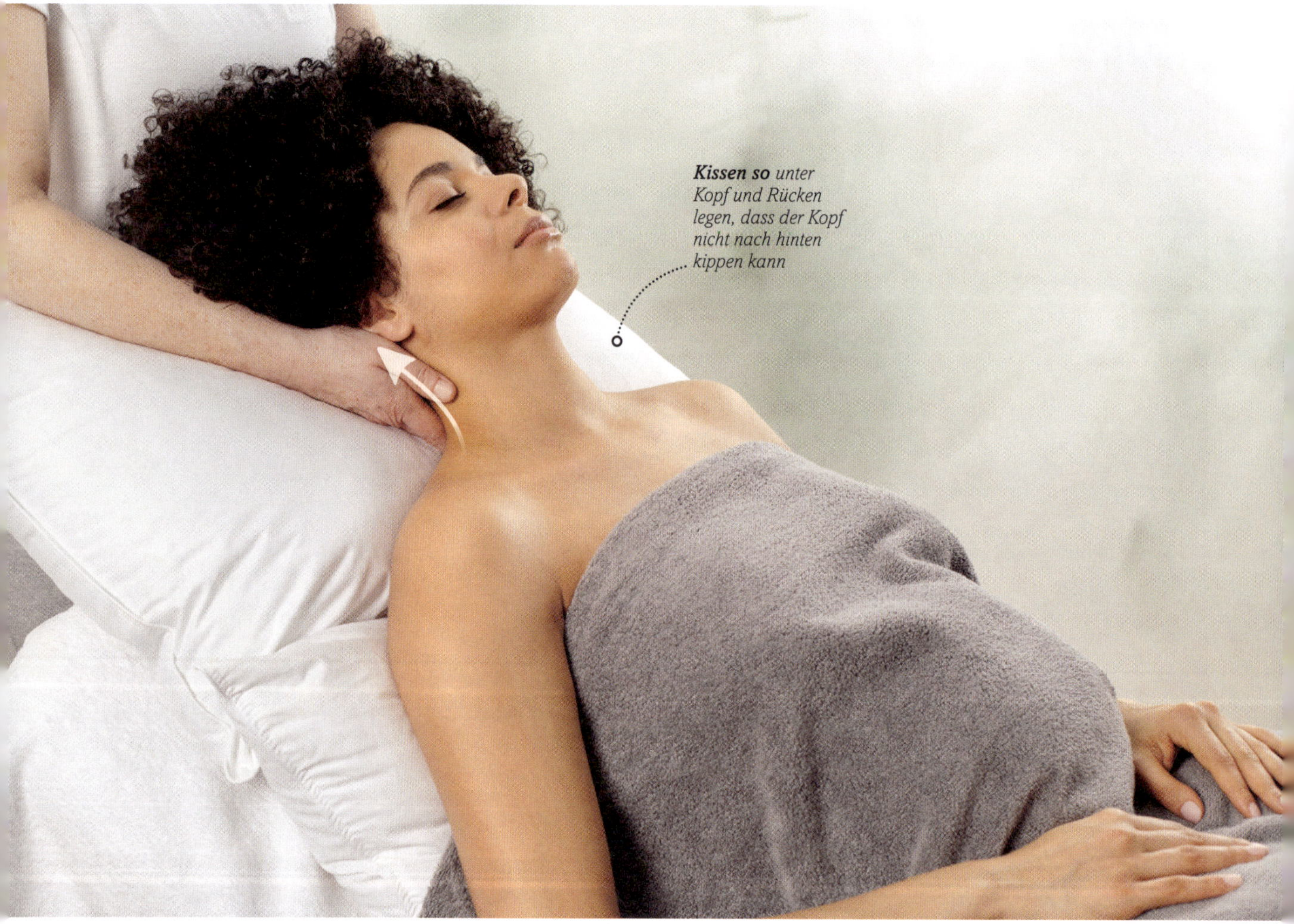
Kissen so unter Kopf und Rücken legen, dass der Kopf nicht nach hinten kippen kann

▲ **Je mehr der Schwangerschaftsbauch** wächst, desto unbequemer wird die Rückenlage. Sie kann auch Schwindel auslösen, wenn das Baby auf die Vena cava drückt. Lagert man die obere Körperhälfte so hoch, dass der Kopf höher als das Herz ist, hat es die Schwangere bequem, während Sie den Oberkörper massieren. Stützende Kissen verwenden und ein Kissen unter die Oberschenkel legen, um das Becken anzuheben.

»Kissen stützen und sorgen für Bequemlichkeit, wenn die obere Körperhälfte hochgelagert ist.«

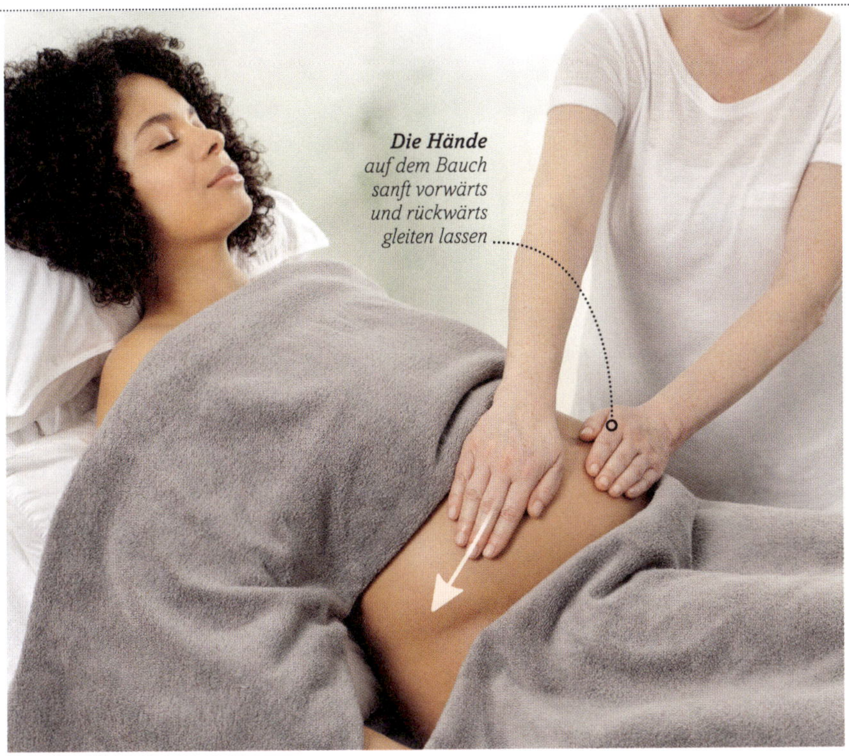
Die Hände auf dem Bauch sanft vorwärts und rückwärts gleiten lassen

BAUCHMASSAGE

◀ **Eine Bauchmassage ist,** wenn die Klientin nichts dagegen hat, in allen drei Trimestern sicher und kann extrem entspannen. Die Massage soll sanft sein. Wegen der gespannten Haut werden Sie nicht in die Tiefe arbeiten. Versuchen Sie es mit Über-Kreuz-Effleurage am Unterbauch (hier zu sehen), oder kreisen Sie im Uhrzeigersinn, erst mit kleinen, dann mit größer werdenden Kreisen.

DEN UNTERSCHENKEL ERREICHEN

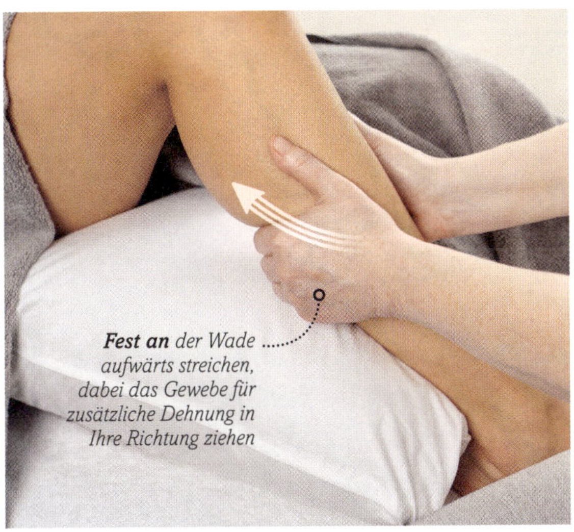

▲ **Wadenmassage** ist bei Schwangeren am leichtesten, wenn sie – mit dem Gesicht nach oben liegend – das Bein beugen. In Seitenlage ist der Bereich schwer zugänglich. Sie selbst sitzen auf der Liege zum Verankern auf dem Fuß.

MASSAGE IM SITZEN

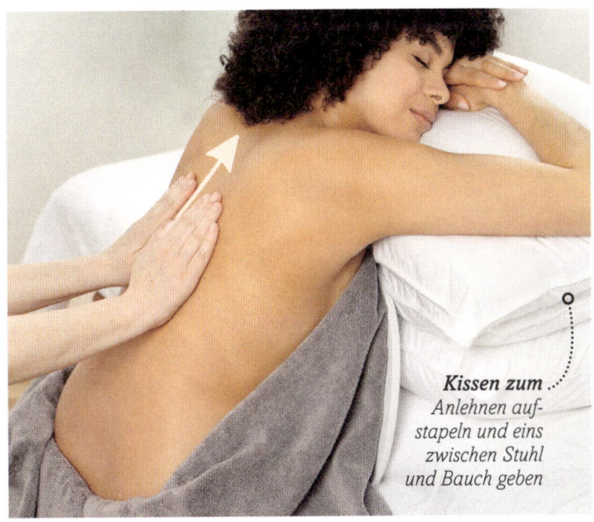
Kissen zum Anlehnen aufstapeln und eins zwischen Stuhl und Bauch geben

▲ **Sitzt die Klientin** rittlings, an eine Liege gelehnt, auf einem Stuhl, ist der ganze Rücken erreichbar – gut auch für Partner, die unterstützend massieren möchten. Die Füße sind flach auf dem Boden, damit der Stuhl nicht in die Oberschenkel drückt.

BABYMASSAGE

Sie stellt mit Berührung eine Verbindung her. Während des rhythmischen Streichens sprechen und singen Sie und halten Augenkontakt. Massage ist etwas für Babys jedes Alters, doch die meisten Eltern warten bis zum Alter von etwa sechs Wochen. Je mehr sich das Baby an Massage gewöhnt, desto freudiger erwartet es Ihre Berührung, und Ihre Verbindung wird stärker. Massieren Sie, wenn das Baby wach ist. Beginnen Sie mit zehn Minuten, mag es die Massage, können Sie die Sitzungen allmählich verlängern. Der Raum muss warm sein, das Baby sicher und bequem liegen. Eine Wickelauflage auf dem Boden, mit einem Tuch darauf, ist ideal. Mit der einfachen Sequenz hier können Sie Ihr Baby an Massage gewöhnen. Die Hände dünn einölen, dann sanft, aber bestimmt streichen, nicht fest drücken, nicht kitzeln.

KEINE MASSAGE, …

… wenn das Baby gerade gefüttert wurde; wenn es Fieber hat; wenn es müde, hungrig oder nervös ist; 24–48 Stunden nach einer Impfung.

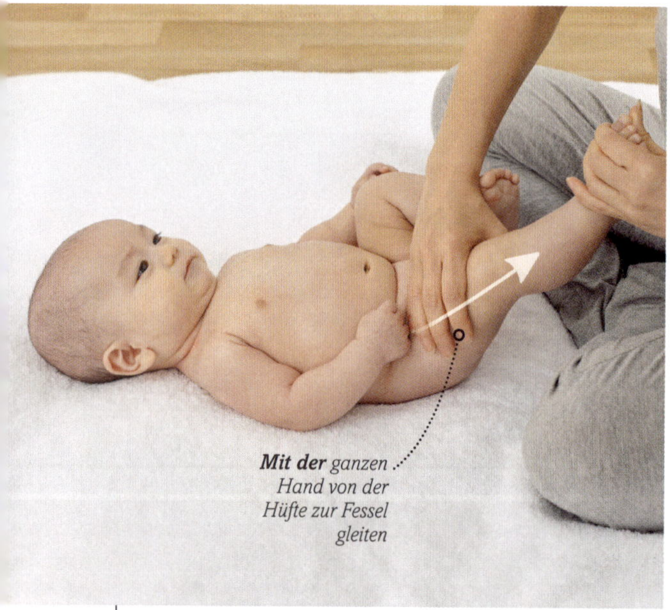

***Mit der** ganzen Hand von der Hüfte zur Fessel gleiten*

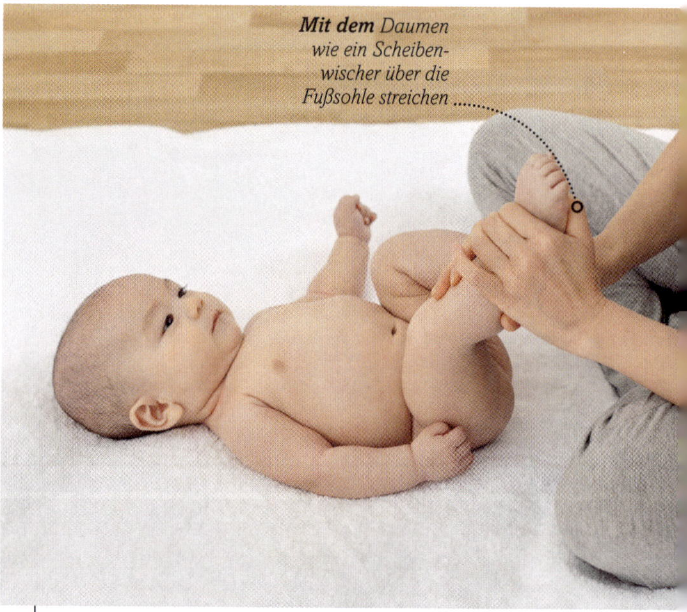

***Mit dem** Daumen wie ein Scheibenwischer über die Fußsohle streichen*

1 **Zuallererst** die Hand am Bein herabgleiten lassen, um das Gewebe zu erwärmen und mit Ihrer Berührung vertraut zu machen. Dass mit seinem Bein etwas gemacht wird, kennt Ihr Baby schon vom Windeln.

2 **Das Bein stützen** und mit dem Daumen von der Ferse zu den Zehen über den Fuß streichen; die Daumen abwechseln. Spreizen sich die Zehen? Das ist der Plantarreflex. Am Bein zurückstreichen.

Nützliche Öle

Geeignete Öle für die Babymassage sind:

- **KALTGEPRESSTE PFLANZENÖLE,** *z. B. Sonnenblumen- oder Olivenöl. Verwenden Sie kein Nuss- oder Mandelöl und keine ätherischen Öle.*

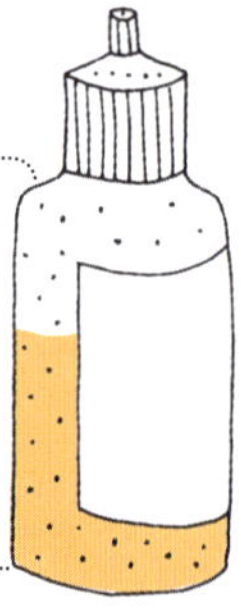

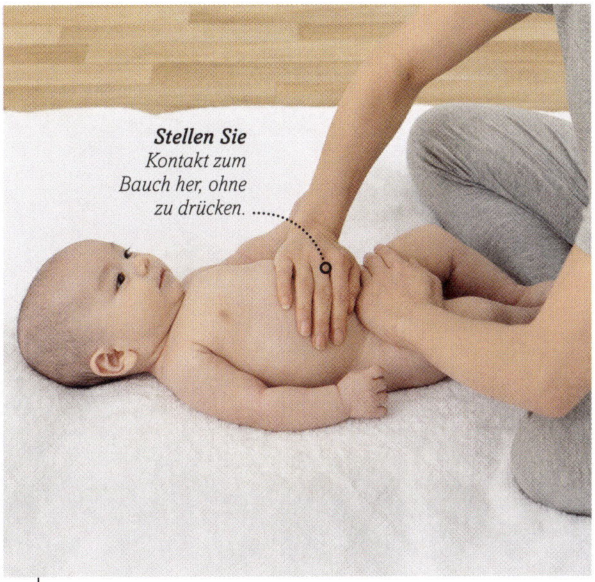

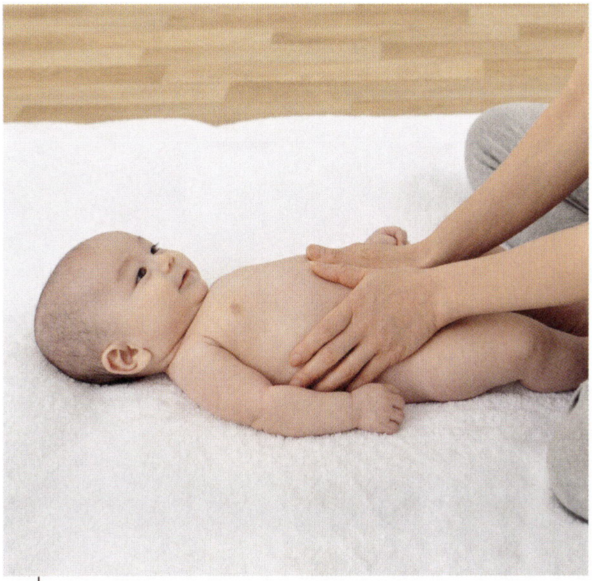

3 **Die Hände übereinander** flach auf den Bauch legen, die obere knapp unter die Rippen. Nun die Hände abwechselnd zur Leiste gleiten lassen.

4 **Die Hände** so zu den Seiten gleiten lassen, dass die Daumen zum Kopf zeigen und die Finger die Seiten des Körpers halten. Schritte 3 und 4 mehrmals wiederholen.

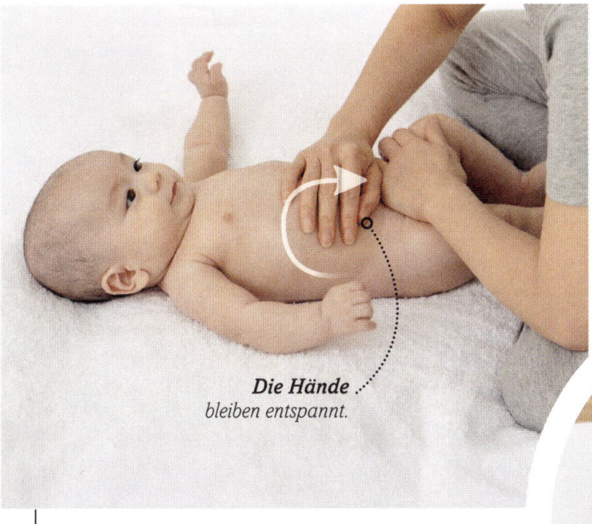

5 **Die Hand im** Uhrzeigersinn im Halbkreis über den Bauch gleiten lassen. Eine Hand sanft auf die Leistengegend legen, um das Strampeln zu stoppen. Die andere Hand bei »7 Uhr« auf den Bauch legen und in Form eines Regenbogens zu »5 Uhr« streichen.

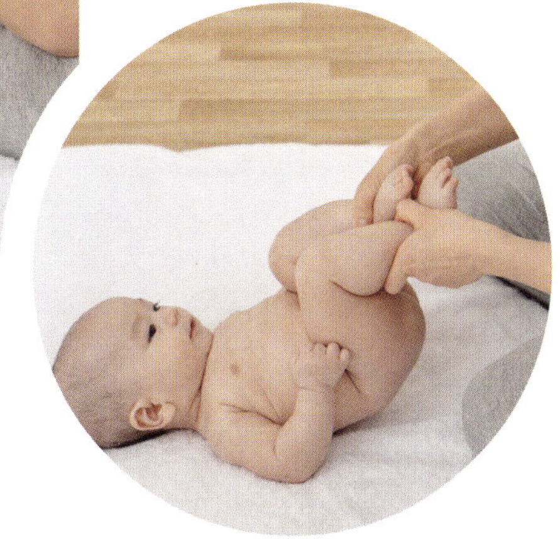

◀ **BEI KOLIKEN**
Wechseln Sie den Regenbogenstrich mit »Sprüngen« ab: die Beine des Babys mehrmals zusammen rhythmisch vor und zurück schieben.

FORTSETZUNG ▶

BABYMASSAGE *Fortsetzung*

»Halten Sie während der ganzen Massage Blickkontakt, um die liebevolle Bindung zwischen Ihnen beiden zu stärken.«

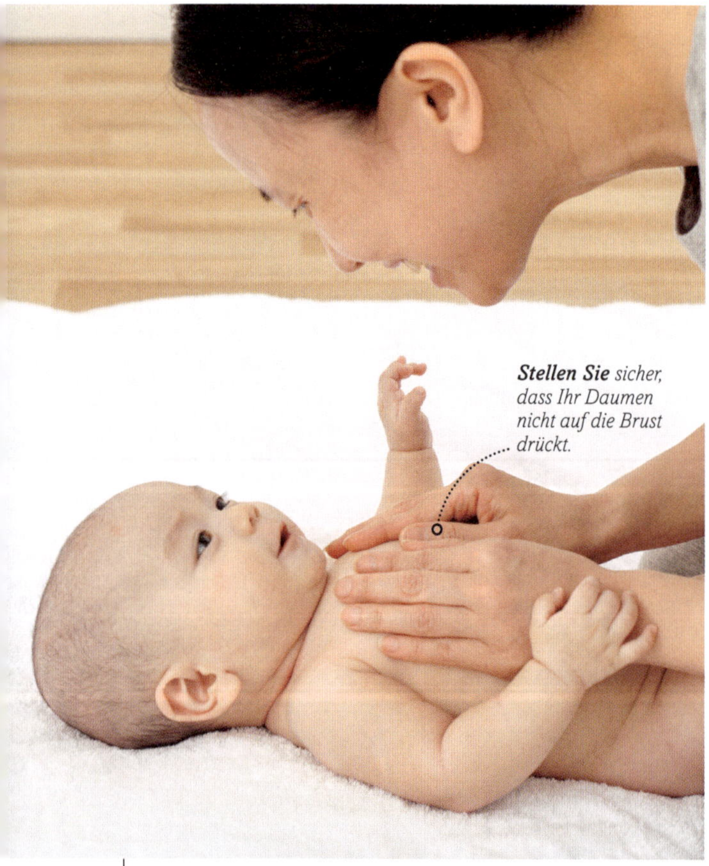

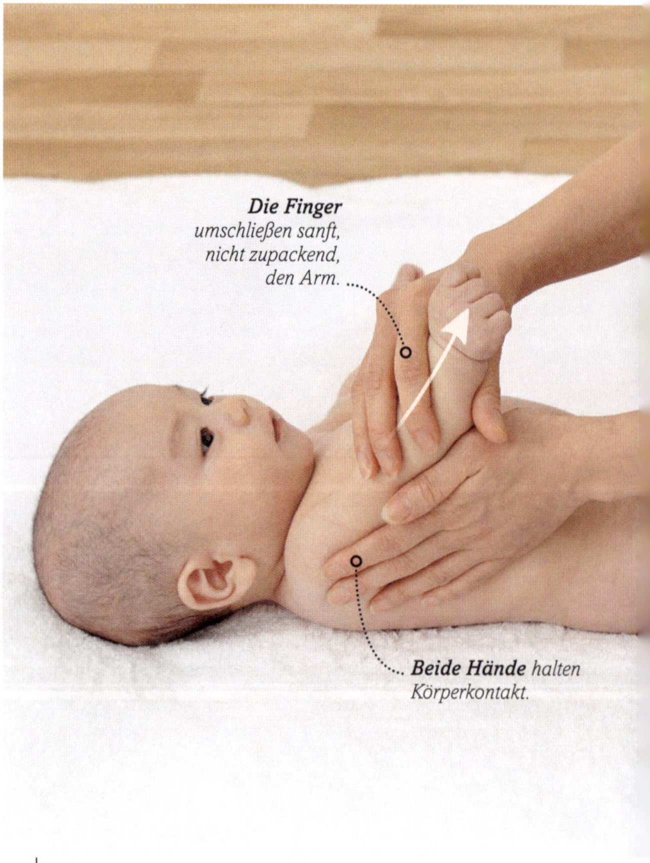

6 **Nun die Hände** sanft auf die Brust legen und beidseitig über die Brust nach außen streichen. Beugen Sie sich dabei weit vor, lächeln Sie und sprechen Sie mit Ihrem Baby, während Sie die ganze Zeit Blickkontakt halten.

7 **Den Arm sanft** halten. Mit den Fingern von der Schulter bis zu den Fingerspitzen streichen, dabei auf keinen Fall am Ärmchen ziehen. Diese abwärts gerichtete Streichung ist beruhigend für Ihr Baby.

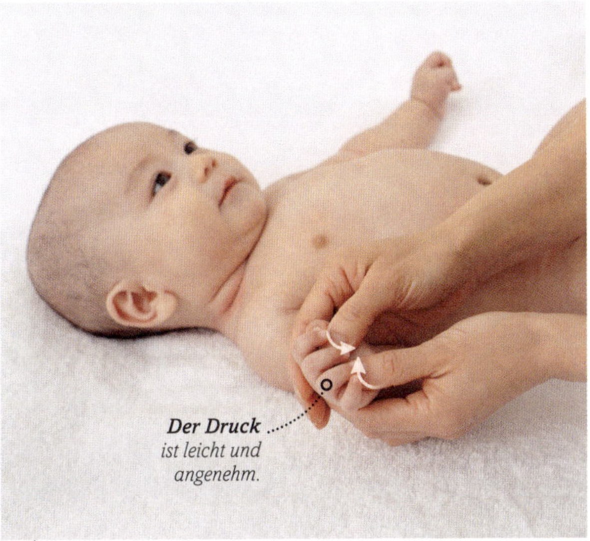

8 **Die Handfläche sanft** kreisend massieren, mit einem oder mit beiden Daumen, ein- oder auswärts, wie es sich am besten anfühlt. Das Baby zeigt dabei den Greifreflex. Zum Schluss ein stimulierender Strich den Arm hinauf und die Schritte 7 und 8 am anderen Arm wiederholen.

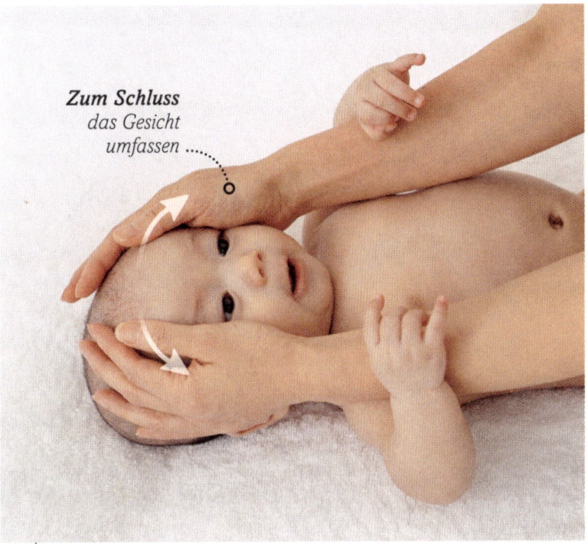

9 **Beide Hände oben** auf die Stirn legen. Mit den Daumen auswärts über die Stirn wischen, die Finger ruhen dabei sanft auf dem Kopf. Vermeiden Sie es, die Augen mit Ihren Händen zuzudecken.

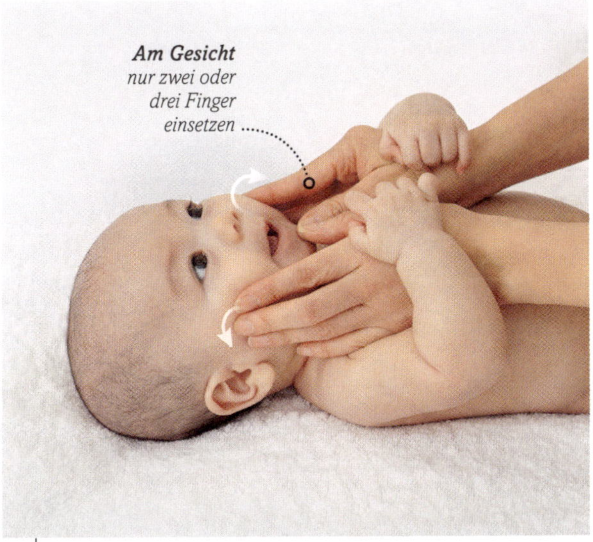

10 **Sanft mit den Fingerkuppen** beider Hände auswärts über die Wangen streichen, von den Mundwinkeln zu den Ohren. Die Finger bleiben dabei entspannt, damit Sie keine eventuell vorhandene Anspannung auf Ihr Baby übertragen.

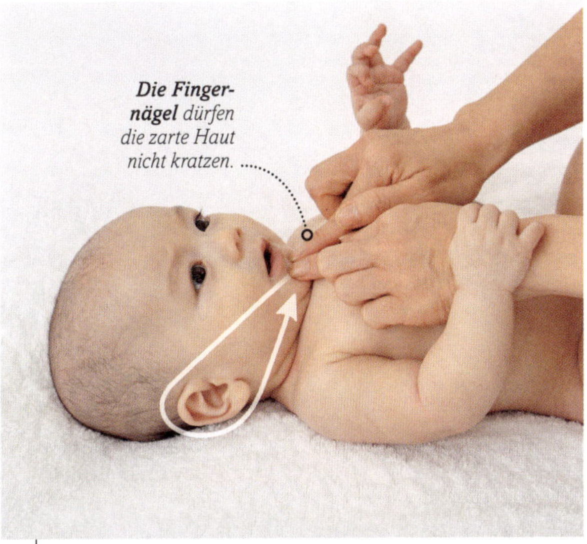

11 **Legen Sie die Zeigefinger** auf die Mitte des Kinns. Gleichzeitig auswärts über das Gesicht zum Ohr, um das Ohr herum und zurück zum Kinn streichen. Besonders wenn das Baby zahnt oder Ohrenschmerzen hat, ist dieses Streichen angenehm.

FORTSETZUNG ►

BABYMASSAGE *Fortsetzung*

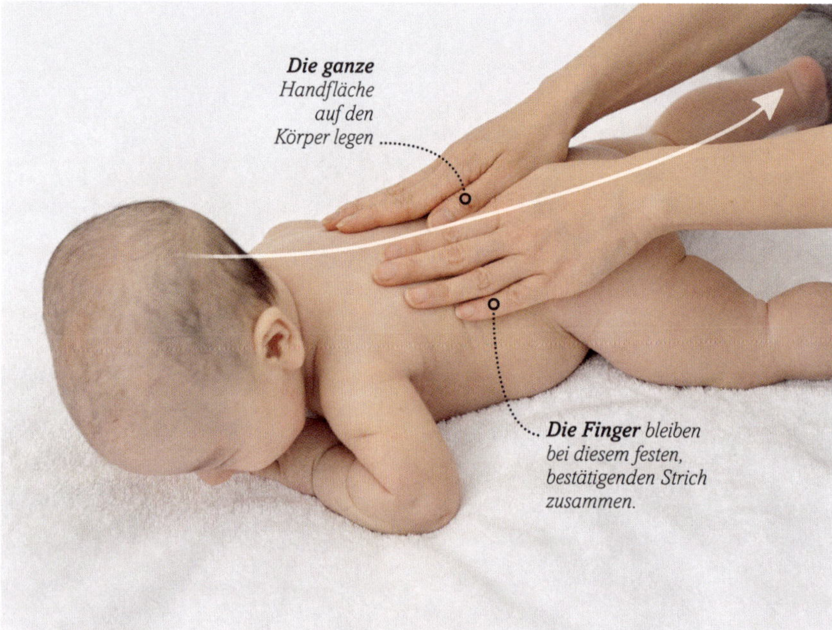

12

Wenn Ihr Baby es mag, in Rückenlage massiert zu werden, drehen Sie es nun für eine rasche rückwärtige Massage auf den Bauch. Sehr junge Babys ertragen die Bauchlage nur wenige Minuten; lassen Sie sich also von Ihrem Baby leiten. Fahren Sie sanft mit den Händen in einem fließenden Strich den ganzen Körper entlang, vom Hinterkopf über Rücken, Beine und Füße.

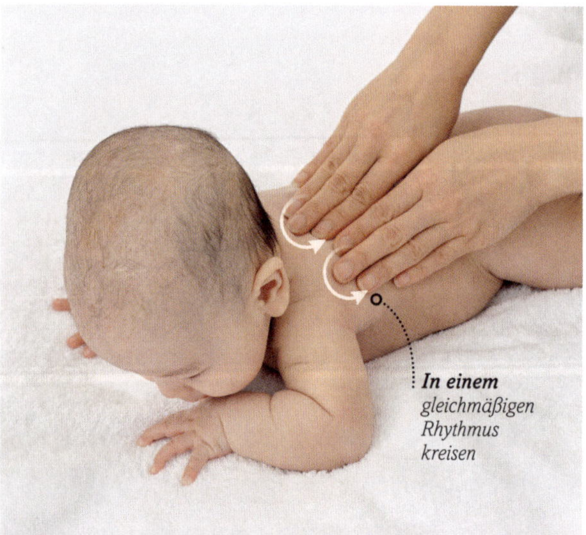

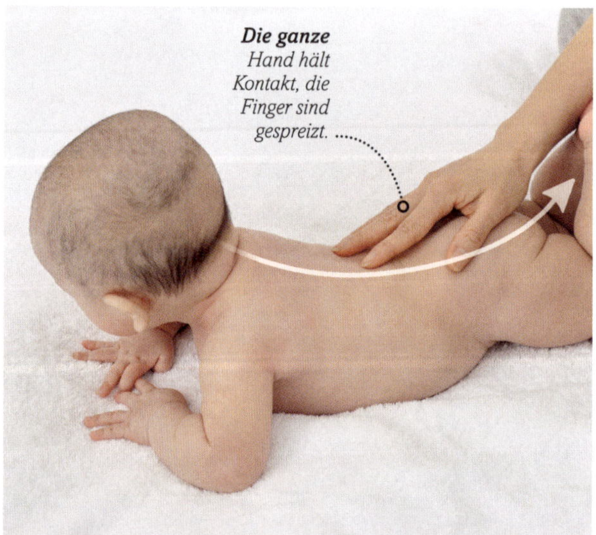

13

Mit den Fingerspitzen den Rücken abwärts kreisen. Beschreiben Sie mit den Fingern auf einer Seite des Rückens von oben nach unten kleine Kreise gegen den Uhrzeigersinn, ohne die Wirbelsäule zu berühren. Danach das Ganze auf der anderen Seite wiederholen.

14

Schließen Sie die Massage mit beruhigenden »kämmenden« Strichen den ganzen Körper entlang ab. Die Finger sind dabei gespreizt, die Hände wechseln sich ab, wenn sie mehrmals vom Kopf zu den Füßen streichen.

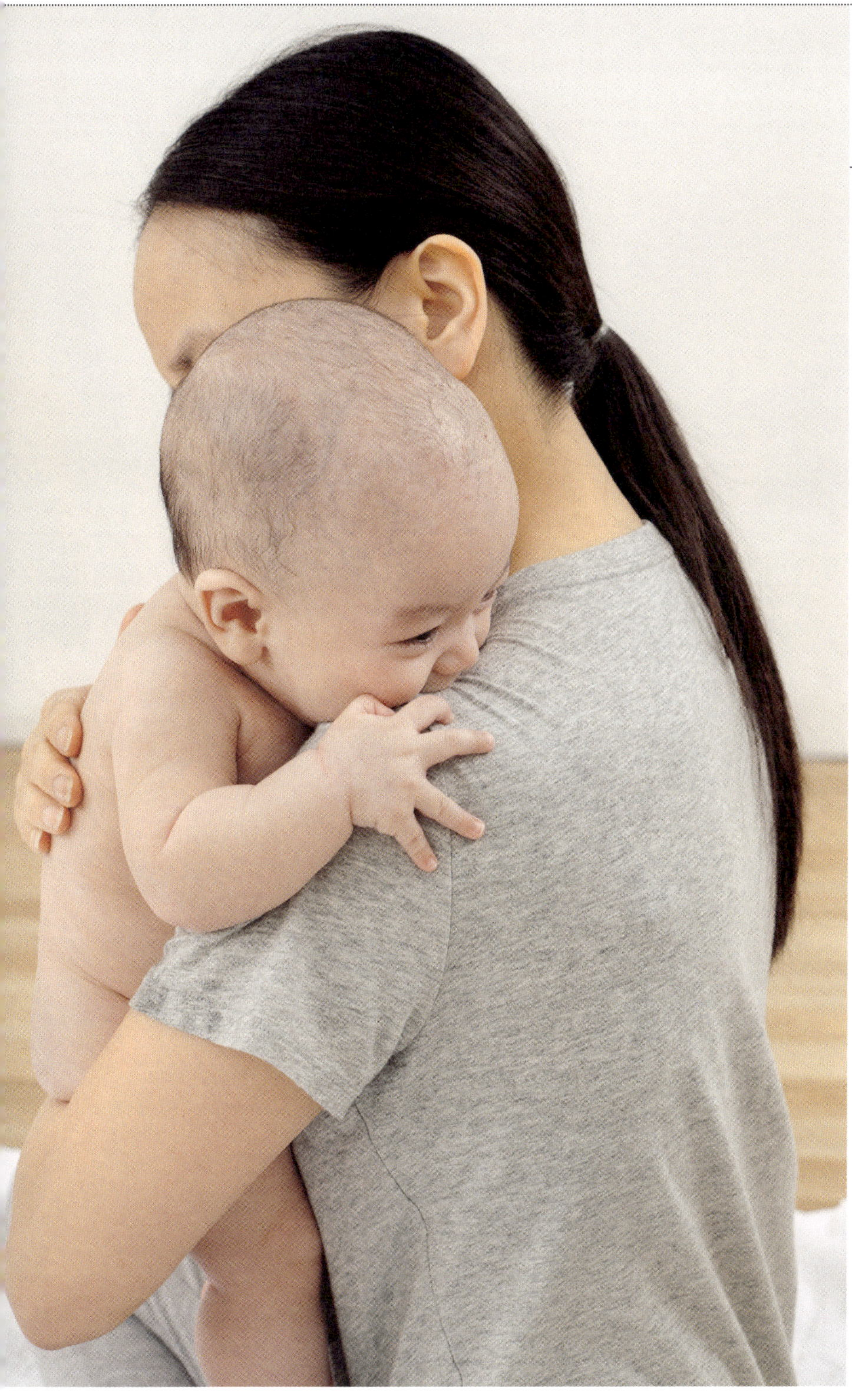

15

Sobald Sie fertig sind, nehmen Sie Ihr Baby auf den Arm und knuddeln es liebevoll. Genießen Sie, dass Sie diese verbindende Erfahrung miteinander machen konnten. Legen Sie ihm nach Belieben kurz ein Handtuch um, und ziehen Sie das Kleine dann wieder an, damit es warm und entspannt bleibt.

DIE BINDUNG VERTIEFEN

Eltern, die ihr Baby regelmäßig massieren, haben im Umgang mit ihm oft mehr Selbstvertrauen. Außerdem hilft die Massage, seine Bedürfnisse besser zu erkennen.

MASSAGE FÜR ÄLTERE MENSCHEN

Gerade ältere Menschen profitieren von einer Massage enorm: Durchblutung und Muskeltonus bessern sich, und es kommt zur Berührung, die sonst vielleicht fehlt. Anpassungen sind möglich: Falls der Nehmer lieber angekleidet bleibt, ist eine Massage im Sitzen ideal, und bei gebrechlichen Menschen genügt eine kurze Behandlung. Der Druck sollte generell leichter sein, Öl schützt die dünn gewordene Haut.

VERWENDETE GRUNDTECHNIKEN UND ANDERE TECHNIKEN:

- **Knetung, Seite 60**
- **Streichen und gleiten, Seite 44**
- **Indische Kopfmassage, Seite 164**

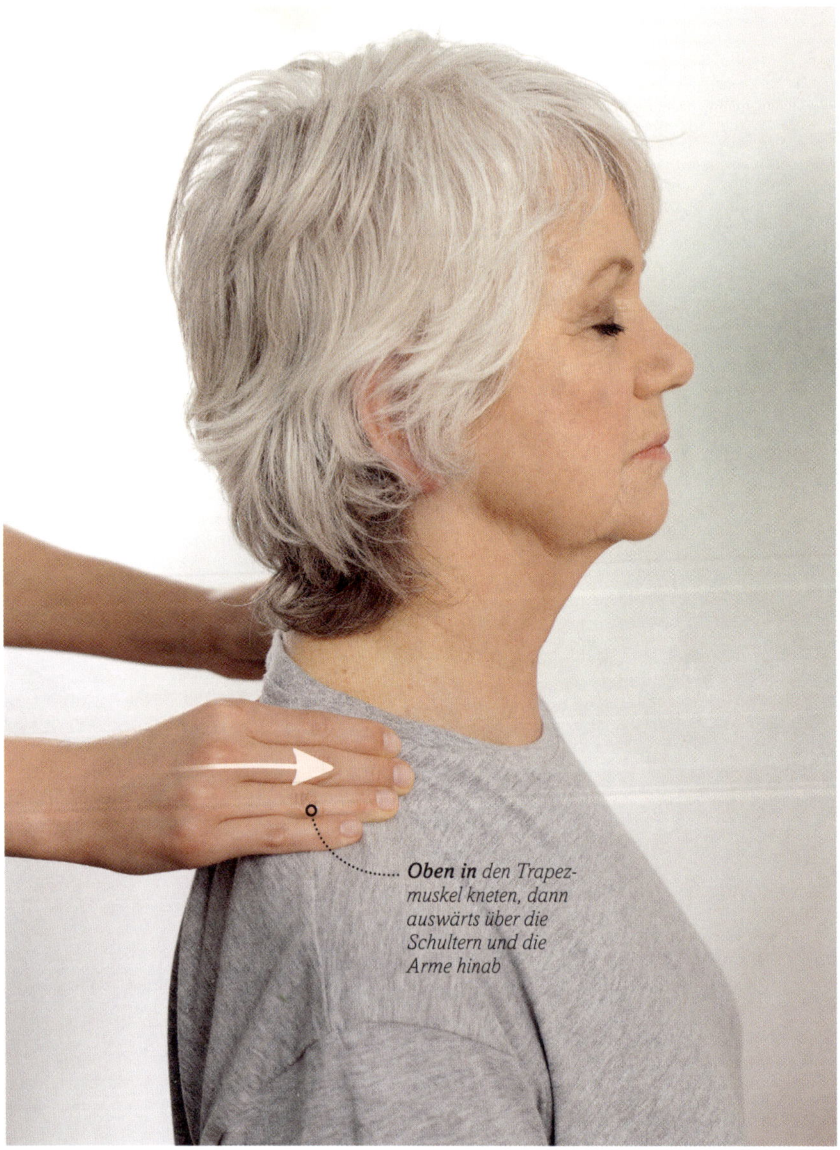

***Oben in** den Trapezmuskel kneten, dann auswärts über die Schultern und die Arme hinab*

MASSAGE IM SITZEN

◂ **Wenn der Nehmer** aufrecht auf einem Stuhl sitzt, können Sie den Oberkörper behandeln. Die Position ist auch ideal für jemanden, der die Vorzüge der Berührung genießen möchte, ohne sich für eine Ganzkörpermassage zu entkleiden. Versuchen Sie, die Handgelenke gerade und entspannt zu halten, und achten Sie auf die Reaktion des Nehmers. Falls nötig, passen Sie den Druck an.

Ätherische Öle

Einige bei älteren Menschen hilfreiche Öle sind:

- **ROSE –** *beruhigend, stimmungsaufhellend, bei Angstzuständen entspannend*
- **WEIHRAUCH –** *kräftigt, verbessert das Gedächtnis*
- **LAVENDEL –** *nährt und verjüngt die Haut*

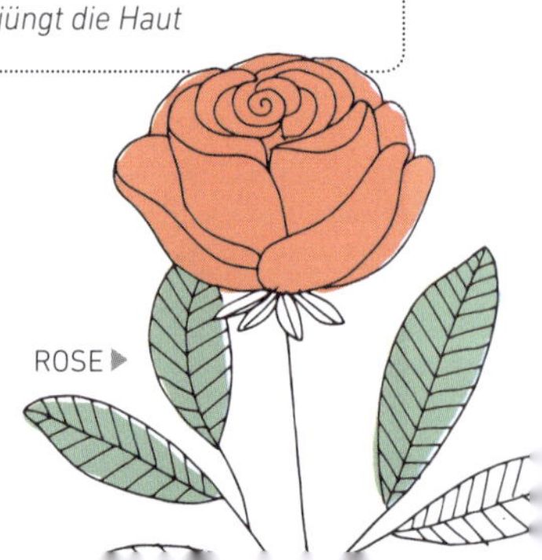

ROSE ▸

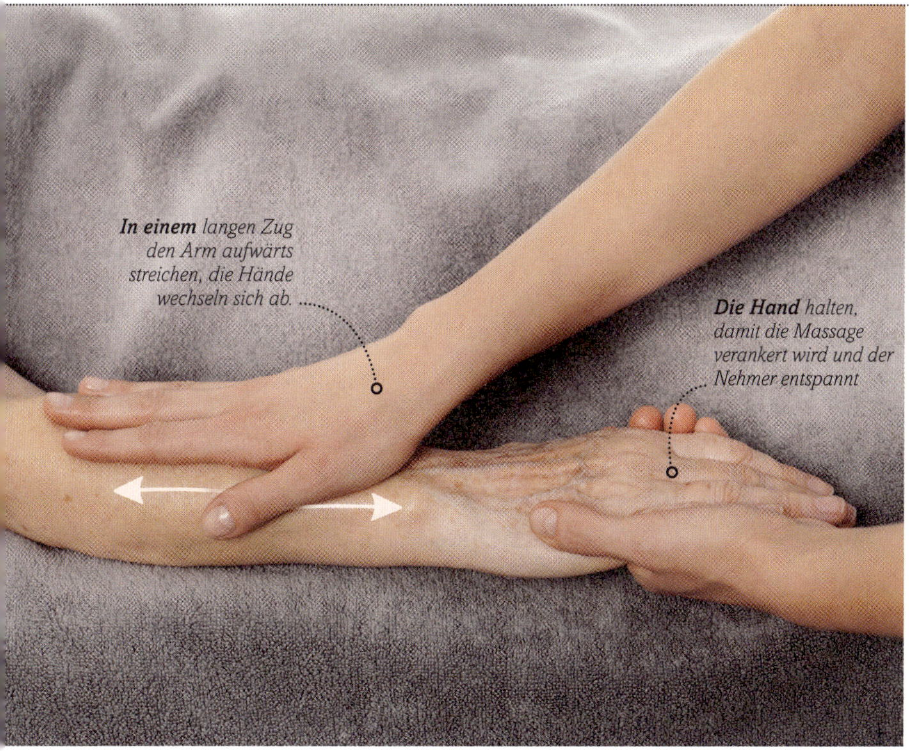

ANGENEHME ARM-EFFLEURAGE

◀ **Wenn Sie nur** kurz massieren, sollten Sie sich auf den Oberkörper konzentrieren. Lange, gleitende Effleurage-Streichungen können sehr angenehm und wärmend sein, revitalisieren und verbessern den Muskeltonus.

ENTSPANNENDE HANDMASSAGE

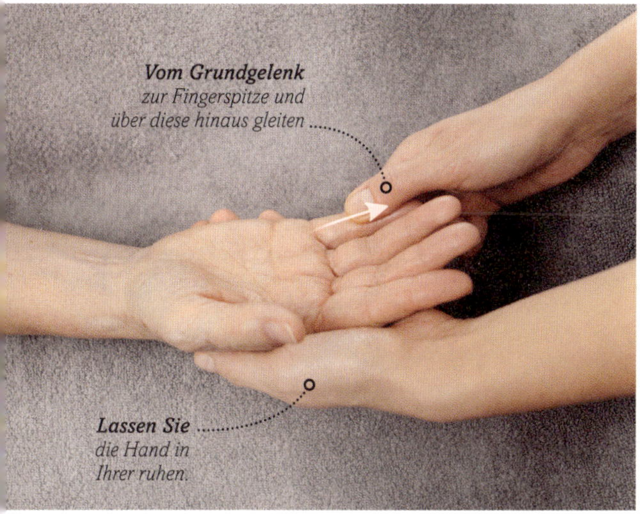

▲ **Die Hand ist leicht** zugänglich und eine Massage hier sehr entspannend. Wenn die Haut dünn ist und auf dem Handrücken Adern hervortreten, widmen Sie sich der Handfläche, kneten sie und streichen dann die Finger einzeln aus.

GESICHTSSTREICHUNG

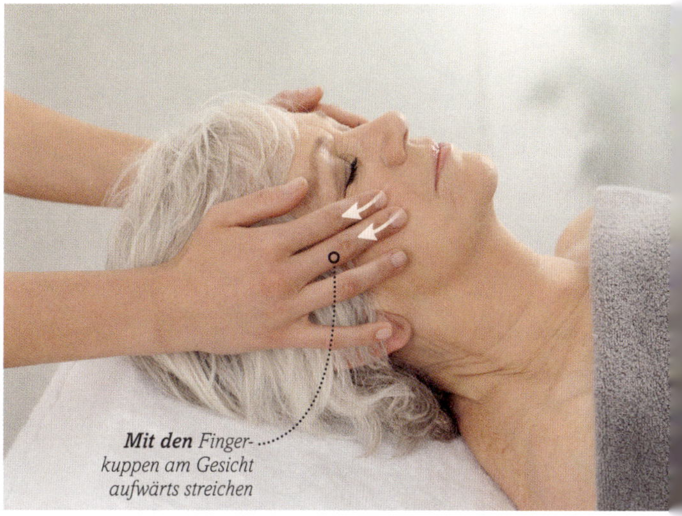

▲ **Sanfte Striche auf dem** Gesicht können extrem angenehm sein. Sie können den Kopfteil der Liege etwas höher stellen, wenn es dem Nehmer bequemer ist. Arbeiten Sie mit leichtem Druck und bedenken Sie, dass die Altershaut dünn ist.

BEWEGUNGSEINSCHRÄNKUNG

Bewegungseinschränkung kann viele Gründe haben, darunter Behinderung und längere Rekonvaleszenz nach einer Operation. Dann wird möglicherweise der Kreislauf träge und der Muskeltonus geht nach und nach verloren, weil die Muskeln zu wenig arbeiten. Mit Massage lässt sich das Gewebe stimulieren, sie verbessert die Durchblutung und revitalisiert Muskeln, sollte allerdings nicht direkt nach einer Operation erfolgen.

VERWENDETE GRUNDTECHNIKEN:

- **Rotationen, Seite 76**
- **Streichen und gleiten, Seite 44**

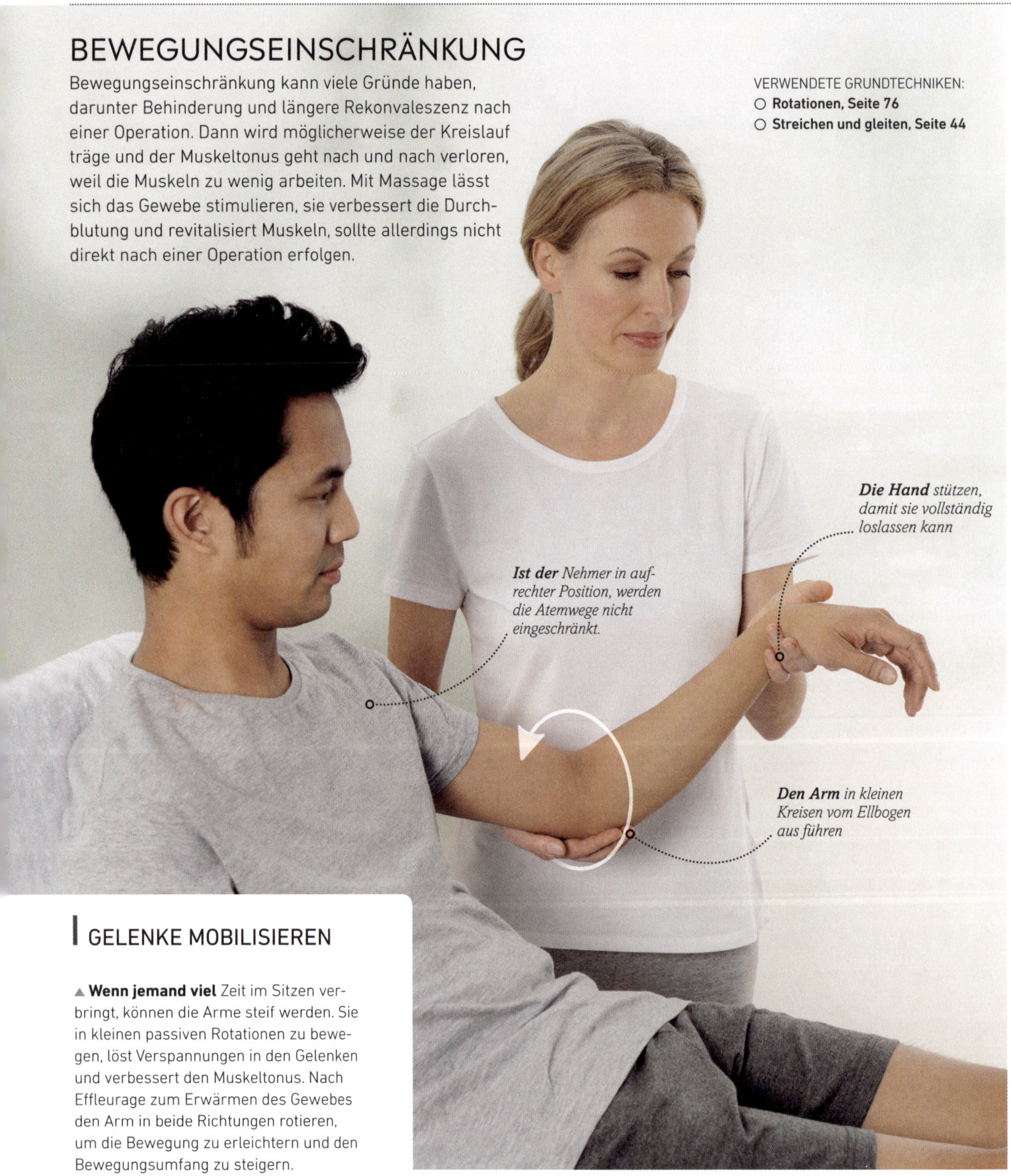
***Die Hand** stützen, damit sie vollständig loslassen kann*
***Ist der** Nehmer in aufrechter Position, werden die Atemwege nicht eingeschränkt.*
***Den Arm** in kleinen Kreisen vom Ellbogen aus führen*

GELENKE MOBILISIEREN

▲ **Wenn jemand viel** Zeit im Sitzen verbringt, können die Arme steif werden. Sie in kleinen passiven Rotationen zu bewegen, löst Verspannungen in den Gelenken und verbessert den Muskeltonus. Nach Effleurage zum Erwärmen des Gewebes den Arm in beide Richtungen rotieren, um die Bewegung zu erleichtern und den Bewegungsumfang zu steigern.

Ätherische Öle

Bei Bewegungseinschränkung hilfreiche Öle sind:

- **LITSEA CUBEBA –** *verbessert die Durchblutung, wirkt stimmungsaufhellend*
- **SCHWARZER PFEFFER** *und* **ROSMARIN –** *regen den Kreislauf an, befreien verschleimte Atemwege*

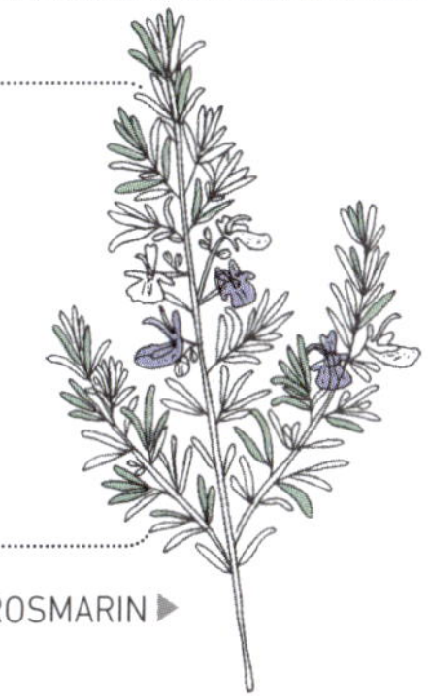

ROSMARIN ▶

GEWEBE STIMULIEREN

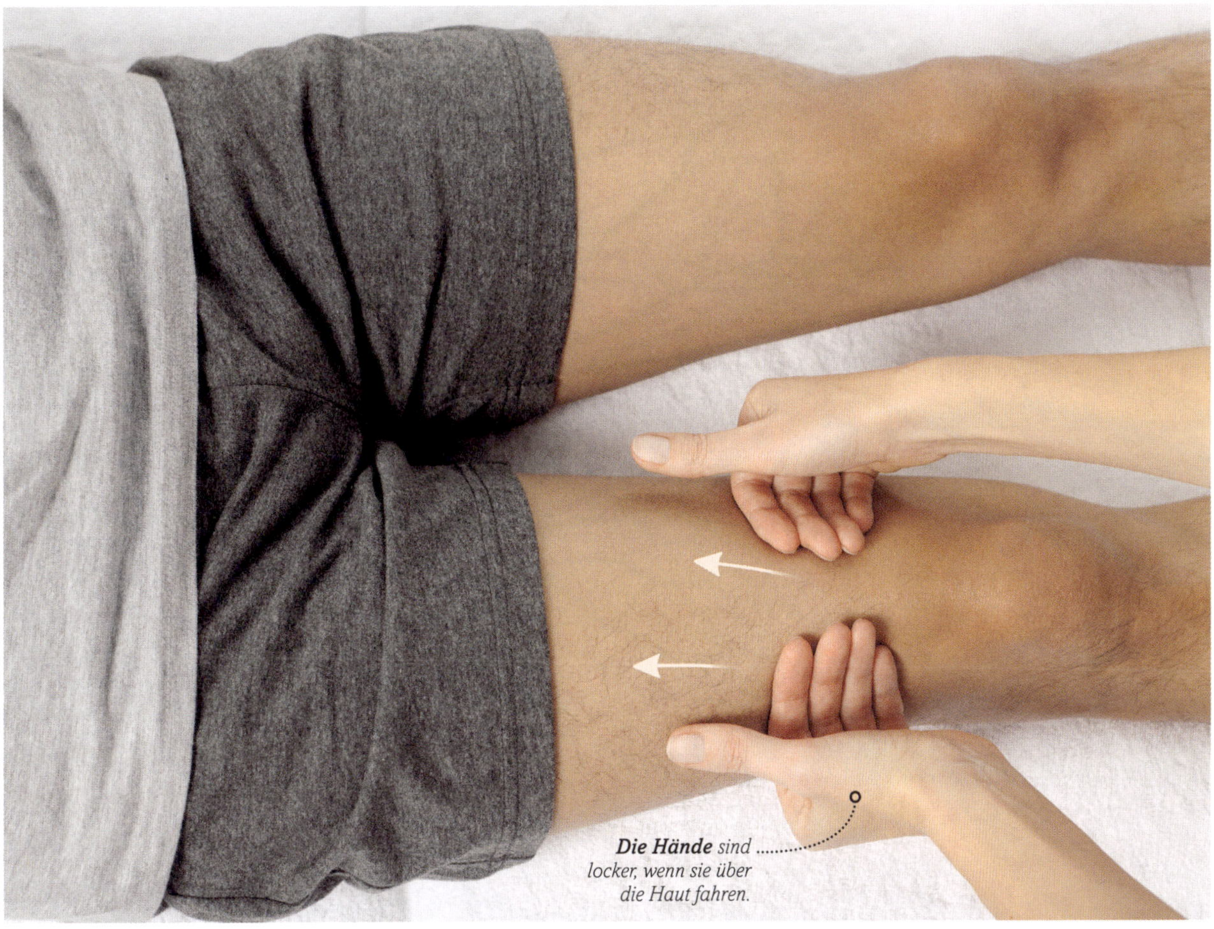

▲ **Um die Durchblutung** und den Lymphabfluss der Beine zu fördern, können Sie mit den Handrücken den Oberschenkel aufwärts »bürsten«. Öl ist nicht erforderlich. Mit leichtem Druck mit den Fingern kleine bürstende Bewegungen ausführen, simultan oder abwechselnd.

UNTERSTÜTZUNG BEI KREBS

Bei Krebs gilt wie bei jeder Krankheit: Bedenken Sie bei der Massage, was der Nehmer gerade braucht. Massieren Sie keinen Bereich, der kürzlich operiert wurde, und einen bestrahlten erst sechs Wochen nach der Bestrahlung. Ist eine Ganzkörpermassage zu viel, fokussieren Sie kürzere Zeit auf Extremitäten und Kopf. Mit sanfter Berührung können Sie helfen, negative Gefühle gegenüber einem Teil des Körpers zu überwinden. Ätherische Öle stark verdünnen (1 %; siehe Seite 27) und nicht bei Übelkeit anwenden.

VERWENDETE GRUNDTECHNIKEN:

- **Streichen und gleiten, Seite 44**
- **Kreis-Streichungen, Seite 46**

Ätherische Öle

Einige Öle, die bei Krebserkrankung guttun können, sind:

- **ZITRONE, WEIHRAUCH** *und* **ROSE –** *hellen die Stimmung auf, was das Immunsystem stärken kann. Zitrone wirkt auch keimtötend.*

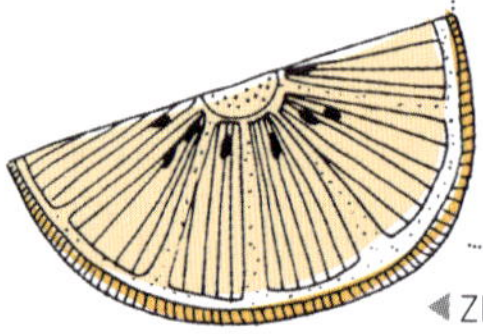

◀ ZITRONE

EINE BEQUEME POSITION

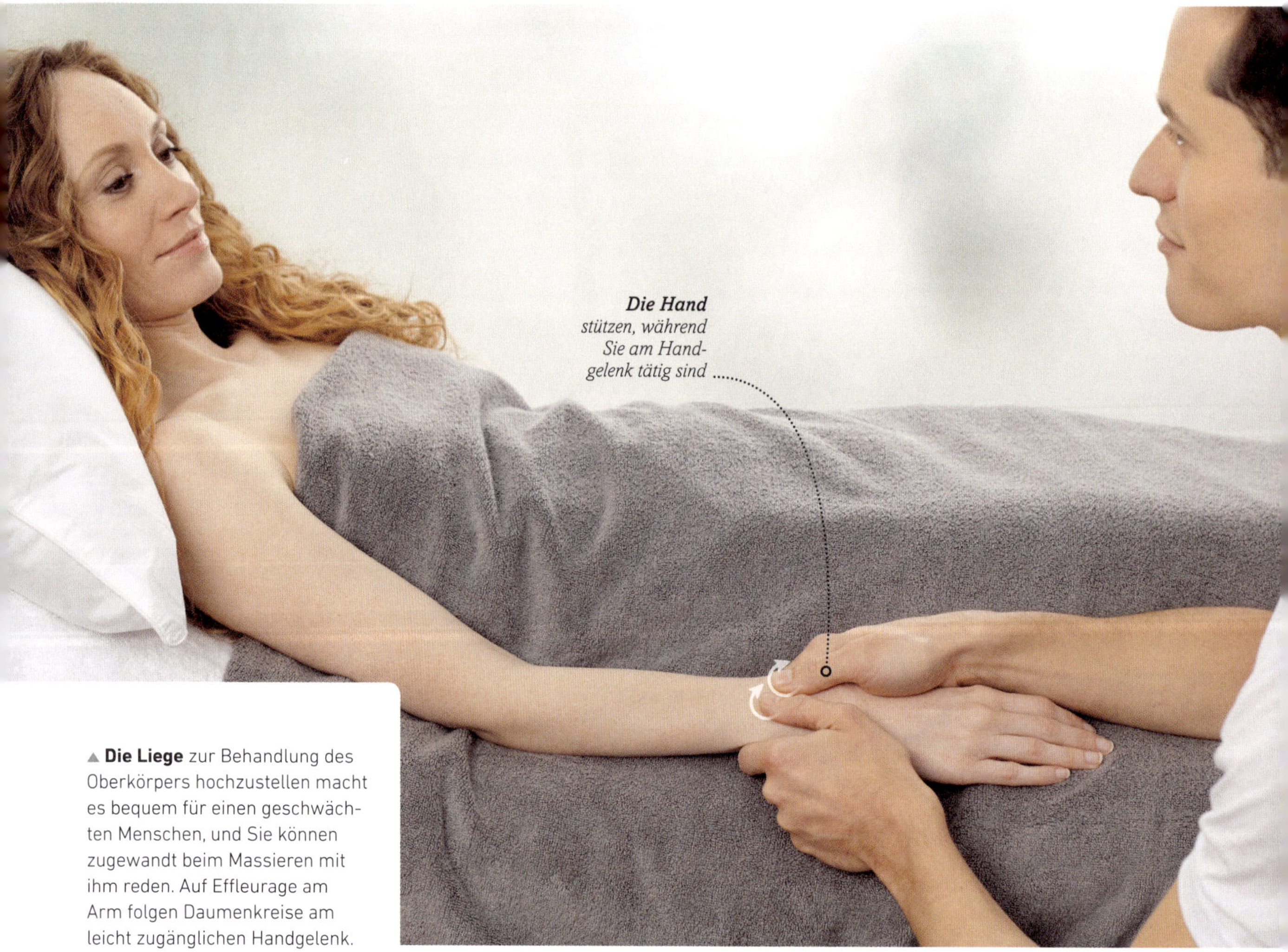

▲ **Die Liege** zur Behandlung des Oberkörpers hochzustellen macht es bequem für einen geschwächten Menschen, und Sie können zugewandt beim Massieren mit ihm reden. Auf Effleurage am Arm folgen Daumenkreise am leicht zugänglichen Handgelenk.

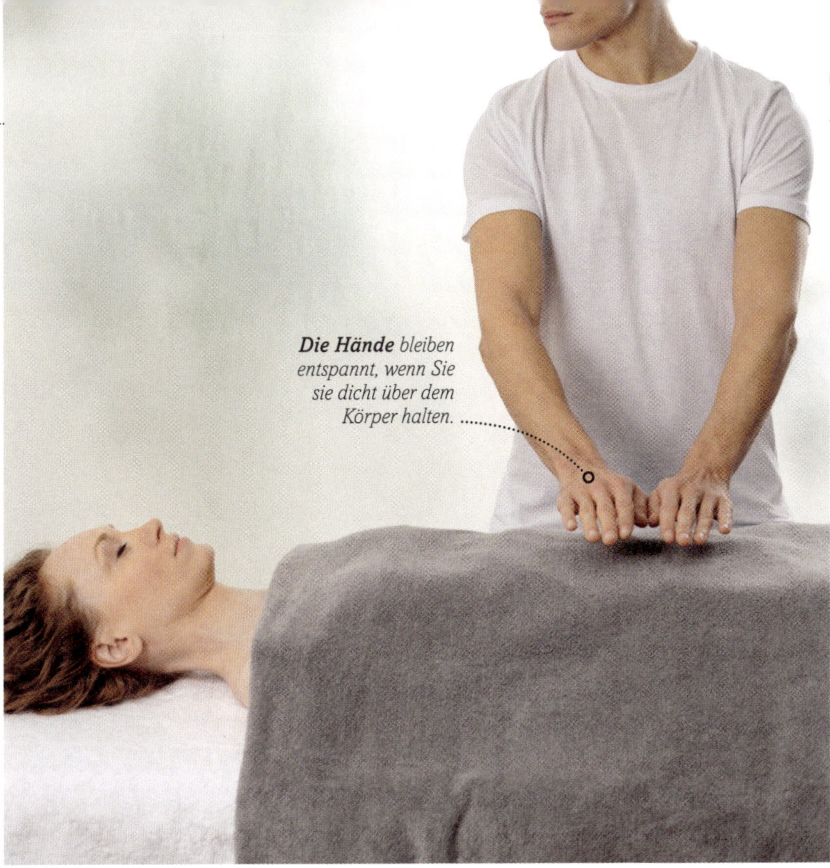
Die Hände bleiben entspannt, wenn Sie sie dicht über dem Körper halten.

AUFBAUENDE BERÜHRUNG

1

Distanziert sich jemand nach einer OP von einem Körperbereich, kann sanfter Kontakt über einem Tuch helfen, den Bereich wieder zu integrieren. Lassen Sie erst die Hände über dem Bereich schweben, bevor Sie Körperkontakt herstellen, und erspüren Sie die Energie.

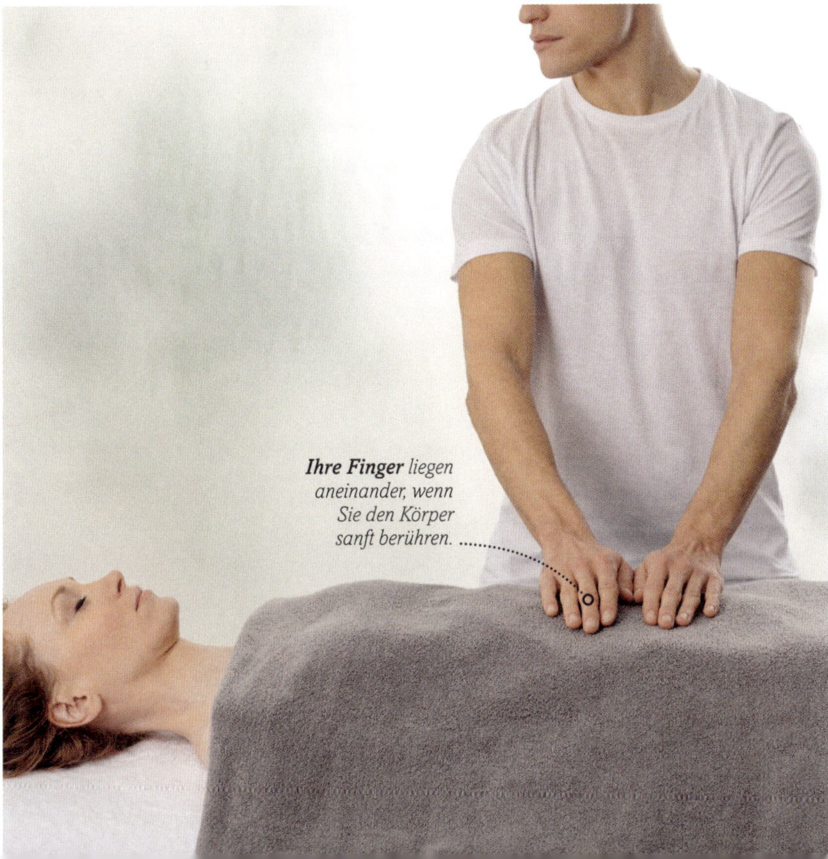
Ihre Finger liegen aneinander, wenn Sie den Körper sanft berühren.

2

Senken Sie die Hände sehr langsam auf den Körper, ganz ohne Druck. Es soll nur eine sanfte, warme Berührung sein. Aufrecht stehen, damit kein Körpergewicht ins Spiel kommt, die Oberschenkel an die Liege lehnen. Sehen Sie den Nehmer an, nehmen Sie wahr, wie sich die Atmung entspannt.

GLOSSAR

Akupressur Effiziente Form der Stimulation durch festen Druck auf Akupressurpunkte. Kann die Muskeln entspannen und Energie freisetzen.
Aromatherapie Einsatz von aromatischen Pflanzenextrakten und ätherischen Ölen zu therapeutischen Zwecken.
Ätherisches Öl Konzentriertes, flüchtiges Öl, durch Destillation oder Pressung aus einer pflanzlichen Quelle gewonnen.
Ayurveda Traditionelle indische ganzheitliche Heilkunst. Basiert auf der Annahme, dass Gesundheit und Wohlbefinden auf die Balance von Körper, Geist und Seele zurückgehen.
Bänder Stränge aus zähem, flexiblem Bindegewebe, die Knochen mit Knochen verbinden.
Biodynamische Massage Psychotherapeutische Massageform. Soll alle Aspekte einer Person – Körper, Gefühl, Intellekt und Geist – integrieren.
Chakren Zentren der spirtuellen Kraft oder Energie, die helfen, alle Prozesse im menschlichen Körper zu regulieren. Anatomisch verbunden mit endokrinen Drüsen und Nervenplexus (Knotenpunkten).
Effleurage Von Französisch *effleurer*, »flüchtig berühren«; sanfte gleitende Streichung, die Körper und Gewebe entspannt.
Faszien Bindegewebe, das den gesamten Körper durchzieht und Muskeln, Nerven, Blutgefäße und innere Organe umhüllt.
Friktion Tiefe kreisende Bewegung auf Muskeln, um Narbengewebe zu lockern und die Durchblutung zu verstärken.
Ganzheitlich Den ganzen Menschen, nicht nur ein Symptom behandelnd.
Gewebe Teil eines Lebewesens, das aus gleichartigen Zellen besteht und eine bestimmte Funktion hat, z. B. Binde-, Muskel- und Nervengewebe.
Hot-Stone-Massage Uralte Methode, bei der erhitzte flache Steine zum Massieren verwendet werden, was zu tiefer Entspannung führen soll.
Hypermobil Über den normalen Bewegungsumfang hinaus beweglich (Gelenke).
Klassische Massage Stammt aus Schweden, wird deshalb auch schwedische Massage genannt. Bedient sich hilfreicher manipulierender Techniken wie Effleurage, Petrissage, Vibration, Friktion und Tapotement.
Knorpel Das feste, flexible Bindegewebe in menschlichen Gelenken, aber auch z. B. an Nase, Hals und Ohren.
Lymphatisches System Ein den Körper durchziehendes Netz von Gefäßen, aus denen Lymphe vom Gewebe in das Blut abfließt.
Manuelle Lymphdrainage Eine Massagemethode, die das lymphatische System stimuliert und damit den Lymphfluss fördert.
Meridiane Nach der traditionellen chinesischen Medizin (TCM) die Bahnen, auf denen Energie durch den Körper fließt.
Mukolytisch Schleimlösend.
Muskel-Energie-Technik (MET) Manuelle Methode, die die Eigenenergie eines Muskels in Form von sanften Kontraktionen nutzt, um ihn zu entspannen und zu dehnen.
Muskelkontraktion Ein Muskel zieht sich zusammen und ändert seine Länge; oder er spannt sich an, bleibt aber gleich lang.
Parasympathikus Der Teil des vegetativen Nervensystems, der unbewusst den Körper in Phasen der Ruhe und Erholung steuert.
Perkussion Siehe Tapotement.
Petrissage Von Französisch *pétrir*, »kneten«; Walken, Rollen und Kneten der Muskulatur.
Phototoxisch Die Reaktion der Haut auf Sonnenlicht beeinflussend und so Hautveränderungen hervorrufend. Ätherische Öle können phototoxische Verbindungen enthalten.
Reflexzonen-Massage Massagetechnik, die von der Annahme ausgeht, dass auf Füßen, Händen und Kopf Reflexpunkte (die Zonen) vorhanden sind, die in Verbindung mit bestimmten Bereichen im ganzen Körper stehen.
Schaukeln Der Masseur »schubst« mit den Händen den liegenden Nehmer in sanftem, regelmäßigem Rhythmus.
Sehnen Flexible Kollagenstränge, die Muskeln mit Knochen verbinden.
Sen Nach Auffassung der Thai-Massage die Linien, auf denen die Energie durch den Körper fließt.
Shiatsu Japanisch für »Fingerdruck«. Der Shiatsu-Praktiker berührt mit Händen, Ellbogen, Knien und Füßen, arbeitet aber auch mit passiven Elementen, etwa Dehnungen.
Skelettmuskel Ein Muskel, der mit dem Skelett verbunden ist und deshalb Bewegung ermöglicht.
Statischer Druck Druck auf einen bestimmten Punkt des Körpers ohne weitere Bewegung.
Sympathikus Teil des vegetativen Nervensystems, das die unwillkürlichen Reaktionen zur Leistungssteigerung steuert und für die Kampf-oder-Flucht-Reaktion verantwortlich ist.
Tapotement Von Französisch *tapoter*, »klopfen«; schnelles, rhythmisches Klopfen des Körpers mit Hand, Handkante oder Fingern.

Tiefengewebsmassage Eine Massagetherapie, die darauf fokussiert, Muskel- und Bindegewebsschichten mit langsamen, festen Streichungen und Druck neu auszurichten.
Triggerpunkt Ein extrem druckempfindlicher Punkt auf Faszien der Skelettmuskulatur.
Triggerpunkt-Therapie Durch Drücken auf empfindliche Muskelbereiche sollen Schmerzen und Dysfunktion in anderen Bereichen des Körpers gebessert werden.
Unwillkürliche Muskulatur Muskeln, die nicht dem Willen unterliegen.
Vegetatives Nervensystem Der Teil des Körpers, der unbewusst innere Abläufe steuert. Besteht aus Sympathikus, Parasympathikus und enterischem Nervensystem.
Vibration Sanfte Aktionen von Händen oder Fingern, aber auch Schütteln versetzen das Weichgewebe in Schwingung und stimulieren es.
Willkürliche Muskulatur Muskeln, die bewusst gesteuert werden können, meist Skelettmuskeln.

WEITERFÜHRENDE LINKS

AROMATHERAPIE

SGD Lehrgang Aromatherapie
www.sgd.de/Aromatherapie
Fernlehrgang zur Aromatherapie

Primavera *www.primaveralife.com/*
Liefert ätherische Öle und gibt Seminare zur Aromatherapie

Tiroler Kräuterhof
www.tiroler-kraeuterhof.com/
Liefert Massageöle und ätherische Öle

INFORMATIONEN ÜBER MASSAGE UND KURSE

Masseur-Ausbildung
www.masseur-ausbildung.de
www.massageausbildung-oesterreich.at/
www.massage-fachschule.ch/
Informationen zur Ausbildung allgemein und Liste von Ausbildungsorten

Verband Physikalische Therapie
https://www.vpt.de/die-berufe/masseur-medbademeister/
Infos über Beruf und Ausbildung

Schweizerischer Verband der Berufs-Masseure *www.svbm.ch/de/*
Informationen für Masseure und Kunden inkl. Suche nach Masseuren

Bundesverband der Heilmasseure und med. Masseure Österreich
www.heilmasseure.com
Informationen für Masseure und Kunden inkl. Suche nach Masseuren

Triggerpunkt-Therapie
www.dgs-academy.com/de/triggerpunkt-therapie/
Informationen zur Triggerpunkt-Therapie inkl. Kurse und Therapeutensuche

Thai Yoga Institut
www.thaiyoga-institut.de/
Ausbildungen, Massage, Seminare

Internationale Gesellschaft für Traditionelle Thai Yoga Massage
www.thai-massage-international.de/
Ausbildungen, Massage, Seminare

Informationen über Shiatsu, Kurse und Praktiker:
Gesellschaft für Shiatsu in Dtl.
www.shiatsu-gsd.de/
Shiatsu Österreich. Dachverband
https://oeds.at/
Shiatsuverband Schweiz
https://shiatsuverband.ch/

Europäische Schule für Biodynamische Psychologie
www.biodynamik.de
Informationen über Biodynamik, Kurse und Therapeuten

Deutscher Verband für Physiotherapie
www.physio-deutschland.de
Informationen zu Massagen und manueller Lymphdrainage

Europäische Akademie für Ayurveda
www.ayurveda-akademie.org/
Informationen über Ayurveda-Praktiken und Kurse in D, A und CH

Arbeitsgemeinschaft für Klass. Akupunktur und Trad. Chin. Medizin
www.agtcm.de/
Berufsübergreifende Organisation für TCM, Ausbildungen, Therapeutensuche

Internationaler Lehrerverband für Reflexzonentherapie am Fuß
www.fussreflex.de
Informationen über Reflexzonentherapie, Kurse und Therapeutensuche

REGISTER

H

I J K

DANKSAGUNGEN

VICTORIA PLUM MÖCHTE FOLGENDEN DANK AUSSPRECHEN:

Zuerst möchte ich Robert Tisserand danken, in mancher Weise Vater und früher Botschafter der englischen Aromatherapie. Durch ihn wurde ich auf ätherische Öle aufmerksam, durch deren Anwendung erkannte ich die Kraft der Berührung. Ständige Inspiration ist meine Freundin und Kollegin, die Massage lehrt, Elaine Tomkins; dank vieler guter und informativer Gespräche entwickle ich mich kontinuierlich weiter. Vor allem aber danke ich meinen KlientInnen, die mir zeigen, was ich nicht weiß, und mich so dazu bringen zu lernen, damit ich besser werde; und meinen StudentInnen, die Fragen stellen, die ich nicht beantworten kann, und mich dadurch beflügeln.

Die Arbeit an diesem Buch war eine wunderbare Herausforderung. Claire Cross, die in ihrer Rolle als Redakteurin bei der gemeinsamen Arbeit im Studio stets wissen wollte, was ich tue und warum ich es tue, sich Bilder und Text ansah und mich veranlasste, mir noch einmal selbst diese sinnvollen Fragen zu stellen, und die meine Leidenschaft für die Arbeit befeuerte. Louise Brigenshaw stellte sich der Herausforderung, dynamische Bewegungen in unbewegte Fotos umzusetzen. Und Nigel Wright und Julie Stewart waren ein hinreißendes Duo, mit Ernst bei der Arbeit, aber immer für einen Scherz zu haben.

DK BEDANKT SICH BEI:

Den Autorinnen für ihr Wissen und ihre Beratung und den folgenden PraktikerInnen für ihre unschätzbare Unterstützung und Beratung: Emma Bond, Lisa Gwilliam, Simon Heale, Dee Jones, Jo Kellett, Esther Mason, Susan Mumford, Louise Robinson, Noriko Sakura und Yunfeng Wu.

Fotoassistent Julie Stewart
Fotokoordinator Janice Browne
Makeup Artist Victoria Barnes
Illustrationen Ryn Frank
Illustrationen und Gestaltung Vanessa Hamilton
Korrektorat Claire Wedderburn-Maxwell
Registererstellung Hilary Bird

Ein großes Dankeschön geht an unsere Models
Über Source Models: Lauren Clements-Hill, Hayley Thomas, Mei-Li Burnside, Louise Barton, Martin Mednidrov, Colin Lee, Stephanie Warren, Suzi Langhorne, Charles Ruhrmund

Über Elliott Brown Agency: Fiona Pemberton, Natalie Gayle, Janine Craig

Über IMM Agency: Ava Jones, Daniel Carr

Über Beautiful Bumps:
Tessa and Lewis Poon

Wichtige Hinweise

Die Informationen in diesem Buch wurden sorgfältig geprüft. Doch es ist nicht Aufgabe des Verlags und der Autorinnen, einzelne Leser gesundheitlich zu beraten. Weder Verlag noch Autorinnen können daher Verantwortung für Verletzungen oder Schäden übernehmen, die von Lesern auf Ratschläge oder Informationen aus diesem Buch zurückgeführt werden.

Alle an Massage Beteiligten müssen selbst Verantwortung für ihre Gesundheit und Sicherheit übernehmen; wo erforderlich, ist für eine Berufsausbildung zu sorgen. Wenn Sie oder jemand anderes gesundheitliche Probleme haben oder krank sind, konsultieren Sie oder die andere Person einen Arzt, bevor Sie in diesem Buch beschriebene Aktivitäten umsetzen. Die Informationen in diesem Buch ersetzen nicht Augenmaß und vernünftige Entscheidungen, wenn es darum geht, das Verletzungsrisiko zu senken, und Sie müssen Vorsicht walten lassen. Stellen Sie keine Selbstdiagnosen und behandeln Sie ernsthafte oder langanhaltende Probleme erst, nachdem Sie oder die andere Person ärztlichen Rat eingeholt haben.

Ätherische Öle enthalten chemische Verbindungen, die therapeutisch wirksam sind und respektvoll behandelt werden sollten. Setzen Sie ätherische Öle nicht ohne ärztlichen Rat ein, wenn Sie sich einer medizinischen Behandlung unterziehen. Konsultieren Sie in der Schwangerschaft vor Anwendung ätherischer Öle einen ausgebildeten Aromatherapeuten. Weder Verlag noch Autorinnen können für unerwünschte Wirkungen ätherischer Öle verantwortlich gemacht werden; deren Verwendung geschieht auf eigenes Risiko.